国家卫生健康委员会住院医师规范化培训规划教材

内科学
肾脏内科分册
Nephrology

第 2 版

主　编　余学清　陈江华

副主编　付　平　倪兆慧　胡　昭　徐　钢

人民卫生出版社
·北　京·

图书在版编目（CIP）数据

内科学.肾脏内科分册/余学清，陈江华主编.——
2版.—北京：人民卫生出版社，2021.10（2022.11重印）
国家卫生健康委员会住院医师规范化培训规划教材
ISBN 978-7-117-29391-4

Ⅰ.①内… Ⅱ.①余…②陈… Ⅲ.①内科学—医师
—职业培训—教材②肾疾病—诊疗—医师—职业培训—教
材 Ⅳ.①R5

中国版本图书馆CIP数据核字（2021）第004171号

人卫智网	**www.ipmph.com**	医学教育、学术、考试、健康，购书智慧智能综合服务平台
人卫官网	**www.pmph.com**	人卫官方资讯发布平台

内科学　肾脏内科分册

Neikexue　Shenzang Neike Fence

第2版

主　　编：余学清　陈江华
出版发行：人民卫生出版社（中继线 010-59780011）
地　　址：北京市朝阳区潘家园南里19号
邮　　编：100021
E - mail：pmph @ pmph.com
购书热线：010-59787592　010-59787584　010-65264830
印　　刷：河北新华第一印刷有限责任公司
经　　销：新华书店
开　　本：850×1168　1/16　印张：21
字　　数：711千字
版　　次：2015年9月第1版　　2021年10月第2版
印　　次：2022年11月第2次印刷
标准书号：ISBN 978-7-117-29391-4
定　　价：85.00元

打击盗版举报电话：010-59787491　E-mail：WQ @ pmph.com
质量问题联系电话：010-59787234　E-mail：zhiliang @ pmph.com

编者名单

编　委 （按姓氏笔画排序）

王　莉	四川省人民医院	陈孟华	宁夏医科大学总医院
付　平	四川大学华西医院	陈晓农	上海交通大学医学院附属瑞金医院
邢昌赢	江苏省人民医院	林洪丽	大连医科大学附属第一医院
刘必成	东南大学附属中大医院	赵明辉	北京大学第一医院
刘章锁	郑州大学第一附属医院	胡　昭	山东大学齐鲁医院
李荣山	山西省人民医院	查　艳	贵州省人民医院
李雪梅	北京协和医院	姚　丽	中国医科大学附属第一医院
杨琼琼	中山大学孙逸仙纪念医院	倪兆慧	上海交通大学医学院附属仁济医院
余学清	广东省人民医院	徐　钢	华中科技大学同济医学院附属同济医院
汪年松	上海市第六人民医院	郭志勇	海军军医大学第一附属医院
张　春	华中科技大学同济医学院附属协和医院		（上海长海医院）
陈　崴	中山大学附属第一医院	蒋红利	西安交通大学第一附属医院
陈　靖	复旦大学附属华山医院	焦军东	哈尔滨医科大学附属第二医院
陈江华	浙江大学医学院附属第一医院	廖蕴华	广西医科大学附属第一医院

编写秘书　陈　崴　中山大学附属第一医院

数字编委 （按姓氏笔画排序）

刘立军	北京大学第一医院	董　捷	北京大学第一医院
许　戎	北京大学第一医院	程叙扬	北京大学第一医院
徐大民	北京大学第一医院		

数字秘书　刘立军　北京大学第一医院

出版说明

为配合 2013 年 12 月 31 日国家卫生计生委等 7 部门颁布的《关于建立住院医师规范化培训制度的指导意见》，人民卫生出版社推出了住院医师规范化培训规划教材第 1 版，在建立院校教育、毕业后教育、继续教育三阶段有机衔接的具有中国特色的标准化、规范化临床医学人才培养体系中起到了重要作用。在全国各住院医师规范化培训基地四年多的使用期间，人民卫生出版社对教材使用情况开展了深入调研，全面征求基地带教老师和学员的意见与建议，有针对性地进行了研究与论证，并在此基础上全面启动第二轮修订。

第二轮教材依然秉承以下编写原则。①坚持"三个对接"：与 5 年制的院校教育对接，与执业医师考试和住培考核对接，与专科医师培养与准入对接；②强调"三个转化"：在院校教育强调"三基"的基础上，本阶段强调把基本理论转化为临床实践、基本知识转化为临床思维、基本技能转化为临床能力；③培养"三种素质"：职业素质、人文素质、综合素质；④实现"三医目标"：即医病、医身、医心；不仅要诊治单个疾病，而且要关注患者整体，更要关爱患者心理。最终全面提升我国住院医师"六大核心能力"，即职业素养、知识技能、患者照护、沟通合作、教学科研和终身学习的能力。

本轮教材的修订和编写特点如下：

1. 本轮教材共 46 种，包含临床学科的 26 个专业，并且经评审委员会审核，新增公共课程、交叉学科以及紧缺专业教材 6 种：模拟医学、老年医学、临床思维、睡眠医学、叙事医学及智能医学。各专业教材围绕国家卫生健康委员会颁布的《住院医师规范化培训内容与标准（试行）》及住院医师规范化培训结业考核大纲，充分考虑各学科内亚专科的培训特点，能够符合不同地区、不同层次的培训需求。

2. 强调"规范化"和"普适性"，实现培训过程与内容的统一标准和规范化。其中临床流程、思维与诊治均按照各学科临床诊疗指南、临床路径、专家共识及编写专家组一致认可的诊疗规范进行编写。在编写过程中反复征集带教老师和学员意见并不断完善，实现"从临床中来，到临床中去"。

3. 本轮教材不同于本科院校教材的传统模式，注重体现基于问题的学习（PBL）和基于案例的学习（CBL）的教学方法，符合毕业后教育特点，并为下一阶段专科医师培养打下坚实的基础。

4. 充分发挥富媒体的优势，配以数字内容，包括手术操作视频、住培实践考核模拟、病例拓展、习题等。通过随文或章节二维码形式与纸质内容紧密结合，打造优质适用的融合教材。

本轮教材是在全面实施以"5+3"为主体的临床医学人才培养体系，深化医学教育改革，培养和建设一支适应人民群众健康保障需要的临床医师队伍的背景下组织编写的，希望全国各住院医师规范化培训基地和广大师生在使用过程中提供宝贵意见。

融合教材使用说明

　　本套教材以融合教材形式出版,即融合纸书内容与数字服务的教材,读者阅读纸书的同时可以通过扫描书中二维码阅读线上数字内容。

如何获取本书配套数字服务?

第一步:安装 APP 并登录

扫描下方二维码,下载安装"人卫图书增值" APP,注册或使用已有人卫账号登录

第二步:扫描封底二维码

使用 APP 中"扫码"功能,扫描教材封底圆标二维码

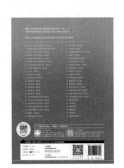

第三步:输入激活码,获取服务

刮开书后圆标二维码下方灰色涂层,获得激活码,输入即可获取服务

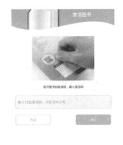

配 套 资 源

➤ **配套精选习题集:《内科分册》** 主编:杨金奎

➤ **电子书:《内科学 肾脏内科分册》**(第 2 版) 下载"人卫" APP,搜索本书,购买后即可在 APP 中畅享阅读。

➤ **住院医师规范化培训题库** 中国医学教育题库——住院医师规范化培训题库以本套教材为蓝本,以住院医师规范化培训结业理论考核大纲为依据,知识点覆盖全面、试题优质。平台功能强大、使用便捷,服务于住培教学及测评,可有效提高基地考核管理效率。题库网址:tk.ipmph.com。

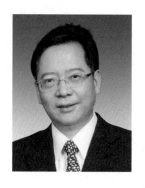

余学清

现任广东省人民医院(广东省医学科学院)院长、党委副书记。系教育部"长江学者"特聘教授、国家杰出青年科学基金获得者、国务院学位委员会学科评议组成员。担任国际腹膜透析协会主席、国际肾脏病学会常务理事、亚太肾脏病学会常务理事、中华医学会肾脏病学分会第十届主委、中国肾脏病防治联盟主席。《中华肾脏病杂志》主编、*American Journal of Kidney Diseases* 编委、*Nephrology* 主题编委。

从事教育工作 30 余年,共承担各级科研基金 67 项,包括:国家重点研发计划"精准医学研究"重点专项、国家自然科学基金重点项目和重点国际(地区)合作研究项目、"十二五"国家科技支撑计划课题、国家重点基础研究发展计划(973 计划)课题、教育部创新团队项目、广东省粤港慢性肾病免疫与遗传研究联合实验室项目、广东省科技计划项目等。发表科研论文 443 篇,其中 SCI 收录 186 篇,第一和通讯作者 162 篇,包括 *Nature Genetics*、*Nature Communications*、*Cell Metabolism*、*Science Translational Medicine* 等期刊论文。出版学术专著 17 部,其中主编 8 部。荣获国家科技进步二等奖 1 项,教育部科技进步一等奖 1 项,广东省科技进步一等奖 1 项;教育部自然科学二等奖 1 项,广东省自然科学一等奖 1 项。入选国家"百千万人才工程"有突出贡献中青年专家、教育部跨世纪优秀人才、国家卫生健康委有突出贡献中青年专家、广东省特聘教授 - 珠江学者、广东省百名南粤杰出人才、第十二届"中国医师奖"、美国肾脏基金会杰出国际研究者奖等。

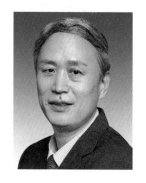

陈江华

现任浙江大学医学院附属第一医院肾脏病中心主任,浙江大学肾脏病研究所所长,国家肾脏病重点专科学术带头人,浙江省肾脏与泌尿系统疾病临床医学研究中心主任,浙江省肾脏疾病防治研究创新团队带头人。系浙江省特级专家,浙江大学二级教授、求是特聘教授。现任中华医学会肾脏病学分会主委,中国生物医学工程学会人工器官分会主委等学术职务。

从事教学工作 40 余年,长期致力于提高终末期肾病患者长期生存率研究,在我国首先创建了以肾移植为核心的终末期肾病肾脏替代一体化治疗平台和体系,使终末期肾病患者的生存质量和长期生存率有了显著提高;牵头完成了国际首项无激素治疗微小病变肾病综合征的多中心随机对照试验研究,颠覆了肾病综合征依赖激素治疗的局面。2015 年主编了我国第一套器官 - 系统整合教材中的《泌尿系统疾病》。发表学术论文 465 篇,以第一及通讯作者发表学术论文 409 篇,其中 SCI 论文 228 篇。研究成果获国家科技进步二等奖 3 项,浙江省科技进步一等奖 8 项,主编教材 3 部,专著 5 部。享受国务院特殊津贴,入选国家"百千万人才工程"及浙江省卫生领军人才,获美国肾脏基金会(NKF)国际卓越成就奖章,以及首届全国百名优秀医生、国家卫生健康委和浙江省有突出贡献中青年专家、全国卫生系统先进工作者等荣誉称号。

副主编简介

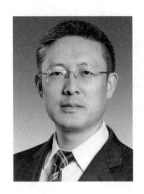

付 平

现任四川大学华西医院肾脏内科主任、华西肾脏病研究室主任,国际肾脏病学者,四川省学术和技术带头人。系中华医学会肾脏病学分会第八、九、十届常委,中国医师协会肾脏内科医师分会常委,四川省医学会肾脏病专委会候任主委,四川省医师协会肾脏内科分会会长等。

从事教学工作26年,已培养硕士、博士研究生近100名,为西部地区输送多名优秀肾脏科医生。承担国家重点研发计划、国家自然科学基金等20余项课题。发表SCI论文140余篇,主编《连续性肾脏替代治疗》等专著。获四川省科技进步一等奖、华夏医学科技奖二等奖等7项。

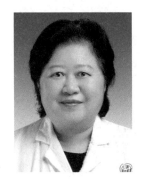

倪兆慧

现任上海交通大学医学院附属仁济医院肾脏科主任,大内科、内科住培和教研室主任;世界华人肾脏医师协会副会长,中华医学会肾脏病学分会常委,中国医院管理协会血液净化分会副主委,中国医师协会肾脏内科医师分会常委,国家肾病学专业医疗质量管理与控制中心委员,中国中西医结合学会肾脏疾病专业委员会常委兼秘书长,上海医学会肾脏病专科分会前任主委,上海市中西医结合学会肾病专业委员会主委和多家杂志常务编委。

从事临床教学工作36年,主编参编专著13本,荣获宝钢奖、上海市育才奖,发表教学和科研论著280余篇,其中SCI收录80余篇。

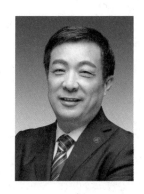

胡　昭

现任山东大学齐鲁医院内科副主任、肾脏科主任。兼任中华医学会肾脏病学分会常委、中国医师协会肾脏内科医师分会常委、中国非公立医疗机构协会肾脏病透析专业委员会副主委、中国研究型医院学会甲状旁腺及骨代谢疾病专业委员会副主委、中国医师协会康复医师分会肾康复专委会副主委、中国预防医学会肾脏病预防与控制专业委员会常委、中国研究型医院学会肾脏病学专业委员会及血液净化专业委员会常委、山东省医学会肾脏病学分会主委、山东省医师协会肾内科医师分会主委、山东省研究型医院协会肾脏病病学分会主委、山东省康复学会肾脏康复分会主委。

从事教学工作34年,承担各类课题15项,发表论文150篇,主编、参编教材、专业论著20部,获各种奖励15项。

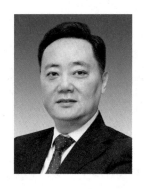

徐　钢

现任华中科技大学同济医学院附属同济医院内科教研室副主任、肾内科主任、培训部主任。任中华医学会肾脏病学分会常委、湖北省医学会肾脏病学分会主委、《临床肾脏病杂志》主编、全国高等学校五年制本科临床医学专业规划教材《内科学》(第9版)编委等。

从事教学工作29年。获得国家自然科学基金重点项目2项,国家自然科学基金面上项目6项,省部级项目3项。发表SCI论文85篇。获中国医师协会"住院医师心中好老师"荣誉称号。

前　言

　　建立住院医师规范化培训制度是加强我国临床医师队伍建设的一项重大基础工程,住院医师规范化培训是培养一名合格临床医师的必经途径。为配合国家卫生健康委员会指导下的住院医师规范化培训制度的建设和实施工作,人民卫生出版社组织全国的专家于 2014 年起,陆续编写出版了住院医师规范化培训教材,对住培实践工作发挥了重要的作用。

　　本次第 2 版《内科学　肾脏内科分册》的编写仍然秉承与本科教育、执业医师考试、继续医学教育对接以及培养住院医师临床思维、实践、创新能力的宗旨和理念。内容上特别强调紧扣住培大纲及对接住培考核标准,注重和体现科学性、规范性、全面性、针对性和实用性;形式上做到纸质数字融合、协同创新,通过立体配套形成解决方案。本版教材的目标是达到思想精深、内容精准、技术精湛、图文精美、制作精良;实现教材的"三好"(教师好教、学生好学、临床好用)。

　　在内容编排上,本版教材紧紧围绕和突出临床实用性,结合本学科的新近发展,增加了肾脏病相关临床操作章节(包括尿液标本留取、肾活检及中心静脉置管等内容);合并了慢性肾脏病与慢性肾衰竭章节;突出了肾脏病中相关药物问题章节的编写等。在编写形式上,教材正文围绕大纲包括了以下核心要素:概述、病例摘要、问题、思路、知识点、诊疗流程图表等。旨在帮助住院医师面对具体临床问题时,清晰地梳理思路,具备和提升"该做什么"(发现问题)、"怎么做"(解决问题)及"为什么这样做"(知识点)的能力。同时注重在实践中对相关理论和知识点的理解、归纳与扩展。

　　本次编写工作中,全体 27 位编委以高度的责任心,团结协作,辛勤劳动,致力于编写出对住院医师有用的教材。中山大学附属第一医院陈崴教授、樊力医生为本书的编写处理了大量繁杂的事务。在此我们一并向帮助完成本版教材的同仁表示衷心的感谢。

　　医学不断向前发展,每一版教材都存在一定的局限性,同时在教材的内容、编排形式、写作方式等方面也存在不足之处。真诚地希望使用本教材的广大医生们提出宝贵意见和建议,和我们一起促进我国肾脏病学教材建设工作,更好地为医学教育和住院医师规范化培训服务。

余学清　陈江华

2020 年 10 月

目　录

第一章 总 论

第一节 肾脏结构和功能

一、肾脏的结构

人体有两个肾脏,左右各一,位于腹膜后脊柱两旁。左肾上极平第 11 胸椎,下极平第 2 腰椎下缘。右肾位置比左肾低半个到一个椎体,上极平第 12 胸椎,与肝脏相邻,下极平第 3 腰椎。中国成人肾脏的长、宽和厚度分别为 10.5~11.5cm、5~7.2cm 和 2~3cm。男性一个肾脏重量为 100~140g,女性略轻。

肾脏由肾单位、肾小球旁器、肾间质、血管和神经组成。肾单位是肾脏最基本的结构和功能单位。每个肾脏约有 100 万个肾单位。肾单位包括肾小体和肾小管两部分;肾小体由肾小球毛细血管丛和肾小囊两部分组成(图 1-1-1)。

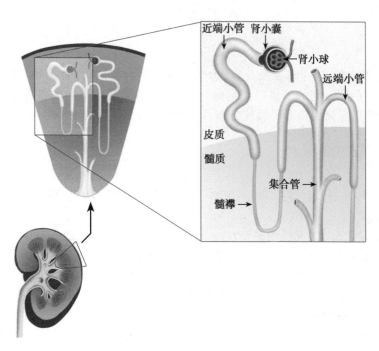

图 1-1-1 肾单位的构成

肾小球是肾单位的重要组成部分。肾小球毛细血管壁由内皮细胞、基底膜和脏层上皮细胞构成,形成具有半透膜性质的滤过屏障(图 1-1-2)。内皮细胞呈扁平状覆盖于毛细血管壁内侧,胞体布满小孔(窗孔)。内皮细胞具有抗凝、抗血栓、合成基底膜及血管活性物质等作用。肾小球基底膜(glomerular basement membrane,GBM)厚度为 310~373nm,基底膜中层为致密层,富有带负电荷的涎酸蛋白,内外两层密度较稀,称疏松层,富含阴离子硫酸肝素。Ⅳ型胶原形成基底膜基本构架,其间填充着各种物质包括层连蛋白、纤连蛋白、巢蛋白、硫酸类肝素蛋白聚糖等。脏层上皮细胞有较多足状突起,又称足细胞。足细胞是终末分化细胞,足突间形成指状镶嵌的交叉突起,附着于基底膜上,足突间的裂隙为裂孔。足细胞对于维持肾小球滤过屏障的完整性至关重要。足细胞相关蛋白,包括 nephrin、podocin 等,构成了肾小球滤过屏障的分子筛,是保障滤过功能的重要分子屏障。这些足细胞相关蛋白的缺乏或突变会损害滤过屏障的结构完整和稳定,导致蛋白尿。肾小球毛细血管间有系膜组织,包括系膜细胞和基质,起支撑肾小球毛细血管丛、调节肾小球滤过率(glomerular filtration rate,GFR)等多种作用。

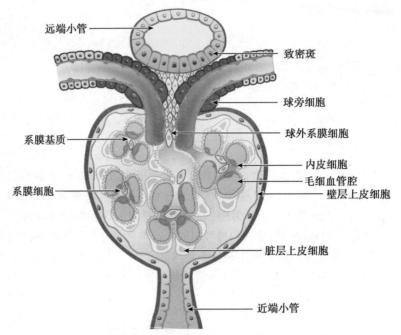

图 1-1-2 肾小球和肾小球旁器结构图

肾小管包括近端小管、髓袢降支及升支、远端小管及集合管;集合管汇集尿液流经肾乳头、肾盏,并最终至输尿管。肾小管不同的节段由高度分化、形态和功能截然不同的各种上皮细胞构成,具有明显的极性。肾小管在其管腔侧和基底膜侧分布着不同的转运蛋白,是水和溶质定向转运的结构和物质基础。

二、肾脏的功能

肾脏的生理功能主要是排泄代谢产物,调节水、电解质和酸碱平衡,维持机体内环境稳定及内分泌功能。

(一) 肾小球滤过功能

肾小球滤过功能是代谢产物排泄的主要方式,是肾脏最重要的生理功能。GFR 主要取决于肾小球血流量、有效滤过压、滤过膜面积和毛细血管通透性等因素。成人静息状态下男性约为 120ml/(min·1.73m^2),女性约低 10%。GFR 与年龄有关,25~30 岁时达到高峰,此后随年龄增长而逐渐降低。

当平均动脉压在 80~160mmHg(1mmHg=0.133kPa)范围内波动时,由于肾血流量的自身调节机制,肾小球毛细血管压和 GFR 可保持相对恒定。这种自身调节具有重要的生理意义:一方面保证了机体在血流动力学变化时肾小球滤过仍能稳定地进行,体内代谢废物得以继续排出;另一方面保证了体液的平衡。

(二) 肾小管重吸收和分泌功能

肾小球每日滤过生成 180L 的原尿,其中电解质成分与血浆相同。原尿中 99% 的水、全部的葡萄糖和氨基酸、大部分的电解质及碳酸氢根(HCO_3^-)等被肾小管和集合管重吸收回血液,最后形成终尿约 1.5L。

近端肾小管是重吸收的主要部位,被滤过的葡萄糖、氨基酸全部被重吸收;钠离子(Na^+)通过钠钾 ATP 酶(Na^+-K^+-ATP 酶)主动重吸收,主要阴离子 HCO_3^- 和氯离子(Cl^-)随 Na^+ 一起转运。近端肾小管除具有重吸收功能外,还参与有机酸的排泄。尿酸可从肾小球滤过,但多数在肾小管重吸收,继而再分泌到肾小管腔中。除有机酸和尿酸外,药物特别是一些抗生素和造影剂,也以此方式排出。

髓袢在髓质渗透压梯度形成中起重要作用。水在髓袢降支细段可以自由穿透,而 Na^+ 和 Cl^- 却不能自由穿透,使管腔内的水分在经过内髓的高渗区时被迅速重吸收;而降支细段一旦折为升支细段,则水不能自由穿透,而 Na^+ 和 Cl^- 却能自由穿透,从而维持髓质区的高渗,故髓袢细段对尿液的浓缩功能至关重要。

远端肾小管,特别是连接小管是调节尿液最终成分的主要场所。这些小管上皮细胞可重吸收 Na^+,排出钾离子(K^+)及分泌氢离子(H^+)和铵离子(NH_4^+),醛固酮可加强上述作用。

(三)肾脏的内分泌功能

肾脏具有重要的内分泌功能,能够参与合成和分泌肾素、(促)红细胞生成素(erythropoietin,EPO)、1,25- 二羟维生素 D_3、前列腺素和激肽类物质,因此参与人体的血流动力学调节、红细胞生成、钙磷代谢及骨代谢等。

肾脏产生 EPO 受肾脏皮质和外髓局部组织氧含量调节,EPO 从肾脏分泌经血液循环作用于骨髓的红系祖细胞,主要作用是促进红细胞增生。

肾脏是产生 1α 羟化酶的最重要场所,25 羟维生素 D 在 1α 羟化酶作用下形成 1,25- 二羟维生素 D_3,是生物活性最强的维生素 D。1,25- 二羟维生素 D_3 能通过调节胃肠道钙磷的吸收、尿排泄、骨转运、甲状旁腺激素(parathyroid hormone,PTH)分泌等维持血钙磷平衡,保持正常骨骼矿物化。

第二节 肾脏疾病的临床表现

肾脏疾病的临床表现包括肾脏疾病本身的临床症状及肾衰竭引起的各系统并发症的症状,包括尿色异常、尿量异常、排尿异常、水肿、乏力等。继发性肾脏疾病尚可见原发病及其他器官受损的表现,如皮疹、关节痛、口腔溃疡、脱发等。

一、血尿

分为肉眼血尿和显微镜下血尿。尿色肉眼无异常,新鲜尿离心沉渣检查每高倍视野红细胞超过 3 个,称为镜下血尿。尿外观呈浓茶样、血样或洗肉水样,称为肉眼血尿。

二、蛋白尿

正常情况下尿液中含有一定量的蛋白质,包括肾小球滤过的白蛋白和小分子蛋白质,以及肾小管分泌的蛋白质。每日尿蛋白持续超过 150mg 或尿蛋白 / 肌酐 >200mg/g 称为蛋白尿。24h 尿白蛋白排泄在 30~300mg 称为微量白蛋白尿。蛋白尿常表现为尿泡沫增多,但尿泡沫增多不仅限于蛋白尿。

三、尿量异常

尿量少于 400ml/d 称为少尿,小于 100ml/d 称为无尿。

尿量大于 2 500ml/d 称为多尿,大于 4 000ml/d 称为尿崩。

夜尿增多是指夜间睡眠时尿量大于 750ml,或者大于白天的尿量,目前普遍将夜尿次数增多也纳入这一范畴。

四、水肿

水肿是肾脏疾病常见的临床表现之一。肾性水肿多出现在组织疏松部位,如眼睑;身体下垂部位,如足踝和胫前部位;长期卧床时则最易出现在骶尾部。

五、高血压

高血压亦是肾脏疾病常见临床表现之一,因此,所有高血压患者均应仔细检查有无肾脏疾病,尤其是年轻患者。肾性高血压分为肾血管性高血压和肾实质性高血压两大类:前者主要由动脉粥样硬化或大血管炎等导致的肾动脉主干及其分支狭窄所致;后者则由各种肾小球和肾小管间质的疾病所致。水钠潴留是肾实质性高血压最主要的发病机制;此外,肾内肾素 - 血管紧张素 - 醛固酮系统也在其发病机制中起重要作用。

第三节 肾脏疾病的实验室检查及影像学检查

一、肾脏疾病的实验室检查

(一)尿液检查

常规的尿液检查包括三部分:一般性状检查、生化检查和尿沉渣有形成分显微镜检查。

1. 一般性状检查 主要是尿液的颜色、比重、渗透压和pH。

(1)颜色:新鲜尿液颜色为无色或澄清、淡黄色或琥珀色。尿的颜色受多种因素影响,包括尿胆原、尿胆素、尿卟啉、饮食、药物和尿量等。病理情况下尿液颜色会有明显的变化。肉眼血尿,尿液可呈洗肉水样、浓茶样或血样;血红蛋白尿,尿液多呈酱油色样,见于各种原因所致的溶血;乳糜尿,由肠道吸收的乳糜液未能经正常的淋巴管流入血,逆流进入尿液所致,外观呈白色牛奶样,见于丝虫病或结核、肿瘤、胸腹部创伤等所致的肾周围淋巴循环受阻。

(2)尿比重和尿渗透压:尿比重和尿渗透压均表示尿中溶质含量,但尿渗透压不受蛋白、糖、造影剂等大分子物质的影响,能更准确地反映尿中排泄溶质含量,是测定肾小管浓缩稀释功能的理想方法。尿比重正常值:晨尿1.018~1.020。尿渗透压正常值:正常人禁饮水后尿渗透压600~1 000mOsm/(kg·H$_2$O),平均800mOsm/(kg·H$_2$O)。

(3)尿pH:正常新鲜尿液呈弱酸性,pH为6.5,其波动范围为5.0~7.0。尿液pH可受饮食、生理状态、药物和疾病等的影响。

2. 尿液的生化检查 尿液的生化检查包括尿液蛋白质、糖、氨基酸和酮体等,这里主要讨论蛋白尿。产生蛋白尿的原因很多,一般可分为四类:

(1)生理性蛋白尿:无器质性病变,常见于两种情况。①功能性蛋白尿:见于剧烈运动、发热、紧张等应激状态所导致的一过性蛋白尿,多见于青少年,定性试验尿蛋白多不超过(+);②体位性蛋白尿:常见于青春发育期的青少年,于直立和脊柱前凸姿势时出现蛋白尿,卧位时尿蛋白消失,一般蛋白质排泄量<1g/d。

(2)肾小球性蛋白尿:肾小球滤过膜受损,通透性增高,血浆蛋白质滤出并超过肾小管重吸收能力所致的蛋白尿。如病变较轻,尿中出现以白蛋白为主的中小分子量蛋白质,称为选择性蛋白尿;如滤过屏障病变较重,尿中除排泄中小分子量蛋白质外,还排泄大分子量蛋白质,如IgG等,称为非选择性蛋白尿。

(3)肾小管性蛋白尿:当肾小管结构或功能受损时,肾小管对正常滤过的小分子量蛋白质(如β$_2$微球蛋白、溶菌酶等)重吸收障碍,导致蛋白质从终尿中排出。

(4)溢出性蛋白尿:血中小分子量蛋白质,如多发性骨髓瘤(multiple myeloma,MM)轻链蛋白、血红蛋白、肌红蛋白等异常增多,从肾小球滤出,超过了肾小管重吸收阈值所致的蛋白尿。

3. 尿沉渣有形成分显微镜检查 尿沉渣有形成分主要指细胞(红细胞、白细胞、上皮细胞)、管型、结晶、细菌和其他物质。

(1)血尿:新鲜尿离心沉渣检查每高倍视野红细胞≥3个称为血尿。明确为血尿后,仍需要尿相差显微镜检查,用于判别尿中红细胞的来源,如以变异型红细胞为主或棘型红细胞>5%,可判断为肾小球源性血尿。

(2)白细胞尿、脓尿和细菌尿:新鲜尿离心沉渣检查每高倍镜视野白细胞超过5个,称为白细胞尿。因蜕变的白细胞称为脓细胞,故白细胞尿亦称为脓尿。清洁中段尿培养,细菌菌落计数超过10^{5}个/ml时,称为真性细菌尿,是诊断尿路感染的重要证据。

(3)管型尿:尿中管型的出现表示蛋白质或细胞成分在肾小管内凝固、聚集,其形成与尿蛋白的性质和浓度、尿液酸碱度及尿量有密切关系,宜采集清晨尿标本做检查。肾小球或肾小管性疾病可引起管型尿,但在发热、运动后偶可见透明管型,此时不一定代表肾脏有病变。

4. 尿常规结果判读 根据尿常规结果中的颜色、比重和pH,我们可以对尿液的一般性状有所了解,如偏离正常范围时,在排除饮食、药物等影响因素后,需要考虑如前所述的各类病理情况。

正常情况下,尿常规中尿糖阴性。尿糖阳性见于两种情况:一是糖尿病患者血糖升高超过近端肾小管对葡萄糖的重吸收能力;二是近端肾小管损伤影响了对糖的重吸收,虽然血糖正常但是尿糖阳性,即肾性糖尿。因此临床上发现尿糖阳性,在排除糖尿病血糖升高所致可能性后,还要注意排查导致近端肾小管损伤的相关因素,如药物、缺血等。

正常人尿常规中尿蛋白为阴性,出现阳性结果则提示蛋白尿。在排除生理性蛋白尿后,还需进一步完善尿蛋白定量、尿蛋白成分分析等检查以帮助判断蛋白尿种类,是肾小球性、肾小管性或者溢出性蛋白尿等。

正常人尿沉渣镜检红细胞<3个/HP,若≥3个/HP,则为血尿。发现血尿后还需完善尿相差显微镜检查,以判断血尿来源。需要注意的是,应用试纸法或者干化学尿液分析仪检测尿细胞成分,提高了检测速度,但是特异性不够。如隐血试验,是利用化学原理检测血红蛋白中的亚铁血红素,因此只能作为筛选手段,并不能用于替代尿沉渣镜检来诊断血尿。

尿沉渣镜检白细胞≥5个/HP,为白细胞尿,可见于尿路感染、急性间质性肾炎(acute interstitial nephritis,AIN)、狼疮性肾炎、移植肾排异等,此时需要结合患者的病史、症状、体征及其他实验室检查来综合分析,判断其临床意义。

正常尿中偶见透明管型,红细胞管型主要见于急性肾小球炎症,白细胞管型多见于急性肾盂肾炎、AIN,肾小管上皮管型多见于肾小管严重损伤,如急性肾小管坏死、AIN及肾病综合征等。需结合临床及其他实验室指标判断管型的意义。

(二)肾小球滤过功能检查

单位时间内两肾生成原尿的量称为肾小球滤过率(GFR)。菊粉清除率是检测GFR的金标准,但因其测量方法繁琐、给患者造成痛苦,价格昂贵,临床上并不常规使用,仅用于临床研究或实验室研究。目前常用的评价GFR的方法及其临床判读介绍如下:

1. **血尿素氮**　尿素是最早用于评价肾脏滤过功能的物质之一,现已证明其准确性及敏感性均欠佳。当肾小球滤过功能下降至正常的1/2以上时血中尿素氮浓度才会升高,测定尿素氮仅可粗略估计GFR。同时,血中尿素氮浓度受多种肾外因素影响,如高蛋白饮食、消化道出血、感染、有效血容量降低及充血性心力衰竭等,均可导致血尿素氮浓度升高。因此目前一般不单用血尿素氮来判断肾脏滤过功能。血尿素氮与血清肌酐同时测定更有意义。正常情况下,血尿素氮与血肌酐比值应为(10~15):1,比值升高多为肾前性因素,比值降低多为肾性病变。

2. **血清胱抑素C**　机体内胱抑素C产生率比较恒定,不受肌肉容积或性别等因素影响。肾脏是清除胱抑素C的唯一脏器,其浓度主要由GFR决定。胱抑素C评价潜在肾功能不全的能力高于肌酐,比血清肌酐更能敏感地反映GFR的下降。

3. **血清肌酐**　血清肌酐的测量方便且经济,目前是评价GFR应用最广泛的指标。因肾小管对肌酐的排泌及肌酐的肾外排泄,使得GFR下降至正常的1/3时,血清肌酐才开始上升。同时GFR严重下降时,约2/3的肌酐从肾外排泄,且从尿中排泄的肌酐约60%来自肾小管的排泌。因此肾功能下降的早期和晚期都不能直接应用血清肌酐来准确判断GFR的实际水平,否则会过高估计GFR。

4. **血清肌酐相关公式**　血清肌酐检测快速简便,但敏感性较低,不能反映早期肾损害,且受性别、年龄、肌肉量、蛋白质摄入量、某些药物(如西咪替丁等)影响。现采用血清肌酐值代入公式,可获得估算的肾小球滤过率(estimated glomerular filtration rate,eGFR),包括肾脏病饮食改良(modification of diet in renal disease,MDRD)公式、Cockcroft-Gault公式和慢性肾脏病流行病学协作组(chronic kidney disease epidemiology collaboration,CKD-EPI)公式。预测公式可以快速简便地估测GFR,费用低廉,对临床判断肾功能有很大意义,可以作为慢性肾脏病(chronic kidney disease,CKD)患者的常规检查。

二、肾脏疾病的影像学检查

肾脏的影像学检查包括X线、超声、计算机体层成像(computed tomography,CT)及磁共振成像(magnetic resonance imaging,MRI),原理虽然各不相同,但都主要提供有关肾脏形态结构的解剖学信息,临床可根据检查目的不同选择相应的检查。

1. **肾脏超声检查**　超声检查是目前临床应用最普遍的无创性肾脏影像学检查,可明确提供肾脏的大小、形态,反映肾实质的厚度及回声的强弱,区分囊性或实质性结构,对发现肾积水非常敏感,也可以检测肾血管内径及肾静脉瘤栓。

2. **X线检查**　X线检查主要包括腹部平片(kidney ureter bladder,KUB)和静脉肾盂造影(intravenous pyelography,IVP)检查。

（1）腹部平片：作为基本检查，有助于观察肾脏的形态和轮廓，是否有钙化灶及不透 X 线的阳性结石。

（2）静脉肾盂造影：对比剂经肾脏浓缩排入肾盂后，可观察肾盂、肾盏的形态是否规则，并可了解肾盂、输尿管有无占位及梗阻。此外，可粗略反映双侧肾脏滤过功能。

3. CT　临床应用普遍，尤其是增强 CT，可为肾结石、创伤、感染及脓肿形成、肾新生物及泌尿系畸形等疾病提供有价值的信息。CT 血管造影（CTA）是一种显示血管的无创方法，适用范围包括诊断肾动脉狭窄和肾切除前评估肾血管等。

4. MRI　MRI 原理与 CT 不同，肾功能受损或对含碘对比剂过敏，不能进行增强 CT 检查的患者可选择 MRI。近年来，钆作为对比剂在 MRI 检查中得到普遍应用，可有助于动态观察肾脏及周围结构。尤其是应用钆进行磁共振血管成像（magnetic resonance angiography，MRA），在发现肾动脉狭窄方面与 CTA 相近。

5. **放射性核素检查**　放射性核素检查主要用来提供肾脏功能性的信息。其优势在于可以测定分肾功能，而不像肌酐清除率反映的是双肾功能。临床上最常用的是肾图及肾动态显像，最常用的核素有 ^{131}I-OIH 和 ^{99m}Tc-DTPA。

肾图是应用肾图仪的两个放射性探测器在后腰分别探测和记录得到的两肾区的时间 - 放射性曲线，不能同时获得动态影像，是十分常见的简便价廉的泌尿系检查法。此法只能提供粗略的信息，宜用于初筛和随访，必要时加做动态显像。

典型的肾图包括三个节段：

（1）示踪剂出现段（a 段）：静脉注射示踪剂后很快出现的上升段，其高度在一定程度上反映肾脏的血流灌注量。

（2）聚集段（b 段）：继 a 段之后逐渐上升的斜行段，其上升的斜率和高度反映血液从肾实质中滤过或摄取示踪剂的速度和数量，主要与 GFR 和有效肾血浆流量有关。

（3）排泄段（c 段）：曲线的下降段，一般前部下降较快，后部稍缓慢。下降的斜率反映示踪剂从肾盂、输尿管排出的速度，主要与尿流量和尿路通畅情况有关。因尿流量的大小也受肾有效血浆流量和 GFR 的影响，所以 c 段也反映肾功能和肾血流量的情况。

对异常的肾图进行判读，一般包括以下几种类型：①无功能型，a 段较健侧低 1/3 以上，整个曲线一直低于健侧；②功能受损型，b 段上升减低，c 段下降也延缓；③排出不良型，主要是 c 段下降不良甚至不见下降。

三、肾脏病理学检查

肾脏疾病所需的病理学检查标本多来自经皮肾穿刺活检术。这是一种有创检查，但是对多种肾脏疾病的诊断、病情评估、判断预后和指导治疗非常有价值，尤其是各种原发性和继发性肾小球疾病、间质性肾炎、急性肾损伤（acute kidney injury，AKI）和肾移植后排斥反应等。肾穿刺活检组织病理检查一般包括光镜、免疫荧光、电镜 3 项检查，特殊检查需要通过特殊染色，如刚果红等。通过对肾小球、肾小管、间质及血管病变的分析，并结合临床对疾病作出最终诊断。

经皮肾活检技术是一项非常重要但有创的检查，为此要把握好穿刺的指征，要有娴熟的超声引导下穿刺的技术，术后对患者要进行严密观察，对可能发生的合并症要尽早发现和治疗。

（一）肾穿刺活检术的适应证

凡有弥漫性肾实质损害，包括原发或继发性的肾小球疾病、小管间质性疾病等均为肾活检的适应证。

1. 肾病综合征。

2. 肾炎综合征。

3. 急进性肾小球肾炎。

4. 持续性无症状尿检异常（蛋白尿和 / 或肾小球源性镜下血尿）。

5. 原因不明的急性肾功能减退。

6. 原因不明的慢性肾功能减退，且肾脏体积未完全缩小。

7. 移植肾活检　各类非外科因素导致的移植肾功能减退、肾功能延迟恢复、肾小管坏死、药物性肾中毒、慢性排斥反应及怀疑复发或新发的肾小球疾病。

8. 根据病情需要，可以行重复肾活检。

（二）肾穿刺活检术的禁忌证

1. 绝对禁忌证

（1）明显的出血倾向。

（2）不配合的操作者。

（3）固缩肾、小肾和孤独肾。

（4）肾脏血管瘤、海绵肾或多囊肾。

2. 相对禁忌证

（1）活动性肾盂肾炎。

（2）肾脏异位或游走。

（3）未控制的严重高血压。

（4）过度肥胖。

（5）高度腹水。

（三）肾脏病理报告判读

大多数肾脏病理检查需要光镜、免疫荧光及电镜检查相结合。通过组织学改变、免疫病理和超微结构确定病变部位和性质，并结合相应的临床表现作出最终诊断。

1. 光镜常规　包括苏木精-伊红（hematoxylin-eosin，HE）染色、过碘酸-希夫（periodic acid-schiff，PAS）染色、马松（Masson）三色染色、六胺银（periodic acid-silver-meth-enamine，PASM）染色，必要时进行特殊染色。应用不同染色方法有不同的观察侧重点，如HE染色可观察细胞的种类和数量；PAS染色可显示肾小球和肾小管基底膜及细胞外基质，并可根据基底膜的轮廓判断固有细胞的种类；PASM染色使基底膜、系膜基质及Ⅳ型胶原显为黑色，较PAS染色显示更为精细；Masson染色可显示基底膜或使Ⅲ型胶原显为蓝色或绿色，使免疫复合物、血浆及纤维蛋白显为红色。光镜切片首先用低倍显微镜观察，了解病变全貌，以PAS染色最好，确定是肾小球、肾小管、肾间质，还是肾血管疾病。在此基础上再用高倍显微镜观察，并要结合患者临床表现进行分析。对于肾小球，需要观察是否存在球性硬化、节段硬化、新月体、坏死病变等及其数量，是否存在细胞增生及增生细胞的种类、程度，细胞外基质增生程度等。对于肾小管间质，需要观察有无间质细胞浸润、纤维化、小管萎缩及其范围。对于肾血管，需要观察有无纤维素样坏死、血栓形成、管壁增厚、管腔狭窄等。

2. 免疫荧光检查　常规包括IgG、IgA、IgM、C3、C1q、κ轻链、λ轻链，阅片时应注意标记物有无表达，阳性时应注意其强度、表达部位、沉积图像等。免疫荧光检查对于以下疾病非常必要：IgA肾病、非IgA肾病系膜增生性肾小球肾炎、C1q肾病、过敏性紫癜性肾炎、轻链沉积病、AA型淀粉样变性、Ⅰ型新月体肾炎、乙肝相关性肾小球肾炎等。

3. 电镜检查　在肾活检病理诊断中具有不可忽视的作用，可用于观察肾的超微结构、免疫复合物的有无和沉积部位、特殊物质的沉积等，与免疫荧光和光镜检查相配合，共同完成肾活检病理诊断。电镜检查在以下疾病诊断中非常必要：薄基底膜肾病、微小病变型肾病（MCD）、纤维样肾小球病、免疫触须样肾病、致密物沉积病、奥尔波特（Alport）综合征、脂蛋白肾病等。

第四节　肾脏疾病的诊断

一、肾脏疾病常见临床表现的诊断与鉴别诊断

肾脏疾病临床表现多样，包括尿量异常、排尿异常、尿成分异常、腰痛、水肿及高血压等，本节主要讨论常见的少尿/无尿及血尿。

（一）少尿/无尿

尿量小于400ml/d称为少尿，小于100ml/d称为无尿。

1. 病因　少尿/无尿有三大组病因，分别为肾前性、肾性及肾后性。

（1）肾前性少尿/无尿：是由各种原因引起肾脏血流灌注不足导致，肾实质本身无明显器质性病变。包括血容量绝对不足，如大出血、严重的呕吐腹泻、严重烧伤、大量糖尿；血容量相对不足，如充血性心力衰竭、脓毒血症；药物等因素导致的肾动脉收缩和肾单位血流调节能力下降。

（2）肾后性少尿/无尿：是由尿路梗阻所致，包括泌尿系统自身的结石、肿瘤、瘢痕及腹腔盆腔其他系统病变压迫输尿管等。

（3）肾性少尿/无尿：是指肾实质发生器质性病变，包括肾小球、小管、间质或肾血管的各类病变。

2. 诊断思路

（1）肾前性少尿/无尿的临床特点：有引起肾脏血流灌注不足的明确诱因；尿常规大致正常；肾小管功能良好，尿浓缩功能正常，一般尿比重 >1.020，尿渗透压 >500mOsm/$(kg \cdot H_2O)$，一般不会出现完全无尿；血尿素氮/血肌酐 ≥ 20∶1；在及时纠正诱因恢复肾脏灌注后，肾脏功能迅速恢复正常。

（2）肾性少尿/无尿的临床特点：根据肾小球、小管、间质或肾血管病变，往往具有不同的临床特点。一般而言，大部分具有肾脏疾病的病史和体征；尿检异常，有蛋白尿、血尿、管型尿等；肾小管功能异常，可有肾性糖尿、氨基酸尿，和/或浓缩功能减低，尿比重 <1.015，尿渗透压 <350mOsm/$(kg \cdot H_2O)$；完全无尿少见，仅见于广泛肾皮质坏死和极个别的急进性肾小球肾炎患者。

（3）肾后性少尿/无尿的临床特点：典型表现为突发完全无尿或间歇性完全无尿；有尿排出者，尿检可大致正常或有少量尿蛋白、非肾小球源性血尿及白细胞尿；影像学检查提示有尿路梗阻；急性梗阻解除后，肾功能多于两周内恢复正常。

若明确为肾前性或肾后性少尿/无尿，则需进一步明确具体病因，积极处理原发病。若为肾性少尿/无尿，在除外终末期肾病后，应进一步鉴别肾小球、小管、间质或肾血管的病变，必要时可行肾活检明确诊断。

（二）血尿

血尿是肾脏疾病的常见症状，其诊断思路如下：

首先，明确是否存在血尿。需要排除其他原因导致的红色尿，如血红蛋白尿、肌红蛋白尿，或药物、饮食导致尿色发红。新鲜尿离心沉渣镜检每高倍视野红细胞 ≥ 3 个，可诊断血尿。

其次，排除假性血尿，确立真性血尿。主要通过询问病史除外女性月经血污染或其他少见的伪造血尿的情况。

最后，判断血尿的来源及病因。主要是区分肾小球源性血尿及非肾小球源性血尿。前者主要由各类肾小球疾病引起，后者则包括全身性疾病导致的尿路出血，如抗凝药物过量、血液系统疾病所致凝血功能障碍，以及泌尿系统自身疾病引起的出血，如结石、肿瘤、尿路感染、囊肿、血管畸形等。

肾小球源性与非肾小球源性血尿的鉴别要点：

1. 是否为全程血尿 肾小球源性血尿一定是全程血尿，非肾小球源性血尿则视病变部位而定，可表现为初始血尿（病变在尿道）、终末血尿（病变在膀胱三角区）或全程血尿（出血部位在输尿管膀胱开口以上部位）。

2. 尿中是否有血丝、血凝块 非肾小球源性血尿血丝、血凝块常见，而肾小球源性血尿往往无血丝、血块。

3. 有无红细胞管型 若尿沉渣镜检发现红细胞管型，则可肯定是肾小球源性血尿。

4. 相差显微镜检查尿红细胞形态 肾小球源性多为变形红细胞尿，非肾小球源性多为正常形态红细胞尿。

5. 是否存在肾病其他临床表现 肾小球源性血尿患者可伴有大量蛋白尿、水肿，而非肾小球源性血尿往往没有。

二、肾脏疾病的总体诊断思路

肾脏疾病的诊断需要将患者病史、症状、体征及辅助检查资料综合分析，以获得迅速正确的诊断。同时，肾脏疾病的诊断应当是完整全面的诊断，应包括病因诊断、病理诊断、功能诊断和并发症诊断，以确切反映疾病的性质和程度，为选择治疗方案和判定预后提供依据。

（一）病因诊断

首先区别是原发性、继发性还是遗传性肾脏疾病。原发性肾脏疾病包括免疫反应介导的肾炎、泌尿系统感染性疾病、肾血管疾病、肾结石及肾肿瘤等；继发性肾脏疾病可继发于肿瘤、代谢、自身免疫等疾病，也可见于各种药物、毒物等对肾脏造成的损害。

（二）病理诊断

对肾炎、肾病综合征、AKI 及原因不明的蛋白尿和/或血尿，可通过肾穿刺活检明确病理类型，对探讨发病机制、明确病因、指导治疗和评估预后有重要价值。

(三) 功能诊断

临床上对于诊断 AKI 和 CKD 患者,还要进行肾功能的分期诊断。根据血肌酐和尿量的变化,AKI 分为 1~3 期(详见第十一章)。根据 GFR 下降程度,CKD 分为 1~5 期(详见第十三章)。

(四) 并发症诊断

肾脏疾病特别是急、慢性肾衰竭可引起全身各个系统并发症,包括水、电解质及酸碱失衡,胃肠道、呼吸及循环系统等相关病变。

第五节 肾脏疾病防治原则

肾脏疾病依据其病因、发病机制、病变部位、病理诊断和功能诊断的不同,选择不同的治疗方案。其治疗原则包括去除诱因、一般治疗、针对病因和发病机制的治疗、合并症及并发症的治疗和肾脏替代治疗等。

一、一般治疗

包括避免劳累,去除感染等诱因,避免接触肾毒性药物或毒物,采取健康的生活方式(如戒烟、限制饮酒、适量运动和控制情绪等)及合理的饮食。肾脏疾病饮食治疗方案涉及水、钠、钾、磷、蛋白质、脂类、糖类和嘌呤等多种物质摄入的调整和控制。

二、针对病因和发病机制的治疗

1. 针对免疫发病机制的治疗 肾脏疾病尤其是原发性肾小球疾病和一些继发性肾小球疾病,如狼疮性肾炎和系统性血管炎等,其发病机制主要是异常的免疫反应,所以治疗常包括糖皮质激素及免疫抑制剂治疗。环磷酰胺(cyclophosphamide,CTX)和硫唑嘌呤(azathioprine,AZA)较为常用,一些新型免疫抑制剂如环孢素 A、他克莫司和霉酚酸酯(mycophenolate mofetil,MMF)等也被用于免疫性肾病的治疗。血液净化治疗如血浆置换等可有效清除体内自身抗体和抗原 - 抗体复合物,可用于治疗重症免疫性肾病,尤其是重症狼疮性肾炎和系统性血管炎肾损害。

2. 针对非免疫发病机制的治疗 高血压、高血脂、高血糖、高尿酸血症、肥胖、蛋白尿及肾内高凝状态、肾素 - 血管紧张素系统激活、氧化应激等都是肾脏疾病发生和发展的加重因素,所以针对这些非免疫因素的治疗也是肾脏疾病治疗的重要组成部分。使用血管紧张素转化酶抑制剂(angiotensin converting enzyme inhibitors,ACEI)或血管紧张素 II 受体阻滞剂(angiotensin II receptor blocker,ARB),抑制肾内过度活跃的肾素 - 血管紧张素系统,既能够降低系统血压,又能够降低肾小球内压,减少尿蛋白排泄,保护肾功能。因此,除了免疫抑制剂治疗外,肾素 - 血管紧张素系统阻滞剂是延缓肾脏疾病进展最重要的治疗措施之一。

三、合并症及并发症的治疗

肾脏疾病患者常存在多种合并症,如各种代谢异常、原发性高血压,或者其他脏器疾病,如冠心病、心力衰竭和肝硬化等,都可能加重肾脏疾病的进展,应积极治疗。

肾脏疾病的并发症可涉及全身各个系统,如感染、凝血功能异常、肾性高血压、肾性贫血、肾性骨病、水电解质和酸碱平衡紊乱、急性左心衰竭、肺水肿和尿毒症脑病等。这些并发症不仅影响肾脏疾病患者的生活质量和存活率,还可能进一步加重肾脏疾病,形成恶性循环,严重影响患者预后,也应积极治疗。

四、肾脏替代治疗

肾脏替代治疗是终末期肾病患者唯一有效的治疗方法。最近提出了适时开始透析和一体化治疗的概念,以提高终末期肾病患者的存活率和生活质量。

1. 透析治疗

(1)腹膜透析:包括连续性和间歇性腹膜透析两种。近年来由于腹膜透析连接系统的改进,包括自动腹膜透析机的应用,腹膜透析相关的感染并发症减少。其操作简便、安全有效及保护残存肾功能较好的特点在肾脏替代治疗中起了重要作用。

（2）血液透析：通过扩散、对流及吸附清除体内积聚的毒性代谢产物，清除体内潴留的水分，纠正酸中毒，达到治疗的目的。随着透析设备的改进，透析治疗效果正在不断改善。

2. 肾移植 肾移植如能成功，可以使患者恢复正常的肾功能，包括内分泌和代谢功能。肾移植后需要长期使用免疫抑制剂，以防止发生排斥反应。近年来随着新型免疫抑制剂的应用，移植肾的存活率明显改善。

五、肾脏疾病的介入治疗

介入肾脏病学是将介入诊断和治疗手段与肾脏专科知识相结合的一门新兴的交叉学科。介入肾脏病学目前主要应用于肾血管疾病的诊断与治疗、血管通路的维护、难治性高血压的介入干预等方面。肾脏介入不仅有助于判断肾动脉狭窄、肾静脉栓塞及血管通路狭窄的程度、部位，还能通过局部扩张、溶栓、取栓、支架植入等微创手段，改善肾脏血流、维护血管通路，同时避免患者经受较大的手术创伤。

（余学清）

推荐阅读文献

［1］FLOEGE J, JOHNSON R J, FEEHALLY J. Comprehensive clinical nephrology. 4th ed. Missouri: Elsevier, 2010.

［2］GOLDMAN L, SCHAFER A I. Goldman's Cecil medicine. 24th ed. Philadelphia: Elsevier, 2011.

第二章　水、电解质及酸碱平衡紊乱

第一节　水、钠代谢紊乱

一、容量不足

容量不足分为绝对容量不足和相对容量不足。临床主要表现为组织血流灌注不足和机体代偿反应，如乏力、口渴、心悸和直立性头晕等症状，严重时可出现少尿、发绀，甚至意识障碍等脏器缺血、缺氧表现。中心静脉压可较好反映有效血容量，正常值是 8~12cmH₂O（1cmH₂O=0.098kPa）。治疗应首先补充有效循环血量，补液的量、途径、速度及补液种类应根据体液丢失的状态而定，同时密切注意患者心、肾功能，及时调整治疗方案。此外，原发病的治疗亦至关重要。

（一）绝对容量不足

绝对容量不足是由于体液从细胞外液丢失速率超过摄入速率，从而导致细胞外液量减少。原因包括水钠摄入减少和排泄增多，后者包括肾性原因和非肾性原因（表 2-1-1）。

表 2-1-1　绝对容量不足的原因

分类		原因
摄入减少		
排泄增多		
肾性原因	水钠同时丢失	使用利尿剂
		渗透性或溶质性利尿
		肾小管间质疾病
		急性肾损伤恢复期
		尿路梗阻解除早期
		醛固酮减少或抵抗
	水丢失为主	垂体性尿崩症
		肾性尿崩症
非肾性原因	胃肠道丢失	呕吐、腹泻、肠瘘、胃肠减压等
	皮肤丢失	大量出汗、大面积烧伤
	出血	

（二）相对容量不足

相对容量不足时细胞外液量正常甚至增多，但血管内容量减少，循环血量相对不足。原因包括血管容量增加、细胞外液再分布异常或各种原因引起的心输出量降低等（表 2-1-2）。

表 2-1-2　相对容量不足的原因

分类	原因
血管容量增加	败血症
	过度使用血管容量药物
细胞外液再分布异常	严重低蛋白血症
	急性胰腺炎
	腹膜炎
	肠梗阻
	缺血性肠坏死
心输出量降低	心力衰竭
	心脏压塞

二、容量过多

容量过多指液体进入体内过多或排泄过少,导致体内容量增多的一组临床综合征,常表现为水肿、浆膜腔积液和循环血量不足,严重时可出现急性肺水肿。治疗方法主要是控制水钠摄入和增加水钠排出。明显水肿和浆膜腔积液时,需采取措施增加组织间液回流。

临 床 病 例

患者,男性,46 岁,因"反复双下肢水肿 15 年,胸闷气促伴少尿 1 周"入院。患者 15 年前发现双下肢水肿伴尿泡沫增多,查肌酐 241μmol/L,肾脏超声示双肾偏小,皮髓质分界欠清,予"肾衰宁"等治疗后,肌酐进行性上升。患者于 1 周前出现胸闷、气促,伴尿量减少。既往有高血压病史 15 年。入院体格检查:神清,气促,血压 170/83mmHg,双肺呼吸音粗,可及湿啰音,双下肢凹陷性水肿。辅助检查:肌酐 728μmol/L,血尿素氮 28mmol/L,尿酸 512μmol/L,脑钠肽 3 781μg/L。

【问题 1】根据病史和辅助检查,该患者目前诊断是什么?

思路　患者有 CKD 病史 15 年,肌酐进行性上升,近 1 周有胸闷、气促,既往有高血压病史。诊断为 CKD 5 期,容量过多,高血压。

【问题 2】导致患者容量过多的原因是什么? 容量过多还有哪些原因?

思路　患者容量过多的原因为 CKD 导致水钠排泄减少。容量过多的原因见表 2-1-3。

表 2-1-3　容量过多的原因

分类		原因
细胞外液再分布异常	全身静脉压升高	右心功能不全、缩窄性心包炎
	局部静脉压升高	左心功能不全引起的肺静脉压升高、下腔静脉和门静脉阻塞
	血浆渗透压下降	肾病综合征、严重营养不良、肝硬化
	淋巴回流受阻	肿瘤、丝虫病等引起淋巴管阻塞,手术和外伤等引起的淋巴管损伤
水钠排泄减少	慢性肾脏病	
	原发性醛固酮增多症	
	库欣综合征	
	抗利尿激素异常	
	分泌综合征	

【问题 3】容量过多有哪些临床表现?

思路　表现为水肿、浆膜腔积液和循环血量不足。严重时可出现急性肺水肿,表现为咳嗽、呼吸困难、咳粉红色泡沫痰,老年人和心脏疾病患者更易出血;体液渗透压显著改变时还可以出现脑细胞脱水或脑水肿等相应神经系统症状。

【问题4】容量过多如何治疗？

思路

1. 限制水钠摄入。

2. 增加水钠排出 临床常用袢利尿剂；严重水肿且利尿效果不佳时可进行血液净化治疗超滤脱水。

3. 增加组织间液回流 可适当补充白蛋白。

三、低钠血症

低钠血症（hyponatremia）指血清钠浓度<135mmol/L，仅反映钠在血浆中浓度的降低，并不一定表示体内总钠量的丢失，同时根据血渗透压水平分为低渗性、等渗性和高渗性低钠血症。低渗性低钠血症根据容量状态再分为低容量性、正常容量性和高容量性低钠血症。低容量性低钠血症是由使用利尿剂、呕吐、腹泻或出汗等丢失大量体液，钠的丢失多于水，体内钠总量下降引起；高容量性低钠血症是由心力衰竭、肝硬化腹水、肾病综合征、AKI、CKD、补液过多而尿量减少引起；等容量性低钠血症常见于抗利尿激素分泌失调综合征。等渗性低钠血症多见于采用内镜进行妇科或前列腺手术时的冲洗液吸收综合征，如使用甘露醇、甘氨酸等。高渗性低钠血症见于注射高渗液体（如甘露醇）或假性低钠血症（如因严重高血糖或高血脂）。

低钠血症的症状随血钠下降的速度和程度而异，按血钠水平分为重度低钠（<120mmol/L），中度低钠（120~129mmol/L）和轻度低钠（130~135mmol/L）。低渗性低容量性低钠血症可表现为循环衰竭、肢冷、脉细和尿少，随低钠血症的进展，细胞外渗透压下降引起细胞内水肿尤其是脑细胞水肿，出现神经系统症状，如恶心、呕吐、头痛、嗜睡、反应迟钝，神经肌肉应激性改变如肌张力低下和腱反射减弱等。血钠下降速度与临床表现关系密切。当36~48h内血钠低于125mmol/L或下降速度>0.5mmol/（L·h）时，可出现抽搐、昏迷，甚至死亡；而慢性低钠血症（>48h）时，由于脑细胞对渗透压适应，临床表现常缺如或较轻。低容量性低钠血症可补充生理盐水，血钠低于120mmol/L或水中毒时，宜补充3%氯化钠溶液，有严重颅内压升高症状时可用利尿剂或甘露醇脱水。抗利尿激素分泌失调综合征应限制水的入量，利尿同时补充由排尿所丢失的钠量。

【低钠血症的诊断流程】（图2-1-1）

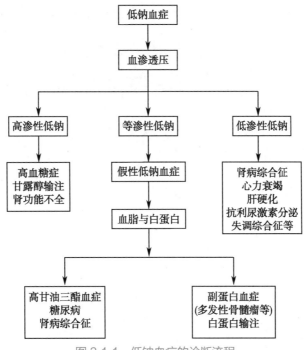

图2-1-1 低钠血症的诊断流程

四、高钠血症

高钠血症（hypernatremia）指血钠浓度>145mmol/L，伴血浆渗透压升高[>300mOsm/（kg·H_2O）]，可分为

低容量性、高容量性和等容量性高钠血症。以低容量性高钠血症多见。患者常以神经精神症状(因脑细胞失水)为主要表现,病情严重可有神志恍惚、烦躁不安、抽搐、惊厥、昏迷,甚至死亡。治疗主要是停止补充钠盐,给予袢利尿剂,同时补充 5% 葡萄糖,以促进钠的排泄。

门诊病历摘要

患者,男性,19 岁。因"双下肢水肿 2 个月,加重 3d"入院。患者 2 个月前无明显诱因出现双下肢凹陷性水肿,伴尿泡沫增多,无肉眼血尿,无夜尿增多。3d 前感冒后出现双下肢水肿加重,遂收治入院。患者自发病以来,无发热、无紫癜、无关节痛、无光过敏,体重增加 3kg。否认结核、肝炎病史,无食物及药物过敏史,无遗传病史。体格检查:血压 140/90mmHg,眼睑及双下肢明显水肿。辅助检查:尿蛋白(++++),24h 尿蛋白定量 10.2g,血白蛋白 21g/L,总胆固醇 5.8mmol/L,甘油三酯 2.1mmol/L,血钠 123.8mmol/L,血钾 3.8mmol/L,血氯 90mmol/L。

【问题 1】患者的诊断考虑是什么?

思路 患者有大量蛋白尿、低蛋白血症、水肿和高脂血症,初步诊断考虑为肾病综合征,具体病情分析及治疗参见肾病综合征章节。患者血钠 123.8mmol/L,考虑低钠血症。

【问题 2】肾病患者发生低钠血症的原因有哪些?

思路 肾病患者忌盐,易造成钠盐摄入减少;在水肿、高血容量稀释基础上使用利尿剂,尤其是呋塞米等袢利尿剂增加了钠盐的排出;患者免疫力低下,消化道感染引起腹泻,使钠盐丢失;因使用大剂量激素,负反馈抑制肾上腺皮质功能,使机体对水、电解质代谢的调节功能发生紊乱,这些因素相互影响引起低钠血症。

【问题 3】低钠血症的患者应如何补钠?

思路 首先应充分了解病史,进行全面体格检查,了解有无水肿,检查血、尿电解质、24h 尿量,有条件时测血、尿渗透压。不同病因引起的低钠血症的治疗方法不同。

1. **低渗低容量性低钠血症** 急性低钠血症血清钠 <115mmol/L 并伴有明显中枢神经系统症状时,应紧急处理,可输注 3%~5% 氯化钠,一般用 3% 氯化钠 1~2ml/(kg·h),第 1 个 24h 内使血钠升高 10mmol/L 或升至 120~125mmol/L,在随后 24~48h 或更长时间使血钠恢复正常。脱水明显时补充生理盐水,至血钠浓度 125mmol/L 时要严格控制补钠速度。

2. **低渗高容量性低钠血症** 除限水外可补充 3% 氯化钠溶液以改善细胞外液低渗引起的细胞水肿,但补量不宜过多,因为其可刺激抗利尿激素分泌而加重病情,同时用呋塞米排出多余的水分,使血钠和体液恢复平衡。心力衰竭患者可使用选择性精氨酸加压素受体阻滞剂托伐普坦(tolvaptan),使血清钠浓度升高,纠正稀释性低钠血症。

3. **假性低钠血症** 在原发病因去除后血钠可较快恢复。

4. **血液透析** 具有超滤和调节血钠浓度的作用,将患者体内多余的水分排出,血液与透析液之间通过弥散和对流实现钠浓度的平衡,通过调整透析液钠浓度对患者血钠进行调节,有效纠正低钠血症和高钠血症,对严重低钠血症尤其是容量过多、心力衰竭、不能耐受大量液体输入、肾功能不全,对利尿剂无效时,可行血液透析治疗。

住院检查及治疗经过

患者入院后进行了血、尿、便常规,肝肾功能,电解质,胸片,心电图,腹部超声检查。因低钠血症给予 3% 氯化钠溶液 500ml 静脉滴注,1 次 /d,后因水肿加重给予呋塞米利尿治疗,3d 后患者再次出现神志恍惚、烦躁不安、谵妄、间断抽搐等症状。查血液中钠浓度为 152.8mmol/L,氯 105mmol/L,立即停止补钠,予 5% 葡萄糖液静脉输注,配合限盐,1d 后患者精神好转,血液中钠 141mmol/L,钾 3.9mmol/L,氯 99mmol/L,血尿素氮 5.33mmol/L。同时予糖皮质激素治疗原发病。病情好转后出院。

【问题 4】患者再次出现精神症状的原因可能是什么?

思路 首先应考虑补钠过多导致高钠血症。早期主要为口渴、尿量减少、软弱无力、恶心、呕吐和体温升高,有失水体征。晚期出现脑细胞失水的临床表现,如烦躁、易激惹或精神淡漠、嗜睡、抽搐或癫痫样发作和昏迷,体征有肌张力增高和反射亢进等。严重低钠血症纠正过快,可引起脑桥脱髓鞘病变。

【问题 5】高钠血症的病因是什么?

思路　高钠血症的病因见表 2-1-4。

表 2-1-4　高钠血症的病因

分类		原因
低容量性高钠血症 (水钠摄入减少、丢失过多同时存在,且失水 > 失钠)	水摄入减少	
	水丢失过多	肾丢失:渗透性利尿、中枢性尿崩、肾性尿崩
		非肾性丢失:皮肤、呼吸道、胃肠道
等容量性高钠血症 (以水丢失为主且丢失较少)	肾外丢失	多见于发热和高分解代谢状态,经皮肤和呼吸道丢失
	肾性丢失	中枢性尿崩、肾性尿崩
高容量性高钠血症	补钠过多	输入过多高渗盐水
		代谢性酸中毒、高钾血症、心脏呼吸骤停后输注大量碳酸氢钠

知识点

高钠血症患者的临床表现和鉴别诊断

患者一般有口渴和尿量减少,有失水体征,可有血压、脉搏、神志改变,肌张力增高,反射亢进,多伴有高氯血症、血浆渗透压升高。如果血钠 >150mmol/L,血浆渗透压 >295mmol/L,而尿渗透压低,提示抗利尿激素释放或其靶器官缺陷;如果尿渗透压 >800mmol/L,说明肾小管浓缩功能正常,高钠血症是由于钠排泄障碍或补钠过多。如果血渗透压比尿渗透压高,则多是中枢性或肾性尿崩症。

【问题 6】高钠血症如何治疗?

思路　高钠血症的原因主要是失水过多或钠排泄障碍,要针对病因采取不同的治疗方法。失水过多性高钠血症除病因治疗外,主要是纠正失水,症状较重的采取静脉补液,应注意补液速度不宜过快,监测血钠浓度,每小时血钠浓度下降不超过 0.5mmol/L,防止脑细胞渗透压不平衡引起脑水肿。补充液体的溶液首选等渗盐水和 5% 葡萄糖,按 1∶3 或 1∶1 比例混合配制,也可选用 0.45% 氯化钠溶液或 5% 葡萄糖溶液,葡萄糖进入体内后很快被代谢。对钠排泄障碍所致的高钠血症主要是排出体内过多的钠,可输注 5% 葡萄糖,同时可用呋塞米或托拉塞米;如果患者合并急、慢性肾功能不全,必要时可采用血液透析或腹膜透析。

【高钠血症的诊断流程】(图 2-1-2)

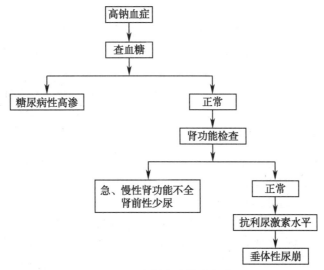

图 2-1-2　高钠血症的诊断流程

(倪兆慧)

推荐阅读文献

［1］AYUS J C, CAPUTO D, BAZERQUE F, et al. Treatment of hyponatremic encephalopathy with a 3% sodium chloride protocol: a case series. Am J Kidney Dis, 2015, 65 (3): 435.

［2］SPASOVSKI G, VANHOLDER R, ALLOLIO B, et al. Clinical practice guideline on diagnosis and treatment of hyponatraemia. Eur J Endocrinol, 2014, 170 (3): 1-47.

［3］STERNS R H. Disorders of plasma sodium--causes, consequences, and correction. N Engl J Med, 2015, 372 (1): 55.

［4］STERNS R H. Treatment of severe hyponatremia. Clin J Am Soc Nephrol, 2018, 13 (4): 641.

第二节　钾代谢紊乱

钾是细胞内主要的阳离子,在维持细胞静息电位及维持神经、肌肉细胞正常生理功能方面起到重要作用。钾离子调节心肌和骨骼肌的兴奋性。正常人体内总含钾量约 50mmol/kg,其中 98% 位于细胞内(约 3/4 存在于肌肉中),近 2% 存在于细胞外。

正常情况下,细胞内钾离子浓度为 140~150mmol/L,细胞外液钾离子浓度仅为 3.5~5.5mmol/L,细胞内外钾离子浓度相差很大。细胞内外浓度差是由钾离子跨细胞膜主动转运和被动转运完成,以前者为主。细胞膜上的 Na^+-K^+-ATP 酶转运钾离子进入细胞同时释放钠离子出细胞。很多因素可影响钾离子在细胞内外的分布。

正常人每日饮食摄入钾离子约 1mmol/kg,肾功能正常时约 90% 钾经肾脏排泄,约 10% 经胃肠道和汗液排出。当肾功能减退时,经胃肠道排出钾比例增高,有时可以占到总量的 1/3~1/2。经肾脏排泄钾有三个过程:肾小球滤过、近端肾小管和髓袢重吸收、远端肾小管和集合管重吸收和分泌。在正常情况下,2/3 的尿钾来自肾小球滤过,1/3 来自远端肾小管和集合管分泌。肾脏钾离子的排泄量的调节主要由远端肾小管和集合管重吸收和分泌完成。

一、低钾血症

低钾血症(hypokalemia)指血清钾离子浓度 <3.5mmol/L,慢性低钾血症常伴有体内钾总量减少。常见的病因包括 Ⅰ 型或 Ⅱ 型肾小管酸中毒(renal tubular acidosis,RTA)、原发性或继发性醛固酮增多症、库欣综合征等。很多肾脏疾病以低钾血症为首发表现,尤其以继发性肾脏疾病多见,如果单纯补钾有时会掩盖病情。因此,及时查明低钾血症病因,从而纠正低钾血症十分重要。

门诊病历摘要

患者,女性,63 岁。因"四肢无力 2d"来院门诊。患者于 2d 前无明显诱因出现四肢无力,严重时不能行走,伴有恶心、呕吐,呕吐物为胃内容物,伴有烦渴、呼吸困难,无寒战发热。该患者半年前诊断为肾病综合征,病理类型为膜性肾病(membranous nephropathy,MN)Ⅱ 期,给予激素及免疫抑制剂治疗,因水肿长期口服利尿剂。近 1 周 24h 尿量 2 500ml 左右。既往无高血压、糖尿病及冠心病病史,否认肝炎及结核等传染病病史,无外伤及手术史,否认药物及食物过敏史。久居原籍,否认疫水及有毒、放射性物质接触史。吸烟 10 年,每日 6~8 支。无饮酒史。家族中无类似疾病史。

【问题 1】门诊见一四肢无力患者,问诊要点包括哪些?

思路　问诊要点包括诱因,四肢无力持续时间、特点及伴随症状,既往病史。

【问题 2】出现四肢无力患者的体格检查主要包括哪些?

思路　体格检查包括一般生命体征检查、神经系统专科体征检查、甲状腺检查。

该患者体格检查:意识模糊,脉搏 84 次 /min,血压 160/90mmHg,呼吸浅快。无贫血外貌,双眼睑水肿。全身浅表淋巴结未及肿大,甲状腺未及震颤、杂音。全身皮肤黏膜无黄染,未见瘀点、瘀斑,心率 84 次 /min,频发期前收缩。肺、腹(−),肠鸣音减弱。双下肢中度凹陷性水肿。四肢肌力均为Ⅳ级,腱反射消失。病理反射未引出。

【问题 3】根据目前病史和体格检查,该患者最可能患的是哪方面的疾病?

思路　患者为膜性肾病 II 期者,长期口服利尿剂,近 2d 出现四肢无力,严重时不能行走,伴有恶心、呕吐、心律失常、四肢肌力下降、腱反射消失。因此,考虑可能为电解质及酸碱代谢紊乱方面的疾病。

【问题 4】该患者目前还需要做哪些检查?

思路　肾功能、电解质、血气分析、甲状腺功能、心电图检查。

门诊检查结果

肾功能:血尿素氮 5.7mmol/L,尿酸 261μmol/L,肌酐 54μmol/L;电解质:血钾 1.6mmol/L;血气分析:pH 7.450,碳酸氢根 28.6mmol/L;心电图:心率 84 次 /min,频发室性期前收缩二联律。游离三碘甲腺原氨酸(FT_3)、游离甲状腺素(FT_4)、促甲状腺素(TSH)均正常。

【问题 5】根据患者的临床表现和实验室检查结果,该患者可能的诊断是什么?

思路　该患者符合低钾血症诊断。

【问题 6】低钾血症的原因有哪些?

思路　低钾血症的原因见表 2-2-1。

表 2-2-1　低钾血症的原因

分类		原因
摄入不足		长期饥饿
		神经性厌食
		合并腹泻、吸收障碍
排出过多	非肾性丢失	严重腹泻、呕吐、胃液引流、肠梗阻、幽门梗阻、输尿管乙状结肠吻合术引起的肠液丢失等
	肾性丢失	原发性醛固酮增多症
		继发性醛固酮增多症:血容量不足、恶性高血压、肾动脉狭窄、分泌肾素的肿瘤
		库欣综合征
		先天性肾上腺增生症
		肾上腺酶缺陷
	远端肾小管液流量增加或钠离子浓度升高	急性肾损伤多尿期、肾梗阻解除早期、应用利尿剂及渗透性利尿等
	远端肾小管液不被重吸收的阴离子增多	糖尿病酮症酸中毒、代谢性碱中毒、II 型肾小管酸中毒和大剂量青霉素应用等
	其他	利德尔(Liddle)综合征
		肾小管酸中毒
		巴特(Bartter)综合征
		Gitelman 综合征
		氨基糖苷类抗生素、两性霉素、顺铂等药物
钾离子进入细胞内过多	代谢性碱中毒或呼吸性碱中毒	
	家族性周期性麻痹	
	甲亢伴周期性麻痹	
	散发性周期性麻痹	
	大量使用葡萄糖 + 胰岛素	

【问题 7】低钾血症常见的临床表现有哪些?

思路 低钾血症常见的临床表现包括以下几种。

1. **循环系统症状** 钾可出现对洋地黄毒性耐受性下降,心律失常,加重心力衰竭,甚至心脏骤停。特征性心电图改变:早期 T 波低平,出现明显 U 波和 QT 间期延长。进一步表现为 ST-T 段下移,QRS 波增宽、PR 间期延长,出现室上性或室性异位节律,甚至心室颤动和心脏骤停。

2. **骨骼肌及平滑肌症状** 低血钾可以引起骨骼肌和平滑肌收缩能力下降,出现肌无力、肌肉疼痛和痉挛等,进一步加重导致麻痹、横纹肌溶解和呼吸衰竭。胃肠道和泌尿道平滑肌功能紊乱包括腹胀、麻痹性肠梗阻、便秘和尿潴留。

3. **中枢神经系统的症状** 烦躁不安、情绪波动、无力,严重者有精神不振、嗜睡、神志不清。

4. **低钾性肾病** 长期低钾血症可引起低钾性肾病,主要是近端肾小管上皮细胞空泡变性、肾间质炎症和纤维化,部分患者出现肾囊肿、肾小管浓缩功能受损和多尿,可引起肾性尿崩症。

【问题 8】根据临床表现和实验室检查,患者明确诊断为低钾血症,如何治疗?

思路 低钾血症的治疗关键在于去除病因和补钾治疗。有危及生命的紧急情况如严重心律失常、呼吸肌麻痹,应及时补钾。对无症状的轻度低钾血症,可给予富含钾的食物或药物(果汁、牛奶、枸橼酸钾、氯化钾等)。血钾 <3.0mmol/L 或有下列危险因素时,需立即补钾:①伴心脏病,如应用洋地黄类药物、室性心律失常、急性心肌梗死,尤其是需要手术时;②肌麻痹,尤其是呼吸肌麻痹;③糖尿病酮症酸中毒;④肝性脑病;⑤存在促进钾进入细胞内的其他因素,如应用胰岛素、β₂ 受体激动剂等。有上述危险因素的患者,应补钾使血钾维持在 4.0mmol/L 或更高。当需要静脉补钾时,应在心电监护下进行,且补钾速度 20~40mmol/h。对于上述患者,应立即补钾,使血钾维持在 4.0mmol/L 或以上。

【问题 9】补钾的注意事项有哪些?

思路

1. 补钾时必须检查肾功能和尿量,尿量 >700ml/d 和 / 或 30ml/h 则补钾安全。

2. 低钾血症时氯化钾加入生理盐水中静脉滴注,如血钾已基本正常,将氯化钾加入葡萄糖液中补充,有助于预防高钾血症和纠正钾缺乏症,如停止静脉补钾 24h 后的血钾正常,可改为口服补钾。

3. 对每小时输注较高浓度钾溶液的患者,应该进行持续心脏监护和每小时测定血钾,避免严重高钾血症和 / 或心脏停搏。

4. 钾进入细胞内比较缓慢,细胞内外的钾平衡时间需 15h 或更久,故应特别注意输注中或输注后的严密观察,防止发生一过性高钾血症。

5. 难治性低钾血症需注意纠正碱中毒和低镁血症。

6. 补钾后可加重原有的低钙血症而出现手足抽搐,应及时补充钙剂。

7. 补钾同时应注意针对病因治疗。

8. 使用洋地黄和抗心律失常药物的老年患者,即使轻度低钾血症也会引起严重后果,肝性脑病患者在低钾状态下会引起血氨浓度升高,故对此类患者治疗目标应设定为 4.0mmol/L。

9. 如因利尿剂所致低钾,可合用保钾利尿剂。

【问题 10】补钾药物种类有哪些?

思路

1. **氯化钾** 含钾 13.4mmol/g,含钾量高,可口服和静脉用药。缺点为胃肠道副作用大,还可以引起血氯升高,加重酸中毒,故不宜用于 RTA 等高氯血症患者。

2. **枸橼酸钾** 含钾 9mmol/g,枸橼酸根经肝脏代谢后产生碳酸根,可同时纠正酸中毒。但在肝功能明显受损时不宜使用。

3. **谷氨酸钾** 含钾 4.5mmol/g,适用于肝衰竭者。

4. **门冬氨酸钾镁** 含钾 3.0mmol/g,门冬氨酸钾镁可以促进钾离子进入细胞内,而镁离子和钾离子有协同作用,有利于纠正细胞内低钾,尤其适用于合并有低镁血症患者。

【低钾血症的诊断流程】(图 2-2-1)

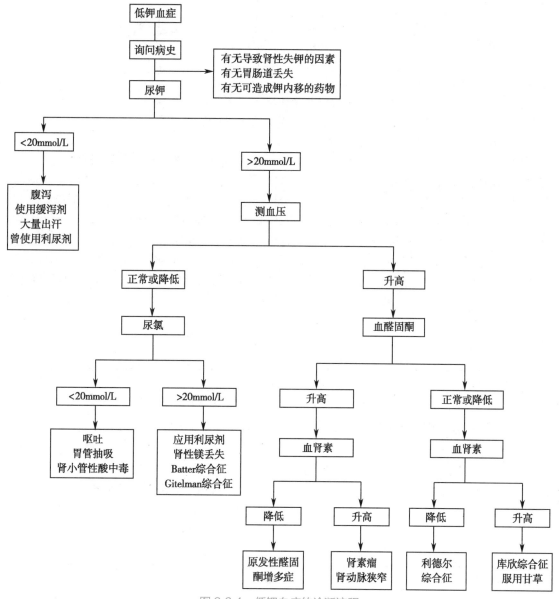

图 2-2-1 低钾血症的诊断流程

二、高钾血症

高钾血症(hyperkalemia)血清中细胞外钾增多,定义为血清钾浓度 >5.5mmol/L。常见病因包括 AKI、CKD、低肾素低醛固酮综合征、Ⅳ型 RTA 等,其中 AKI 少尿期和终末期肾病(end stage renal disease,ESRD)是高钾血症的主要原因。高钾血症是一种严重的并发症,如治疗不及时,会引起心血管系统、神经系统发生严重的功能障碍,甚至导致死亡。当血清钾处于 5.0~5.5mmol/L 时需密切观察,尤其对肾功能不全、老年、糖尿病及应用 ACEI 等药物的患者。

临 床 病 例

患者,男性,47 岁,因"恶心、呕吐伴少尿 1 周"入院。患者于 1 周前自服"止痛药"后出现恶心、呕吐,伴尿量减少。既往体健,无高血压、糖尿病等病史。入院体格检查:神清,精神萎靡,气稍促,血压 150/81mmHg,双肺呼吸音粗,双下肢轻度凹陷性水肿。辅助检查:肌酐 812μmol/L,血尿素氮 21mmol/L,血清钾 6.9mmol/L,pH 7.102,碳酸氢根 13.5mmol/L,肾脏超声示双肾正常偏大,皮髓质分界清。心电图见图 2-2-2。

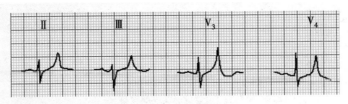

图 2-2-2　患者心电图

【问题 1】门诊见一例恶心、呕吐、少尿的患者,问诊要点包括哪些?

思路　问诊要点包括诱因、持续时间、特点、伴随症状及既往病史。

【问题 2】出现恶心、呕吐、少尿的患者,体格检查主要包括哪些?

思路　体格检查包括一般生命体征检查、心脏体格检查、腹部体格检查、神经系统体格检查。

该患者体格检查:神清,精神萎靡,气稍促,脉搏 94 次/min,血压 156/90mmHg。无贫血外貌,双眼睑水肿。全身浅表淋巴结未及肿大,全身皮肤黏膜无黄染,未见瘀点、瘀斑,心率 94 次/min,律齐,无杂音。肺、腹(-),膀胱叩诊(-),双下肢中度凹陷性水肿。四肢肌力 V 级,肌张力正常,病理征未引出。

【问题 3】根据患者的病史、临床表现和辅助检查结果,该患者可能的诊断是什么?

思路　患者服用"止痛药"后出现恶心、呕吐伴少尿,既往无 CKD 等病史,辅助检查示肌酐升高,心电图示 T 波高尖。伴高钾血症、代谢性酸中毒,且肾脏大小结构正常。目前诊断为 AKI、高钾血症、代谢性酸中毒。

【问题 4】高钾血症的病因有哪些?

思路　高钾血症的病因见表 2-2-2。

表 2-2-2　高钾血症的病因

分类	原因
摄入过多	肾功能不全和糖尿病患者摄入过多高钾饮食或药物
	过度治疗低钾血症
	输入大量库存血
排出减少	GFR 下降:急性肾损伤、慢性肾衰竭
	肾小管分泌钾离子过多:醛固酮减少症、肾小管对醛固酮不敏感、使用 ACEI/ARB 等药物
钾向细胞外转移	呼吸性或代谢性酸中毒
	内源性钾生成过多:严重挤压伤、烧伤、横纹肌溶解、消化道出血、溶血和肿瘤溶解综合征等
	应用高渗药物,如甘露醇

注:GFR,肾小球滤过率;ACEI,血管紧张素转化酶抑制剂;ARB,血管紧张素 II 受体阻滞剂。

知识点

高钾血症的临床表现

高钾血症的临床表现主要为心血管系统和神经肌肉系统症状。

1. 心血管症状　高血钾使心肌受抑制、心肌张力减低,故易发生心律失常,心电图有特征性改变,且与血钾升高的程度相关。

2. 神经肌肉症状　早期常有四肢及口周感觉麻木、疲乏、肌肉酸痛、肢体苍白湿冷;血钾浓度达 7mmol/L 时,四肢麻木、软瘫,先为躯干,后为四肢,最后影响到呼吸肌而发生窒息,中枢神经系统可表现为烦躁不安或神志不清。

3. 其他症状　由于高钾血症引起乙酰胆碱释放增加,可引起恶心、呕吐和腹痛;由于高血钾对肌肉的毒性作用可引起四肢瘫痪和呼吸停止。高钾血症一般伴有不同程度的氮质血症和代谢性酸中毒,后者可加重高钾血症。高钾血症的临床表现不能作为早期诊断的指标,有些患者出现心脏骤停,但临床上仍无肌肉和神经系统的症状。

【问题5】高钾血症应如何治疗？

思路 高钾血症起病急骤者应采取紧急措施,还应根据病情的轻重采取不同的治疗方法。根据作用机制,治疗方法分为三类:对抗钾离子的心肌毒性、促进钾离子向细胞内转移和促进钾的排泄。

1. 一般治疗 ①卧床休息;②低钾饮食,尿毒症患者绝对不能使用"低钠盐"或"无盐酱油",因为低钠盐是用钾取代钠,因此会引起高钾血症,对患者反而有致命危险;③停止可导致血钾升高的药物。

2. 急救措施 ①静脉注射10%葡萄糖酸钙10~20ml,可重复使用,钙有拮抗钾的作用,能缓解钾对心肌的毒性作用,或10%葡萄糖酸钙30~40ml加入液体滴注;②静脉注射5%碳酸氢钠溶液,使钾离子移入细胞内,纠正酸中毒以降低血清钾浓度;③用25%~50%葡萄糖100~200ml加胰岛素(4g葡萄糖加1IU胰岛素)静脉滴注,当葡萄糖进入细胞内合成糖原时,将钾转入细胞内;④应用利尿剂,如呋塞米;⑤口服聚磺苯乙烯;⑥血液净化治疗:为最快和最有效方法,可采用血液透析或腹膜透析。

【高钾血症的诊断流程】(图2-2-3)

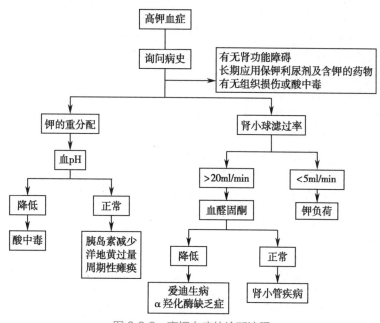

图2-2-3 高钾血症的诊断流程

(倪兆慧)

推荐阅读文献

[1] ADABALA M, JHAVERI K D, GITMAN M. Severe hyperkalaemia resulting from octreotide use in a haemodialysis patient. Nephrol Dial Transplant, 2010, 25 (10): 3439.

[2] ARONSON P S, GIEBISCH G. Effects of pH on potassium: new explanations for old observations. J Am Soc Nephrol, 2011, 22 (11): 1981.

[3] CHANG A R, SANG Y, LEDDY J, et al. Antihypertensive medications and the prevalence of hyperkalemia in a large health system. Hypertension, 2016, 67 (6): 1181.

第三节 钙代谢紊乱

正常人体内含钙量1~2g/kg,其中98%在骨骼,大多以羟骨灰盐结晶形式存在,仅少数骨骼表面部分的钙盐(约0.5%)可以与细胞外液相交换。成人正常血钙水平为2.25~2.65mmol/L(9~10.6mg/dl),包含三种形式:游离钙离子、结合钙、可弥散性复合物。

钙代谢的调节受多因素影响。① 1,25- 二羟维生素 D_3 [1,25-dihydroxyvitamin D_3, 1,25-$(OH)_2D_3$]:促进肠黏膜吸收钙;促进旧骨质中的骨钙释放,刺激成骨细胞促进钙盐沉着;促进近端肾小管对钙、磷的重吸收。② PTH:刺激骨质分解,抑制新骨形成,进而促使血钙升高;增加肾小管对钙的重吸收,增加 1,25- 二羟维生素 D_3 的形成,间接促进小肠黏膜吸收钙。③降钙素:阻止骨盐溶解,抑制肾小管对钙的重吸收。其他影响因素还包括雌激素、催乳素、酸碱平衡等。

正常情况下,血 PTH 和 1,25- 二羟维生素 D_3 可以单独和 / 或彼此协同作用于骨骼、肾脏、肠道三种靶组织,调节体内钙的平衡。低钙血症(hypocalcemia)是指血清白蛋白浓度正常时血清钙 <2.15mmol/L(8.7mg/dl) 的一种病理生理状态,高钙血症(hypercalcemia)是指血清白蛋白浓度正常时血清钙浓度 >2.75mmol/L (11mg/dl),两者均是肾内科临床中常见的电解质紊乱,需要及时的识别和治疗。

【诊疗要点】钙代谢紊乱的诊疗经过通常包括以下环节:

1. 详细询问患者的病史及症状学特征 高钙血症尤其需注意既往使用含钙制剂病史。症状方面,低钙血症常主诉背和下肢肌肉痉挛;高钙血症,尤其血钙 >3.0mmol/L 时,症状累及多系统,包括消化、运动、神经、泌尿系统等。

2. 体格检查时重点关注神经肌肉的体征,以及有助于判断病情严重程度的其他体征。

3. 针对疑诊的患者进行血钙、PTH、1,25- 二羟维生素 D_3、肝肾功能、24h 尿电解质等生化免疫检查,以确定钙代谢紊乱的临床诊断。

4. 患者确诊低钙或高钙血症后,需评估病情严重程度,选择静脉、口服药物。急性严重低钙血症应选择静脉注射钙盐。慢性低钙血症口服钙剂及维生素 D 治疗。血钙升高中重度或有临床症状需积极治疗,包括扩容、利尿、抗骨吸收。

5. 积极治疗导致血钙降低或升高的基础疾病。

6. 治疗血钙代谢异常期间,检测电解质及酸碱平衡,根据电解质水平调整方案。

7. 在适当的时间段判断初始治疗是否成功,若成功,确定下一步治疗方案。

8. 对于初始治疗失败的患者,分析可能原因,并进行相应的处理。

一、低钙血症

门诊病历摘要

患者,男性,32 岁,因"维持性血液透析 10 年,周身酸痛伴体型改变 1 年"来院就诊。患者 22 岁因恶心、呕吐、乏力伴血肌酐升高(1 400μmol/L)、双肾缩小(超声)确诊尿毒症,行动静脉内瘘成形术。开始维持性血液透析治疗,每周 3 次,于透析门诊定期随访。1 年前患者感周身酸痛,逐渐出现行走困难,身高变矮,经测量身高减少 10cm。查血 PTH>3 000ng/L,血钙 2.77mmol/L,血磷 1.98mmol/L。超声:双侧甲状腺后方及下方多发低回声团块,考虑甲状旁腺增生。临床诊断尿毒症继发性甲状旁腺功能亢进症,给予低磷饮食、低钙透析及 1,25- 二羟维生素 D_3 冲击治疗 2 个月,复查血 PTH>3 000ng/L,血钙 2.85mmol/L,血磷 2.18mmol/L,患者再次门诊就诊。患者既往有高血压病史 10 年,一直口服降压药,血压控制于 145/90mmHg 以下。无糖尿病及冠心病病史,否认肝炎及结核等传染病病史,无外伤史。否认药物及食物过敏史。久居原籍,否认疫水及有毒、放射性物质接触史。无吸烟饮酒史。家族中无类似疾病史。

【问题 1】根据病史和辅助检查,该患者目前诊断是什么?

思路 患者维持性血液透析 10 年,出现体型改变及周身酸痛,血 PTH 升高(>3 000ng/L)伴甲状旁腺增生结节(超声显示双侧甲状腺后方及下方多发低回声团块),经 1,25- 二羟维生素 D_3 治疗后血钙(2.85mmol/L)、血磷(2.18mmol/L)显著升高,PTH 无明显下降,考虑治疗无效且出现药物副作用。目前诊断:尿毒症维持性血液透析、继发性甲状旁腺功能亢进症、高钙血症、高磷血症。

【问题 2】该患者内科药物治疗无效,有无其他治疗方法?是否需要收入院?

思路 尿毒症维持性血液透析患者继发甲状旁腺功能亢进症伴甲状旁腺结节,内科给予 1,25- 二羟维生素 D_3 冲击治疗无效后可考虑行甲状旁腺全切除＋前臂移植术,需要收入外科进一步治疗。

住院治疗过程

患者入院后完善各项检查,包括血常规、便常规、肝肾功能、电解质、凝血功能、血脂测定、胸片、心电图、甲状腺超声、放射性核素检查、全身骨X线检查等,再次确诊并排除手术禁忌证后行甲状旁腺全切除+前臂移植术。

手术过程:患者气管插管全身麻醉后,于胸骨切迹上两横指处做一弧形切口。探查见:左甲状腺上极背后两枚1.0cm×0.5cm、0.6cm×0.3cm大小肿块,质中,包膜完整;右甲状腺下极2cm(颈总动脉旁)处有两枚2.0cm×1.5cm肿块,质中,完整包膜。周围无肿大淋巴结,将切除标本送快速病理,病理提示为甲状旁腺腺瘤。取最小腺体,根据弥漫增生程度不同取60~90mg,将其切成碎块(1mm×1mm×3mm),按照四等分种植于动静脉内瘘的对侧前臂背面肌肉间隙中。手术顺利,术后病情平稳,予以抗生素预防感染。患者术后第3日自诉口唇麻木感,头部较沉重,夜间出现一次右下肢肌肉抽搐,约1min。

【问题3】根据上述症状,该患者可能出现什么术后并发症?

思路 患者甲状旁腺切除术后出现口唇麻木感、肢体肌肉抽搐,最可能出现低钙血症。

知识点

1. 由于钙发挥生理作用取决于游离钙(即离子钙),所以低钙血症一般也指低离子钙血症,即游离钙低于正常值(1.1mmol/L)。当血清白蛋白浓度在正常范围,血钙低于2.2mmol/L(8.8mg/L)时称为低钙血症。酸中毒或低蛋白血症时仅有蛋白结合钙降低,尽管血钙总量已低于正常,但离子钙水平并不低,不会出现临床症状,故低蛋白血症时需要计算校正的钙浓度来诊断低钙血症;反之,碱中毒或高蛋白血症时,蛋白结合钙增高,游离钙水平降低,虽然血钙仍可维持正常,但临床上会出现低血钙症状。

2. 低钙血症的临床表现 个体差异很大。某些患者在轻度低钙血症时(血钙<2.13mmol/L)即出现症状,而另一些严重低钙血症(血钙1.25~1.5mmol/L)的病例则无临床表现。低钙血症的发展速度决定患者是否出现症状,游离钙水平下降得越快,越可能出现症状。低钙血症的主要症状为手足抽搐、精神障碍、皮肤改变等。

3. 低钙血症的常见病因 ①甲状旁腺功能减退:包括PTH释放障碍、甲状旁腺功能障碍(激素抵抗)、假性甲状旁腺功能减退、手术切除等;②系统性疾病:如肾衰竭、肠吸收不良、急性或慢性胰腺炎、成骨细胞性转移瘤、维生素D缺乏或抵抗等,此时甲状旁腺功能可以正常或继发性亢进。

【问题4】遇见疑似低钙抽搐的患者,体格检查的要点包括哪些?

思路 当游离钙水平降低时,患者运动神经的应激性会增强。体格检查可发现患者感觉异常、喘鸣、呼吸困难和肌肉颤搐,以及易激动、情绪不稳、幻觉等精神症状,可有隐性低钙血症的典型体征[低钙击面征(Chvostek征,面神经叩击试验)和低钙束臂征(Trousseau征,束臂加压试验)]。Chvostek征(面神经叩击试验)的诱发,是借轻敲耳前面神经,并观察口角颤搐。行束臂加压试验,须在患者手臂上置一压脉带,打气至收缩压和舒张压之间,维持3min,观察同侧肢体的腕痉挛。约1/3的低钙血症患者束臂加压试验阴性,而10%正常成人面神经叩击试验阳性。有腕痉挛而无手足抽搐较为罕见。皮肤改变包括:①秃发、指/趾甲横长和水肿;②干燥、有鳞、着色皮肤,毛发稀疏和指甲易脆;③念珠菌病,特别见于自发性甲状旁腺功能减退患者。

体格检查记录

面部肌肉震颤,全身肌张力增高,腱反射(−),双侧巴宾斯基征(−),面神经叩击试验(+++),束臂加压试验(+)。

【问题5】该患者目前最需要的生化检查有哪些?诊断是什么?

思路 血电解质、PTH;低钙血症。

辅助检查及诊断

　　该患者出现症状后测血钙 1.06mmol/L,血磷 1.3mmol/L,分别于左右上肢肘部同时抽静脉血测 PTH,种植侧 50ng/L,非种植侧 20ng/L,患者曾于术后 2d 同样方法测 PTH,结果与上述一致。结合患者出现口唇麻木感、肢体肌肉抽搐,面神经叩击试验(+++)、束臂加压试验(+),诊断:甲状旁腺切除术后继发性甲状旁腺功能减退症、低钙血症。

知识点

　　任何颈部手术,包括甲状腺、甲状旁腺或颈部恶性肿瘤切除术,均可由于甲状旁腺被切除、损伤或血供障碍,致使 PTH 生成不足而引起术后甲状旁腺功能减退症,其发生率视手术的范围、时间及外科医生的技术经验而有差异。大多为暂时性甲状旁腺功能减退症,于术后数日至数周甚至数月发病。甲状旁腺增生切除过多或多次颈部手术者,术后发生永久性甲状旁腺功能减退症的危险性高。尿毒症患者行甲状旁腺全切加前臂移植术后应观察移植片存活情况以判断术后永久性甲状旁腺功能减退症的危险性。判断方法:术后第 2、3、7、14、21 日分别于左、右上肢肘部同时抽静脉血测 PTH,一般选取肘正中静脉,若移植片侧大于非移植侧 1.5 倍,证明移植片已有功能,永久性甲状旁腺功能减退症的可能性小。

【问题 6】引起低钙血症的继发性甲状旁腺功能减退症应与哪些疾病相鉴别?

　　思路　需与引起低钙血症的其他疾病相鉴别。①各种原因引起的代谢性碱中毒和呼吸性碱中毒:此时血清白蛋白与钙离子结合增加,但血中游离钙降低导致症状。②严重低镁血症:当血清镁 <0.4mmol/L 时,患者可出现低钙血症,伴 PTH 水平下降或不能测得。低镁血症纠正后,低钙血症可迅速恢复,血清 PTH 也随之恢复。③慢性腹泻致肠道钙吸不良:胃肠道慢性疾病导致钙等离子的吸收不良,产生继发性低钙血症,纠正原发病后补钙治疗,血中钙浓度会有所恢复。④肾衰竭:肾衰竭患者可出现低血钙、高血磷,但同时有氮质血症、酸中毒、继发性甲状旁腺功能亢进症和血中 1,25- 二羟维生素 D_3 水平下降,给予骨化三醇治疗后可纠正。⑤假性甲状旁腺功能减退症:是一种以低钙血症和高磷血症为特征的显性遗传病,因 PTH 受体或受体后缺陷致使 PTH 作用抵抗所致,患者常有发育异常、智力障碍和特殊体征,但血中 PTH 浓度升高。⑥维生素 D 缺乏症:血中钙、磷及维生素 D 浓度下降,血碱性磷酸酶浓度常偏高,骨骼 X 线呈佝偻病的改变。

【问题 7】患者确诊为继发性甲状旁腺功能减退症、低钙血症,如何治疗?

　　思路　给予静脉注射 10% 的葡萄糖酸钙,患者症状缓解。后 10% 葡萄糖酸钙加入 500ml 葡萄糖溶液 / 生理盐水静脉补钙,滴速 30ml/min,每 8h 监测血钙,根据血钙调整滴速。术后第 5 日,患者血钙正常,开始逐步减少静脉钙用量,加口服碳酸钙补钙,初始剂量为 12g/d。术后第 7 日,测血 PTH,种植侧 124ng/L,非种植侧 50ng/L,血钙 2.22mmol/L。术后第 8 日完全改口服补钙,予出院,出院后长期口服碳酸钙片及骨化三醇胶囊维持。

知识点

低钙血症的治疗

　　急性或严重的症状性低钙血症的治疗需要静脉输注钙剂,此时不需要补充维生素 D 制剂,目标是缓解症状、预防喉痉挛和癫痫发作。若有高磷血症、碱中毒、低镁血症,应予以纠正。血钙水平应增至 1.750~1.875mmol/L。通常需缓慢静脉推注 10% 葡萄糖酸钙 10~30ml(10min 以上),必要时重复。治疗过程需监测血钙,以便调整钙剂用量。慢性低钙血症的长期治疗包括口服钙剂和维生素 D。应定期门诊复查血钙、血磷、血 PTH,以便及时调整药物剂量。

随访记录

　　出院后患者口唇麻木感明显减轻,未再有抽搐。术后 21d 复查血钙 2.20mmol/L,血磷 1.35mmol/L,血PTH 种植侧 150ng/L,非种植侧 80ng/L。

【问题 8】行甲状旁腺切除的患者如何预防低钙血症？

思路　术中需带 10% 葡萄糖酸钙 5~10 支、生理盐水 500ml 1 袋备用。术中每摘除 1 枚甲状旁腺，测血 PTH、血钙一次，如出现低钙情况，适当予葡萄糖酸钙静脉滴注。摘除的甲状旁腺称重，记录，计算总重量。术后监测血钙每 4~6h 起，并常规补钙（补钙参考量见下），根据血钙水平调整葡萄糖酸钙用量，如血钙水平稳定可延长监测间隔时间为 1 次 /d。

补钙量参考：切除的甲状旁腺重量≈1g 元素钙。术后第 1 日补钙量：葡萄糖酸钙量 = 切除的甲状旁腺重量 ×11（g）+5% 葡萄糖溶液静脉维持，一般 250ml 10% 葡萄糖酸钙加入 500ml 葡萄糖溶液 / 生理盐水，滴速 30ml/min，可根据血钙水平调整。术后第 3、4 日血钙水平稳定可静脉减量改口服补钙：建议起始碳酸钙 10~12g/d，根据术后血钙水平、PTH 水平决定 1,25- 二羟维生素 D_3 的使用。

【低钙血症的诊断流程】（图 2-3-1）

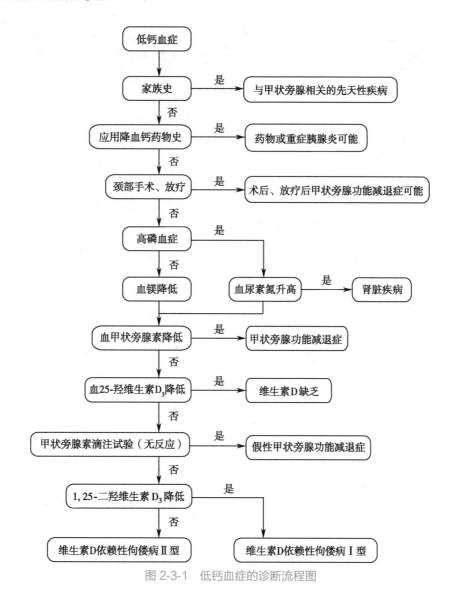

图 2-3-1　低钙血症的诊断流程图

二、高钙血症

门诊病历摘要

患者，女性，58 岁。因"维持性血液透析 14 年，骨痛 2 年，右髋部胀痛 1d"就诊。患者 2000 年 8 月出现反复恶心伴双下肢水肿，查血肌酐 1 749μmol/L，血尿素氮 25.8mmol/L，超声显示双肾萎缩，诊断尿毒症，行动静脉内瘘成形术,同年 12 月起接受维持性血液透析治疗,门诊血液透析室随访。近 2 年患者无明显诱因下出现全身骨痛,进行性加重。1d 前摔倒致右髋部胀痛,无法行走。急诊检查血常规:白细胞计数 6.2×10^9/L,血红蛋白 110g/L。血钙 3.27mmol/L,血磷 1.89mmol/L。血 PTH 1 890ng/L。骨盆 X 线:右侧股骨颈骨折,成角畸形,遂收入院。既往有高血压史 15 年,一直服用降压药物,血压控制于 160/90mmHg 以下,无冠心病、糖尿病病史,否认肝炎及结核等传染病病史。否认药物及食物过敏史。久居原籍,否认疫水及有毒、放射性物质接触史。无吸烟饮酒史。家族中无肿瘤史。

【问题 1】遇见尿毒症骨痛伴骨折的患者,需要补充的病史及体格检查有哪些?

思路　需了解患者有无其他伴随症状、目前透析方案及用药情况。体格检查包括一般生命体征的检查,着重骨折部位。

补充病史及体格检查

该患者除骨痛外,无胸闷、气促、消瘦、乏力等其他症状。目前血液透析每周 3 次,每次 4h,采用低通量透析器和正常钙透析液透析。主要用药是重组人促红细胞生成素、静脉铁剂、降压药、钙磷结合剂(碳酸钙 0.75g,3 次/d)和 1,25- 二羟维生素 D_3 25μg,1 次/d。体格检查:右下肢被动外旋位,右髋部略肿胀,压痛及纵向叩击痛(+),髋关节活动受限。远端各足趾活动均良好,皮肤感觉、血运及其余各肢体无异常。生理反射存在,病理反射未引出。

【问题 2】根据目前病史和体格检查,该患者初步诊断是什么?

思路　患者为中老年女性,确诊尿毒症 14 年,维持性血液透析治疗中,出现全身骨痛 2 年,体格检查见右下肢被动外旋位,右髋部略肿胀,压痛及纵向叩击痛(+),髋关节活动受限。辅助检查:血钙 3.27mmol/L,血磷 1.89mmol/L,血 PTH 1 890ng/L;骨盆 X 线示右侧股骨颈骨折。初步诊断为尿毒症、维持性血液透析、股骨颈骨折、继发性甲状旁腺功能亢进症、高钙血症、高磷血症。

知识点

1. 只有校正后的血清钙浓度超过 2.75mmol/L(11mg/dl)或血离子钙浓度超过 1.35mmol/L(5.4mg/dl)时,才能确诊高钙血症。

2. 任何原因所致的高钙血症都可引起疲劳、抑郁、精神错乱、厌食、恶心、呕吐、便秘、可逆性肾小管功能障碍、多尿、心电图改变(QT 间期变短,甚至心律不齐)等症状,有时可以与原发疾病症状相混淆。高钙血症的严重程度与症状之间并无确定的关联,通常血钙水平高于 3.0mmol/L(11.5~12.0mg/dl)时可出现症状,但亦有例外;当血钙水平超过 3.2mmol/L(13.0mg/dl)时,即可出现肾功能不全和皮肤、血管、心、肺、肾等脏器的钙化,特别是血磷水平正常或因肾功能受损致血磷水平增高者。

3. 对于普通人群,高钙血症最重要的原因是原发性甲状旁腺功能亢进症或肿瘤性高钙血症,两者共占高钙血症病因中的 80%。门诊所见高钙血症 90% 是原发性甲状旁腺功能亢进症所致,而在住院患者中所见高钙血症大多是肿瘤所致。原发性甲状旁腺功能亢进症属于内分泌疾病,在人群中的发病率约为 1/1 000,尤多见于绝经期妇女。其他引起高钙血症的病因比较罕见,例如维生素 D 中毒、噻嗪类利尿剂的副作用、长期制动、甲状腺功能亢进症时骨代谢增高等。在尿毒症维持性血液透析患者中,高钙血症尤其伴有高磷血症最常见的病因为继发性甲状旁腺功能亢进症,应用大剂量 1,25- 二羟维生素 D_3 治疗时有可能加重。

入院检查结果

血常规:白细胞计数 6.5×10^9/L,血红蛋白 108g/L。便常规正常。肝功能:丙氨酸转氨酶(alanine aminotransferase,ALT) 35IU/L,天冬氨酸转氨酶(aspartate aminotransferase,AST) 15IU/L,碱性磷酸酶 187IU/L。肾功能:血肌酐 950μmol/L,血尿素氮 22.5mmol/L。电解质:血钙 3.25mmol/L,血磷 1.92mmol/L,血钾 4.2mmol/L。血脂正常。血 PTH 1 800ng/L。血清免疫球蛋白 IgG、IgA、IgM 及补体 C3、C4 水平正常,血清及尿轻链水平

正常。肿瘤标志物正常。X线胸片、心电图正常。颈部彩色超声：左侧甲状腺上极背侧大小约4.5cm×1.9cm×1.4cm的低回声结节,考虑甲状旁腺结节。浅表淋巴结及腹部脏器无异常。盆腔CT示右侧股骨颈骨折,骨皮质变薄,骨密度均匀减低,左侧股骨颈部骨囊肿。

【问题3】根据患者的临床表现和实验室检查结果,该患者高钙血症的病因是什么?

思路　患者血钙水平高达3.27mmol/L,血PTH 1 800ng/L,碳酸钙及1,25-二羟维生素D_3的用量较少,因碳酸钙及维生素D促进肠黏膜吸收钙导致的高钙可能性不大,高钙血症原因应为继发甲状旁腺功能亢进症。

【问题4】甲状旁腺功能亢进症导致高钙血症的机制是什么,应与哪些疾病相鉴别?

思路　甲状旁腺功能亢进症导致高钙血症机制为PTH通过促进破骨细胞的作用,使骨钙、骨磷释放入血导致血钙、血磷水平升高。

需与其他引起高钙血症疾病相鉴别。①原发性甲状旁腺功能亢进症:该类患者的血清钙升高、血清磷降低,血PTH升高,24h尿钙正常或升高。②肿瘤性高钙血症:患者血PTH降低,其高钙血症由肿瘤细胞所分泌的甲状旁腺激素相关蛋白(parathyroid hormone-related protein,PTHrP)引起,后者能结合PTH受体,导致大量骨溶解。患者血清碱性磷酸酶明显升高,白介素(interleukin,IL)-1、IL-6、IL-11或肿瘤坏死因子等也上升。这类高钙血症并非一定伴有骨转移,病变以MM、转移性乳腺癌及肺、食管、皮肤、肾脏、胰腺、肝脏、结肠或卵巢癌多见。③对疑为维生素D中毒或结节病等肉芽肿性疾病者,检测血浆25羟维生素D_3或1,25-二羟维生素D_3水平具有重要的鉴别价值。

【问题5】患者的高钙血症应该如何治疗?

思路　患者入院第3日在连续硬膜外麻醉及G型臂X线机透视下行右侧股骨颈骨折AO空心钉内固定术。高钙血症治疗首先考虑内科治疗,包括采用低钙透析液透析、暂时停用1,25-二羟维生素D_3和含钙磷结合剂,改用不含钙的磷结合剂。密切随访血钙、血磷,指标下降后可应用帕立骨化醇治疗甲状旁腺功能亢进症,若治疗无效或出现高钙血症等副作用,则考虑甲状旁腺手术切除。

知识点

1. 高钙血症治疗　包括病因治疗,如原发性甲状旁腺功能亢进症应予甲状旁腺切除术,肿瘤所致高钙血症应予肿瘤化疗或放疗,结节病应予糖皮质激素治疗等。给予病因治疗的同时,还需要行降低血钙的对症治疗,这与血钙的高度和临床症状相关。

2. 对轻度高血钙(2.75~<3.0mmol/L),只需增加饮水量,以增加钙的排泄。中度高血钙(3.0~<3.5mmol/L),该类患者症状与血钙升高的速率有关,可采用静脉滴注生理盐水扩容,使患者轻度"水化",用袢利尿剂(禁用噻嗪类利尿药)增加钙的排泄。如果血钙下降不理想,再加用双膦酸盐口服。重度高血钙(≥3.5mmol/L)不管有无症状均应紧急处理,包括扩充血容量,用袢利尿剂、双膦酸盐。双膦酸盐对恶性肿瘤相关的高钙血症特别有效,而对于其他类型溶骨性高钙血症如原发性甲状旁腺功能亢进症则无多大意义,在此情况下应针对病因进行治疗,若想达到一过性降低血钙水平可应用降钙素皮下注射。对于尿毒症患者继发甲状旁腺功能亢进症的高钙血症治疗:对症处理(低钙透析液透析、低钙饮食、避免含钙磷结合剂使用)、病因治疗(1,25-二羟维生素D_3及其类似物应用、钙激动剂、甲状旁腺切除术)。

随　访

患者高钙血症经低钙透析液透析、禁止服用含钙磷结合剂、低磷饮食、降钙素皮下注射2个月后,复查血钙无明显降低,于3个月时在颈丛麻醉下行左甲状旁腺全切加前臂移植术,术后病理:甲状旁腺腺瘤。术后立即静脉补钙,未出现低钙症状,术后2周改口服碳酸钙补钙治疗。术后3个月随访X线片示骨折骨性愈合,血钙2.0mmol/L。

【问题6】肾病患者血钙控制的靶目标是什么?何时开始随访?

思路　CKD 3期开始监测血钙水平,每6~12个月一次;CKD 4期,每3~6个月一次;CKD 5期,每1~3个月一次。对于CKD 3~5期的患者(包括透析患者)血钙均需控制在正常生理范围内。

【高钙血症的诊断流程】(图 2-3-2)

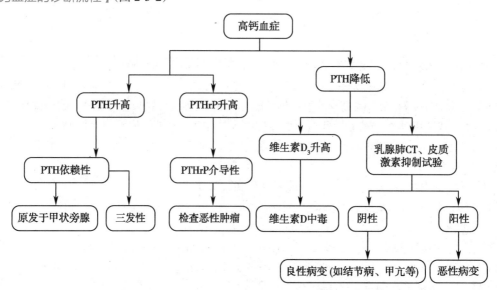

图 2-3-2　高钙血症的诊断流程图

PTH. 甲状旁腺激素；PTHrp. 甲状旁腺激素相关蛋白；CT. 计算机体层成像。

(陈　靖)

推荐阅读文献

［1］ ARIEFF A I, DEFRONZO R A. Fluid, electrolyte and acid-base disorders. New York: Churchill Livingstone, 1985: 511-534.

［2］ FAVUS M J. Transport of calcium by intestinal mucosa. Semin Nephrol, 1981, 1 (4): 306-318.

［3］ GUYTON A C. Textbook medical physiology. 7th ed. Philadelphia: Saunders W B, 1986: 120-132, 150-175.

［4］ KLAHR S. The kidney and body fluids in health and disease. New York: Medical Book Co, 1983: 269-293.

［5］ MOORE E W. Ionized calcium in normal serum, ultrafiltrates, and whole blood determined by ion exchange electrodes. J Clin Invest, 1970, 49 (2): 318-334.

第四节　磷代谢紊乱

正常人体含总磷量为 10g/kg，其中绝大多数(85%)在骨骼与钙结合，14% 在其他组织的细胞内，1% 存在于细胞外液(其中一部分为血磷)。血磷绝大部分以无机盐形式存在，浓度为 0.81~1.45mmol/L (2.5~4.5mg/dl)，血浆蛋白水平对血磷影响不大。

以往认为血磷的调节主要受到饮食中磷含量、PTH 和 1,25- 二羟维生素 D₃ 的影响。饮食摄入的磷 60% 经肠道吸收入血，参与生命活动，再由肾脏排泄。1,25- 二羟维生素 D₃ 可刺激肠道磷吸收，PTH 则促进肾脏排磷。近来新发现的一种调磷因子——成骨细胞分泌的成纤维细胞生长因子 -23 (fibroblast growth factor-23，FGF-23) 被证明具有更强的调节磷代谢作用，一方面能促进磷在肾脏的排泄；另一方面还能减少 1,25- 二羟维生素 D₃ 的合成，进而抑制肠道对磷的吸收，间接影响磷代谢。

低磷血症(hypophosphatemia) 是指成人血清磷 <0.75mmol/L (2.32mg/dl)，儿童血清磷 <1.45mmol/L (4.5mg/dl) 的一种病理生理状态。高磷血症(hyperphosphatemia) 是指成人血清磷 >1.5mmol/L (4.7mg/dl)，儿童血清磷 >2mmol/L (6.2mg/dl)。

【诊疗要点】

磷代谢紊乱的诊疗经过通常包括以下环节：

1. 详细询问患者的相关病史及症状学特征，尤其注意合并疾病及用药史。如糖尿病病史、慢性腹泻史、饮酒史、长期使用利尿剂用药史有助于低磷血症鉴别诊断。而急性或慢性肾衰竭、内源性磷转移(肿瘤、肌肉损伤)、外源性磷摄入(肠道吸收增加)有助于高磷血症鉴别诊断。低磷血症表现可见于血液系统(溶血)、骨骼肌肉系统(肌炎、骨动员)、心血管系统(心肌收缩力下降)、呼吸系统(呼吸衰竭)、神经系统(感觉异常)等。急性高磷血症常伴有低钙血症,故表现为低钙症状出现手足抽搐;而慢性高磷血症表现为皮肤瘙痒、软组织钙化。

2. 低磷或高磷血症无特异性的临床体征,根据临床症状进行体格检查。

3. 针对疑诊的患者进行血磷、尿磷、PTH、1,25- 二羟维生素 D_3、肝肾功能、肌酶等生化免疫检查,以确定磷代谢紊乱的临床诊断。

4. 患者确诊低磷或高磷血症后,需根据有无临床症状,评估肾功能及病情严重程度,选择治疗方式。严重低血磷应口服或静脉补充磷。肾功能正常的高磷血症可行利尿或输入葡萄糖溶液治疗,效果差可选用透析治疗;CKD 患者高磷血症采用磷结合剂、低磷饮食、透析治疗;治疗严重甲状旁腺功能亢进症导致的高磷血症时,口服药物无效可选择甲状旁腺全切 + 前臂移植术。

5. 积极治疗导致血磷降低或升高的基础疾病。

一、低磷血症

门诊病历摘要

患者,男性,78 岁,因"维持性血液透析 10 年,右手掌指关节结节 1 年"就诊。患者有多囊肾家族史,10 年前随访血肌酐已经升至 890μmol/L,诊断尿毒症,开始行常规血液透析治疗,每周 3 次,每次 4h,透析门诊随访。5 年前患者发现 PTH 升高,诊断继发性甲状旁腺功能亢进症,用 1,25- 二羟维生素 D_3 冲击治疗后可好转。近 2 年,患者 PTH 明显升高(2 000~3 000ng/L),1,25- 二羟维生素 D_3 冲击效果欠佳,且伴严重高钙血症、高磷血症(血钙 2.5~2.9mmol/L,血磷 2.1~2.9mmol/L),患者因年龄较大、合并症多拒绝行甲状旁腺切除。近 1 年,患者右侧手掌指关节渐出现钙化结节,疼痛明显,来门诊就诊,复查血钙 2.85mmol/L,血磷 2.21mmol/L,血 PTH 1 800ng/L。既往高血压病史 30 余年,缬沙坦 80mg 1 次 /d,控制血压 140/70mmHg;1 年前患者因活动后气促拟诊冠心病,行冠状动脉 CTA 示钙化积分 2 000,后行冠状动脉支架植入术,目前阿司匹林 100mg 1 次 /d 抗血小板。否认糖尿病病史。否认肝炎及结核等传染病病史。10 年前行动静脉内瘘成形术。无外伤史。否认药物及食物过敏史。久居原籍,否认疫水及有毒、放射性物质接触史。无吸烟饮酒史。家族中无肿瘤史。

【问题 1】根据患者病史和实验室检查,目前诊断是什么?

思路　患者,老年男性,维持性血液透析 10 年,有严重甲状旁腺亢进症、高钙血症、高磷血症,1 年前出现冠状动脉钙化,因此判断患者掌指关节钙化结节最可能的原因为高钙血症、高磷血症。诊断很明确,尿毒症维持性血液透析、继发性甲状旁腺功能亢进症、高磷血症、高钙血症、冠心病经皮冠状动脉介入治疗术后。

【问题 2】该患者存在什么治疗矛盾,应选择哪一种治疗方式?

思路　对于有严重甲状旁腺功能亢进症伴高钙血症、高磷血症的患者,1,25- 二羟维生素 D_3 冲击治疗不仅效果欠佳,甚至会加重高钙血症、高磷血症。给予甲状旁腺全切或次全切手术是较好的选择,不仅能迅速降低 PTH、血钙及血磷水平,还能改善心血管钙化,但患者因年龄较大、合并症多而拒绝该手术治疗。因此,可以考虑增加透析剂量,例如行每日短时透析(short daily hemodialysis,SDHD),5~6 次 / 周,1.5~2.5h/ 次,或每日夜间透析(daily nocturnal hemodialysis,DNHD),5~7 晚 / 周,每晚 6~8h。

治 疗 过 程

停用 1,25- 二羟维生素 D_3 及钙磷结合剂治疗,调整透析方案,给予患者每日夜间透析,5~7 晚 / 周,每晚 6~8h。采用低钙透析液,同时保证患者每日摄入蛋白质达到 1.2g/kg。1 个月后复查血钙 2.35mmol/L,血磷 1.92mmol/L,血 PTH 1 900ng/L,手掌钙化结节略缩小。3 个月后复查血钙 2.25mmol/L,血磷 0.78mmol/L,血 PTH 2 000ng/L,手掌钙化结节明显缩小。

【问题 3】什么原因导致患者出现低磷血症?

思路　每日透析导致磷清除过多。

知识点

当患者进入 CKD 5 期后，透析成为清除磷的方法之一。透析前血磷越高、透析膜面积越大、透析频率越高、透析时间越长则透析磷的清除越多。由于磷在体内分布复杂，转移至血液循环的速度较慢，故每次 4h 常规血液透析清除能力有限，仅为 700~1 000mg 磷，治疗结束后血磷水平很快反弹上升。每日透析由于增加了透析频率，对磷的清除也显著增加，而透析液中并不含磷元素，故容易发生低血磷。一项针对 332 例行常规透析、每日短时透析或每日夜间透析的患者研究表明：12 个月后，每日夜间透析组 73% 的患者不需要服用磷结合剂降磷，而常规透析组仅 8%；同时 42% 的每日夜间透析组患者需要在透析液中加入磷酸钠以预防低磷血症。

【问题 4】低磷血症的临床表现有哪些？

思路 轻、中度低磷血症多无明显临床症状，严重的低磷血症可出现肌无力，反射低下，惊厥或昏迷，呼吸衰竭及脱机困难，可能与多脏器功能障碍有关。

【问题 5】对于非透析患者，低磷血症的病因有哪些？

思路 对于非透析患者，低磷血症与磷酸盐摄入减少、磷从细胞外至细胞内的重新分布、肾脏磷的丢失增加或同时存在以上几种情况有关。病因可归类为：①小肠磷吸收减低。包括饮食磷摄取不足、饥饿、呕吐；维生素 D 代谢异常导致 1,25- 二羟维生素 D_3 不足；吸收不良综合征；应用结合磷酸的制酸剂，如氢氧化铝凝胶、碳酸铝、氢氧化镁等。②尿磷排泄增加。包括急性乙醇中毒；甲状旁腺功能亢进症（原发性、继发性）；RTA；范科尼（Fanconi）综合征；维生素 D 抵抗性佝偻病；代谢性酸中毒；糖尿病；应用糖皮质激素；应用利尿剂等。③磷向细胞内转移。包括饮食摄入糖类；静脉注射葡萄糖、果糖、甘油；高热量输液；营养恢复综合征；过度换气综合征（呼吸性碱中毒）；应用胰岛素、乳酸钠；应用水杨酸；应用雄激素；严重烫伤恢复期应用葡萄糖。

【问题 6】该患者低磷血症如何治疗？

思路 停止每日夜间透析，恢复每周 3 次、每次 4h 常规血液透析，摄入含磷较多的食物。

知识点

1. 低磷血症的治疗 首先要判断血磷浓度降低是机体总磷的缺乏还是磷向细胞内转移的结果（如呼吸性碱中毒）。病史采集、体格检查和实验室检查有助于区分低磷血症的原因。通过计算肾小管重吸收磷酸盐值（$1-C_{PO_4^{2-}}/C_{cr}$）及测定 GFR，可计算出 GFR 标准化的肾磷阈（$Tm_P=Tm_{PO_4^{2-}}/GFR$），正常范围为 2.5~4.2mg/100ml。肾磷阈降低是肾脏对低磷血症的反应，通常因磷经胃肠道丢失或向细胞内转移所致。肾磷阈增高则提示肾脏磷排泄增加，可见于甲状旁腺功能亢进症、范科尼综合征、X 连锁低磷酸盐血症、常染色体显性低磷血症性佝偻病或肿瘤相关性骨软化病等。

2. 轻度低磷血症者增加饮食磷摄入即可，可选择含磷较多的食物，如奶类、鱼类及果核类；也可以服用磷制剂，如磷酸钾、磷酸钠或中性磷酸钠、钾制剂，1~2g/d，分 3~4 次口服。重症患者可以静脉注射磷酸钠溶液，2~7.5mg/kg，6~8h 一次。

随 访

患者恢复常规 4h 透析，摄入含磷较多的食物。2 周后复查血磷 1.45mmol/L。

【问题 7】每日夜间透析患者如何预防低磷血症？

思路 密切监测患者血钙、血磷水平。维持透析前血磷在 1.2~1.8mmol/L，透析后血磷在 1~1.4mmol/L。对于需长期行夜间透析的患者，当发现透析前血磷低于 1.2mmol/L 或透析后血磷低于 1mmol/L 时，可增加饮食摄入磷，若透析前、透析后血磷仍然低于目标值，可在透析液中加入磷酸钠，加入的量及时间可根据血磷水平调整。

【低磷血症的诊断流程】(图 2-4-1)

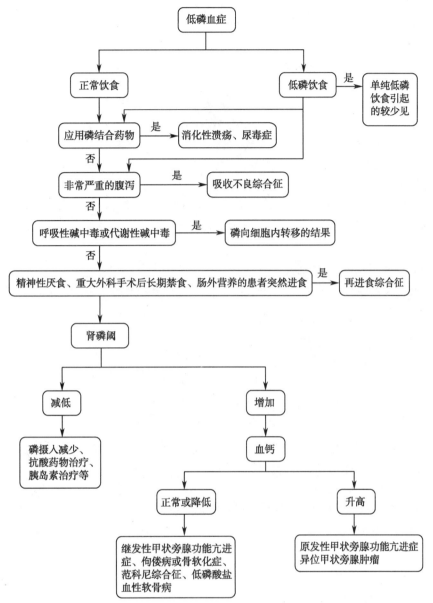

图 2-4-1　低磷血症的诊断流程图

二、高磷血症

门诊病历摘要

　　患者,女性,61 岁,因"维持性血液透析 21 年,全身瘙痒伴肩胛骨疼痛 2 周"就诊。1993 年患者因反复腰酸,胃纳进行性减退查静脉肾盂造影示"左肾无功能,右肾梗阻",血肌酐升高至 1 400μmol/L,诊断尿毒症。遂行动静脉内瘘成形术,给予维持性血液透析治疗,门诊血液透析室随访。1999 年患者无明显诱因下出现全身骨痛及皮肤瘙痒,脊柱进行性后凸畸形,身高缩短 5cm 以上。近两周,患者瘙痒及肩胛骨疼痛加重,来门诊就诊。追问病史,患者近期未大量摄入荤菜,透析完成顺利。体格检查全身未见皮疹,脊柱明显后凸。实验室检查示血钠 135mmol/L,血氯 106mmol/L,血钾 3.9mmol/L,血钙 2.9mmol/L,血磷 2.8mmol/L,血碱性磷酸酶 287IU/L。既往有高血压史 20 年,氨氯地平 5mg、2 次 /d 控制血压,最高 160/70mmHg,无糖尿病及冠心病病史,否认肝炎及结核等传染病病史。无外伤史。否认药物及食物过敏史。久居原籍,否认疫水及有毒、放射性物质接触史。无吸烟饮酒史。家族中无肿瘤史。

【问题1】根据患者病史和体格检查,目前诊断是什么疾病?

思路 患者维持性血液透析21年,出现瘙痒及骨痛,脊柱进行性后凸畸形,身高缩短5cm以上,生化检查示血钙2.9mmol/L,血磷2.8mmol/L,血碱性磷酸酶287IU/L,故诊断明确,为尿毒症维持性血液透析、肾性骨病、高磷血症、高钙血症。

知识点

高磷血症病因

①急、慢性肾功能不全:GFR低于30ml/min时,肾排磷减少,血磷上升。继发性PTH分泌增多,骨盐释放增加。②甲状旁腺功能减退症(原发性、继发性和假性):肾脏排磷减少,导致血磷增高。③维生素D中毒:促进小肠及肾对磷的重吸收。④磷向细胞外移出:急性酸中毒、骨骼肌破坏、高热、恶性肿瘤(化疗)、淋巴性白血病。⑤其他:甲状腺功能亢进症促进溶骨;肢端肥大症活动期生长激素增多,促进肠钙吸收和减少尿磷排泄;使用含磷缓泻剂及磷酸盐静脉注射。

【问题2】该患者还需要做哪些检查?

思路 血PTH、甲状旁腺超声、放射性核素、全身骨X线片、侧位腹部X线片、冠状动脉CT、骨活检。

辅 助 检 查

查血PTH>2 000ng/L。超声:甲状腺右叶下极背面10mm×10mm,23mm×23mm;左叶下极24mm×19mm,左叶上极5mm×6mm,甲状旁腺多发腺瘤。放射性核素:甲状腺两叶下极处甲状旁腺组织显影。全身骨X线片:全身骨广泛骨质疏松,伴部分软化及骨质增生改变,符合肾性骨病表现。侧位腹部X线片:腹主动脉钙化。冠状动脉CT:左前降支中段见多发钙化性斑块,中段局部管腔狭窄90%~95%,钙化积分950。骨活检:成骨细胞和破骨细胞数量和活性增加,类骨质增多,小梁周围纤维化。

【问题3】导致该患者高磷血症的主要原因是什么? 是否存在其他脏器病变?

思路 该患者血PTH增多可导致破骨细胞活性增高和骨吸收增强,形成甲状旁腺功能亢进症性骨病。PTH升高程度与甲状旁腺功能亢进症性骨病严重程度一致。当PTH明显增高骨溶解增强时出现显著的高磷血症。侧位腹部X线片及冠状动脉CT均提示血管钙化。

【问题4】该患者高磷血症如何治疗?

思路 ①限磷饮食;②停用钙磷结合剂,改用其他磷结合剂;③增加透析剂量。待血钙、血磷下降后可考虑使用维生素D治疗甲状旁腺功能亢进症,若内科治疗无效,可手术切除甲状旁腺。

知识点

尿毒症患者高磷血症的治疗

1. 限制磷摄入 美国肾脏病与透析病人生存质量指导指南(Kidney Disease Outcomes Quality Initiative,KDOQI)推荐CKD患者磷摄入应<700mg/d。由于食物中的磷主要存在于蛋白质中,过少的蛋白质摄入容易导致营养不良,故透析患者应强调含磷低的优质蛋白饮食。营养教育及评估对于低磷饮食有重要推动作用。

2. 充分透析 3次/周、4h/次的常规血液透析对磷的清除并不够充分,增加透析剂量或使用血液透析滤过等其他血液透析方案有助于控制血磷至目标水平。

3. 口服磷结合剂 钙磷结合剂(包括碳酸钙与醋酸钙)最经济最常用,但有升高血钙的副作用;铝磷结合剂有铝中毒风险,仅可短期使用;新型磷结合剂,如司维拉姆、碳酸镧等,可以有效降磷,且无高钙副作用,但价格昂贵。临床应用时应评估患者钙化情况,全面评估、动态结合患者血钙、血磷及PTH水平,作出科学合理的选择。

---

4. 持续性存在高磷血症伴严重继发性甲状旁腺功能亢进症的患者,内科药物治疗无效时应考虑进行甲状旁腺切除手术。

治 疗 经 过

给予患者限磷饮食,同时停用钙磷结合剂,改用铝磷结合剂。2周后随访血磷、血钙有所下降,予骨化三醇2μg、2次/周冲击治疗,1个月后骨痛等症状稍好转,但PTH无明显下降,血钙、血磷升高。遂转入外科,行甲状旁腺全切+右前臂肌肉内移植术。术中切除甲状旁腺4枚,病理检查:甲状旁腺腺瘤,甲状旁腺结节状增生。术后患者血磷降至正常范围,血PTH及血钙水平急剧下降,予以补钙治疗。1个月后测血PTH渐上升至100ng/L,血钙1.9~2.1mmol/L,血磷1.2~1.6mmol/L。患者骨痛及皮肤瘙痒等症状明显好转。

【问题5】肾病患者血磷控制的靶目标是什么? 何时开始随访?

思路　CKD 3期开始监测血磷水平,每6~12个月一次;CKD 4期,每3~6个月一次;CKD 5期,每1~3个月一次。对于CKD 3~5期的患者血磷需控制在正常生理范围内,对于CKD 5期的透析患者,血磷应尽量降至正常值。

【高磷血症的诊断流程】(图 2-4-2)

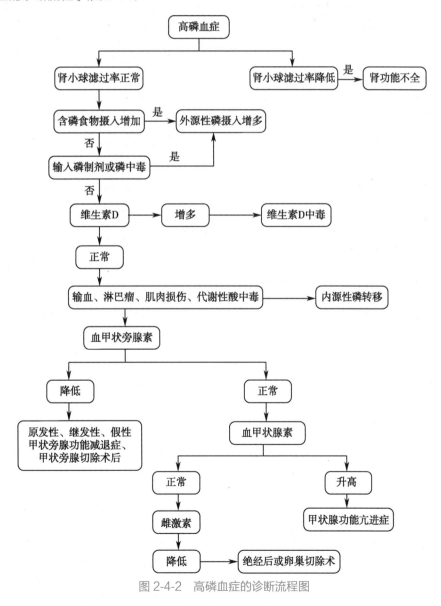

图 2-4-2　高磷血症的诊断流程图

(陈　靖)

推荐阅读文献

［1］CAVERZASIO J, BONJOUR J P. Mechanism of rapid phosphate (Pi) transport adaptation to a single low Pi meal in rat renal brush border membrane. Pflügers Arch, 1985, 404 (3): 227-231.

［2］DAUGIRDAS J T, CHERTOW G M, LARIVE B, et al. Effects of frequent hemodialysis on measures of CKD mineral and bone disorder. J Am Soc Nephrol, 2012, 23 (4): 727-738.

［3］LINDSAY R M, ALHEJAILI F, NESRALLAH G, et al. Calcium and phosphate balance with quotidian hemodialysis. Am J Kidney Dis, 2003, 42 (1): 24-29.

［4］SAITO H, KUSANO K, KINOSAKI M, et al. Human fibroblast growth factor-23 mutants suppress Na^+-dependent phosphate co-transport activity and 1alpha, 25-dihydroxyvitamin D3 production. J Biol Chem, 2003, 278 (4): 2206-2211.

第五节　代谢性酸中毒

代谢性酸中毒(metabolic acidosis)是指机体内氢离子(H^+)升高,碳酸氢根(HCO_3^-)浓度降低的病理过程。正常人每日约产生 1mmol/(kg·d)的氢离子。内源性酸生成过多、碳酸氢根丢失或酸排泄障碍均可导致代谢性酸中毒。酸血症(相对于酸中毒)定义为动脉 pH 较低(<7.35),可由代谢性酸中毒、呼吸性酸中毒或两者共同引起。

根据电中和原理,细胞外液中阴、阳离子总当量数相等,故已测定阳离子[Na^+]+ 未测定阳离子[UC]=已测定阴离子 {[Cl^-]+[HCO_3^-]}+ 未测定阴离子[UA](图 2-5-1)。

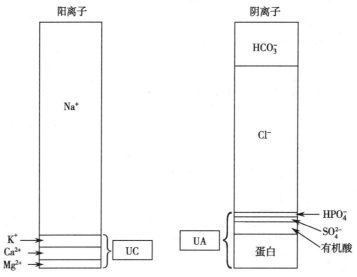

图 2-5-1　阴离子间隙(AG)、未测定阳离子(UC)、未测定阴离子(UA)

知识点

未测定阴离子(undetermined anion, UA)包括阴离子蛋白质、无机磷酸根(PO_4^{3-})、硫酸根(SO_4^{2-})和有机的酮酸、乳酸或尿毒症有机阴离子、外源性水杨酸或可产生有机酸的毒素等。阴离子间隙(anion gap, AG)是指血浆中 UA 与未测定阳离子(undetermined cation, UC)浓度间的差值,即 AG=UA−UC 或 AG = [Na^+]−{[Cl^-]+[HCO_3^-]},正常范围(9±3)mmol/L。在正常受试者中,白蛋白是造成血清 AG 中 UA 的主要物质,它在生理 pH 范围内具有净负电荷,因此,低蛋白血症患者中,预期的 AG "正常" 值必须向下调整。血清白蛋白浓度每降低 10g/L(1g/dl),血清 AG 减少 2.5mmol/L。

一、代谢性酸中毒常见病因（图 2-5-2）

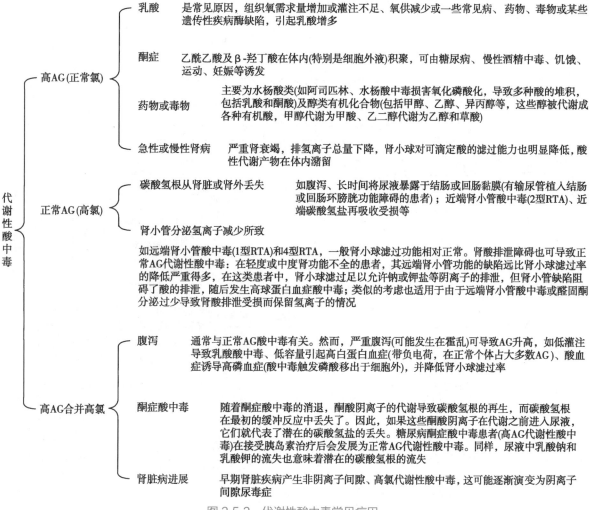

图 2-5-2　代谢性酸中毒常见病因

AG. 阴离子间隙；RTA. 肾小管酸中毒。

每日饮食中蛋白质代谢产生 50~100mmol 酸（主要是硫酸和磷酸）。这些酸的排泄有两个过程（硫酸盐和磷酸盐）：被肾小球滤过并以钠盐形式排出；氢离子由远端肾单位通过酸分泌过程排出。当肾功能完好时，这两个过程成功排出硫酸和磷酸的阴离子、氯离子。

二、代谢性酸中毒的诊断

代谢性酸中毒是指血清 pH 下降、血清碳酸氢根浓度异常降低（<22mmol/L，不同临床实验室阈值可有差异）。在伴有混合酸碱紊乱（而非简单酸碱紊乱）的患者中代谢性酸中毒的诊断更为复杂。在这类患者中，当血清碳酸氢根浓度低于应有水平时（即使该值在正常范围内），亦应诊断代谢性酸中毒。假设慢性呼吸性酸中毒（以高碳酸血症和血清碳酸氢根浓度代偿性升高为特征）的患者出现腹泻，粪便中碳酸氢根的丢失会降低血清碳酸氢根浓度，产生代谢性酸中毒，因为基线值升高，血清碳酸氢根浓度可能仍然在"正常"范围内或以上（图 2-5-3）。

知识点

代谢性酸中毒的诊断流程可以简单地总结为：①病史＋体格检查→②验证动脉血气→③确定呼吸补偿是否合适→④阴离子间隙（AG）→ΔAG/Δ[HCO₃⁻]比值→⑤尿液分析（尿阴离子间隙/尿渗透间隙，即 UAG/UOG）。

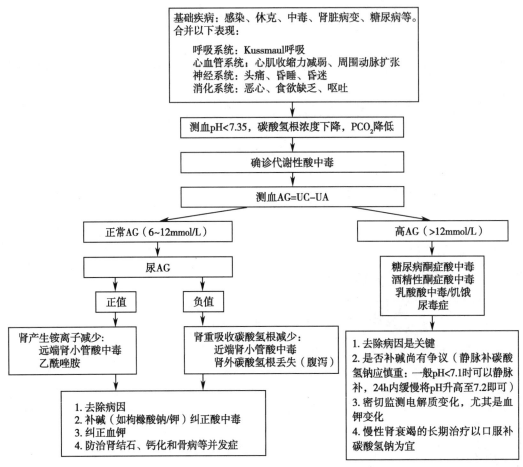

图 2-5-3　代谢性酸中毒诊疗流程

AG. 阴离子间隙；UC. 未测定阳离子；UA. 未测定阴离子；PCO_2. 二氧化碳分压。

临床病例 1

患者,男性,57 岁,因"恶心、呕吐 3d,伴少尿 1d"入院。3d 前,无明显诱因出现恶心、呕吐,呕吐物为胃内容物,每日 3~4 次,无发冷、寒战,无腹痛腹泻,在当地医院予以补液、抗感染等对症处理,1d 前症状加重,呕吐频发,8~10 次 /d,尿少,尿量约 500ml/d,并逐渐出现烦躁、意识障碍,急诊送入院。既往"高血压"病史 5 年。体格检查:体温 35.5℃,心率 96 次 /min,血压 86/51mmHg,意识模糊,皮肤巩膜无黄染,两侧瞳孔直径 4.0mm,对光反射迟钝,腹软,未见肠型蠕动波,全腹无明显压痛及反跳痛,无腹肌紧张,墨菲征阴性,移动性浊音阴性。血常规:白细胞计数 12.8×10^9/L,中性粒细胞百分比 78.5%,红细胞计数 4.3×10^{12}/L,血红蛋白 109g/L,血小板计数 335×10^9/L。肾功能:血尿素氮 32mmol/L,肌酐 325μmol/L。血清电解质:钠 138mmol/L,钾 4.8mmol/L,氯 96mmol/L,碳酸氢根 12mmol/L。动脉血气分析:pH 7.28,二氧化碳分压(PCO_2)26mmHg,碳酸氢根 12mmol/L。

【问题 1】该患者目前存在哪些问题?

思路　患者恶心、呕吐 3d,伴尿少 1d,既往高血压病史,入院时血压 86/51mmHg,考虑其频繁呕吐造成体液丢失,出现容量不足、低血压、白细胞升高、中性粒细胞百分比升高、肾功能异常等表现,目前患者可能存在感染导致的低血压休克、肾功能不全等问题。

知识点

在判断病情前,临床医生首先要做的是病史的采集及体格检查。通常可通过详细询问病史、体格检查及生化检查(血清电解质)、AG 的计算等确定代谢性酸中毒的原因并指导治疗。然而,对于病情复杂的患者,代谢性酸中毒的评估通常在进行以上初步评估后,还需要注意几点,具体见图 2-5-4。

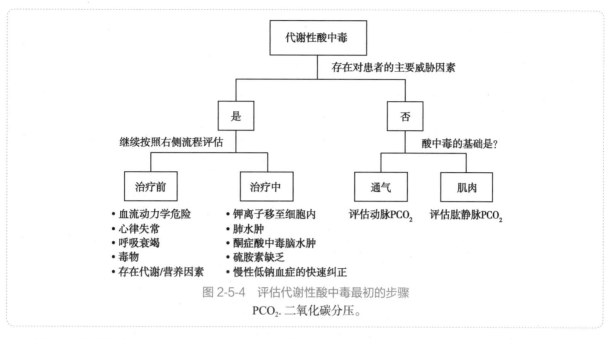

图 2-5-4 评估代谢性酸中毒最初的步骤

PCO₂. 二氧化碳分压。

【问题 2】分析该患者存在酸碱平衡代谢紊乱第一步做什么?

思路 按照酸碱平衡代谢紊乱诊断流程,首先验证血气分析结果,在临床中代谢性酸中毒很容易被发现(如乳酸性酸中毒伴休克、高球蛋白血症伴腹泻、酮症酸中毒伴失控型糖尿病等)。但对于准确评估酸碱失衡及呼吸补偿程度,血气分析是十分必要的(图 2-5-5)。根据 $[H^+] = 24 \times (26/12) = 52 \, mmol/L$,参照表 2-5-1,pH 应在 7.28 左右,故本例动脉血气验证正确(如果氢离子与 pH 不一致,则证明血气可能错误)。在仅有静脉血气分析的情况下,可以推算动脉血气分析结果(表 2-5-2)。

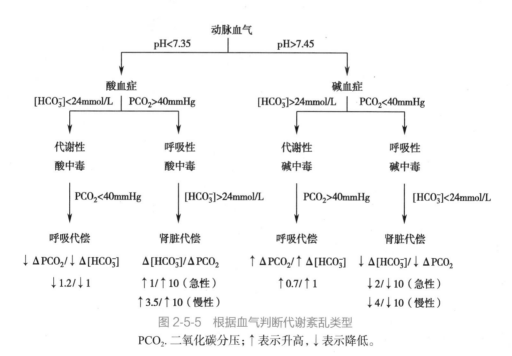

图 2-5-5 根据血气判断代谢紊乱类型

PCO₂. 二氧化碳分压;↑表示升高,↓表示降低。

知识点

如何验证动脉血气结果

根据公式:$pH = 6.1 + \log \dfrac{[HCO_3^-]}{0.03 \times PCO_2} \rightarrow pH = 7.62 - \log \dfrac{PCO_2}{[HCO_3^-]}$;

$$[H^+]=24\times\frac{PCO_2}{[HCO_3^-]};$$

$$pH=-\log[H^+]\rightarrow[H^+]=10^{(9-pH)};$$

$\dfrac{PCO_2}{[HCO_3^-]}$ 可以理解为 $\dfrac{肺}{肾}$，正常情况下 $PCO_2=40mmHg$，$[HCO_3^-]=24mmol/L$，$\dfrac{PCO_2}{[HCO_3^-]}=40/24=1.67$，

此时，根据 $pH=7.62-\log\dfrac{PCO_2}{[HCO_3^-]}$ 计算 $pH=7.4$，当 $\dfrac{PCO_2}{[HCO_3^-]}$ 升高时提示酸中毒，$\dfrac{PCO_2}{[HCO_3^-]}$ 降低时提示碱中毒。

表 2-5-1 $[H^+]$ 与 pH 对应关系

pH	估测$[H^+]$/ $(mmol\cdot L^{-1})$	pH	估测$[H^+]$/ $(mmol\cdot L^{-1})$	pH	估测$[H^+]$/ $(mmol\cdot L^{-1})$
7.00	100	7.25	56	7.50	32
7.05	89	7.30	50	7.55	28
7.10	79	7.35	45	7.60	25
7.15	71	7.40	40	7.65	22
7.20	63	7.45	35		

表 2-5-2 动脉血气调整

项目	静脉血气	调整数值	动脉血气
pH	7.36	+0.03	7.39
二氧化碳分压 /mmHg	46	−5.7	40.3
$[HCO_3^-]/(mmol\cdot L^{-1})$	26	−1.6	24.4

【问题 3】患者存在碱血症还是酸血症？是原发呼吸性还是代谢性紊乱？是否存在适当的呼吸代偿？

思路 血气分析 pH 7.28,符合酸血症;其碳酸氢根浓度为 10mmol/L,低于正常值,故为代谢性紊乱;期望的 $PCO_2=[(1.5\times[HCO_3^-])+8]\pm2=[(1.5\times12)+8]\pm2=(26\pm2)mmHg$(本例 PCO_2 为 26mmHg,在此范围内),故本例为代谢性酸中毒(呼吸代偿)。

知识点

确定呼吸补偿是否合适,可以根据 $pH=6.1+\log\dfrac{[HCO_3^-]}{0.03\times PCO_2}$，$PCO_2$ 的下降将部分缓解碳酸氢根减少引起的 pH 下降。代谢性酸中毒的呼吸补偿在 PCO_2 和碳酸氢根浓度之间产生一个可重复的、相对线性的关系(图 2-5-6)。代谢性酸中毒的呼吸反应开始于 30min 内,并在 12~24h 完成。此外,在所有代谢性酸中毒(如乳酸酸中毒、酮酸中毒、腹泻引起的高球蛋白血症酸中毒等)中,两者的关系非常相似。可以应用 Winter 公式进行判断:期望的 $PCO_2=(1.5\times[HCO_3^-]+8)\pm2$。

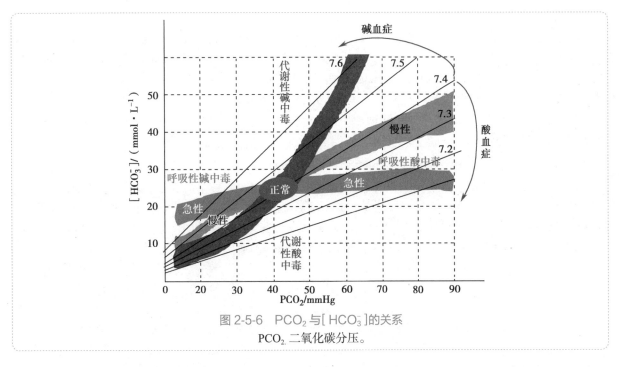

图 2-5-6　PCO_2 与 [HCO_3^-] 的关系

PCO_2 二氧化碳分压。

【问题 4】如何通过血清 AG 来帮助识别酸中毒的原因和计算存在高 AG 患者的 ΔAG/[ΔHCO_3^-] 比率？引起本例代谢性紊乱的原因是什么？

思路　按照 AG 计算公式计算：AG = [Na^+]－([Cl^-]+[HCO_3^-]) = 138－(96+12) = 30↑。

ΔAG = 测量 AG－10；

ΔAG + 测量 [HCO_3^-]= 正常 [HCO_3^-]；

ΔAG/Δ[HCO_3^-]= (30－10)/(24－12) = 20/12 = 1.67。

参考表 2-5-3，故本例为休克引起的乳酸酸中毒导致的高 AG 代谢性酸中毒（呼吸代偿性）。

表 2-5-3　应用 ΔAG/Δ[HCO_3^-] 判断酸碱平衡原则

ΔAG/Δ[HCO_3^-]	判断原则
<0.4	高氯性代谢性酸中毒（AG 正常代谢性酸中毒）
0.4~<1.0	高 AG 代谢性酸中毒 + 高氯性代谢性酸中毒
1.0~1.7	乳酸酸中毒时等于 1.6；酮症酸中毒接近 1
>1.7	高 AG 代谢性酸中毒 + 代谢性碱中毒 高 AG 代谢性酸中毒 + 预先存在的代偿性呼吸性碱中毒

注：AG，阴离子间隙。

知识点

通过增加酸生成而产生代谢性酸中毒的疾病通常导致血清 AG 的增加；而其他疾病常导致高氯性代谢性酸中毒。因此，血清 AG 有助于代谢性酸中毒病因的鉴别诊断。高 AG 代谢性酸中毒患者中，AG 的升高常与碳酸氢盐的下降相一致。这种关系定义为 ΔAG/Δ[HCO_3^-] 差距 $\left(=\dfrac{\text{测量 AG}-\text{正常 AG}}{\text{正常}[HCO_3^-]-\text{测量}[HCO_3^-]}\right)$，即 ΔAG/Δ[HCO_3^-]=1；然而，在酮症酸中毒和 D-乳酸酸中毒等疾病状态下，常失去碳酸氢根的减少和 AG 的增加之间的预期 1：1 关系，故根据 ΔAG/Δ[HCO_3^-] 比值可以判断隐匿的酸碱失衡（表 2-5-3）。

临床病例 2

患者,女性,19 岁,因"四肢无力 2d"入院。2d 前出现四肢无力,无法站立及持物,无恶心、呕吐,伴有腹泻,5~6 次/d,无便血,无发热、寒战等。休息后未缓解,为进一步诊治来院。家属诉其滥用泻药。体格检查:体温 36℃,心率 80 次/min,血压 90/60mmHg,神志清,精神差,皮肤巩膜无黄染,两侧瞳孔等大等圆,直径 3.0mm,对光反射灵敏,四肢肌力 3 级,肌张力正常,感觉对称,巴宾斯基征阴性,腱反射对称活跃。血气分析:pH 7.30,碳酸氢根 14mmol/L,PCO$_2$ 29mmHg。钠 133mmol/L,氯 108mmol/L,钾 2.4mmol/L。尿钠 35mmol/L,钾 15mmol/L,氯 70mmol/L。

【问题 5】该患者存在哪种酸碱平衡代谢紊乱?

思路　患者 pH 7.30 ↓,推断存在酸血症;其碳酸氢根 14mmol/L 较正常明显下降,故为代谢性紊乱;期望的 $PCO_2=[(1.5 \times [HCO_3^-])+8] \pm 2=[(1.5 \times 14)+8] \pm 2=(29 \pm 2)$mmHg(本例 PCO$_2$ 29mmHg,在此范围内),故为代谢性酸中毒(呼吸代偿性)。按照公式计算其 AG,AG$=[Na^+]-([Cl^-]+[HCO_3^-])=138-(96+12)=$ 11mmol/L(正常值),故进一步分析本例为正常 AG 代谢性酸中毒(呼吸代偿性)。

知识点

正常 AG(高氯血症)代谢性酸中毒由碳酸氢根的丢失及肾脏排酸减少(GFR 相对正常)共同导致。常见原因:①尿液、胰腺液、粪便等体液的丢失,使碳酸氢根浓度下降,而氯离子浓度相对稳定;②摄入或灌注氯化氢或产生氯化氢的化合物(氯化铵、精氨酸、氯化钙);③纠正机体低血容量,大量摄入含氯液体(如等渗盐水)。

【问题 6】引起此种代谢紊乱的原因是什么?

思路　计算其尿 AG,UAG=35+15-70=-20mmol/L,UAG<0 提示胃肠道液体丢失(如腹泻),故本例为腹泻引起的碳酸氢根胃肠丢失导致的正常 AG 代谢性酸中毒(呼吸代偿性)。

知识点

正常情况下,随着尿液酸化,尿液中铵离子增加,增加了 UC。UC 超过 UA,所以尿 UAG 为负值(表 2-5-4,图 2-5-7)。远端肾小管酸中毒无尿酸化,没有酸性的尿液,就没有任何东西可以从氨中驱动铵离子的形成。在 4 型 RTA 中,尿液 pH 足够低,但是高钾血症阻碍了氨的释放,所以无底物产生铵离子。尿 $UAG=[U_{Na^+}]+[U_{K^+}]-[U_{Cl^-}]$,UAG<0 提示胃肠道液体丢失(如腹泻);UAG>0 提示存在肾性丢失(如 RTA)(图 2-5-8)。尿渗透间隙(urine osmolal gap,UOG)$=Uosm-[2 \times ([U_{Na^+}]+[U_{K^+}])+UUN+UGLU]$;$Uosm=2 \times ([U_{Na^+}]+[U_{K^+}]+[U_{NH_4^+}])+UUN+UGLU$;尿氨(urine NH$_4^+$,$U_{NH_4^+}$)$=Uosm-[2 \times ([U_{Na^+}]+[U_{K^+}])+UUN+UGLU]$;$U_{NH_4^+}=1/2UOG$($U_{NH_4^+} \geqslant 75$mmol/L 肾功正常;$U_{NH_4^+} \leqslant 25$mmol/L 肾脏泌氨异常)。其中 UUN 表示尿尿素氮,UGLU 表示尿葡萄糖。

表 2-5-4　尿液分析

参数	变化	病因	注释
钾离子	↓	醛固酮水平减低、高氯性代谢性酸中毒	尿钾<20mmol/L;血钾<3.0mmol/L
	↑	利尿剂使用、RTA、呕吐	低钾血症:通过尿钾/尿肌酐比值、TTKG 等帮助判断低钾病因,如尿钾/尿肌酐比值>1,TTKG<2,提示肾外因素
			高钾血症:通过 FEK、TTKG 等帮助判断高钾原因,如 FEK>10%,TTKG>6 提示肾外因素

参数	变化	病因	注释
钙离子	↓	利尿剂使用、CKD、甲状腺功能低下	高尿钙 >4mg/kg
	↑	骨髓瘤、结节病、甲状旁腺功能亢进、恶性肿瘤体 液性高钙血症	
镁离子	↓	利尿剂使用	
氯离子	↓	CKD、利尿剂使用	氯化铵的分泌
	↑	盐水输注	

注:RTA,肾小管酸中毒;CKD,慢性肾脏病;FEK,钾排泄分数;TTKG,钾梯度。↓表示降低,↑表示升高。

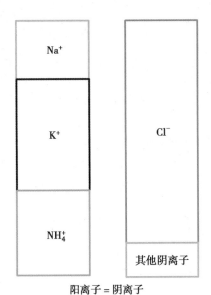

阳离子 = 阴离子

图 2-5-7　尿中阴、阳离子成分

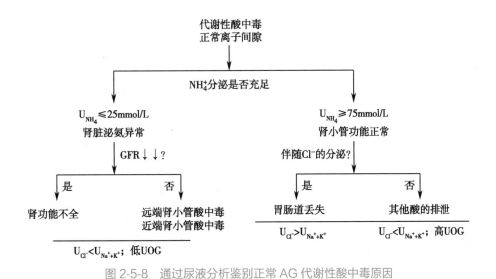

图 2-5-8　通过尿液分析鉴别正常 AG 代谢性酸中毒原因

GFR.肾小球滤过率;UOG.尿渗透间隙;AG.阴离子间隙。↓表示降低。

三、代谢性酸中毒的治疗

(一)一般方法

逆转潜在的病理生理过程应为治疗首要任务,其次根据急性和慢性代谢性酸中毒的形式加以区别。

1. 急性代谢性酸中毒　严重和有症状的急性酸血症可通过静脉注射碳酸氢钠或三羟甲基氨基甲烷[tris(hydroxymethyl) methyl aminomethane,THAM]迅速得到治疗。尽管碳酸氢钠有潜在的副作用,但它仍然是最常用的碱化剂。较轻的急性代谢性酸中毒通常不需要碳酸氢盐治疗。当病理紊乱缓解时,潴留体内的"潜在的"碳酸氢盐(乳酸、酮酸阴离子)可转化为碳酸氢盐。即使"潜在的碳酸氢盐"已经排出(存在高氯代谢性酸中毒),肾功能相对正常的患者也可以通过尿液排泄氯化铵,在较短的时间内恢复正常的酸碱状态。

2. 慢性代谢性酸中毒　最常见的病因是腹泻、晚期 CKD 和各种形式的 RTA。通常补充碳酸氢钠或碳酸钾或枸橼酸等外源碱可维持机体酸碱平衡,称为碱疗法。

知识点

碱疗法的患者获益

1. 增加碳酸氢盐浓度可以减少或消除代偿性过度通气,缓解部分患者的呼吸困难。

2. 慢性代谢性酸中毒可能对肌肉功能、代谢、骨骼完整性、激素水平等生理参数产生不良影响。在儿童中,纠正慢性代谢性酸中毒可恢复骨骼生长。

3. 慢性远端肾小管酸中毒(Ⅰ型 RTA)患者易发生肾钙质沉着和含钙肾结石,可通过适当的碳酸氢盐补充逆转。

4. 肾功能不全患者慢性代谢性酸中毒加速肾功能损伤的进程,逆转酸中毒可延缓肾功能损伤的进程。

(二)碱疗法剂量

1. 碳酸氢盐

(1)轻症代谢性酸中毒可通过纠正水、电解质得以改善。当患者血清碳酸氢根为 18~22mmol/L 时,建议口服碳酸氢钠 1.0~1.5mmol/(kg·d)治疗。口服碳酸氢钠可纠正代谢性酸中毒,预防或延迟肌肉和蛋白质的代谢与尿酸代谢,降低氨的产生,延缓肾功进能损伤的进程。

(2)当碳酸氢根 <15mmol/L 时,应静脉滴注碳酸氢钠治疗,所需碳酸氢钠按照以下公式计算:

碳酸氢钠(ml)=[碳酸氢根正常值(mmol/L)-碳酸氢根实测值(mmol/L)]×体重(kg)×0.3。

碳酸氢根正常值为 24mmol/L,0.3 表示碳酸氢根在体液中的分布容积是体重的 30%。补充时先给予计算量的 1/3~1/2,将 5% 碳酸氢钠加入 5% 葡萄糖液或注射用水 200ml 中,以 200ml/h 速度滴注。定期复查血气分析,并根据结果调整后续补碱剂量。注意补碱过程中应静脉补充钙剂治疗,预防低钙所致手足搐搦。

2. 三羟甲基氨基甲烷(THAM)　THAM 是碳酸氢钠的替代品。它是一种氨基醇,其胺(NH_2)部分(pK = 7.82)通过以下反应缓冲氢离子:$THAM\text{-}NH_2 + H^+ = THAM\text{-}NH_3^+$;与产生二氧化碳的碳酸氢盐不同,THAM 消耗二氧化碳:$THAM\text{-}NH_2 + H_2O + CO_2 = THAM\text{-}NH_3^+ + HCO_3^-$。此外,与碳酸氢钠不同,THAM 不是钠盐,因此不提供钠负荷。尿中质子化 THAM 盐的清除率略高于尿中肌酐的清除率。因此,THAM 可以在不产生二氧化碳的情况下缓冲氢离子,但是当肾功能下降时,其效果就不那么明显了。THAM 毒性包括高钾血症、低血糖和呼吸抑制,后者可能是由于中枢神经系统迅速碱化所致。THAM 用于治疗因败血症、允许性高碳酸血症、糖尿病酮症酸中毒、RTA、胃肠炎和药物中毒引起的严重酸血症,是混合代谢性和呼吸性酸中毒危重患者的首选缓冲剂。使用以下公式给药:$0.3mol/L\ THAM(ml) = $干体重(kg)× (期望[$HCO_3^-$]- 实际[$HCO_3^-$])×1.1。

(蒋红利)

推荐阅读文献

［1］朴镇恩. 酸碱失衡与水电解质酸碱紊乱诊断治疗学. 北京：科学出版社, 2016: 1-24.

［2］钱桂生, 任成山, 徐剑铖. 实用血气分析及酸碱紊乱治疗学. 郑州：郑州大学出版社, 2014: 1-8.

［3］ADEVA-ANDANY M M, FERNÁNDEZ-FERNÁNDEZ C, MOURIÑO-BAYOLO D, et al. Sodium bicarbonate therapy in patients with metabolic acidosis. Scientific World Journal, 2014 (2014): 1-13.

［4］BAUDIC T, PESSEY F, GIACARDI C. Sodium bicarbonate for severe metabolic acidaemia. Lancet, 2019, 393 (10179): 1415.

［5］BEREND K, DEVRIES A P, GANS R O. Physiological approach to assessment of acid-base disturbances. N Engl J Med, 2014, 371 (15): 1434.

［6］BYRNE A L, BENNETT M, CHATTERJI R, et al. Peripheral venous and arterial blood gas analysisin adults: are they comparable？ A systematic review and meta-analysis. Respirology, 2014, 19 (2): 168-175.

［7］GORAYA N, WESSON D E. Management of the metabolic acidosis of chronic kidney disease. Adv Chronic Kidney Dis, 2017, 24 (5): 298.

［8］KALLET R, JASMER R, LUCE J, et al. The Treatment of acidosis in acute lung injury with tris-hydroxymethyl aminomethane (THAM). Am J Respir Crit Care Med, 2000, 161 (4): 1149.

［9］KRAUT J A, MADIAS N E. Treatment of acute metabolic acidosis: a pathophysiologic approach. Nat Rev Nephrol, 2012, 8 (10): 589.

［10］RAPHAEL K L. Metabolic acidosis in CKD: core curriculum 2019. Am J Kidney Dis, 2019, 74 (2): 263-275.

第三章 原发性肾小球疾病

第一节 概　述

一、肾小球疾病的定义及临床表现

（一）肾小球疾病的定义

肾小球疾病是指一组有相似临床表现，如水肿、血尿和/或蛋白尿，但病因、发病机制、病理改变、病程和预后不尽相同，病变主要累及双肾肾小球的疾病，可分为原发性、继发性和遗传性三类。起始于肾小球、病因不清者称为原发性肾小球疾病。系统性疾病［如系统性红斑狼疮（systemic lupus erythematosus，SLE）、系统性血管炎、糖尿病、高血压等］导致肾小球损害的肾脏疾病为继发性肾小球疾病。遗传基因突变所致的肾小球损害为遗传性肾小球疾病，如 Alport 综合征等。

（二）肾小球疾病的临床表现

肾小球疾病以血尿、蛋白尿、水肿、高血压和肾功能损害为主要临床表现。

1. 血尿　离心后尿沉渣镜检每高倍视野红细胞超过 3 个为显微镜下血尿，1L 尿中含 1ml 血即呈现肉眼血尿。肾小球疾病中，血尿产生的主要原因为红细胞从肾小球毛细血管袢进入原尿，经过肾小球滤过膜的过程中因挤压变形，受损后的红细胞其后通过肾小管各段又受不同渗透压和 pH 作用，红细胞容积变小，甚至破裂，呈现形态多样、大小不等的变形红细胞。肾小球源性血尿的临床特征为无痛性全程肉眼血尿或镜下血尿，相差显微镜检查见尿中变形红细胞占 80% 以上。如血尿同时伴有明显的蛋白尿和/或管型尿（特别是红细胞管型），也常提示血尿为肾小球源性。

2. 蛋白尿　尿蛋白定量超过 150mg/d 和/或尿蛋白定性阳性称为蛋白尿。如果 24h 尿蛋白含量 ≥ 3.5g，则称为大量蛋白尿。肾小球疾病中，蛋白尿产生的主要原因是肾小球滤过膜的电荷屏障和/或分子屏障损伤。当电荷屏障受损时，滤过膜上带负电荷的糖蛋白减少或消失，导致带负电荷的血浆蛋白（主要是白蛋白）滤过量比正常时明显增加，出现蛋白尿；当分子屏障被破坏时，滤过膜孔径增大、断裂，尿中还可以出现除白蛋白以外更大分子量的血浆蛋白成分，如免疫球蛋白、C3 等。

3. 水肿　组织间隙过量的体液潴留称为水肿，通常指皮肤及皮下组织液体潴留，体腔内体液增多则称积液。肾小球疾病时，水、钠排泄障碍，水、钠潴留形成水肿；此外，由于肾小球疾病尿中丢失大量蛋白，血浆蛋白水平降低，造成血浆胶体渗透压降低，血管中液体进入组织间隙形成水肿；血管中液体减少造成有效循环血容量下降，激活肾素-血管紧张素-醛固酮系统，抗利尿激素也分泌增加，造成肾小管重吸收水、钠增加，进一步加重水肿。

4. 高血压　肾小球疾病常伴高血压。肾小球损害时水、钠潴留，肾素-血管紧张素分泌增加，肾内前列腺素系统、激肽释放酶-激肽系统降压物质的减少等是肾性高血压形成的原因。高血压会进一步加重肾小球疾病进展、肾功能恶化。

5. 肾功能损害　肾小球疾病时，肾小球滤过功能受损，代谢产物排泄能力下降。急进性肾小球肾炎常导致急性 GFR 下降，部分急性肾小球肾炎患者可有一过性肾功能异常，慢性肾小球肾炎、肾病综合征患者出现一些急性加重的因素时，也可表现为可逆性肾功能下降。慢性肾小球疾病随着病程进行性发展，最终形成终末期肾病。

二、原发性肾小球疾病的临床分型、病理分型

原发性肾小球疾病有多种分型方法,最常见的是根据临床表现进行分型和根据肾脏活检的病理改变进行分型。

（一）临床分型

1. **急性肾小球肾炎** 是以急性肾炎综合征为主要临床表现的一组原发性肾小球肾炎。急性起病,多见于小儿及青少年,常见于链球菌感染后,而其他细菌、病毒及寄生虫感染亦可引起,通常于前驱感染后1~4周起病,临床表现为血尿(镜下血尿或肉眼血尿)、蛋白尿(常 <3.5g/d)、水肿和高血压,可伴一过性氮质血症(此时常有尿量减少),具有自愈倾向。病情轻重不一,轻者呈亚临床型(仅有尿常规异常);典型者呈急性肾炎综合征表现,重症者可发生急性肾衰竭。本病大多预后良好,常可在数月内临床自愈。

2. **急进性肾小球肾炎** 是一组表现为血尿、蛋白尿及进行性肾功能减退的临床综合征,以肾小球大量新月体形成为主要病理特征,是肾脏科常见的急危重症。该病起病急骤,病情发展迅速,多在早期出现少尿性急性肾衰竭,若未及时治疗,90%以上的患者于6个月内死亡或依赖透析生存。

3. **慢性肾小球肾炎** 起病常隐匿,临床表现多种多样,蛋白尿(常在 1~3g/d)、血尿、高血压、水肿为基本临床表现,病情迁延,病变进展缓慢,可有不同程度的肾功能减退,最终将发展为终末期肾病。高血压和蛋白尿是加速肾小球硬化、促进肾功能恶化的重要因素,部分患者可因感染、劳累呈急性发作,或用肾毒性药物后病情急骤恶化,经及时去除诱因和适当治疗后病情可有一定程度的缓解。

4. **肾病综合征** 以大量蛋白尿(>3.5g/d)、低白蛋白血症(<30g/L)、水肿和高脂血症为临床表现的一组综合征。大量蛋白尿和低白蛋白血症是诊断肾病综合征的必要条件。

5. **无症状性血尿和/或蛋白尿** 又称隐匿性肾小球肾炎,无水肿、高血压及肾功能损害,仅表现为肾小球源性血尿和/或蛋白尿(<1g/d,以白蛋白为主)。病情长期迁延,也可呈间歇性,时而轻微时而稍重,大多数患者的肾功能可长期维持正常,少数患者可表现为自动痊愈,或尿蛋白渐多、出现高血压和肾功能减退转成慢性肾炎。

肾小球疾病的这5种临床类型其实是5种临床综合征,并不是独立的疾病,而是多种肾小球疾病的临床表现综合征,随着病情的进展,可能会出现其中一型向另一型的转化。单纯临床诊断对原发性肾小球疾病治疗、判断预后的指导作用有限。对于某些原发性肾小球疾病还需要进一步行肾穿刺活检,进行病理诊断。

（二）病理分型

1. **肾活检的适应证** 经皮肾穿刺活检可用于确定诊断、指导治疗、确定活动性和慢性病变的程度。经皮肾活检的常规评估涉及光镜下组织检查、免疫荧光检查和电子显微镜检查。肾活检的指征在一定程度上取决于临床体征和症状,也取决于对该操作在疾病诊断、预后和治疗方面的价值的判断。

(1)单纯肾小球性血尿:对于无症状镜下血尿(有异形红细胞的持续性镜下血尿、试纸尿干化学检测蛋白尿为阴性、血清肌酐浓度正常、血压正常)的患者,肾活检通常不会改变治疗,因此,不应常规进行肾活检,需要持续随访以监测是否出现蛋白尿或疾病进展。

(2)单纯非肾病性蛋白尿:若患者表现为轻度蛋白尿(小于500mg/d)、没有肾小球性血尿、肾功能正常、没有临床或血清学证据表明存在可引起肾小球肾炎的全身性疾病(如 SLE、血管炎或副球蛋白血症等),则通常不进行肾活检。对蛋白尿 1~2g/d 的患者,尤其在蛋白尿或血清肌酐浓度增加或新发高血压的情况下通常要行肾活检。

(3)肾病综合征:成人肾病综合征多需进行肾活检。明显(已确诊)恶性肿瘤、由原发性或继发性淀粉样变性导致的肾病综合征不需进行肾活检。儿童单纯性肾病综合征急性发作可暂不行肾活检,先用糖皮质激素正规治疗 8 周,如临床无效再行肾活检。儿童肾病综合征合并血尿、高血压及肾功能不全,应行肾活检。

(4)急性肾炎综合征:根据近期咽炎或皮肤感染的临床病史及链球菌酶检测和/或喉咙或皮肤 A 组乙型溶血性链球菌感染培养阳性,推测诊断为链球菌感染后肾小球肾炎的患者,通常不进行肾活检。在适当治疗 6 周后仍有持续性低补体血症和/或血清肌酐水平进行性升高,应考虑是否为其他原因引起的肾小球肾炎并进行肾活检。

（5）原因不明的急性肾衰竭：在排除肾前性疾病、急性肾小管坏死和尿路梗阻所致的急性肾衰竭时，须及时进行肾活检。

2. 1995 年世界卫生组织（WHO）原发性肾小球疾病的病理分类

（1）肾小球轻微病变（包括 MCD）。

（2）局灶性／节段性肾小球病变［包括局灶性肾小球肾炎和局灶节段性肾小球硬化（focal segmental glomerulosclerosis，FSGS）］。

（3）弥漫性肾小球肾炎：①膜性肾病；②增生性肾小球肾炎，包括系膜增生性肾小球肾炎、毛细血管内增生性肾小球肾炎、系膜毛细血管性肾小球肾炎、新月体性和坏死性肾小球肾炎；③硬化性肾小球肾炎。

（4）未分类的肾小球肾炎。

3. 2015 年"梅奥诊所／肾脏病理学会关于肾小球肾炎病理分类、诊断及报告共识"分类　根据发病机制／致病类型，把肾小球肾炎分为以下 5 类。

（1）免疫复合物相关性肾小球肾炎：① IgA 肾病；②过敏性紫癜性肾炎；③狼疮性肾炎；④纤维性肾小球肾炎；⑤感染相关的肾小球肾炎；⑥其他自身免疫性疾病导致的肾小球肾炎。

（2）寡免疫复合物性肾小球肾炎：①抗中性粒细胞胞质抗体（antineutrophil cytoplasmic antibody，ANCA）相关小血管炎肾损害；② ANCA 阴性血管炎肾损害。

（3）抗肾小球基膜肾炎。

（4）单克隆免疫球蛋白相关性肾小球肾炎：①单克隆免疫球蛋白沉积病；②伴单克隆免疫球蛋白沉积的增生性肾小球肾炎；③免疫管状病；④纤维性肾小球肾炎（单克隆免疫球蛋白相关）。

（5）C3 肾病：①致密物沉积病；② C3 肾小球肾炎。

（三）原发性肾小球疾病临床分型与病理分型的关系

原发性肾小球疾病的临床分型和病理分型之间存在一定联系，但两者之间并无肯定的对应关系。同一病理类型可呈现多种不同的临床表现，而相同的一种临床表现可来自多种不同的病理类型。如 IgA 肾病可以表现为包括隐匿性肾小球肾炎、慢性肾小球肾炎、肾病综合征等各种临床表现。反之，每种临床表现（如蛋白尿）的肾脏病理可以为 MCD、膜性肾病、系膜增生性肾炎等，而且同一临床分型、同一病理分型的肾脏病变严重程度可能差异较大，如临床表现为慢性肾炎的 IgA 肾病，其肾脏病理（系膜细胞增生、内皮细胞增生、节段性硬化及肾间质纤维化）改变的程度可存在较大的差异，导致预后有较大差异。因此，肾活检是确定肾小球疾病病理类型和病变程度的必需手段，而由于病理取材的局限性，正确的病理诊断也须与临床表现相结合进行分析，才能更好地选择临床治疗方案。

三、原发性肾小球疾病的发病机制

原发性肾小球疾病的发病机制中，尽管有非免疫因素的参与，但大多数原发性肾小球疾病是由免疫反应介导的炎症性疾病，其病因及发病机制多种多样。一般认为，免疫反应常为肾小球疾病的始发机制，在此基础上激发炎症反应（补体、白介素、活性氧等的参与），最终导致肾小球损伤，出现相应的临床表现。导致肾小球疾病免疫反应的性质及发生这些免疫反应的个体，在很大程度上受免疫遗传表型的影响。

（一）免疫反应

1. 体液免疫　循环中免疫复合物在肾脏局部的沉积或者肾脏原位免疫复合物形成是多数原发性肾小球疾病发生的主要原因。诱导肾小球免疫沉积的抗体可能针对的是下列抗原。

（1）肾小球的正常组分：如Ⅳ型胶原 α-3 链的非胶原性结构域中的 Goodpasture 抗原。

（2）位于肾小球的非肾源性自身抗原：如 IgA 肾病中半乳糖化不佳的 IgA1 通过自发性聚集或与系膜区的受体相结合沉积于系膜区。

（3）外源性抗原或免疫聚集物：如丙型肝炎病毒（hepatitis C virus，HCV）相关性系膜毛细血管性肾小球肾炎中含 HCV 抗原的冷球蛋白可通过与肾小球结构的电荷亲和、被动捕获或大分子聚集物的局部沉淀，而定位于肾小球毛细血管。

2. 细胞免疫　在缺乏抗体沉积的情况下，单个核细胞（特别是淋巴细胞和巨噬细胞）在导致肾小球损伤疾病（如 MCD、FSGS 和新月体性肾炎）中发挥主要作用。

（二）炎症反应

始发的免疫反应需引起炎症反应,包括补体激活、细胞因子和生长因子的释放及趋化因子的产生等,才能导致肾小球损伤及其临床症状。炎症介导系统包括炎症细胞和炎症介质两大类。炎症细胞可产生炎症介质,炎症介质又可趋化、激活炎症细胞,各种炎症介质间又相互促进或制约,形成复杂的网络关系。

（三）非免疫机制的作用

在肾小球疾病慢性进展过程中存在着非免疫机制参与,如肾小球毛细血管的高灌注、高压力和高滤过可损害肾小球而促进肾小球硬化。大量蛋白尿、高脂血症也是加重肾小球损伤的重要因素。

四、原发性肾小球疾病诊断原则

诊断包括六个方面。

1. **明确诊断** 明确是否为肾小球疾病。

2. **确认病因** 必须首先除外继发性病因和遗传性疾病,才能诊断为原发性肾小球疾病。

3. **临床分型诊断** 根据临床表现进行分型诊断。

4. **病理诊断** 有肾活检指征的患者应进行肾穿刺活检,明确病理诊断。近年来,一些新的生物标志物为肾小球疾病的无创性诊断提供了重要帮助。如血清磷脂酶 A2 受体（phospholipase A2 receptor,PLA2R）和 1 型血小板反应蛋白 7A 域（thrombospondin type-1domain-containing 7A,THSD7A）对膜性肾病的诊断具有重要价值。研究显示,血清抗 PLA2R 抗体诊断膜性肾病的灵敏度为 71%~82%,特异性达 99%,而且 PLA2R 主要见于特发性膜性肾病。血清抗 THSD7A 抗体在膜性肾病的阳性率约为 3%,在 PLA2R 阴性膜性肾病中的阳性率约为 10%。

5. **功能诊断** 根据血肌酐和尿量的变化 AKI 分为 1~3 期(详见第十一章)。根据 GFR 及白蛋白尿定量对 CKD 进行分期(详见第十三章)。

6. **并发症诊断** 原发性肾小球疾病可引起全身各个系统并发症,包括循环系统、呼吸系统、中枢神经系统等。

五、原发性肾小球疾病的治疗

1. **基本治疗** 原发性肾小球疾病的基本治疗包括建立良好的生活方式,定期随访(每 3~6 个月 1 次),监测尿沉渣、尿蛋白、肾功能和血压的变化,病情较重时更需加强监测。

2. **ACEI 或 ARB** 蛋白尿和高血压是影响肾小球疾病进展的重要因素。原发性肾小球疾病患者常使用 ACEI 或 ARB 控制血压、降低蛋白尿,从而延缓肾脏病进展。通常要达到减少蛋白尿的目的,应用剂量需高于常规的降压剂量。肾功能不全患者应用 ACEI 或 ARB 要防止高血钾、血肌酐升高。血肌酐 >265μmol/L (3mg/dl)时务必在严密观察下谨慎使用,特别是对于存在肾脏低灌注(如脱水、严重低蛋白血症)、心力衰竭、肾动脉狭窄、同时合并使用非甾体抗炎药等情况下,更要密切注意观察血肌酐和血钾水平的变化。

3. **糖皮质激素和细胞毒性药物** 鉴于原发性肾小球疾病包括五种临床类型,是多种临床表现综合征,其病因、病理类型及严重程度和肾功能等变异较大,故此类药物是否应用、剂量和疗程等应区别对待,需遵循比较成熟的规范化方案,同时注意结合患者的实际情况进行个体化治疗。

4. **避免加重肾脏损害的因素** 感染、劳累、妊娠及肾毒性药物等均可能损伤肾脏,导致肾功能恶化,应予以避免。

5. **并发症防治** 水钠潴留、高血压、感染、蛋白质及脂肪代谢紊乱等需积极采取相应的治疗措施。

6. **替代治疗** 急进性肾小球肾炎、急性肾小球肾炎、慢性肾小球肾炎、肾病综合征已达透析指征时,应及时透析。慢性病变基础上形成的急性、活动性病变如治疗及时,部分患者可以脱离透析。

7. **中医药辨证施治** 中医、中药辨证施治在原发性肾小球疾病患者中具有重要的作用,能够降低患者的中医证候积分,改善患者生活质量。

六、原发性肾小球疾病预后相关因素

原发性肾小球疾病患者的预后差异较大,影响疾病进展的主要因素包括肾脏病理的类型及严重程度,蛋白尿持续的时间及水平,高血压程度,是否有感染、栓塞等并发症,患者的依从性,是否重视肾脏保护、定期随访等。近年来一些研究表明,生物标志物在判断疾病预后方面具有重要的临床价值,如 IgA 肾病患者血清半乳糖缺陷的 IgA1 高水平者其预后较差,膜性肾病患者血清抗 PLA2R 抗体水平的变化可提示疗效,如抗体效价明显下降或恢复正常,提示治疗将产生明显效果,而随访中抗 PLA2R 抗体水平效价升高则提示疾病将要复发。

【原发性肾小球疾病诊治流程】(图 3-1-1)

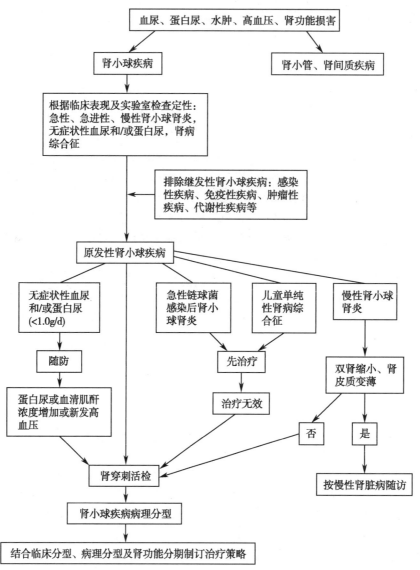

图 3-1-1 原发性肾小球疾病诊治流程

(刘必成)

推荐阅读文献

［1］葛均波,徐永健.内科学.8 版.北京:人民卫生出版社,2013:465-468.

［2］梅长林,余学清.内科学:肾脏内科分册.北京:人民卫生出版社,2015:41-44.

［3］王海燕.肾脏病学.3 版.北京:人民卫生出版社,2008:936-939.

［4］GOLDMAN L, SCHAFER A I. Goldman-Cecil medicine. 25th ed. Philadelphia: Elsevier, 2015: 783-784.

［5］SETHI S, HAAS M, MARKOWITZ G S, et al. Mayo clinic/renal pathology society consensus report on pathologic classification, diagnosis, and reporting of GN. J Am Soc Nephrol, 2016, 27: 1278-1287.

第二节　急性肾小球肾炎

急性肾小球肾炎(acute glomerulonephritis),又称急性感染后肾小球肾炎,简称"急性肾炎"。多数患者存在前驱感染,其中最典型的疾病为急性链球菌感染后肾小球肾炎。其他如金黄色葡萄球菌感染所致感染后肾小球肾炎相对少见。本节主要介绍急性链球菌感染后肾小球肾炎。

急性肾小球肾炎多见于儿童和青少年,常见的前驱链球菌感染为急性扁桃体炎、猩红热和脓疱疮。一般感染后潜伏期1~3周,起病急,多表现为急性肾炎综合征,即血尿(可为肉眼血尿)、蛋白尿(可表现为肾病综合征)、水肿、高血压,少数患者伴发一过性AKI。部分患者可无明显临床症状,也有少数患者临床表现为急进性肾小球肾炎。多数患者发病时补体C3下降,6~8周恢复正常。肾脏病理学表现为毛细血管内增生性肾小球肾炎。该病具有自限性,治疗以支持和对症为主。如仍存在感染灶,可予抗生素治疗。

既往认为该病预后良好。近年研究显示成年患者、有合并症的患者预后相对较差,可遗留CKD。

门诊病历摘要

患者,男性,14岁,初中学生。因"尿色加深1d伴水肿"入院。患者1d前发现尿色加深,尿中泡沫多,伴眼睑和双下肢水肿,无尿频、尿急和尿痛,无发热。追问病史,患者2周前咽痛、发热(体温38.5℃),应用阿莫西林胶囊1d后热退,抗生素疗程5d,咽痛好转。自发病以来体重增加5kg。既往体健,否认家族肾脏病病史,否认食物和药物过敏史。

【问题1】突然出现尿色加深,问诊和体格检查时应注意什么?

思路1　尿色加深应明确是否为真性血尿。首先需要除外摄入特殊食物和药物所致。进食某些食物(如胡萝卜)和药物(如利福平、卡巴克洛)可有红色尿。确认血尿后还应排除其他脏器出血混入尿液(如女性患者应了解月经史),或者系统性疾病出血(如凝血功能和/或血小板功能障碍等)可能。

思路2　鉴别内科或外科血尿。应询问是否有外伤史、泌尿系统疾病病史或有创性检查,外科相关血尿可伴有泌尿系相关部位疼痛、尿路刺激征等症状,尿中可见血丝或者血块;肾小球肾炎所致的血尿多为全程血尿,可伴有长时间不易消散的泡沫。

体格检查时应重点检查患者可能存在的感染源,如扁桃体是否仍存在感染征象、水肿部位、是否存在肾区叩击痛。此外,需要注意是否有皮疹。

> **知识点**
>
> 尿色加深需要排除食物和药物所致,确认血尿后需要鉴别内科或外科源性血尿。

入院体格检查

体温36.7℃,心率90次/min,血压145/90mmHg,体重60kg。全身皮肤未见皮疹和出血点。咽红,双侧扁桃体无肿大。两肺未闻及干、湿啰音。腹平软,未触及包块,双肾区无叩痛。双下肢踝部水肿。

【问题2】该患者应行哪些实验室和/或影像学及有创检查?

思路　血、尿常规检查可提示是否存在感染和肾炎综合征,尿红细胞位相检查可鉴别血尿来源。尿蛋白定量和肝肾功能、肾脏超声可协助肾炎或肾病的临床诊断,并决定行肾活检的必要性和可能性。免疫球蛋白和补体检查可提示肾小球肾炎的病因和类型。

该患者检查结果:血常规未见异常。尿常规:蛋白1.5g/L,红细胞70~80个/HP,白细胞5~10个/HP。尿红细胞位相:变形性为主,可见面包圈样和棘形红细胞。24h尿蛋白定量2.5g。血清白蛋白35g/L,血清肌酐140μmol/L,血甘油三酯和总胆固醇正常。超声检查双肾形态大小和结构正常。

【问题3】根据患者的临床表现和初步实验室检查,该患者最可能的诊断是什么? 需要哪些进一步的检查?

思路　患者急性起病,临床上表现为血尿、蛋白尿、水肿和高血压,符合急性肾炎综合征。因患者上呼吸道感染2周后发生急性肾炎综合征,最可能是急性感染后肾小球肾炎。需要检查抗链球菌溶血素O、咽拭子、血清补体水平并观察变化趋势,以明确是否罹患急性链球菌感染后肾小球肾炎。患者为青少年,血肌酐轻度升高,合并了AKI。需检测ANCA和抗肾小球基底膜抗体(antiglomerular basement membrane antibody,抗GBM抗体)以除外急进性肾小球肾炎,必要时可行肾活检以明确病理诊断并指导进一步治疗。

知识点

1. 链球菌感染可引起典型的急性感染后肾小球肾炎。
2. 急性链球菌感染后肾小球肾炎主要表现为急性肾炎综合征。
3. 急性链球菌感染后肾小球肾炎血清补体C3可一过性下降。

患者血清抗链球菌溶血素O:1 250IU/ml;咽拭子培养为溶血性链球菌;补体C3 0.29g/L,C4 0.24g/L;血免疫球蛋白IgG 16.4g/L,IgA 3.71g/L,IgM 0.96g/L;自身抗体:抗核抗体(antinuclear antibody,ANA)(−),抗双链DNA(double-stranded DNA,dsDNA)抗体(−),抗可提取性核抗原(extractable nuclear antigen,ENA)抗体(−),ANCA(−),抗GBM抗体(−)。

根据上述结果,患者初步诊断为急性链球菌感染后肾小球肾炎。

【问题4】急性感染后肾小球肾炎的发病机制有哪些?

思路　阐明急性感染后肾小球肾炎的发病机制有助于理解疾病的发生发展过程,有助于决定治疗策略并判断疾病预后。

存在易感因素(如补体基因)的个体罹患感染时,致病微生物诱发机体免疫反应,沉积在肾脏的免疫复合物激活补体造成免疫炎症反应而致病。引起急性链球菌感染后肾小球肾炎的病原菌主要是A组乙型溶血性链球菌中的"致肾炎菌株(nephritogenic strains)"。可能的致病机制:①细菌抗原直接沉积在肾小球(植入抗原);②循环免疫复合物沉积于肾小球;③肾小球固有成分发生改变,成为自身新抗原;④通过抗原模拟,诱发自身免疫反应。

既往认为针对A组链球菌M蛋白的抗体可能与肾小球的自身抗原存在交叉反应,近年研究又认为致肾炎菌株的纤溶酶受体(nephritis-associated plasmin receptor,NAPlr)及链球菌致热外毒素B(streptococcal exotoxin B,SPE-B)是主要的致病抗原。

该患者发病时循环补体C3下降,而C4正常,说明该病主要激活补体旁路途径导致补体消耗。典型的急性链球菌感染后肾小球肾炎血清C3在6~8周恢复正常。

【问题5】急性链球菌感染后肾小球肾炎是否需要肾活检? 典型的肾脏病理学特点是什么?

思路　肾脏病理诊断对于该病确诊是非常重要的。但是对于儿童患者,特别是典型的急性链球菌感染后肾小球肾炎者,可先支持对症治疗。患者临床症状逐步好转,血清补体C3在6~8周内恢复正常,血尿和蛋白尿消失,或仅遗留镜下血尿者可不行肾活检。下列患者应及时肾活检以明确诊断:成人患者或诊断存疑;儿童患者合并AKI;补体C3下降6~8周不恢复;血尿蛋白尿逾期不减少,甚至出现肉眼血尿等。

该患者入院时表现为急性肾炎综合征合并AKI,入院第3日经对症处理并控制血压后行肾活检。

肾脏病理结果:免疫荧光表现为IgG和补体C3呈"满天星"样沿肾小球毛细血管袢和系膜区沉积。光学显微镜检查见肾小球饱满,弥漫性肾小球毛细血管内皮细胞增生,管腔内可见中性粒细胞和单核细胞浸润。电子显微镜检查可见"驼峰状"电子致密物在肾小球上皮下沉积(图3-2-1)。符合急性链球菌感染后肾小球肾炎的病理特点。最终病理诊断为急性毛细血管内增生性肾小球肾炎。

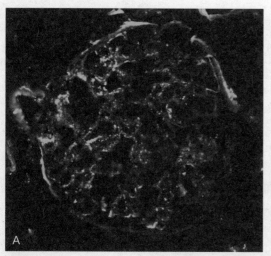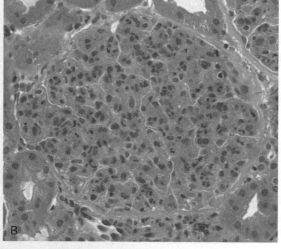

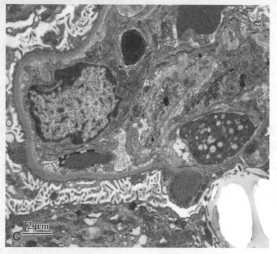

图 3-2-1　病理检查

A. 免疫荧光示 C3 呈"满天星"样沿肾小球毛细血管袢和系膜区沉积(×400);B. 光镜显示毛细血管内增生性
肾小球肾炎(HE 染色,×400);C.电镜显示上皮下"驼峰状"电子致密物(×400)。

知识点

急性链球菌感染后肾小球肾炎典型的肾脏病理表现:

1. 光镜表现为毛细血管内增生性肾小球肾炎。
2. 免疫荧光为 IgG 和 C3 呈"满天星"样沿肾小球毛细血管袢和系膜区沉积。
3. 电镜可见上皮下"驼峰状"电子致密物。

【问题6】急性感染后肾小球肾炎的鉴别诊断有哪些?

思路　需要鉴别的疾病包括继发性肾小球疾病,如过敏性紫癜性肾炎,乙型肝炎病毒(hepatitis B virus,HBV)相关性肾炎和狼疮性肾炎等,以及其他原发性肾小球疾病,如 IgA 肾病和急进性肾小球肾炎等。

1. **过敏性紫癜性肾炎**　儿童好发,通常合并过敏性紫癜的其他临床表现(包括皮肤型、胃肠型及关节型紫癜)或有紫癜病史,一般无补体水平降低。肾活检可见肾小球系膜区 IgA 沉积,病理表现与 IgA 肾病相似。

2. **HBV 相关性肾炎**　该病患者可以出现肾炎综合征、肾病综合征等表现。临床上可有 HBV 感染的血清学证据和 / 或 HBV-DNA 复制证据,肾脏病理学可有 HBV 相关抗原在肾脏沉积的证据。

3. **狼疮性肾炎**　好发于中青年女性,多系统受累,实验室检查可见 ANA、抗 dsDNA 抗体和抗 Sm 抗体阳性。补体 C3 和补体 C4 均可降低,随病情活动性变化而波动。肾活检免疫病理检查可呈现多种免疫球蛋白和补体成分沉积,即"满堂亮"的表现。

4. IgA 肾病 中国人最常见的肾小球疾病之一,常表现为急性或慢性肾炎综合征。潜伏期相对较短,可在黏膜感染后数小时至数日内出现血尿、蛋白尿,约 1/3 的患者血 IgA 水平升高。肾活检以肾小球系膜细胞增生为主,免疫荧光表现主要为 IgA 和补体在系膜区沉积。

5. 急进性肾小球肾炎 可存在前驱感染,起病急,短期内尿量减少,肾功能进行性减退,多数患者血清 ANCA 和 / 或抗 GBM 抗体阳性。肾活检可见 50% 以上的肾小球有大新月体形成。

【问题 7】根据目前的诊断,治疗原则是什么?

思路 急性链球菌感染后肾小球肾炎的治疗包括一般 / 支持治疗、对症治疗和抗感染治疗。

1. 一般治疗

(1)卧床休息:水肿消失、一般情况好转后,逐步增加活动。

(2)饮食治疗:低盐饮食(<3g/d);优质蛋白饮食 0.8~1.0g/(kg·d);热量摄入达到 30~35kcal/(kg·d)。

2. 对症治疗

(1)利尿消肿:可应用噻嗪类或袢利尿剂,逐步增加剂量。严重水钠潴留者或发生心力衰竭和脑水肿者可静脉滴注袢利尿剂。

(2)控制血压:急性链球菌感染后肾小球肾炎患者出现高血压的主要机制为水钠潴留,因此首选利尿剂控制血压。如降压不能达标,也可选用钙通道阻滞剂,但应注意部分钙通道阻滞剂本身有水钠潴留的副作用。急性期过后遗留蛋白尿患者,可选用 ACEI/ARB 类药物。

3. 抗感染治疗 急性链球菌感染后肾小球肾炎发作时,多数患者感染灶已愈。肾小球肾炎的发生与感染后诱发的免疫复合物沉积和补体活化所致炎症反应相关。此时通常不需要使用抗生素药物治疗,除非患者感染灶持续存在。抗感染治疗还可以防止链球菌感染传播他人。一般多选用青霉素类药物。

4. 糖皮质激素和免疫抑制剂 目前没有证据提示糖皮质激素和免疫抑制治疗可以改善急性链球菌感染后肾小球肾炎短期及长期的预后,因此不主张临床应用。但有研究显示其他病原体,例如葡萄球菌感染导致的感染后肾小球肾炎,应用糖皮质激素和免疫抑制治疗可能对预后有改善作用,该结论有待进一步研究证实。

知识点

1. 急性链球菌感染后肾小球肾炎的治疗以支持和对症为主。

2. 水肿和高血压主要为水钠潴留所致,治疗以利尿为主。

该患者入院应用呋塞米利尿后症状逐渐好转,尿量逐渐增加,达 2 000ml/d。入院后 2 周体重下降 3kg。尿镜检红细胞 5~10 个 /HP,24h 尿蛋白定量 0.5g。血清白蛋白 40g/L,血清肌酐 86μmol/L,补体 C3 0.49g/L,停服降压药物,病情稳定出院。

出院后 6 周(起病后 8 周)随访,未诉不适。监测血压 110/60mmHg。尿镜检红细胞 0~3 个 /HP,尿蛋白阴性。血清白蛋白 48g/L,血清肌酐 66μmol/L,补体 C3 0.89g/L。

【问题 8】急性链球菌感染后肾小球肾炎患者预后如何?

思路 该患者为少年男性,临床表现为急性肾炎综合征,伴高血压和一过性 AKI,以及一过性低补体血症,肾脏病理表现为毛细血管内增生性肾小球肾炎。符合急性链球菌感染后肾小球肾炎的自然病程。经支持对症治疗后疾病完全缓解,肾功能恢复,预后良好。

急性感染后肾小球肾炎的预后相对良好,文献报道 92% 儿童和 60% 成人患者可临床完全康复。

1. 短期预后 死亡率约 1%,主要发生于存在基础疾病的老年患者,死亡原因多为并发心力衰竭、脑病和感染。有报道持续少尿、严重高血压、大量蛋白尿,以及病理有新月体病变者,肾功能恢复缓慢。

2. 长期预后 既往报道认为长期预后良好,但近期文献报道 5 年后仍存在蛋白尿的患者中高达 8% 的患者可遗留 CKD。

(赵明辉)

推荐阅读文献

［1］HUNT E A K, SOMERS M J G. Infection-related glomerulonephritis. Pediatr Clin North Am, 2019, 66 (1): 59.

［2］KANJANABUCH T, KITTIKOWIT W, EIAM-ONG S. An update on acute postinfectious glomerulonephritis worldwide. Nat Rev Nephrol, 2009, 5 (5): 259-269.

［3］NACHMAN P H, JENNETTE J C, FALK R J. Primary glomerular disease//Brenner B M, Rector Jr F C. The kidney. 9th ed. Philadelphia: Saunders W B, 2012: 1136.

［4］NADASDY T, HEBERT L A. Infection-related glomerulonephritis: understanding mechanisms. Semin Nephrol, 2011, 31 (4): 369.

［5］ODA T, YOSHIZAWA N, YAMAKAMI K, et al. The role of nephritis-associated plasmin receptor (NAPlr) in glomerulonephritis associated with streptococcal infection. J Biomed Biotechnol, 2012, 2012: 417675.

［6］PAIS P J, KUMP T, GREENBAUM L A. Delay in diagnosis in poststreptococcal glomerulonephritis. J Pediatr, 2008, 153 (4): 560.

［7］RODRIGUEZ-ITURE B, MUSSER J M. The current state of poststreptococcal glomerulonephritis. J Am Soc Nephrol, 2008, 19 (10): 1855.

第三节　急进性肾小球肾炎

急进性肾小球肾炎（rapidly progressive glomerulonephritis，RPGN），简称"急进性肾炎"，该病肾脏病理上表现为新月体性肾炎。随着抗 GBM 抗体和 ANCA 的发现，证实本病是一组病因不同但具有相似临床和病理特征的重症肾小球疾病。根据免疫病理学特点，急进性肾小球肾炎又分为三型：Ⅰ型为抗 GBM 抗体型，Ⅱ型为免疫复合物型，Ⅲ型为寡免疫沉积型。其中Ⅲ型主要为 ANCA 相关小血管炎所致。

急进性肾小球肾炎在肾小球疾病肾活检病例中占 2%~5%。可累及不同的年龄组，其中Ⅰ型和Ⅱ型主要以中青年为主，Ⅲ型以中老年为主。临床特征是在血尿、蛋白尿、水肿和高血压等急性肾炎综合征基础上，肾功能迅速减退，早期出现少尿或无尿。如不及时治疗可进展至终末期肾病。

急进性肾小球肾炎的主要治疗是及时的免疫抑制疗法。包括血浆置换、甲泼尼龙冲击和免疫抑制剂。在预后方面，Ⅰ型最差，Ⅲ型相对较好，Ⅱ型居中。

门诊病历摘要

患者，男性，32 岁。因"发热、咳嗽 2 周，下肢水肿 1 周，尿量减少 3d"来院门诊。患者 2 周前发热、乏力，体温 38.0℃，伴咳嗽，咳少量白痰，无畏寒、寒战，无呼吸困难，无咯血。当地考虑肺部感染，予以头孢呋辛治疗 3d 后发热缓解。1 周前发现下肢轻度水肿，查尿常规：尿蛋白（++），尿红细胞（++），24h 尿蛋白定量 1.2g；血肌酐 78μmol/L，建议住院肾活检，患者未同意。3d 前自觉尿量减少，约 600ml/d，门诊化验发现血肌酐升至 179μmol/L，第 1 小时末红细胞沉降率（简称"血沉"）45mm，C 反应蛋白 0.11g/L，血红蛋白 90g/L，超声双肾大小正常。诊断为 AKI，急诊入院。

自患病以来，体重增加 2kg，饮食、睡眠尚可。既往否认高血压、糖尿病、冠心病史，否认结核、肝炎等传染病病史，无外伤及手术史。否认食物及药物过敏史。久居北京，否认疫水及有毒、放射性物质接触史。无烟酒嗜好。父母体健，否认肾脏病家族史。

【问题 1】接诊肾功能不全的患者，如何判断是否为 AKI？

思路 1　鉴别 AKI 和 CKD。对于血肌酐升高的患者鉴别是否为 AKI 至关重要，AKI 患者可能因为得到早期诊断和及时治疗，部分乃至完全恢复肾功能。临床上可根据病史长短及是否存在贫血、钙磷代谢紊乱和肾脏体积等综合考虑进行鉴别。

AKI 指肾脏结构或功能异常时间不超过 3 个月。诊断标准：48h 内血肌酐增高 ≥ 26.5μmol/L（0.3mg/dl），或 7d 之内血肌酐增高 ≥基础值的 1.5 倍；或持续 6h 尿量 <0.5ml/（kg·h）。

思路 2　AKI 损伤部位的鉴别。AKI 分为肾前性、肾实质性和肾后性。肾前性主要为肾脏灌注不足所致，肾后性主要由尿路梗阻所致,肾实质性包括肾小球疾病、肾小管间质病和肾血管性疾病所致。

该患者病程短,3d 内血肌酐显著升高,加之超声显示双肾大小正常,符合 AKI。

该患者没有肾前性和肾后性的因素。因表现为血尿和蛋白尿,支持肾小球肾炎;短期内血肌酐上升和尿量减少,需考虑急性肾小球肾炎乃至急进性肾小球肾炎。

> 知识点
>
> 1. 鉴别 AKI 和 CKD 至关重要,AKI 经过治疗有可能完全或部分恢复肾功能。
> 2. 鉴别 AKI 的部位可以指导治疗方案,肾实质性者往往需要尽快行肾活检明确诊断。

【问题 2】疑诊急进性肾小球肾炎应尽快完成哪些检查以明确诊断?

思路　疑诊急进性肾小球肾炎应急诊入院。尽快检测血清抗 GBM 抗体和 ANCA,并争取尽快完成肾活检以明确病理诊断,指导及时和适宜的治疗。

入院检查

患者入院第 2 日急诊检测抗 GBM 抗体 >200RU/ml,ANCA 阴性,血肌酐 300μmol/L。入院第 3 日行急诊肾活检。确诊为新月体性肾炎 I 型。

肾活检结果如下(图 3-3-1):

免疫荧光:5 个肾小球。IgG 和 C3 沿肾小球毛细血管壁呈线状沉积。

光镜检查:22 个肾小球,2 个球性硬化。15 个肾小球可见大细胞性新月体形成,部分肾小球肾小囊(鲍曼囊)破裂。肾间质可见弥漫性水肿,伴单个核细胞及多形核细胞浸润,肾小管上皮细胞空泡及颗粒变性;肾小动脉未见明显病变。

电镜检查:2 个肾小球,均有新月体形成。肾小球未见电子致密物沉积,可见基底膜断裂。

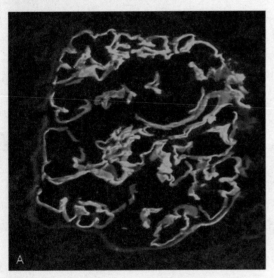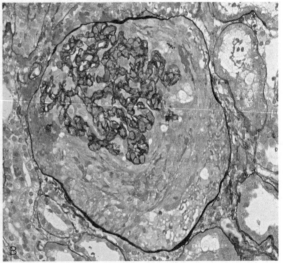

图 3-3-1　病理检查
A. 免疫荧光示 IgG 呈线样沿肾小球毛细血管袢沉积(×400);
B. 光镜显示细胞性新月体形成(PASM 染色,×400)。

【问题 3】急进性肾小球肾炎不同病理类型的临床和病例特点有哪些?

思路

1. 病理类型的特点　急进性肾小球肾炎肾脏病理表现为新月体性肾炎。我国的诊断标准为 50% 以上的肾小球具有大新月体(占据肾小囊切面 50% 以上面积)形成。依据新月体病变的新旧状况,又分为细胞性新月体、细胞纤维性新月体和纤维性新月体。

免疫荧光检查有助于急进性肾小球肾炎分型:I 型为抗 GBM 抗体型,IgG 和 C3 沿肾小球毛细血管壁呈线状沉积；Ⅱ型为免疫复合物型，免疫球蛋白及 C3 于肾小球系膜区及毛细血管壁沉积；Ⅲ型为寡免疫沉积型，免疫球蛋白和补体无或微弱沉积。

三种类型在光镜及电镜检查上各有特点。Ⅰ型光镜下新月体种类较均一，可见毛细血管袢节段性纤维素样坏死；电镜下无电子致密物沉积，常见基底膜断裂。Ⅱ型光镜下可见肾小球毛细血管内细胞增加；电镜下肾小球内皮下及系膜区电子致密物沉积。Ⅲ型光镜下新月体种类常多样化，细胞性、细胞纤维性及纤维性新月体混合存在，肾小球毛细血管袢和肾小动脉可见纤维素样坏死，电镜下无电子致密物沉积。

2. 临床表现的特点　Ⅰ型有两个发病高峰，中青年以男性为主；中老年则女性略多，且可见 ANCA 和抗 GBM 抗体双阳性。Ⅱ型多为中青年，Ⅲ型多为中老年。肾病综合征主要见于Ⅱ型，随肾功能恶化常出现贫血。疾病缓解后，Ⅰ型很少复发，Ⅲ型则易复发。

下列实验室检查有助于急进性肾小球肾炎各型鉴别：①血清抗 GBM 抗体，Ⅰ型患者均为阳性；②血清 ANCA，约 80% 的Ⅲ型急进性肾小球肾炎患者阳性，提示小血管炎致病；③血清补体 C3 下降，主要见于少数Ⅱ型急进性肾小球肾炎患者。

【问题 4】急进性肾小球肾炎应与哪些疾病鉴别？

思路　急进性肾小球肾炎确诊后，还应根据是否合并系统性疾病如 SLE、过敏性紫癜等，来区分原发性抑或继发性新月体肾炎。

狼疮性肾炎多累及育龄女性，临床上多系统受累，血清中存在多种自身抗体，肾脏病理肾小球往往可见多种免疫球蛋白和补体成分沉积。而过敏性紫癜患者可有过敏史，临床上有皮肤紫癜，部分患者发病时外周血可见嗜酸性粒细胞计数升高，肾活检肾小球见 IgA 沉积为主。

本例患者为中青年男性，起病急，肾功能恶化快，临床上符合急进性肾小球肾炎，肾脏病理符合新月体肾炎。结合患者血清抗 GBM 抗体高效价阳性，肾脏病理表现为 IgG 沿肾小球毛细血管壁呈线状沉积，可确诊急进性肾小球肾炎Ⅰ型。

知识点

1. 急进性肾小球肾炎病理上表现为新月体性肾炎。
2. 急进性肾小球肾炎一旦疑诊应尽快检测血清 ANCA 和抗 GBM 抗体。
3. 急进性肾小球肾炎如有可能需尽快完成肾活检以指导治疗。

【问题 5】急进性肾小球肾炎的发病机制有哪些？

思路 1　急进性肾小球肾炎属于多种病因导致的 GBM 断裂，从而形成新月体。基底膜断裂使单核巨噬细胞和纤维蛋白进入肾小囊囊腔，刺激囊壁上皮细胞增生，形成新月体。

思路 2　肾小球新月体形成既有免疫机制也有炎症机制参与。在易感基因背景的基础上，Ⅰ型和Ⅲ型可在肾脏发生自身免疫反应，Ⅱ型则是循环免疫复合物沉积于肾脏，可激活补体引起炎症反应，也可趋化炎症细胞和炎症因子在肾小球发挥致炎症作用。

【问题 6】急进性肾小球肾炎的治疗原则和具体措施有哪些？

思路　急进性肾小球肾炎是重症肾小球疾病，需要强化免疫抑制治疗，包括血浆置换、甲泼尼龙静脉冲击、糖皮质激素联合免疫抑制剂等综合疗法。有透析指征者需要肾脏替代治疗。因为急进性肾小球肾炎病因不同，治疗策略也不尽相同。其中 ANCA 相关小血管炎导致的Ⅲ型和狼疮肾炎导致的Ⅱ型需要分为诱导缓解治疗和维持缓解治疗两个阶段。

1. 抗 GBM 抗体型（Ⅰ型）　治疗首选强化血浆置换，同时联合糖皮质激素和 CTX。血浆置换可快速清除抗 GBM 抗体，每次置换量 50ml/kg（2~4L/ 次），每日或隔日一次，直至抗体转阴，一般需要连续置换 10~14次；一般采用 5% 的白蛋白作为置换液，对于有肺出血或者近期拟接受肾活检或手术的患者，可应用新鲜冰冻血浆作为置换液。

泼尼松 1mg/（kg·d），4 周后逐渐减量，至 6 个月左右停药。初始治疗时，根据病情可以给予甲泼尼龙 7~15mg/（kg·d）（最大量不超过 1g/d）静脉滴注冲击治疗，连续 3d，但需权衡治疗效果与大剂量激素所带来的感染等副作用。CTX 口服，2mg/（kg·d），持续应用 2~3 个月，累积剂量 6~8g。对于老年和肾功能不全患者，酌情调整用量。

2. 免疫复合物型(Ⅱ型) 常用甲泼尼龙静脉冲击联合免疫抑制剂治疗。甲泼尼龙静脉滴注1~3个疗程。口服泼尼松1mg/(kg·d)联合CTX方案同上。

知识点

1. 急进性肾小球肾炎根据免疫病理类型的不同治疗方案有所不同。
2. 急进性肾小球肾炎需要强化免疫抑制治疗。
3. 抗GBM抗体型治疗首选血浆置换。

治疗经过

本例患者肾活检确诊后,血肌酐达到500μmol/L,尿量400~600ml/d,可见肉眼血尿。连续接受血浆置换14次,每次置换剂量2 000~3 000ml,置换期间连续检测抗GBM抗体,效价逐步下降。同时给予甲泼尼龙500mg静脉冲击,连续3次为一个疗程,共2个疗程。随后给予泼尼松50mg/d联合口服CTX 100mg/d。入院第3周血清抗GBM抗体转阴,停止血浆置换,血肌酐200μmol/L,尿量1 000ml/d,肉眼血尿消失,仍有镜下血尿和蛋白尿0.5g/d。

住院期间未发生咯血。病情稳定出院随访。

【问题7】急进性肾小球肾炎的预后如何?

思路 急进性肾小球肾炎的预后与分型密切相关。Ⅰ型预后差,Ⅲ型相对好,Ⅱ型居中。

随着对导致各型急进性肾小球肾炎病因及其发病机制的研究和治疗手段的不断进步,急进性肾小球肾炎的短期预后较以往已有明显改善。

急进性肾小球肾炎Ⅰ型患者预后不良的因素:①新月体比例超过85%;②就诊时出现少尿;③治疗前血肌酐>600μmol/L。目前Ⅰ型患者的1年存活率已达70%~80%,肾脏1年存活率达25%。该型急进性肾小球肾炎一般不会复发。

约80%的急进性肾小球肾炎Ⅲ型患者为ANCA相关小血管炎所致,患者对及时的免疫抑制治疗反应相对较好,其预后与全身多器官受累程度相关。即使出现严重肾损害的Ⅲ型患者,其1年缓解率也可达57%,就诊时已进入透析治疗的患者也有44%能够脱离透析。

急进性肾小球肾炎Ⅱ型的预后与病因相关,源于狼疮性肾炎者的预后好于ANCA相关小血管炎,但是源于IgA肾病或过敏性紫癜者其预后相对较差。尚需要大宗队列研究证实。

ANCA相关小血管炎和狼疮性肾炎患者诱导缓解后还需要维持治疗,详见相关章节。

随 访

该患者出院后在门诊随访。出院2个月时,泼尼松减至10mg/d,CTX累计8g停用;多次定期查血清抗GBM抗体阴性,血肌酐170μmol/L,尿红细胞3~5个/HP,蛋白尿0.35g/d。出院6个月时,停用糖皮质激素;血清抗GBM抗体仍为阴性,血肌酐150μmol/L,仍有轻度镜下血尿,蛋白尿转阴,间断可检测到微量白蛋白尿。进入CKD随访门诊。

(赵明辉)

推荐阅读文献

［1］陈惠萍,曾彩虹,胡伟新,等.10594例肾活检病理资料分析.肾脏病与透析肾移植杂志,2000,9(6):501.

［2］CHEN M, JAYNE D R, ZHAO M H. Complement in ANCA-associated vasculitis: mechanisms and implications for management. Nat Rev Nephrol, 2017, 13 (6): 359.

［3］CUI Z, TURNER N, ZHAO M H. Antiglomerular basement membrane disease: treatment and outcome//TURNER N, LAMEIRE N, GOLDSMITH D J, et al. Oxford textbook of clinical nephrology. 4th ed. Oxford: Oxford University

Press, 2016: 606.

[4] CUI Z, ZHAO M H. Advances in human anti-glomerular basement membrane disease. Nat Rev Nephrol, 2011, 7: 697.

[5] NACHMAN P H, JENNETTE J C, FALK R J. Primary glomerular disease//BRENNER B M, RECTOR Jr F C. The kidney. 9th ed. Philadelphia: Saunders W B, 2012: 1153.

[6] LV J, YANG Y, ZHANG H, et al. Prediction of outcomes in crescentic IgA nephropathy in a multicenter Cohort study. J Am Soc Nephrol, 2013, 24 (12): 2118.

[7] LYONS P A, RAYNER T F, TRIVEDI S, et al. Genetically distinct subsets within ANCA-associated vasculitis. N Engl J Med, 2012, 367 (3): 214.

[8] XIE L J, CUI Z, CHEN F J, et al. The susceptible HLA class Ⅱ alleles and their presenting epitope(s) in Goodpasture's disease. Immunology, 2017, 151 (4): 395.

[9] YU F, HAAS M, GLASSOCK R, et al. Redefining lupus nephritis: clinical implications of pathophysiologic subtypes. Nat Rev Nephrol, 2017, 13 (8): 483.

第四节　慢性肾小球肾炎

慢性肾小球肾炎（chronic glomerulonephritis, CGN）简称"慢性肾炎"，是以血尿、蛋白尿、水肿、高血压及缓慢进展的肾功能减退为特点的一组原发性肾小球疾病。临床特点为病程长、病情迁延、病变持续缓慢进展。

病因尚不明确，绝大多数慢性肾小球肾炎由不同病因、不同病理类型的原发性肾小球疾病发展而来，少数由急性链球菌感染后肾小球肾炎迁延所致。发病机制多与免疫介导的炎症损伤有关，高血压、高血脂、蛋白尿等非免疫因素也参与了其慢性化进程。

慢性肾小球肾炎的病理类型多种多样，常见类型有系膜增生性肾小球肾炎（包括 IgA 肾病和非 IgA 系膜增生性肾小球肾炎）、FSGS、膜性肾病、系膜毛细血管性肾小球肾炎。随着疾病的进展，所有类型的慢性肾小球肾炎均可能发展为不同程度的肾小球硬化、肾间质纤维化、肾脏萎缩。

慢性肾小球肾炎的病理类型与临床表现并非一一对应，即同一病理类型可以有不同的临床表现和病情严重程度，而相同的临床表现其病理类型可能并不相同。本病以血尿、蛋白尿、高血压、水肿为基本临床表现。在疾病初期，部分患者无自觉症状，仅表现为尿检异常或倦怠、食欲缺乏、腰膝酸痛等非特异症状。水肿时有时无，轻重不一，主要表现为眼睑颜面和 / 或双下肢凹陷性水肿。多数患者可出现程度不同的高血压，部分患者以高血压为突出症状，表现为难治性高血压，甚至出现高血压心脏病、高血压脑病、眼底出血、视神经盘水肿等。随着病情持续进展，GFR 逐渐下降，并出现肾小管浓缩稀释功能受损，表现为血清肌酐升高、夜尿增多等。

肾组织活检对慢性肾小球肾炎的病理诊断、制订个体化的治疗方案和判断预后具有不可替代的重要意义。结合病理诊断和临床表现，部分患者可能需要糖皮质激素和 / 或免疫抑制剂治疗。除此之外，饮食和生活方式的调整、控制血压和降低肾小球内压力、避免肾毒性药物的应用等综合防治措施同样重要。

慢性肾小球肾炎为持续进展性疾病，最终将发展为终末期肾病。一般患者此过程需 10 年以上。影响其预后因素主要包括疾病的病理类型、延缓肾功能恶化的措施和各种危险因素的防治。

门诊病历摘要

患者，女性，42 岁。因"发现蛋白尿伴间断下肢水肿 3 个月"来门诊就诊。3 个月前患者因受凉咳嗽于当地就诊，查尿常规提示尿蛋白（++），隐血（++），未予重视及处理。其间伴双下肢间断水肿，数次发现高血压，最高 150/102mmHg。1 个月前因"痔疮"在当地住院治疗，住院期间查尿蛋白（++），隐血（++），24h 尿蛋白定量 674mg，给予"硝苯地平片、呋塞米片"等治疗。自觉症状无好转，遂来就诊。门诊查尿沉渣镜检红细胞 25 个 /HP，面包圈形 65%，穿孔形 15%，正形 20%；尿蛋白电泳提示 N- 乙酰 -β-D 氨基葡萄糖苷酶（NAG）29.57IU/L，尿视黄醇结合蛋白 3.23mg/L，尿微量白蛋白 119.15mg/L，尿 IgG 20.22mg/L，均不同程度升高。遂以"慢性肾小球肾炎"收入院。病程中，无皮疹、关节疼痛、腹痛，无尿频、尿急、尿痛，无光过敏、口腔溃病、雷诺现象。

既往否认冠心病、糖尿病、肝炎、结核病史，否认外伤手术史，无药敏史。现居原籍，否认疫水及毒物、放射性物质接触史。月经正常，末次月经 10d 前，孕 1 产 1，自然分娩。无烟酒嗜好。否认家族及遗传病病史。

体格检查：体温 36.7℃，脉搏 72 次 /min，呼吸 14 次 /min，血压 145/94mmHg。神清，体格检查配合。眼睑及颜面部稍水肿，心肺听诊无明显异常，腹软，无压痛及反跳痛，肝脾肋下未及，移动性浊音阴性。双肾区无叩痛，双下肢轻度水肿，生理反射存在，病理反射未引出。

【问题 1】什么叫血尿？血尿和尿隐血阳性有何区别？

思路　血尿和尿隐血阳性是两个不同的概念，两者均可使尿色发生改变，但却代表不同的意义，在临床工作中容易混淆。

知识点

尿隐血阳性与血尿的区别

尿隐血阳性代表尿中含有血红蛋白或肌红蛋白。两者均为可转运氧的含血红素的色素蛋白，当尿中加入过氧化物和氧化性显色剂时，这两种蛋白的血色素基团可催化过氧化物释放出新生态氧，氧化显色剂而显色。临床中一般用试纸法来检测。

血尿是指新鲜尿离心后沉渣镜检，每高倍镜视野下红细胞超过 3 个。红细胞少时，尿色可无异常，仅在镜检中发现红细胞，称为镜下血尿。而红细胞较多时，尿色可呈淡红至血色不等，称为肉眼血尿。

因此，血尿患者一定尿隐血阳性，而尿隐血阳性除见于血尿，还见于肌红蛋白尿和血红蛋白尿。

【问题 2】血尿应和哪些疾病鉴别？如何判断血尿的来源？

思路　可通过血尿的性质、影像学检查及尿红细胞形态等检查鉴别。

知识点

血尿的鉴别诊断

首先应除外因摄入含有色素的食物或药物（大黄、利福平、氨基比林、甜菜根等）等导致的尿色异常。

其次，应与血红蛋白尿或肌红蛋白尿相鉴别，后两者亦可出现尿色异常且尿隐血阳性，而尿红细胞计数正常。血红蛋白尿见于溶血性贫血等，肌红蛋白尿见于肌肉组织广泛损伤、变性如急性心肌梗死、大面积烧伤、创伤等。

血尿明确后，应确定血尿是肾小球源性血尿或其他泌尿系统疾病及全身出血性疾病引起的非肾小球源性血尿。除临床表现不同外，以下要点可资鉴别。

1. 肾小球源性血尿　为全程无痛性，而许多原因引起的非肾小球源性血尿可伴有疼痛，且为分段性，通过尿三杯试验明确出血部位可以鉴别。

2. 肾小球源性血尿多不伴血凝块，或仅见于血尿特别突出的个别患者，而非肾小球源性血尿多伴有血凝块。

3. 其他泌尿系统疾病引起的非肾小球源性血尿　影像学检查可见泌尿系统结石、结核、肿瘤、创伤、畸形、多囊肾等。

4. 全身出血性疾病所致的血尿　多伴有其他部位出血，血小板或凝血功能障碍。

5. 如尿沉渣镜检见红细胞管型或相差显微镜提示变形红细胞 >70% 基本可确定为肾小球源性血尿，尤其是棘形红细胞 >5% 更具特异性。此外，尿红细胞容积分布曲线也可鉴别血尿的来源。肾小球源性血尿常呈非对称曲线，其峰值红细胞容积小于静脉峰值红细胞容积；非肾小球源性血尿常呈对称曲线，其峰值红细胞容积大于静脉峰值红细胞容积。

【问题 3】蛋白尿的分类和临床意义是什么？

思路　24h 尿蛋白定量超过 150mg 或尿蛋白定性检查为阳性，称为蛋白尿。蛋白尿分为生理性和病理性。生理性蛋白尿多为暂时性或与体位有关，通常尿蛋白定性不超过(+)，24h 定量不超过 500mg。病理性蛋白尿见于肾脏及肾外疾病所致蛋白尿，多为持续型，定量可多可少（表 3-4-1）。

知识点

表 3-4-1　蛋白尿的分类及临床意义

分类	标志蛋白	临床意义
生理性蛋白尿		
功能性蛋白尿		剧烈运动、发热、精神紧张、交感神经兴奋,多见于青少年
体位性蛋白尿		见于人体直立时,卧位休息时消失,多见于瘦高体型者
病理性蛋白尿		
肾小球性蛋白尿	白蛋白、IgG、补体 C3、转铁蛋白	肾小球肾炎、肾缺血、糖尿病肾病等
肾小管性蛋白尿	视黄醇结合蛋白、N- 乙酰 -β-D 氨基葡萄糖苷酶、胱抑素 C、β_2 微球蛋白	肾盂肾炎、间质性肾炎、重金属中毒、药物损害及肾移植术后等
溢出性蛋白尿	血红蛋白、肌红蛋白、本周蛋白	溶血性贫血、挤压综合征、多发性骨髓瘤、浆细胞病、轻链病等
组织性蛋白尿	Tamm-Horsfall 蛋白	肾小管受炎症或药物刺激等
假性蛋白尿	血液、脓液、黏液等	肾脏以下的泌尿道疾病如膀胱炎、尿道炎、尿道出血及尿液混入阴道分泌物等

【问题 4】该患者初步诊断是什么? 需做哪些进一步检查?

思路　该患者临床表现为血尿、蛋白尿、高血压和水肿,病程超过 3 个月,血尿和蛋白尿特点提示为肾小球疾病引起,以上符合慢性肾炎的特征,但需进一步排除继发性肾脏疾病和遗传性肾脏疾病,故初步诊断为慢性肾炎综合征。下一步需行血常规,便常规,尿常规,肝肾功能,电解质,血糖血脂,乙肝、丙肝、艾滋病、梅毒筛查,肿瘤标志物,自身免疫性疾病全套,ANCA 及抗 GBM 抗体,甲状腺免疫功能全套,类风湿因子及抗链球菌溶血素 O,血及尿轻链,心电图,胸部 X 线片,心脏彩超,泌尿系统超声,肾静脉彩超,眼及听力检查,以及肾活检,以明确病因及病理诊断。

住院诊断及治疗经过

患者入院后进行了系统检查,包括实验室检查、特殊检查、眼底听力检查,同时为了明确病理诊断,进行了肾组织活检。

实验室检查:血、便常规及凝血常规基本正常。尿常规隐血(++),蛋白(++),红细胞数 21 个 /HP;24h 尿蛋白定量 571mg。肝肾功能:白蛋白 40.8g/L,球蛋白 24.2g/L,尿素氮 4.36mmol/L,肌酐 65.6μmol/L。空腹血糖 4.77mmol/L,总胆固醇 3.72mmol/L,甘油三酯 0.97mmol/L。乙肝、丙肝、艾滋病和梅毒等传染病筛查均为阴性。肿瘤标志物全套、自身免疫性疾病全套、甲免全套正常。ANCA 及抗 GBM 抗体阴性。类风湿因子及抗链球菌溶血素 O 正常。血及尿轻链正常。免疫球蛋白及补体正常。

特殊检查:心电图、胸部 X 线片、心脏彩超未见明显异常。泌尿系统超声提示双肾大小正常,实质回声稍增强,皮髓分界尚清。肾静脉超声未见受压征象。

眼底及听力检查正常。

肾脏病理检查结果见图 3-4-1。

光镜检查:1 条皮质及 1 条皮髓组织,最大切面可见 26 个肾小球,1 个肾小球毛细血管襻轻度皱缩,其囊壁增厚伴分层。余肾小球细胞数 80~100 个 / 球,系膜细胞伴系膜基质轻中度增生,毛细血管襻开放好,肾小球内未见明显炎性细胞浸润。少数肾小球系膜区可见少量团块状嗜复红物沉积。小管间质轻度病变,部分小管上皮细胞浑浊肿胀、少数颗粒变性,灶状肾小管萎缩,管腔内见少量蛋白管型。肾间质区域小灶性增宽,少量纤维组织增生,伴少量单个核细胞浸润。个别入球小动脉玻璃样变。碱性刚果红染色阴性。

59

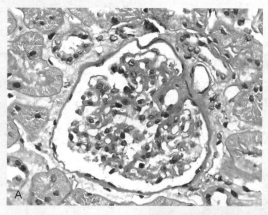
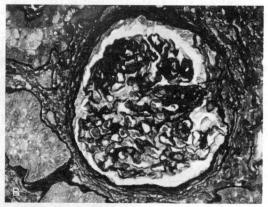
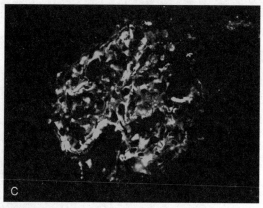

图 3-4-1　肾脏病理检查结果

A. PAS 染色 (× 400);B. Masson+PASM 染色 (× 400);C. 补体 C3 免疫荧光染色 (× 400)。

免疫荧光:冷冻切片最大切面上见 7 个肾小球。肾小球系膜区和少量毛细血管袢可见 IgG(++)、IgM(+++)、C3(+++),呈颗粒状沉积。IgA、C1q、C4、κ 及 λ 轻链染色阴性。肾小球外无免疫球蛋白和补体成分沉积。

【问题 5】根据以上检查结果,患者最终诊断是什么?

思路　经过以上检查,患者基本可排除继发性及遗传性肾脏疾病,最终临床诊断为慢性肾小球肾炎,病理诊断为非 IgA 系膜增生性肾小球肾炎。

【问题 6】患者明确诊断为慢性肾小球肾炎,需与哪些疾病相鉴别?

思路　临床上凡是有血尿、蛋白尿、高血压、水肿等症状均要考虑慢性肾小球肾炎的可能,但确诊本病需排除继发性及遗传性肾小球疾病、其他原发性肾小球疾病,还需要与原发性高血压肾损害及慢性肾盂肾炎、梗阻性肾病相鉴别。

知识点

慢性肾小球肾炎的鉴别诊断

1. 继发性肾小球疾病　如狼疮性肾炎、过敏性紫癜性肾炎、ANCA 相关小血管炎、糖尿病肾病等,根据相应临床表现及实验室检查结果,不难鉴别。

2. Alport 综合征　为最常见的遗传性肾脏病,多为 X 连锁显性遗传。常起病于青少年,患者可有眼(球形晶状体等)、耳(神经性耳聋)、肾(血尿、轻至中度蛋白尿及进行性肾功能损害)异常。

3. 其他原发性肾小球疾病　①无症状性蛋白尿和 / 或血尿:仅表现为轻至中度蛋白尿和 / 或血尿,无高血压、水肿、肾功能改变。但此类患者应持续随访,部分患者可进展至慢性肾小球肾炎。②感染后急性肾小球肾炎:有前驱感染并以急性发作起病的慢性肾小球肾炎需与此病鉴别,但两者潜伏期不同,且血清补体 C3 的动态变化可资鉴别。此外,两者转归不同,急性肾小球肾炎有自愈倾向。

4. 原发性高血压肾损害(详见下文)。

5. 慢性肾盂肾炎和梗阻性肾病　慢性肾盂肾炎多有反复尿路感染病史,尿沉渣中可有白细胞和白细胞管型,尿细菌培养可能阳性,典型患者影像学提示双肾大小不一,轮廓欠光滑。梗阻性肾病多有泌尿系统梗阻的病史,影像学多提示肾或输尿管结石、肾盂积水、输尿管扩张,甚至肾萎缩。

【问题7】肾实质性高血压和原发性高血压肾损害如何鉴别?

思路　肾实质性高血压和原发性高血压肾损害均有高血压、蛋白尿和水肿,均可能进展至肾功能损害,临床上常见此类患者。两者治疗原则和预后有很大不同,应仔细鉴别。临床上,一般通过病史、症状、体征、并发症和辅助检查加以鉴别(表 3-4-2)。

知识点

表 3-4-2　肾实质性高血压和原发性高血压肾损害的鉴别

项目	肾实质性高血压	原发性高血压肾损害
高血压家族史	常无	常有
发病年龄	较年轻(多在 30 岁之前)	多在 40 岁以后
症状先后顺序	水肿、尿检异常先于高血压	高血压 5 年以上出现蛋白尿
尿蛋白量	一般在 1g/d 以上	一般在 1g/d 以下
尿红细胞管型	常见	一般无
水肿	常见	少见
贫血	常见	少见
左心室肥厚	少见	较常见
肾脏病理	各种类型的肾小球病变,免疫荧光常阳性	以肾小动脉硬化为主,免疫荧光阴性
肾病进展	较快	缓慢

【问题8】该患者明确诊断为慢性肾小球肾炎,应如何治疗?

思路　慢性肾小球肾炎的治疗应以防止或延缓肾功能进行性恶化、改善或缓解症状及防治心脑血管并发症为主要目的。

1. 一般治疗

(1)注意休息,避免劳累和感染,避免肾毒性药物的应用。

(2)饮食治疗:低盐饮食(<3g/d);适量优质蛋白饮食[0.8~1.0g/(kg·d)];热量摄入达到 126~147kJ/(kg·d)[30~35kcal/(kg·d)]。

2. 积极控制血压,减少尿蛋白　贝那普利 10mg,每日 1 次口服。

3. 中成药制剂　虫草制剂(如百令胶囊等)、黄葵制剂等中成药对慢性肾小球肾炎的治疗有一定辅助作用。

【问题9】慢性肾小球肾炎患者何时使用糖皮质激素或免疫抑制剂治疗?

思路　由于慢性肾小球肾炎是包括多种临床表现相似的疾病在内的一组疾病,其病因、病理类型、疾病的严重程度和肾功能不尽相同,因此是否需要应用糖皮质激素或免疫抑制剂治疗,除了关注临床表现、病理类型外,亦需从每例患者的个体情况出发,充分评估免疫抑制治疗的可能获益及潜在风险(尤其是感染),权衡利弊,综合决定。一般来说,不主张积极应用。但是如果患者肾功能正常或轻度受损,病理类型较轻(如轻度系膜增生性肾小球肾炎或早期膜性肾病等)而尿蛋白较多且无禁忌证可试用,但无效者应及时逐渐撤去。

随　访

治疗 6 个月随访,血压 120/70mmHg,无明显水肿,尿常规蛋白(±),隐血(±),红细胞数 5 个 /HP,24h 尿蛋白定量 206mg,肝、肾功能正常。继续随访 1 年各项指标稳定。

【慢性肾小球肾炎的诊断治疗流程】(图 3-4-2)

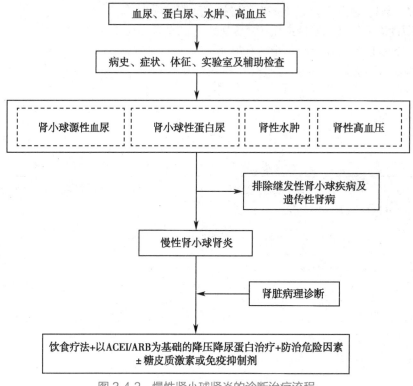

图 3-4-2　慢性肾小球肾炎的诊断治疗流程
ACEI. 血管紧张素转化酶抑制剂;ARB. 血管紧张素 Ⅱ 受体阻滞剂。

(张　春)

推荐阅读文献

[1] 葛均波,徐永健,王辰. 内科学. 9 版. 北京:人民卫生出版社,2018.
[2] BAKOUSH O, GRUBB A, RIPPE B, et al. Urine excretion of protein HC in proteinuric glomerular diseases correlates to urine IgG but not to albuminuria. Kidney Int, 2001, 60 (5): 1904-1909.
[3] FLOEGE J, BARBOUR S J, CATTRAN D C, et al. Management and treatment of glomerular diseases (part 1): conclusions from a Kidney Disease: Improving Global Outcomes (KDIGO) controversies conference. Kidney Int, 2019, 95 (2): 268-280.
[4] FOGO A B. Approach to renal biopsy. Am J Kidney Dis, 2003, 42 (4): 826-836.
[5] SILKENSEN J R, KASISKE B L. Laboratory assessment of kidney disease: clearance, urinalysis, and kidney biopsy// BRENNER B M. The kidney. 7th ed. Philadelphia: Saunders W B, 2004: 1107-1150.

第五节　无症状性血尿和 / 或蛋白尿

一、无症状性血尿

正常人尿中无红细胞或偶见红细胞。若尿液外观颜色正常,仅在镜检时发现红细胞计数超过每高倍镜视野下 3 个,称为镜下血尿(microscopic hematuria)。一般认为,镜下血尿不伴有泌尿系统局部和全身症状时称为无症状性血尿(asymptomatic hematuria)。无症状性血尿在成人中较常见,大部分患者是因体检或其他原因做检查时,无意发现的。对于年轻患者来说,无症状性血尿一般不会导致严重的后果。但对于40岁以上的人群,即使是一过性血尿也可能提示隐匿的恶性肿瘤,如膀胱癌或肾癌。对于病因明确的血尿,应针对其病因进行治疗。很大一部分无症状性血尿患者即使经过全面检查仍无法确定病因,对于这些患者,应长期随访,根据是否出现蛋白尿、肾功能损害和影像学改变来决定进一步的诊疗方案,必要时行肾活检以明确诊断。

门诊病历摘要

　　患者,女性,45岁,参加单位组织的体检,尿常规提示隐血(+),尿沉渣镜检提示红细胞5个/HP,尿蛋白(−)。无肉眼血尿,无其他不适。既往体健,否认高血压、糖尿病、冠心病、肝炎及其他病史。无烟酒嗜好。否认家族及遗传病病史。体格检查:血压105/65mmHg,心肺及腹部无明显异常体征,全身无水肿。血常规及肝肾功能正常。

【问题1】该患者初步诊断考虑什么?
　　思路　该患者尿沉渣镜检发现红细胞>3个/HP,可诊断为血尿。因其体检发现,无伴随症状,亦无肉眼血尿、高血压、水肿和肾功能损害等,故初步诊断为无症状性血尿,又因其不伴蛋白尿,故称为孤立性血尿。

　　知识点

血尿的定义及分类

血尿可分为肉眼血尿和镜下血尿。

出现肉眼血尿时,尿液呈红色或棕色,甚至混有血块。每升尿液中出现1ml血液即可导致肉眼血尿。因此,尿液颜色的改变程度不能反映出血的严重程度。此外,绯红色或棕色的尿液也可见于非泌尿系统出血的其他疾病,如血红蛋白尿、肌红蛋白尿、卟啉尿,及服用利福平、甜菜根等使尿液变色的药物或食物。

镜下血尿的定义是尿沉渣镜检中每高倍镜视野下出现3个及以上的红细胞。试纸法检测的是亚铁血红素,尿液中存在肌红蛋白或血红蛋白都可导致其阳性,而这些蛋白质可能并非来自尿液中的红细胞。因此,如果试纸法阳性,应使用尿沉渣镜检来证实红细胞的存在。如果试纸法阴性,一般可排除血尿,除非患者服用了大量的维生素C(可使试纸法假阴性)。

【问题2】如何鉴别血尿的来源?
　　思路　确定血尿后,需进一步鉴别血尿的来源,区分肾小球源性血尿或非肾小球源性血尿。

　　知识点

如何鉴别肾小球源性血尿和非肾小球源性血尿

1. 红细胞管型　出现红细胞管型是诊断肾小球肾炎的依据,但无红细胞管型不能排除肾小球疾病。AIN患者亦可出现红细胞管型,但概率较低。红细胞管型易出现在涂片的周边区域,因此在低倍镜检时应检查整个视野。此外,离心时间过长也可破坏红细胞管型。

2. 红细胞形态　肾小球源性血尿红细胞形态一般是异常的,可出现红细胞破碎或红细胞膜的节段性丢失,导致尿红细胞形态多变且平均体积缩小。棘形红细胞具有重要的诊断学价值,对肾小球疾病的预测效力最强。棘形红细胞是指在相差显微镜下观察到的环形红细胞,表面具有囊泡样突起。棘形红细胞超过5%对诊断肾小球疾病的敏感性和特异性分别达到52%和98%。

3. 蛋白尿　血尿本身一般不会使尿蛋白排泄率明显增加。在单纯非肾小球源性血尿时,尿蛋白试纸法测定一般不超过(+)。

4. 尿色　肾小球源性肉眼血尿尿色一般为棕色或咖啡色,而非肾小球源性肉眼血尿尿色一般为红色或粉红色。因为前者停留在肾单位内时间较长,且受酸性尿液影响,形成了甲氧血红蛋白。

5. 血块　尿液中出现血块通常提示非肾小球源性血尿。

【问题3】无症状性血尿的病因有哪些?

思路　无症状性血尿按病因可分为肾小球源性血尿和非肾小球源性血尿。具体病因见表3-5-1。

知识点

表3-5-1　无症状性血尿的病因

分类	病因
肾小球源性	IgA 肾病
	薄基底膜肾病(良性家族性血尿)
	遗传性肾炎(Alport 综合征)
	其他原因所致的局灶性肾小球肾炎
非肾小球源性	
上尿路	结石
	肾盂肾炎
	多囊肾
	髓质海绵肾
	高钙尿和 / 或高尿酸尿(无结石)
	肾挫裂伤
	肾乳头坏死
	输尿管结石和肾积水
	肾梗死
	动静脉畸形
	左肾静脉压迫(胡桃夹现象)
	肾结核
	肾细胞癌
	肾盂 / 输尿管移行细胞癌
下尿路	膀胱炎 / 尿道炎 / 前列腺炎
	良性膀胱息肉或肿瘤
	膀胱癌
	前列腺癌
	尿道狭窄
其他原因	运动性血尿
	良性血尿(尚不能解释病因的镜下血尿)
	过度抗凝(华法林等)

【问题4】门诊见此类患者,病史采集及体格检查应注意哪些方面?

思路

1. 病史采集

(1)尿液检查前是否进行过剧烈运动,近期是否受过外伤,女患者是否处在经期,检查前是否进行过性交;以排除一过性血尿的可能。

(2)是否存在尿频、尿急、尿痛,如有,提示泌尿系感染。

(3)是否有排尿费力、尿不尽感或漏尿,如有,提示前列腺增生、前列腺肿瘤、膀胱肿瘤。

(4)是否出现过单侧腰痛,疼痛是否会放射至腹股沟区,提示肾及输尿管结石、肾盂肿瘤。

(5)近期是否出现过上呼吸道感染,如有,提示 IgA 肾病的可能。

(6)是否存在肾脏病家族史,有无 Alport 综合征、多囊肾病、镰形细胞贫血等。

(7)是否服用了华法林或患有出血性疾病。

(8)是否在服用可能引起肾炎的药物,如非甾体抗炎药。

(9)是否有结核病史。

2. 体格检查

(1)皮肤黏膜是否有出血点。

(2)听力情况。

(3)腹部体格检查:肾动脉杂音、肾区叩痛、输尿管点压痛、膀胱及肾脏触诊。

(4)下肢水肿。

【问题 5】评估需要哪些进一步检查?

思路

1. 尿液检查

(1)尿常规:一周后重复进行,判定是否为持续性血尿。

(2)如尿中白细胞增加或见细菌,可考虑行尿培养检查。

(3)如尿蛋白试纸法阳性,应行 24h 尿蛋白定量或计算尿蛋白 / 肌酐比值。

(4)尿沉渣镜检:进一步观察红细胞形态及有无红细胞管型。

2. 血生化检查 血尿素氮、肌酐、白蛋白等,eGFR。

3. 影像学检查 根据以上评估结果决定是否进行泌尿系超声、造影或 CT 检查。

4. 尿脱落细胞学检查 根据年龄及泌尿系恶性肿瘤风险评估决定是否行此检查。

5. 膀胱镜检查 根据年龄及泌尿系恶性肿瘤风险评估决定是否行此检查。

【问题 6】评估无症状性血尿患者泌尿系恶性肿瘤风险的因素有哪些?

思路

1. 年龄 >35 岁。

2. 吸烟。

3. 存在颜料的职业暴露,如印刷工人、化工厂工人、画家等。

4. 肉眼血尿史。

5. 慢性膀胱炎史或膀胱激惹症状。

6. 盆腔放疗史。

7. CTX 用药史。

8. 镇痛药物滥用史。

入 院 检 查

该患者进一步行尿沉渣镜检提示异形红细胞占 80%,24h 尿蛋白定量 85mg,血尿素氮及肌酐均正常,余检查均正常,血压 110/70mmHg。

【问题 7】请问该患者有无必要行肾活检?

思路 该患者目前无须肾活检。对于无蛋白尿、血压正常、肾功能正常、无系统性疾病证据的无症状性肾小球源性血尿患者,通常不推荐进行肾活检。

知识点

无症状性血尿患者肾活检指征

在明确为肾小球源性血尿后,如出现肾功能恶化的高危因素或证据,则需进行肾活检。

1. 合并出现蛋白尿。

2. 高血压或血压自基线水平出现明显升高。

3. 血肌酐升高。

【无症状性血尿临床诊疗流程】(图 3-5-1)

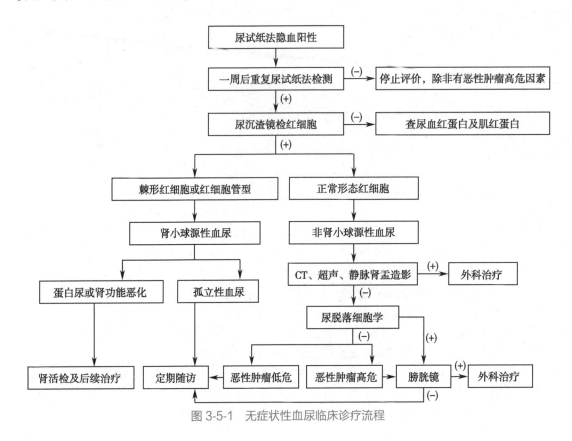

图 3-5-1　无症状性血尿临床诊疗流程

二、无症状性蛋白尿

蛋白尿(proteinuria)的定义是 24h 尿蛋白排泄量 >150mg。无症状性蛋白尿(asymptomatic proteinuria)是指在无症状的人群中检测到的蛋白尿,可能是原发或继发性肾脏病的最初表现,也可能是暂时性的或非进展性的尿检异常。无症状性蛋白尿多在体检时发现,健康人群普查时,蛋白尿的检出率为 0.4%~4.9%。无症状性蛋白尿患者的预后差异大,一般功能性、一过性的大多预后良好,进展至肾功能不全的少见;持续型、进展性蛋白尿可发展至终末期肾病。因此,应对无症状性蛋白尿患者仔细检查蛋白尿原因,进行长期跟踪随访,掌握肾活检时机,制订合理有效的治疗方案,评估预后。

门诊病历摘要

患者,男性,38 岁,1 周前体检时发现尿蛋白(+),余正常,血清肌酐 67μmol/L。患者无高血压及水肿。否认高血压、糖尿病、冠心病、肝炎及结核病史,无手术外伤史,否认药物及食物过敏史,否认疫水及毒物、放射性物质接触史,无烟酒嗜好。否认家族及遗传病病史。体格检查:血压 125/72mmHg,颜面及下肢无水肿,心肺及腹部无明显异常。

【问题 1】对于蛋白尿患者,病史采集及体格检查时应注意哪些问题?

思路　病史采集方面,应重点询问患者有无高血压、糖尿病、自身免疫性疾病、恶性肿瘤、过敏性紫癜等蛋白尿常见疾病的既往史或症状,有无既往肾脏病病史。体格检查方面,需重点检查患者血压、体重、腰围、体重指数、眼睑或下肢水肿、皮疹、关节肿胀、皮肤紫癜、舌体肥大、肢端感觉障碍、骨骼压痛、淋巴结肿大等情况。

【问题 2】评估需完善哪些检查?

思路　①24h 尿蛋白定量;②尿沉渣镜检;③肾脏及血管超声;④血、便常规;⑤血液生化,包括肝肾功能、电解质、血糖、血脂、糖化血红蛋白等;⑥免疫学指标,包括乙肝三系、丙肝抗体、甲状腺功能免疫功能全套、ANA、dsDNA 抗体、Sm 抗体、ANCA、GBM 抗体、免疫球蛋白及补体等;⑦肿瘤筛查,包括肿瘤标志物全套、血及尿轻链等;⑧血清蛋白电泳及尿蛋白电泳;⑨其他特殊检查,如心电图、心脏超声等。

住院检查

尿常规+尿沉渣镜检:蛋白(+),白细胞、红细胞均阴性,未见管型;24h尿蛋白定量625mg;血常规及便常规正常;血浆白蛋白40g/L,血清肌酐64μmol/L,空腹血糖、血脂正常;自身免疫性疾病全套及ANCA、抗GBM抗体阴性,补体正常,乙肝表面抗原、丙肝、人类免疫缺陷病毒(HIV)抗体阴性;甲状腺功能免疫功能全套正常;肿瘤标志物全套、血及尿轻链正常;血清蛋白电泳未见异常;尿蛋白电泳以白蛋白为主,提示肾小球性蛋白尿;肾脏及心脏超声未见异常;心电图正常。

【问题3】根据以上检查结果,患者目前诊断是什么?

思路　孤立性蛋白尿。

知识点

孤立性蛋白尿的定义和分类

孤立性蛋白尿是指不伴有血尿或GFR下降的无症状性蛋白尿。孤立性蛋白尿可进一步分为良性型(包括功能性、特发性一过性、特发性间断性和直立性)和持续型(包括不同种类的肾脏疾病)。

1. 功能性蛋白尿　这是在发热、剧烈运动、寒冷、精神压力和妊娠时常发生的蛋白尿类型,在一些急性疾病如充血性心力衰竭时也可出现蛋白尿而无肾实质病变,故认为是功能性的。蛋白尿是由肾血流动力学改变造成的。一般在症状控制数日后蛋白尿就消失,与进展性肾病无关。运动后蛋白尿是肾小球通透性增加和肾小管重吸收降低所致。

2. 特发性一过性蛋白尿　此型蛋白尿多见于儿童、青春期和年轻成人,是最常见的良性孤立性蛋白尿。患者无症状,蛋白尿往往在常规筛查、体检时发现。尿沉渣检查无明显异常,复查时蛋白尿消失,可能是生理性的肾血流动力学改变所致。对于此型患者需重复进行尿蛋白检测,以确定是特发性一过性、特发性间断性还是持续型的蛋白尿。

3. 特发性间断性蛋白尿　此种类型的蛋白尿约50%与体位有关。大部分患者年龄小于30岁,肾功能正常、血压正常。肾活检发现,约40%为正常或轻微病变;60%存在不同程度的肾小球病变;可见这一类型包括了一组不同类型的患者。

4. 体位性(直立性)蛋白尿　指在直立位或腰部前凸时出现的蛋白尿,卧位后即消失。通常见于儿童和青春期,其发生率报道不一,多数认为青少年发生率为2%~10%。诊断本型蛋白尿应具备下列条件:①无肾脏病病史及临床表现;②无其他与肾脏病有关的全身性疾病;③无高血压;④无尿沉渣异常;⑤肾功能正常;⑥血生化及血清学检查正常;⑦尿路X线检查正常;⑧24h尿蛋白定量一般小于1g,偶可达2~3g,但卧位12h尿蛋白总量应小于75mg。体位性蛋白尿的发生机制尚不完全明确,有学者认为部分患者的蛋白尿与左肾静脉受压有关,也可能是由于血流动力学和神经内分泌激素调节改变,导致滤过分数增加、肾小球毛细血管通透性增加而产生蛋白尿。10~20年的随访资料发现,67.4%~83%的患者蛋白尿消失,肾功能、血压均正常,无进展性肾病的迹象。但部分在肾活检中存在肾实质病变的患者,随访中发现有病情进展者。故对体位性蛋白尿患者,在原因尚未完全确定之前,需长期随访。

5. 持续型孤立性蛋白尿　此型蛋白尿最具临床意义。蛋白尿在平卧位或直立位、晨尿或随机尿都能测得。多见于青年男性。持续型蛋白尿几乎可以肯定是肾实质疾病。肾活检显示各种不同的结果,在约40%正常或轻微的肾脏病理改变患者中,很少发展为进展性肾病。而高达60%的持续型蛋白尿患者肾活检显示明显的肾小球系膜细胞/系膜基质增生、节段性肾小球硬化和肾间质纤维化等病变,大部分患者将进展至严重的肾脏病。故必须对此型患者加强观察、严密随访。

【问题4】是否需要对此患者进行肾活检?

思路　患者目前病情稳定,属于孤立性蛋白尿,尿蛋白定量较少,无高血压、水肿及肾功能损害,无SLE或淀粉样变性等能解释蛋白尿且能通过肾脏病理明确诊断的全身性疾病的线索,因此暂不需要进行肾活检。

知识点

孤立性蛋白尿肾活检的指征

1. 尿蛋白定量持续≥1g/d。
2. 尿蛋白逐渐增多。
3. 出现肾小球源性血尿。
4. 出现高血压。
5. 出现肾功能恶化。
6. 为了诊断其他方法无法明确的全身性疾病。

【问题5】孤立性蛋白尿如何治疗?

　　思路　蛋白尿本身可通过多种机制产生肾毒性,因此蛋白尿既是肾脏病的临床表现,又是其进展的病因,必须积极控制。治疗的目的是最大限度地减少尿蛋白,目标值是低于500mg/d。具体治疗措施:

1. 非药物治疗

(1)限制盐摄入量和液体入量。

(2)控制体重及饮酒。

(3)戒烟。

(4)避免使用肾毒性药物。

2. 药物治疗

(1)ACEI/ARB:降尿蛋白的首选药物是ACEI,ACEI不能耐受时选择ARB。

(2)其他药物:螺内酯及他汀类药物有减少尿蛋白和改善预后的作用,在有相应适应证时可联合使用。

【无症状性蛋白尿临床诊疗流程】(图3-5-2)

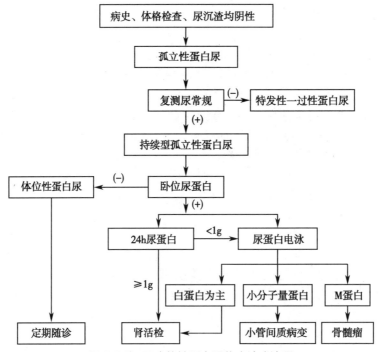

图3-5-2　无症状性蛋白尿临床诊疗流程

(张　春)

推荐阅读文献

[1] 葛均波，徐永健，王辰. 内科学. 9 版. 北京：人民卫生出版社，2018.

[2] 中华医学会肾脏病学分会. 临床诊疗指南：肾脏病学分册. 北京：人民卫生出版社，2011.

[3] COHEN R A, BROWN R S. Microscopic hematuria. N Engl J Med, 2003, 348 (23): 2330-2338.

[4] FENG C Y, XIA Y H, WANG W J, et al. Persistent asymptomatic isolated hematuria in children: clinical and histopathological features and prognosis. World J Pediatr, 2013, 9 (2): 163-168.

[5] FRIED L F, EMANUELE N, ZHANG J H, et al. Combined angiotensin inhibition for the treatment of diabetic nephropathy. N Engl J Med, 2013, 369 (20): 1892-1903.

[6] WILMER W A, ROVIN B H, HEBERT C J, et al. Management of glomerular proteinuria: a commentary. J Am Soc Nephrol, 2003, 14 (2): 3217-3232.

第六节　肾病综合征

肾病综合征（nephrotic syndrome，NS）是以大量蛋白尿（>3.5g/d）、低白蛋白血症（血清白蛋白 <30g/L）、水肿、高脂血症为基本特征的一组临床综合症候群。其中前两项为诊断的必备条件。

肾病综合征的病因分为原发性和继发性。其中原发性肾病综合征病因可表现为各种不同病理类型的肾小球病，常见的有：① MCD；②系膜增生性肾小球肾炎；③ FSGS；④膜性肾病；⑤系膜毛细血管性肾小球肾炎。继发性肾病综合征可由药物或毒物损伤、感染性、过敏性、肿瘤、代谢性、系统性及遗传性疾病等引起。

肾病综合征的发病机制主要包括以下四点：①大量蛋白尿。肾小球滤过膜的分子屏障及电荷屏障受损导致原尿中蛋白含量的增多，超出近端肾小管的重吸收能力，从而形成大量蛋白尿。②低白蛋白血症。尿白蛋白丢失、肾小管摄取滤过及分解蛋白增加、饮食中蛋白质摄入不足等导致血浆白蛋白水平的下降。③水肿。低白蛋白血症所致的血浆胶体渗透压下降是造成水肿的基本病因。此外肾素 - 血管紧张素 - 醛固酮系统（renin-angiotensin-aldosterone system，RAAS）激活及抗利尿激素分泌增加，心钠素（atrial natriuretic peptide，ANP）分泌减少等因素，促进了水钠潴留。④高脂血症。脂蛋白合成增加、利用及分解减少或脂肪动员增加等因素可导致高脂血症。

肾病综合征常见的并发症包括感染、血栓和栓塞、AKI 和蛋白质及脂肪代谢紊乱。

肾病综合征治疗包括特异性治疗（糖皮质激素、细胞毒性药物或其他免疫抑制剂）及非特异性治疗（一般治疗、对症治疗和并发症治疗）。特异性治疗是降低蛋白尿、治疗肾病综合征的核心环节，原则上可在增强疗效的同时最大限度地减少副作用。需根据不同病理类型、年龄、肾功能及是否有相对禁忌证等情况而制订个体化的治疗方案。

门诊病历摘要

患者，男性，18 岁。主因"水肿 1 个月，加重伴尿少、气促 1 周"门诊就诊。患者 1 个月前无明显诱因出现眼睑水肿，2d 后延及双下肢，呈凹陷性，进行性加重，伴乏力、食欲缺乏、腹胀及排泡沫尿，无尿少、肉眼血尿，无尿频、尿急、尿痛，无畏寒、发热等。1 周前劳累后出现尿量进行性减少，每日 500~700ml，伴气促，夜间可平卧，无咳粉红色泡沫样痰，无潮热、盗汗，无关节疼痛、口腔溃疡，无光过敏、皮疹等。至当地医院查尿常规：蛋白（+++），红细胞（-）。自起病以来，精神疲倦，睡眠及胃纳欠佳，体重增加 5kg。体格检查：脉搏 68 次 /min，血压 128/72mmHg。全身浅表淋巴结未及肿大，全身皮肤黏膜无黄染，未见瘀点、瘀斑，双眼睑可见水肿。心脏体格检查未见阳性体征，双肺未闻及干、湿啰音，腹部移动性浊音（+），双下肢中度凹陷性水肿。患者 2 个月前体检肾功能正常。否认高血压、糖尿病及冠心病等慢性病病史，否认结核、肝炎等传染病病史，无外伤及手术史，无食物、药物过敏史。久居原籍，否认疫水及有毒、放射性物质接触史，无烟酒嗜好。父母及哥哥均身体健康。

【问题 1】根据目前病史和体格检查结果，该患者哪个系统发生了病变？

思路　患者诉水肿、尿量减少、腹胀、排泡沫尿，体格检查发现眼睑及双下肢水肿，腹部移动性浊音（+），尿检蛋白尿（+++），心、肝脏体格检查无异常。无心脏、肝脏、甲状腺及营养不良等疾病史，因此考虑肾脏疾病。

【问题2】为明确临床诊断,该病例目前需要做哪些实验室检查?

思路　24h尿蛋白定量、尿白蛋白/肌酐比值(ACR)、肝肾功能、血脂、肾脏超声等。

门诊检查结果

24h尿蛋白定量4.5g;尿蛋白/肌酐3 872mg/g;血清白蛋白13g/L;肾功能:血尿素氮6.2mmol/L,血清肌酐183μmol/L;血脂:总胆固醇8.5mmol/L,甘油三酯4.8mmol/L;双肾超声:左肾112mm×53mm,皮质厚16mm,右肾116mm×49mm,皮质厚15mm,双肾皮质回声增强,皮、髓质分界清楚。

【问题3】根据以上临床资料,该患者目前可以确立的诊断是什么?

思路　患者临床表现为大量蛋白尿(24h尿蛋白定量4.5g;尿蛋白/肌酐3 872mg/g)、低蛋白血症(血清白蛋白13g/L)、双下肢水肿和高脂血症(总胆固醇8.5mmol/L;甘油三酯4.8mmol/L),因此诊断为肾病综合征。患者无CKD病史,肾脏超声提示肾脏无缩小,2个月前体检肾功能正常,近期血清肌酐出现升高(183μmol/L),AKI诊断可成立。

知识点

肾病综合征患者产生大量蛋白尿的原因

1. 基底膜电荷屏障(如足细胞足突病变导致负电荷减少)和孔径屏障(滤过膜病变致其本身孔径变大)的异常,引起部分带负电荷的白蛋白或血浆蛋白自肾小球滤过膜滤出增加,且远超肾小管的重吸收能力。

2. 基底膜的毛细血管内皮细胞和脏层上皮细胞(足细胞)损伤(足突融合,细胞凋亡、脱落、增生,细胞下免疫复合物沉积)可直接导致蛋白尿。

3. 系膜细胞增生或基质增生、系膜区免疫复合物沉积影响肾小球的滤过功能,促进蛋白尿的产生。

4. 非免疫因素如肾小球内压力及导致高灌注、高滤过的因素(如高血压、高蛋白饮食或大量输注血浆白蛋白)可加重尿蛋白的排出。

【问题4】肾病综合征患者可能的病因有哪些?本例患者最可能的病理类型是什么?

思路　肾病综合征常见的病因见表3-6-1。本例患者为青少年男性,急性病程,发病前无上呼吸道感染病史,临床表现为单纯蛋白尿,血压正常,合并AKI。否认高血压、糖尿病及冠心病等慢性病病史,否认结核、肝炎等传染病病史,否认食物及药物过敏史。推测其为原发性肾病综合征,病理类型为MCD可能性大。

表3-6-1　肾病综合征病因分类和不同年龄段病理类型

分类	儿童	青少年	中老年
原发性	MCD	系膜增生性肾小球肾炎	膜性肾病
		MCD	
		FSGS	
		系膜毛细血管性肾小球肾炎	
继发性	过敏性紫癜性肾炎	狼疮性肾炎	糖尿病肾病
	乙肝病毒相关性肾炎	过敏性紫癜性肾炎	肾淀粉样变性
	狼疮性肾炎	乙肝病毒相关性肾炎	骨髓瘤性肾病
	先天性或遗传性肾炎		淋巴瘤性肾病
	(如Alport综合征)		实体肿瘤性肾病

注:MCD,微小病变型肾病;FSGS,局灶节段性肾小球硬化。

【问题5】肾病综合征的主要临床症状及其并发症的发生机制有哪些?

思路　导致肾病综合征的主要临床症状及其并发症的根本原因是GBM通透性的增强,其详细病理生理学机制见图3-6-1。

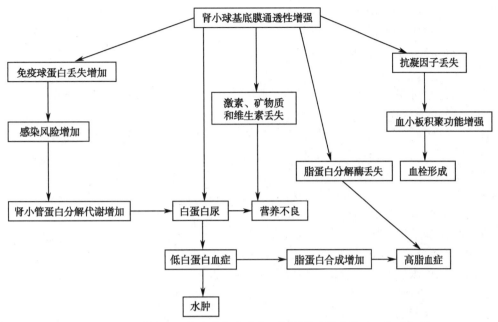

图 3-6-1　肾病综合征的主要临床症状及其并发症发生的病理生理机制

【问题6】导致本例患者出现 AKI 的原因有哪些?

思路　导致肾病综合征并发 AKI 的可能原因包括肾前性、肾性和肾后性等因素。①肾前性因素:肾病综合征时由于有效血容量不足导致肾灌注减少,从而引起肾前性氮质血症,以少尿及尿渗透压上升为主要特点。②肾性因素:一方面与肾间质高度水肿压迫肾小管,大量蛋白管型阻塞肾小管腔,管腔内高压引起 GFR 骤然降低相关;另一方面与肾小管上皮细胞缺血和大量重吸收、分解白蛋白而出现重度脂肪变性导致急性肾小管坏死有关。③肾后性因素:合并双侧尿路梗阻(结石、肿瘤或静脉血栓)引起 AKI。④其他因素:肾病综合征患者合并感染或用药导致急性肾小管坏死;呈肾病综合征表现的急进性肾小球肾炎或病理类型发生转型等导致的 AKI 等。

【问题7】如何确定该患者目前是否存在血容量不足?

思路　①病史与体征:容量不足患者可有明显口干不适及尿量减少,体格检查可见患者皮肤和黏膜苍白、干燥、低血压、脉搏细速、心率较快、体重下降等。②尿液分析:容量不足时,患者的尿比重偏高,渗透压正常或偏高,肾衰指数和钠排泄分数均 <1。③补液实验:用 5% 葡萄糖溶液 200~250ml,并注射利尿剂呋塞米 40~100mg,以观察输液后循环系统的负荷情况。若补液后血压恢复正常,尿量增加,则支持容量不足的诊断。④中心静脉压测定:若患者中心静脉压 <0.49kPa(50mmH₂O),为右心房充盈不足或血容量不足。⑤肺毛细血管楔压:若患者肺毛细血管楔压 <0.8kPa(6mmHg),提示低血容量。

住　院　检　查

血和便常规无异常。尿常规:蛋白(+++),24h 尿蛋白定量 4.5g。出、凝血常规:凝血酶原时间(prothrombin time,PT)10.7s,活化部分凝血活酶时间(activated partial thromboplastin time,APTT)30.3s,国际标准化比值(international normalized ratio,INR)1.0,D- 二聚体 6 225µg/ml,纤维蛋白原 7.5g/L,凝血酶Ⅲ 40%。免疫学指标:类风湿因子(-)、ANA(-)、抗 dsDNA 抗体(-)、抗 ENA 抗体(-)、ANCA(-)、抗 GBM 抗体(-)。免疫球蛋白:IgG 5.0g/L,IgA 1.7g/L,IgM 0.7g/L,C3 1.1g/L,C4 0.4g/L。肿瘤标志物:神经元特异性烯醇化酶(neuron specific enolase,NSE)、CYFRA21-1、甲胎蛋白(alpha-fetoprotein,AFP)、癌胚抗原(carcinoembryonic antigen,CEA)、糖类抗原 19-9(carbohydrate antigen 19-9,CA19-9)、CA12-5、前列腺特异性抗原(prostate specific antigen,PSA)均在正常范围。M 蛋白、尿本周蛋白、乙肝五项及丙肝抗体、艾滋病、梅毒及结核均阴性;空腹血糖 4.6mmol/L。

心电图:窦性心律,心电图正常范围内。X 线胸片:心肺未见异常。腹部超声:肝、胆、胰、脾、双肾、输尿管及膀胱未见异常。超声心动图未见异常。肾穿刺活检结果:光镜下肾小球、肾小管和血管未见明显异常;免疫荧光 IgA(-)、IgG(-)、IgM(-)、C3(-)、C1q(-)、纤维蛋白原(-);电镜下可见足细胞足突广泛融合,未见电子致密物沉积和细胞增生。

【问题 8】该病目前可作何诊断？如何治疗？

思路　可诊断为肾病综合征、MCD、AKI。

主要治疗措施包括一般治疗、对症治疗、免疫抑制治疗和并发症防治。

1. 一般治疗

(1)卧床休息:严重水肿及低蛋白血症时,保持卧床休息,可抬高下肢促进水肿的消除;病情稳定后应适当活动,避免静脉血栓形成。

(2)饮食治疗:低盐饮食(<3g/d);适量优质蛋白饮食[0.8~1.0g/(kg·d)];增加不饱和脂肪酸(植物油、鱼油)及可溶性纤维(燕麦、米糠)摄入;热量摄入 30~35kcal/(kg·d)。

2. 对症治疗

(1)利尿消肿:呋塞米 20mg,静脉注射,1 次/d。

(2)降脂治疗:阿托伐他汀 20mg,口服,1 次/晚。

(3)减少尿蛋白:氯沙坦 100mg,口服,1 次/d。

3. 糖皮质激素治疗　包括激素并发症的预防治疗。

(1)标准剂量激素:泼尼松 1mg/(kg·d),口服,1 次/晨。

(2)碳酸钙片 0.6g,口服,1 次/d。

(3)1,25- 二羟维生素 D_3 0.25μg,口服,1 次/d。

(4)奥美拉唑 20mg,口服,1 次/d。

4. 并发症防治

(1)容量监护下,鼓励患者适当饮水以补充血容量。

(2)抗凝治疗:低分子肝素 5 000IU,皮下注射,1 次/d;或吲哚布芬 100~200mg,口服,2 次/d。

知识点

肾病综合征患者的饮食治疗

①高热量、高维生素饮食;②限盐:水肿时食盐摄入以每日 2~3g 为宜,禁用腌制食品、味精及食用碱等;③低优质蛋白饮食:以优质蛋白为主,在肾病综合征早期及肾功能正常时,蛋白质摄入控制在 0.8g/(kg·d)左右,对于 CKD 3 期及以上者,蛋白质摄入应控制在 0.6~0.8g/(kg·d);④低脂饮食:胆固醇摄入不超过 200mg/d,脂质供能应小于总热量[30~35kcal/(kg·d)]的 30%;⑤适当补充矿物质(钙)和微量元素(铜、锌等)。

知识点

利尿剂在肾病综合征中的应用

肾病综合征患者利尿剂的应用原则是缓慢地减轻水肿(除患者出现肺水肿、AKI 外),针对不同的血容量选择相应的利尿措施,以免造成容量不足、加重高凝状态、诱发血栓和栓塞并发症。

1. 对于轻度水肿,多应用噻嗪类利尿剂和 / 或保钾利尿剂,而对于中、重度水肿患者多选择袢利尿剂。袢利尿剂主要作用于髓袢升支,可抑制钠、氯和钾的重吸收,呋塞米为最常用的袢利尿剂,可口服也可静脉给药,口服效果不佳者可采用静脉给药。静脉给药分为静脉推注和持续静脉滴注,有学者研究指出:持续静脉滴注呋塞米较一次性静脉注射更为安全有效。一次性大剂量静脉推注呋塞米会导致血容量剧烈的波动和血浆呋塞米峰浓度过高,严重影响血液循环的稳定性,而持续静脉滴注呋塞米,可避免峰 - 谷效应,使每小时排尿量相对恒定,更符合正常生理。新近应用于临床的托拉塞米可同时作用于袢、髓袢升支、远曲小管和集合管,临床疗效和安全性可靠。

2. 渗透性利尿剂　如低分子右旋糖酐不易渗出血管,可提高血浆胶体渗透压,扩充血容量,具有渗透性利尿作用。该药还能抑制血小板和红细胞聚集,降低血液黏滞性,并对凝血因子 Ⅱ 有抑制作用,可防止血栓形成及改善微循环,临床可用于血容量相对不足的肾病综合征患者的消肿治疗。但由于其可致肾小管上皮细胞空泡变性、坏死,诱发渗透性肾病,导致 AKI,少尿患者应慎用。

3. 提高血浆胶体渗透压 血浆或白蛋白等可提高血浆胶体渗透压,促进组织中水分回收从而利尿,白蛋白联合呋塞米使用有时可获得良好的利尿效果,但同时加重蛋白尿的排泄,引起肾功能进一步减退。故应严格掌握适应证,在明确严重低白蛋白血症、高度水肿及少尿的肾病综合征患者中,在必须利尿的情况下可考虑使用白蛋白,但不建议长期连续使用。

4. 对于利尿剂治疗无效或抵抗的患者可实施单纯超滤或连续性血液滤过的方法进行脱水治疗。水肿减轻后,患者对利尿剂的反应状态亦可获得改善。

【问题9】为什么成人肾病综合征患者要坚持先肾穿刺活检后治疗的原则?

思路 成人肾病综合征患者的病理类型具有多样性(主要病理类型包括 MCD、FSGS、膜性肾病、系膜增生性肾小球肾炎及系膜毛细血管性肾小球肾炎),对激素和免疫抑制剂治疗反应也不尽相同,预后差异较大。明确肾脏病理诊断对于确定合理的治疗方案及准确地判定预后具有一定指导意义,因此成人肾病综合征患者需要先行肾穿刺活检后再治疗。

知识点

原发性肾病综合征的病理类型及临床特征

1. MCD 光镜下肾小球基本正常,近曲小管上皮细胞可见脂肪变性。免疫病理检查呈阴性。特征性改变和本病的诊断依据是电镜下有广泛肾小球脏层上皮细胞足突融合。MCD 为儿童原发性肾病综合征的主要病理类型。本病对激素治疗敏感,但复发率较高,若反复发作或蛋白尿持续不缓解者也可以转变为系膜增生性肾小球肾炎,甚至 FSGS。一般认为成人的治疗缓解率和缓解后的复发率均较儿童低。

2. FSGS 光镜下可见病变呈局灶、节段分布,表现为受累节段的硬化(系膜增多、毛细血管闭塞、球囊粘连等),相应的肾小管萎缩及间质纤维化。免疫荧光显示 IgM 和 C3 在肾小球受累节段呈团块样沉积。电镜下有广泛足细胞足突融合、基底膜塌陷、系膜基质增多和电子致密物沉积。根据硬化部位及细胞增殖的特点,可分为五种亚型:①经典型;②塌陷型;③顶端型;④细胞型;⑤非特殊型。本病可伴血尿,确诊时半数合并高血压,30% 合并肾功能减退。多采用标准剂量激素治疗 8~12 周,疗效不佳者需使用钙调磷酸酶抑制剂(calcineurin inhibitor,CNI),如环孢素 A 或他克莫司。肾病综合征缓解者预后好,不缓解者 6~10 年半数进入终末期肾病。

3. 膜性肾病 光镜下可见肾小球弥漫性病变,早期仅于 GBM 上皮细胞侧见少量散在分布的嗜复红颗粒(Masson 染色);进而有钉突形成(嗜银染色),基底膜增厚。免疫荧光显示 IgG 和 C3 沿肾小球毛细血管壁沉积。电镜下早期可见基底膜上皮侧有排列整齐的电子致密物沉积,常伴广泛足突融合。本病好发于中老年人,主要表现为肾病综合征,易发生血栓栓塞并发症。一般根据蛋白尿和临床指标分为低危、中危、高危组,低危组首次治疗可行保守对症(如肾素 - 血管紧张素 - 醛固酮系统抑制剂等)治疗,中高危组需使用激素 + 细胞毒性药物 / 免疫抑制剂治疗。我国及日本研究显示本病进展缓慢,预后相对良好,发病 10 年肾脏存活率 80%~90%,明显较西方国家预后好。

4. 系膜增生性肾小球肾炎 光镜下可见肾小球系膜细胞和系膜基质弥漫增生,依其增生程度分为轻、中、重度。免疫病理将本病分为 IgA 肾病(IgA 沉积为主)和非 IgA 系膜增生性肾小球肾炎(IgG 或 IgM 沉积为主),均常伴有 C3 于肾小球系膜区或系膜区及毛细血管壁呈颗粒状沉积。电镜下显示系膜增生。本病发病率高,多伴有血尿,呈肾病综合征者,对激素及细胞毒性药物治疗反应与其病理改变的轻重程度相关,轻者疗效好,重者疗效差。

5. 系膜毛细血管性肾小球肾炎 光镜下可见系膜细胞和系膜基质弥漫重度增生,可插入 GBM 和内皮细胞之间,使毛细血管袢呈"双轨征"。免疫病理示 IgG 和 C3 呈颗粒状沉积于系膜区及毛细血管壁。电镜显示电子致密物沉积于系膜区和内皮下。本病好发于青少年,多伴有血尿,肾功能损害、高血压及贫血出现早,血清补体 C3 持续降低,病情多持续进展。呈肾病综合征者治疗困难,激素及细胞毒性药物治疗对部分患者有效,预后相对较差,发病 10 年内约 50% 进展至慢性肾衰竭。

随　访

　　治疗 2 周后,患者水肿消退,肾功能恢复正常。出院 1 个月后复查,尿常规:尿蛋白(−),红细胞 30 个 /μl;肾功能:血尿素氮 4.6mmol/L,肌酐 72μmol/L;血清白蛋白 39g/L;血脂:总胆固醇 4.02mmol/L,甘油三酯 1.25mmol/L;泌尿系超声:双肾未见明显异常。病情完全缓解,连续使用波尼松 8 周后,缓慢减量。半年后随访无复发。

　　【问题 10】如何判定成人原发性肾病综合征患者的预后?

　　思路　肾病综合征患者的预后取决于多种因素。①病理类型:MCD、轻度系膜增生性肾小球肾炎及早期膜性肾病长期预后较好,肾脏病理改变为新月体形成或肾小管 - 间质损害、系膜毛细血管性肾炎、重度系膜增生性肾小球肾炎、肾小管萎缩及间质纤维化者预后较差。②临床表现:伴有严重高血压、肾功能受损及大量蛋白尿者预后差。③并发症:存在反复感染、血栓或栓塞并发症者预后不良。④治疗反应:对免疫抑制剂治疗效果不明显者预后相对较差。

　　【肾病综合征的诊断和治疗流程】(图 3-6-2)

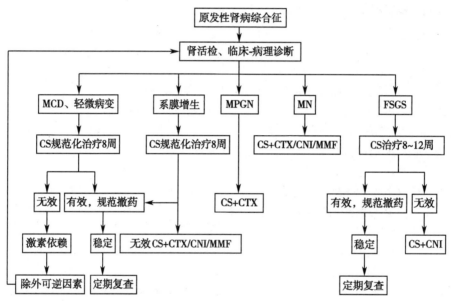

图 3-6-2　肾病综合征的诊断和治疗流程

MCD. 微小病变型肾病;MPGN. 膜增生性肾小球肾炎;MN. 膜性肾病;FSGS. 局灶节段性肾小球硬化;CS. 糖皮质激素;CTX. 环磷酰胺;CNI. 钙调磷酸酶抑制剂;MMF. 霉酚酸酯。儿童及青少年单纯性肾病综合征可先使用激素治疗,无效时进行肾活检明确诊断后调整治疗方案。

一、微小病变型肾病

　　微小病变型肾病(minimal change disease,MCD)是儿童肾病综合征最常见的病因,占 80% 左右,占成人原发性肾病综合征的 10%~25%。男女发病比例基本相等,各年龄段均可发生,病理表现为足细胞病变,目前认为该病的发生可能与 T 细胞功能紊乱相关。绝大多数病例病因不明,称为原发性 MCD;继发于感染、药物、肿瘤(尤其是淋巴瘤等血液系统肿瘤)、过敏等称为继发性 MCD。

　　MCD 常突然起病,也可于感染(尤其是呼吸道感染)后起病。典型患者常以突发颜面及踝周水肿就诊,水肿可波及全身,部分合并重度胸腔积液、腹水。部分患者以反复泡沫尿或体检发现尿常规异常就诊。临床表现多为肾病综合征,一般无肉眼血尿,约 20% 患者有轻微镜下血尿。血压大多正常,但 60 岁以上的患者常合并高血压。部分成人 MCD 患者会出现 AKI,危险因素包括高龄、高血压、严重肾病综合征和肾动脉粥样硬化。

　　MCD 的诊断依靠肾穿刺活组织病理检查。光镜下 MCD 没有明显的肾小球病变,肾小管上皮细胞可见空泡变性和透明脂滴。免疫荧光病理通常为阴性或仅有 IgM 和 C3 弱阳性。电镜下特征性表现为广泛的肾小球脏层上皮细胞(足细胞)足突融合,无电子致密物沉积。

多数儿童 MCD 患者对糖皮质激素治疗敏感,75% 以上成人患者在糖皮质激素治疗后能达到完全缓解。超过一半的成人 MCD 患者可复发,约 1/3 患者可能频繁复发或者激素依赖。约有 10% 成人 MCD 患者表现为激素抵抗型,需重新进行肾脏病理、合并症及药物利用等方面的评估,以排除早期的 FSGS、肾静脉血栓等合并症,以及药物利用不良等原因。

根据 MCD 对激素的治疗反应,可以分为激素敏感型、激素依赖型及激素抵抗型。激素依赖型、激素抵抗型及频繁复发型均提示预后不良。

门诊病历摘要

患者,男性,18 岁。因"眼睑、双下肢水肿 1 周"来门诊。患者 1 周前无明显诱因出现晨起眼睑水肿,傍晚双下肢水肿。无肉眼血尿,无畏寒、发热,无皮疹及关节痛等。1 周来水肿进行性加重,体重增加 3kg。饮食、睡眠尚可,尿量略有减少。既往体健,无外伤及手术史。否认食物及药物过敏史。久居原籍,否认疫水及有毒、放射性物质接触史。无烟酒嗜好。父母体健。

【问题 1】门诊见一双下肢水肿患者,问诊要点有哪些?

思路 问诊要点包括起病特点,有无感染等诱因,水肿持续时间、部位及有无少尿等伴随症状。

【问题 2】水肿患者的体格检查要点有哪些?

思路 体格检查包括水肿部位、指压特性和程度(胸腔积液、腹水的叩诊及水肿是否波及会阴部),以及与心源性水肿和肝病性水肿的鉴别体征(有无颈静脉的怒张、心脏的叩诊和听诊;有无肝掌、蜘蛛痣,肝脏的触诊和叩诊等)。

门诊体格检查

脉搏 75 次 /min,血压 110/60mmHg。全身浅表淋巴结未及肿大,全身皮肤黏膜无黄染,未见瘀点、瘀斑。双眼睑水肿。心、肺、腹(-)。双下肢中度凹陷性水肿。

【问题 3】根据目前病史和体格检查结果,该患者可能患哪个系统的疾病?

思路 患者双下肢水肿,有泡沫尿,心肺及腹部检查阴性,无相关疾病史,因此考虑肾脏疾病的可能性较大。

【问题 4】该病例目前需要做哪些实验室检查?

思路 血常规、尿常规、24h 尿蛋白定量、肝肾功能、血脂、肾脏超声。

门诊检查

尿常规:蛋白(+++),尿红细胞数正常;24h 尿蛋白定量 6.6g;血清白蛋白 9g/L;血常规、肝功能正常;肾功能:血尿素氮 5.6mmol/L,尿酸 361μmol/L,血清肌酐 60μmol/L;血脂:总胆固醇 11.9mmol/L,甘油三酯 5.62mmol/L;双肾超声:双肾形态大小正常,左肾 106mm×48mm,右肾 103mm×42mm。

【问题 5】根据患者的临床表现和实验室检查结果,该患者可能的诊断是什么?是否需要入院进一步诊断及治疗?

思路 该病例符合肾病综合征诊断标准。需要住院诊断和治疗。

【问题 6】该病例是否需要行肾穿刺活检?

思路 该病例为成人肾病综合征,需要行肾穿刺活检。

住院诊断及治疗经过

患者入院后进行了系统检查,血和便常规正常;尿常规蛋白(+++),24h 尿蛋白定量 8.6g;免疫学指标:ANA(-),抗 dsDNA 抗体(-),抗 ENA(-)抗体,ANCA(-),抗 GBM 抗体(-);免疫球蛋白:IgG 5.2g/L,IgA 0.8g/L,IgM 0.9g/L,C3 1.3g/L,C4 0.4g/L;血免疫固定电泳、血、尿本周蛋白、乙肝五项及丙肝抗体均阴性;空腹血糖 4.8mmol/L;凝血指标:PT 10.5s,APTT 32.5s,INR 1.0,D- 二聚体 325μg/L,纤维蛋白原 4.2g/L,凝血酶Ⅲ 80%。心电图:窦性心律,心电图正常范围内。胸部 X 线片:两肺纹理稍增多。腹部超声:肝、胆、胰、脾、肾未见异常。

知识点

由于 MCD 是构成儿童及青少年原发性肾病综合征(血尿不明显、血压正常、肾功能正常)的最常见原因,且激素疗效好,因此,可以通过对足量激素治疗的反应作出推断性诊断,不需要常规行肾活检。仅当儿童肾病综合征出现下列情况时需考虑肾活检:①频繁复发、激素依赖或激素抵抗;②伴血尿、高血压及肾功能损害;③治疗期间出现 AKI。但是,成年患者的肾病综合征多需肾活检明确病理类型。

肾脏病理检查结果见图 3-6-3。光镜检查:15 个肾小球,肾小球形态结构无明显异常,可见局灶节段系膜细胞、基质轻度增生,毛细血管袢开放尚好。小管上皮细胞见轻重不等的颗粒变性、滴状变性、空泡变性。间质轻度水肿,无纤维化,肾血管无明显病变。特殊染色 GBM 无明显增厚,见节段空泡变性,未见嗜复红物质沉积。免疫荧光:未见免疫球蛋白或补体沉积(照片未显示)。电镜:肾小球形态结构大致正常,未见电子致密物沉积;脏层上皮细胞足突广泛融合、消失或微绒毛样变;GBM 无明显病变。小管上皮细胞肥大,胞质内可见空泡、脂滴等。

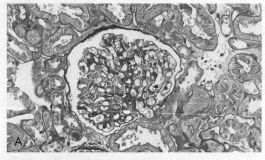

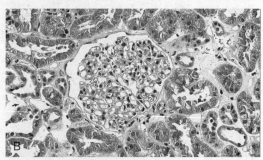

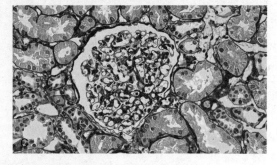

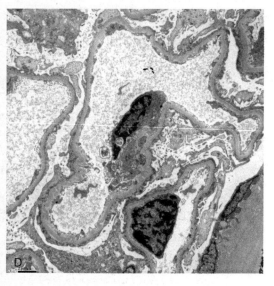

图 3-6-3 微小病变型肾病肾脏病理

A. PAS 染色:肾小球形态结构基本正常,可见节段性系膜细胞和基质轻度增生(×400);B. Masson 染色:肾小球结构无显著病变,小管上皮细胞可见颗粒变性、空泡变性(×400);C. PASM 染色:肾小球基底膜无明显增厚,见节段空泡变性,未见嗜复红物沉积(×400);D. 电镜检查:足突广泛融合、微绒毛样变,系膜区、内皮下和上皮下均未发现电子致密物沉积。

知识点

MCD 的病理特征

1. 光镜 肾小球基本正常,毛细血管袢开放良好,偶见上皮细胞肿胀、空泡变性及轻度节段系膜细胞增生、基质增宽。近曲小管可见重吸收颗粒,肾小管上皮细胞可见空泡变性。肾间质无明显异常,在全身严重水肿时可见肾间质水肿。

2. **免疫荧光** 系膜区和毛细血管袢无免疫球蛋白或补体沉积,偶可见 IgM、C3 少量沉积,为继发于蛋白尿的非特异性滞留。

3. **电镜** 肾小球足细胞足突广泛融合,足细胞内可见蛋白重吸收颗粒和空泡变性,肾小囊内可见足细胞伸出的微绒毛。基底膜正常,系膜区、内皮下和上皮下均未发现电子致密物沉积。

【问题 7】根据上述检查结果,该病例最终的诊断是什么?

思路 患者诊断为原发性肾病综合征,病理类型为 MCD。

【问题 8】MCD 需要与哪些疾病鉴别?

思路 主要与以下疾病鉴别。

1. **FSGS** FSGS 的特点为局灶性、节段性病变,因此取材、切片、阅片等因素可能使部分 FSGS 漏诊。增加取材小球数、特别是皮髓交界处小球,连续或全部切片,甚至重复肾活检等措施有助于降低漏诊率,避免误诊为 MCD。

2. **膜性肾病** 膜性肾病早期光镜下往往没有明显病理改变,其鉴别主要依赖免疫荧光可见 IgG 和 C3 颗粒样沉积,以及电镜可见上皮下电子致密物沉积。

3. **继发性 MCD** 肾脏病理可进一步明确是否存在继发性 MCD。除电镜下特征性肾小球足细胞足突融合外,继发性 MCD 还可出现其他表现,如药物引起的 MCD 往往伴有肾小管间质病变,狼疮性肾炎和乙肝病毒相关性肾炎免疫病理呈现"满堂亮"。

【问题 9】根据临床表现和肾活检病理结果,患者明确诊断为 MCD,如何治疗?

思路 包括一般治疗、对症治疗、糖皮质激素治疗和并发症的防治。

1. **一般治疗**

(1)卧床休息:水肿消失、一般情况好转后,可起床活动。

(2)饮食治疗:低盐饮食(<3g/d);适量优质蛋白饮食[0.8~1.0g/(kg·d)];热量摄入达到 126~147kJ/(kg·d)[30~35kcal/(kg·d)]。

2. **对症治疗**

(1)利尿消肿:利尿剂如氢氯噻嗪 25mg,3 次/d,口服。

(2)减少尿蛋白:ACEI/ARB 类药物,如氯沙坦 100mg,1 次/d,口服。

(3)降脂治疗:他汀类药物降低胆固醇,如阿托伐他汀 20mg,1 次/晚,口服。

3. **并发症防治**

(1)抗凝治疗,如低分子肝素 4 000IU,1 次/d,皮下注射;或吲哚布芬 100~200mg,口服,2 次/d。

(2)补钙,如碳酸钙 600mg,1 次/d,口服。

(3)抑酸护胃治疗,如奥美拉唑 20mg,1 次/d,口服。

4. **糖皮质激素** 如泼尼松 1mg/(kg·d)早晨顿服(最大剂量 60mg/d)。

知识点

成人初发 MCD 常用免疫抑制治疗方案

泼尼松 1mg/(kg·d)早晨顿服(最大剂量 60mg/d),治疗 8~12 周缓解后,泼尼松逐步减量,每 4 周减少原来剂量的 15%~20%,总疗程 6 个月以上。足量激素[1mg/(kg·d)]治疗 4 周内完全缓解者称为激素敏感。

对大剂量激素有相对禁忌证或不能耐受大剂量糖皮质激素的患者(如伴有血糖未控制的糖尿病、精神疾病、严重的骨质疏松等),建议采用 CTX 或 CNI 治疗,与难治性 MCD 的治疗方案相同(参见难治性 MCD 的治疗)。

【问题 10】儿童和成人 MCD 的治疗有何区别?

思路

1. 成人MCD更易合并继发因素,应积极寻找,进行病因治疗。

2. 大多数儿童MCD对激素治疗敏感,成人MCD的治疗反应较儿童慢,但复发率比儿童低。

3. 儿童MCD的治疗有大量前瞻性临床试验的证据,而成人MCD治疗相对缺乏,多来自儿童MCD的治疗经验。

随　访

治疗方案:泼尼松60mg/d,口服,4周后门诊随访,复查24h尿蛋白2.77g,尿常规蛋白(++),隐血(−),白蛋白34g/L,血清肌酐67μmol/L。继续泼尼松60mg/d,口服,第8周复查24h尿蛋白0.27g,尿常规蛋白(−),隐血(−),血清白蛋白42g/L,血清肌酐76μmol/L。

【问题11】现患者病情如何,下一步治疗方案如何调整?

思路　患者激素敏感,获完全缓解,足量泼尼松治疗已8周,可给予泼尼松逐渐减量,每4周减少原来剂量的15%~20%,总疗程6个月以上。

患者停用泼尼松后半年,无明显诱因再次出现双下肢水肿,呈重度凹陷性,双侧对称,复查24h尿蛋白11.8g,尿常规蛋白(++++),隐血(−),血清白蛋白10g/L,血清肌酐139μmol/L。

【问题12】现病情评估如何,如何调整治疗方案?

思路　患者MCD复发。因为首次复发,可重新足量激素治疗,泼尼松60mg/(kg·d),口服。

知识点

MCD复发治疗方案

首次复发:对于首次复发或偶尔复发的MCD,且无糖皮质激素禁忌者,可重新正规糖皮质激素治疗。

频繁复发:在激素治疗缓解后6个月内复发2次及以上,或者1年内复发3次及以上,称为频繁复发。MCD儿童和成人的复发率通常高达50%以上。感染、不正规激素治疗是频繁复发的常见原因。

1. 无激素严重副作用,恢复起始激素治疗剂量,重复正规激素治疗。缓慢减量,小剂量(5~10mg/d)长期维持,总疗程≥12个月。延长激素治疗时间可能会降低复发率。

2. 激素依赖是指激素治疗有效,激素减量过程中或激素停用后2周内复发。对于激素依赖或存在激素严重副作用者,可加用:CTX 2~2.5mg/(kg·d),口服,8~12周,累积量<8~12g;或者环孢素A,起始剂量3~5mg/(kg·d),口服,疗程≥12个月;或他克莫司,起始剂量0.05~0.1mg/(kg·d),口服,维持血药浓度5~10μg/L,逐步减量,总疗程≥12个月。如对CTX无效,换用CNI,反之亦然。对于CTX及CNI均无效者可考虑应用MMF,起始剂量1.5~2.0g/d,口服3~6个月,逐步减量,总疗程1~2年。

患者首次复发后,重新足量激素治疗,泼尼松60mg/d,16周后复查24h尿蛋白9.7g,尿常规蛋白(++++),隐血(−),血清白蛋白15g/L,血清肌酐141μmol/L。

【问题13】此时如何调整治疗方案?

思路　应注意排除感染、肾静脉血栓形成、患者是否遵医嘱服药,必要时予重复活检,明确是否为FSGS;如是,治疗上按FSGS治疗,详见相关章节。

【问题14】该病例的预后如何?

思路　该病例为成人MCD,在治疗过程中出现复发、激素抵抗,合并AKI。因治疗反应差、病情反复,激素使用时间、用量较激素敏感型MCD增加,药物副作用风险增加,如感染、糖代谢紊乱等,该病例预后不佳。

知识点

激素抵抗型 MCD

激素抵抗型 MCD 是指 MCD 患者使用常规剂量[泼尼松 1mg/(kg·d)]的激素治疗 16 周无效。部分激素抵抗型的 MCD 患者,重复肾活检可能会被诊断为 FSGS,因为 FSGS 是局灶性病变,在单次肾活检时,因为未检到病变部分可被误诊为 MCD。

对于激素抵抗型肾病综合征患者,常规治疗中首先必须注意以下几方面的工作。

1. 确立诊断 对于激素治疗效果不佳的肾病综合征患者,行肾脏组织活检确立病理类型非常必要,这些患者肾活检常提示是 FSGS 或膜性肾病早期。同时注意排除继发性原因,如肿瘤、糖尿病、肝炎相关性肾炎等。

2. 感染病灶的清除 感染是肾病综合征患者激素抵抗、反复发作和难治的重要原因,除了临床症状明显的如呼吸道感染、泌尿道感染等外,应注意一些潜隐的感染灶,如慢性咽喉炎、中耳炎、鼻窦炎、牙龈炎等。

3. 患者的依从性 患者是否按医嘱服药,这也是不可忽视的问题。

4. 影响药物吸收问题 如重度水肿、严重胃肠道功能失调等。

发现和去除上述可能影响激素疗效的因素后,再根据不同的病理类型调整治疗方案,以及其他非免疫治疗措施来改善激素抵抗的状态,提高肾病综合征的缓解率。

知识点

难治性 MCD 治疗方案

成人难治性 MCD 包括激素抵抗型、频繁复发型、激素依赖型 MCD。建议加用口服或静脉注射脉 CTX 200mg,隔日用药,达到累计剂量(6~8g)。与单用糖皮质激素相比,CTX 可更持久地维持缓解,但应注意其相关的不良反应。使用 CTX 后复发和希望保留生育能力的患者,建议使用 CNI 1~2 年[他克莫司 0.05~0.10mg/(kg·d)或环孢素 A 3.0~5.0mg/(kg·d)起始,分 2 次口服,间隔 12h],后根据血药浓度调整剂量,药物浓度为他克莫司 5~10μg/L,环孢素 A 100~150μg/L,待有效后,逐渐减量至低剂量维持。建议 CNI 与小剂量糖皮质激素[泼尼松 0.4~0.5mg/(kg·d)]联合用药,也有研究提示单用 CNI 可能有效。有研究认为,对于激素依赖或抵抗型患者,CNI 较 CTX 可更快达到缓解并有可能获得更高的完全缓解率,但复发率较高。若对上述治疗不耐受或效果不佳,可用糖皮质激素 + MMF 治疗,MMF 剂量为 0.5~1.0g,每日 2 次。疗效不佳时可行重复肾活检明确病理类型,治疗方案参照 FSGS。

知识点

MCD 的预后

预后不良的因素:①出现合并症,如严重感染、静脉血栓、急性肾衰竭等;②频繁复发;③激素依赖或激素抵抗,激素及免疫抑制剂用时用量增加,明显增加了药物相关副作用的风险,影响预后。

【MCD 的治疗流程】(图 3-6-4)

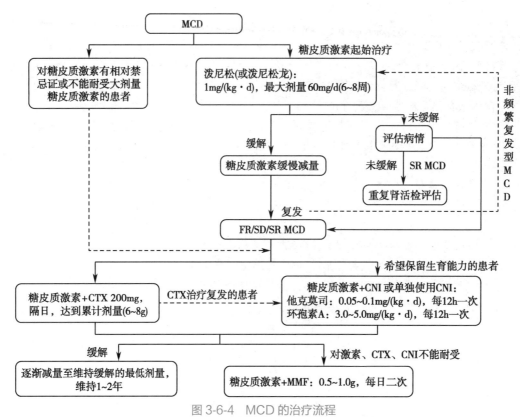

图 3-6-4　MCD 的治疗流程

MCD. 微小病变型肾病;CTX. 环磷酰胺;CNI. 钙调磷酸酶抑制剂;MMF. 霉酚酸酯;
SR. 激素抵抗;FR. 频繁复发;SD. 激素依赖。

二、局灶节段性肾小球硬化

局灶节段性肾小球硬化(focal segmental glomerulosclerosis,FSGS)是一种肾脏病理类型,而非一个疾病。光镜下可见病变呈局灶(只有部分小球受累)、节段性(受累的肾小球只有部分毛细血管袢病变)分布,主要表现为受累肾小球节段的硬化(系膜基质增多、毛细血管袢闭塞、玻璃样变、球囊粘连等),伴相应肾小管萎缩和肾间质纤维化。FSGS 约占我国原发性肾小球疾病的 7.8%(来源于中国肾脏疾病数据网络),也可由遗传性病因和其他继发病因(如病毒感染、药物、肥胖等)引起。

本病以男性多见,多为隐匿起病。蛋白尿是其主要临床表现,大部分患者表现为肾病综合征;约 3/4 患者伴有血尿,部分患者为肉眼血尿。确诊时约 50% 的患者伴有血压升高,约 30% 的患者有肾功能损害。成人患者出现高血压及肾功能损害的比例较儿童患者高。根据硬化部位及细胞增殖特点,FSGS 可分为五种亚型:非特殊型(又称经典型)、顶端型、门部型、细胞型和塌陷型。其中非特殊型最常见,约占半数以上。

肾穿刺活检是诊断 FSGS 的金标准,但因其病变呈局灶化的特性,诊断易受取材的影响。该病自发缓解率非常低(<5%),因此糖皮质激素仍是治疗表现为肾病综合征的原发性 FSGS 的首选药物。多数顶端型激素治疗有效,预后良好;塌陷型对激素反应差,进展快;其他各型对激素的反应和预后介于两者之间。近年的研究表明有 50% 的患者激素治疗有效,但起效缓慢,平均缓解期为 4 个月。肾病综合征能否缓解与预后关系密切,缓解者预后好,不缓解者 6~10 年超过半数进入终末期肾病。

门诊病历摘要

男性,26 岁,因“颜面、下肢水肿 1 个月余,加重 3d”就诊。患者于 1 个月余前无明显诱因出现颜面及双下肢水肿,伴排泡沫样尿,无尿频、尿急、尿痛、腰痛等不适,无肉眼血尿及尿量变化。未予重视。3d 前由于“劳累”,水肿加重,伴尿量减少、体重明显增加,在外院查尿常规提示:比重 1.030,蛋白(++++),红细胞(镜检)(+++)。

遂来院就诊。起病以来，无脱发、口腔溃疡，无皮疹、面部红斑，无骨、关节疼痛，无鼻出血、牙龈出血，无厌油、皮肤巩膜黄染等。精神尚可，胃纳一般，睡眠质量尚好，大便正常，小便如前述，近 1 个月体重增加约 6kg。

既往史、个人史、婚育史、家族史均无特殊。

体格检查：血压 150/95mmHg，脉搏 106 次/min。颜面水肿。双下肺呼吸音减弱，各肺野未闻及明显干、湿啰音。心率 106 次/min，律齐，各瓣膜听诊区未闻及明显杂音及异常心音。腹稍膨隆，移动性浊音阳性。双下肢重度凹陷性水肿。

【问题1】门诊见一全身水肿的患者，问诊时应重点询问哪些内容？

思路 水肿的问诊要点。

1. 首先应询问水肿的基本特点 如水肿出现的时间、急缓、部位（开始的部位及蔓延情况），是否为对称性，是否为凹陷性、全身性或局部性，与体位变化及活动的关系等。

2. 其次要重点询问与水肿的鉴别诊断相关的病史和临床表现 如心脏、肾脏、肝脏、内分泌疾病病史及临床表现等。

【问题2】水肿的发生机制包括哪些？该患者的水肿最可能由哪一机制引起？

思路 水肿的发生机制包括四点。①毛细血管静水压升高；②毛细血管通透性增高；③血浆胶体渗透压下降；④淋巴回流受阻。

该患者存在大量蛋白尿，虽未查生化，但其很可能存在严重低白蛋白血症，其水肿最大可能为血浆胶体渗透压下降引起。

【问题3】如你为接诊医生，下一步应该为这位患者进行哪些检查？

思路 复查尿常规，查尿蛋白定量、尿红细胞位相、生化全套（包括电解质、血糖、肝肾功能和血脂）、泌尿系统彩超。

门诊检查及结果

尿常规：比重 1.025，蛋白（+++），红细胞（镜检）（+++）。24h 尿蛋白定量 15.454g（1 050ml）↑。尿红细胞位相：正形红细胞 1 000 个/ml，畸形红细胞 42 000 个/ml，G1>5%。

血生化：白蛋白 23.8g/L↓，尿素氮 6.2mmol/L，尿酸 423μmol/L，肌酐 92μmol/L，总胆固醇 9.6mmol/L↑，甘油三酯 3.1mmol/L↑，低密度脂蛋白胆固醇 4.2mmol/L↑。泌尿系统彩超：双肾回声正常，左肾大小 120mm×65mm，实质厚度 17mm；右肾大小 118mm×60mm，实质厚度 18mm，输尿管、膀胱、前列腺无明显异常。

【问题4】根据病史、体格检查及辅助检查结果，该患者诊断是什么？下一步应该如何处理？

思路 该患者诊断为肾病综合征、肾性高血压。下一步应收治住院，完善肾病综合征继发病因筛查，并行肾穿刺活检明确病理类型，以指导治疗方案的制订。

住院诊断及治疗经过

患者入院后接受了全面的检查，实验室检查结果如下。

血常规、便常规无明显异常。尿常规：比重 1.023，蛋白（+++），红细胞（镜检）（++）。尿红细胞位相：正形红细胞 0/ml，畸形红细胞 82 000 个/ml，G1>5%。24h 尿蛋白定量 17.1g（900ml）↑。尿微量蛋白组合：白蛋白 9 700.00mg/L↑，β2 微球蛋白 89.00mg/L↑，转铁蛋白 540.00mg/L↑，IgG 1 560.00 mg/L↑，α1 微球蛋白 121.00mg/L↑，α2 微球蛋白 8.70mg/L↑，κ 轻链 334.00mg/L↑，λ 轻链 285.00mg/L↑。

电解质+肝肾功能+血脂：肌酐 102μmol/L，尿素氮 7.2mmol/L，尿酸 402μmol/L，总蛋白 41g/L↓，白蛋白 19g/L↓，球蛋白 21g/L，总胆固醇 9.8mmol/L↑，甘油三酯 3.2mmol/L↑，低密度脂蛋白胆固醇 5.4mmol/L↑，余指标无明显异常。

风湿免疫相关检查：ANA、抗 ds-DNA 抗体、抗组蛋白抗体（anti-histone antibody，AHA）、抗核小体抗体（antinucleosome antibody，ANuA）、抗 DNP 抗体（anti-deoxyribo-nucleoprotein antibody，即抗脱氧核糖核蛋白抗体）、抗 SSA 抗体、抗 SSB 抗体、抗 Sm 抗体、抗 Jo-1 抗体、抗 RNP 抗体（anti-nuclear ribonucleoprotein antibody，anti-RNP，即抗 U1 小核糖核蛋白抗体）、抗 Scl-70 抗体、抗着丝粒抗体、ANCA 相关抗体、抗心磷脂抗体、

抗环瓜氨酸肽抗体(抗 CCP 抗体)、类风湿因子、抗链球菌溶血素 O 抗体、抗 GBM 抗体等均为阴性。血 IgA 2.47g/L、IgM 2.52g/L、IgG 6.10g/L ↓、C3 0.82g/L、C4 0.20g/L、κ 轻链 2.68g/L ↓、λ 轻链 1.37g/L ↓;直接 Coombs 试验:阴性;冷球蛋白:(−)。

肿瘤相关检查:血清肿瘤标志物 AFP、CEA、CA12-5、CA19-9、鳞癌相关抗原(squamous cancinoma-associated antigen,SCC)均为阴性。血、尿蛋白电泳阴性。

感染标志物检查:梅毒、HIV 均为阴性,乙肝表面抗原阴性,甲肝、丙肝、丁肝、戊肝病毒标志物均为阴性。

糖尿病相关检查:空腹血糖 5.0mmol/L,餐后 2h 血糖 6.1mmol/L,糖化血红蛋白 5.1%。

胸片:双侧少 - 中量胸腔积液;余心肺膈未见明显异常。

心电图:窦性心动过速。

腹部彩超:肝、胆囊、胆管、脾脏、胰腺、双肾、输尿管、膀胱未见异常。

肾脏病理检查结果见图 3-6-5。光镜描述:20 个肾小球中 5 处节段硬化,节段处位于球周,同时有基质增生并球囊粘连。余正切的肾小球体积增大,系膜细胞和基质轻度增生,内皮细胞无明显增生,毛细血管开放尚好,肾小管上皮细胞空泡及颗粒变性,小灶性小管萎缩。肾间质小灶性纤维化伴单个核细胞浸润。小动脉及细动脉结构尚好。免疫荧光:5 个肾小球,IgM(+),弥漫球性分布,颗粒状沉积于系膜区,IgG、IgA、C3、C1q、纤维蛋白原均阴性。电镜检查:上皮细胞足突弥漫性融合,未见确切电子致密物沉积。

小结:FSGS(非特殊型)。

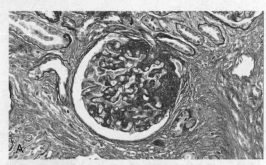
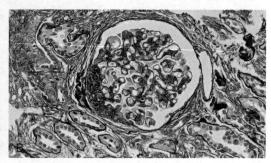
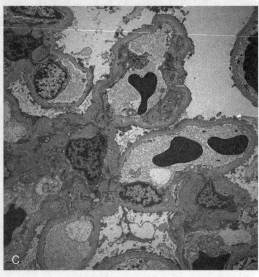

图 3-6-5 局灶节段性肾小球硬化肾脏病理

A. PAS 染色:病变肾小球节段性细胞外基质增多、毛细血管闭塞并球囊粘连(×400)。B. PASM 染色(×400):病变肾小球节段性细胞外基质增多,毛细血管闭塞并球囊粘连。伴相应肾小管萎缩和肾间质纤维化。C.电镜检查:肾小球上皮细胞足突广泛融合、基底膜塌陷,系膜基质增多,电子致密物沉积(×400)。

【问题 5】根据上述结果,患者最终的诊断是什么?

思路 根据检查结果,该患者诊断为原发性肾病综合征 FSGS(非特殊型),肾性高血压。

【问题 6】FSGS 包括哪五大病理类型?

思路 根据硬化部位及细胞增殖特点,FSGS 可分为非特殊型(又称经典型)、顶端型、门部型、细胞型和塌陷型五种。

知识点

FSGS 的五种病理类型

1. 非特殊型(又称为经典型)FSGS　至少一个肾小球呈节段性细胞外基质增多、毛细血管闭塞,可伴有节段性毛细血管塌陷而无相应的足细胞增生。需排除门部型、细胞型、塌陷型和顶端型才能诊断此型。此型是 FSGS 中最常见的,可能是其他四型发展的结果。

2. 门部型 FSGS　硬化部位主要位于肾小球的血管极附近。血管极处硬化的肾小球数目必须超过全部病变肾小球的 50%。肾小球肥大、球囊粘连、入球小动脉玻璃样变性很常见,病变的细动脉与门部硬化区相连。诊断需排除细胞型、塌陷型和顶端型 FSGS。

3. 细胞型 FSGS　至少一个肾小球呈节段性毛细血管内增生导致管腔堵塞,伴或不伴泡沫细胞及核碎裂。任何部位的毛细血管袢(门部或周边部)均可受累。此型诊断需排除塌陷型和顶端型。

4. 顶端型 FSGS　至少一个肾小球呈现位于尿极的节段性病变(靠近尿极的 25% 外周毛细血管袢),可以是细胞性病变或硬化,但一定要有球囊粘连,或有足细胞与壁层上皮细胞/肾小管上皮的融合。该型的诊断需排除塌陷型 FSGS,且不能有任何血管极周围的硬化性改变。

5. 塌陷型 FSGS　至少有一个肾小球的毛细血管袢呈节段性或球性塌陷闭塞,塌陷部位伴有足细胞的肥大和增生。其与细胞型 FSGS 的区别在于缺乏肾小球内的细胞增生。

【问题7】FSGS 的病因分为几类?

　　思路　临床上引起 FSGS 的病因主要分三类。

知识点

FSGS 的三大常见病因

1. 原发性 FSGS　主要由循环足细胞毒性因子致病。

2. 遗传性 FSGS　由各种基因突变致病。

3. 继发性 FSGS　又可分为以下三类。

(1)病毒相关性 FSGS:HIV、巨细胞病毒、细小病毒 B19、EB 病毒、HCV 等病毒感染均可引起 FSGS。

(2)药物相关性 FSGS:直接的抗病毒药物(索非布韦与雷迪帕韦),雷帕霉素抑制剂、CNI、蒽环类药物、海洛因、锂、干扰素、合成代谢类固醇等均可引起 FSGS。

(3)适应不良性 FSGS:①功能性肾单位数量减少,如孤立肾、肾发育不良、肾小球巨大稀少症、糖原贮积病、低出生体重等;②肾单位数量正常但应激异常,如病态肥胖、肾切除手术后(通常 >75%)、反流性肾病、高蛋白饮食、镰状细胞病、伴有肾单位大量丧失的晚期肾脏疾病等;③肾缺血缺氧,如睡眠呼吸暂停、发绀型先天性心脏病、肾动脉狭窄(缺血性肾病)、恶性高血压、胆固醇栓塞等。

【问题8】根据临床表现和实验室检查结果,应如何制订初始治疗方案?

　　思路　根据患者目前的检查结果和诊断,拟给予以下治疗措施。

1. 一般治疗

(1)注意休息,避免劳累。该患者存在严重低白蛋白血症和水肿,建议以休息为主,适当活动。待其水肿改善、一般情况好转后,可逐渐增加活动量,但以不劳累为宜。

(2)调节饮食。①予足量优质蛋白饮食[0.8~1.0g/(kg·d)],因高蛋白饮食将增加 GFR,加重蛋白尿并加速肾病进展,一般不主张;②补充足够的热量,30~35kcal/(kg·d)为宜;③因患者水肿明显,应该低盐饮食(<3g/d);④为减轻高脂血症,少吃富含饱和脂肪酸(动物油脂)的饮食,多吃富含多聚不饱和脂肪酸(鱼油、植物油)及富含可溶性纤维(米糠、燕麦)的饮食。

2. 对症治疗

(1)利尿消肿:首选药物治疗,如口服或者静脉使用利尿药(该患者可考虑用螺内酯、氢氯噻嗪、呋塞米、托拉塞米等);如单纯使用利尿效果不佳,应考虑加用扩容剂(白蛋白、血浆等)升高血浆胶体渗透压。如经过药物治疗后水肿改善不明显,可考虑行单纯超滤脱水。注意:利尿(脱水)不宜过快过猛,以免造成血容量不足,增加血栓栓塞和AKI的风险。

(2)减少尿蛋白和控制血压:目前证据表明减少尿蛋白可有效延缓肾衰竭进展。应首选ACEI/ARB类药物(如氯沙坦、厄贝沙坦、缬沙坦、依那普利、福辛普利等)。为达最佳降尿蛋白效果,可逐渐增加剂量。该类药物同时有降血压的作用,用药过程中注意监测血压,血压维持在125/75mmHg左右为宜(但也不宜过低),必要时可联合其他降压药物降压;使用ACEI/ARB过程中还需监测肾功能及血钾,如出现肌酐显著上升和/或高钾血症,需减药或停药。

(3)降脂治疗:合并高脂血症的肾病综合征患者发生心血管疾病风险增高,应考虑常规降脂治疗,特别是有心血管合并症患者、年龄偏大患者、预计肾病综合征短期内难以缓解的患者和血脂异常升高的患者。病情缓解之后,高脂血症可自然缓解,一般无须再继续用药。该患者血脂明显升高,应该加用降脂药物治疗。

3. 并发症的防治　该患者白蛋白<20g/L,应考虑预防性抗凝治疗(如低分子肝素4 000~5 000IU皮下注射,每日1~2次;也可考虑口服抗凝药如华法林、利伐沙班等);抗凝同时可辅以抗血小板药物(如使用阿司匹林或氯吡格雷或双嘧达莫或吲哚布芬等),但应充分评估出血风险。

同时,应积极预防和/或治疗感染、蛋白质脂质代谢紊乱、急性肾衰竭等并发症。

4. 抑制免疫与炎症反应　该患者首选糖皮质激素抑制免疫炎症反应。如泼尼松1mg/(kg·d),口服。因患者病理类型为FSGS,激素起效较慢。足量激素应至少用至12周(甚至更长)才能评估疗效。使用足量激素的同时,可加用胃肠黏膜保护剂预防消化性溃疡,加用钙剂和/或维生素D_3预防骨质疏松。

因其为初始治疗患者,暂不加用其他免疫抑制治疗药物。

5. 随访　诊断和治疗方案确定后,患者被安排出院。出院后继续口服激素、胃肠黏膜保护剂、钙片、ACEI/ARB、抗凝药物等治疗。

出院后患者活动较少。某日晨起后自觉左下肢明显肿胀、疼痛,伴局部皮温升高。

【问题9】此时应警惕什么并发症?

思路　应警惕下肢静脉血栓形成。

知识点

肾病综合征血栓栓塞并发症的原因

肾病综合征患者易发生血栓栓塞并发症,其中肾静脉血栓形成最为常见,但大部分病例因慢性形成,临床并无症状;下肢静脉、肺血管、脑血管的血栓、栓塞并发症也不少见。此类患者发生血栓、栓塞的原因可能有:①有效血容量减少导致的血液浓缩及高脂血症均可造成血液黏滞度增加;②某些蛋白从尿液中丢失,肝脏代偿性合成蛋白增加,引起机体凝血、抗凝和纤溶系统失衡;③肾病综合征引起的血小板过度激活;④利尿剂和糖皮质激素等进一步加重高凝状态。

该患者下肢静脉彩超提示:左下肢胫前、胫后及腓静脉血栓形成。

【问题10】下一步应该如何治疗?

思路　有两种方案选择。

1. 直接使用新型口服抗凝药物(如利伐沙班,前三周每日2次,每次15mg,后改为每日1次,每次20mg维持),总疗程至少3个月。

2. 低分子肝素联合维生素K拮抗剂(如华法林),在INR达标(2.0~3.0)且稳定24h后,停用低分子肝素,疗程至少3个月。

深静脉血栓形成的分期和治疗

1. 深静脉血栓形成（deep venous thrombosis，DVT）的分期　根据发病时间，DVT 分为急性期（发病 14d 内）、亚急性期（发病 15~30d）和慢性期（发病 30d 之后），其中急性期和亚急性期都属于早期。

2. DVT 的治疗

(1) 早期治疗：①抗凝。抗凝是 DVT 的基本治疗，可抑制血栓蔓延、利于血栓自溶和管腔再通。早期 DVT 的非肿瘤患者，深静脉血栓形成的诊断和治疗指南建议直接使用新型口服抗凝药物（如利伐沙班，用法：前三周每日 2 次 15mg，后改为每日 2 次 20mg 维持），或低分子肝素联合维生素 K 拮抗剂（华法林），在 INR 达标（2.0~3.0）且稳定 24h 后，停用低分子肝素。②溶栓。溶栓的适应证：急性近端 DVT（髂、股、腘静脉）；全身状况好；预期寿命 >1 年和低出血风险。尿激酶是最常用的溶栓药物，具有起效快、效果好、过敏反应少等特点。用法：一般首剂 4 000IU/kg，30min 内注射，继以 60 万 ~120 万 IU/d，维持 72~96h，必要时延长至 5~7d。其他溶栓药物如重组组织型纤溶酶原激活剂的效果好、出血风险低，也可作为治疗选择，但价格偏高。③手术取栓。也是清除血栓的有效治疗方法，可迅速解除静脉梗阻。④经皮机械性血栓清除术。主要是采用旋转涡轮或流体动力的原理打碎或抽吸血栓，从而达到迅速清除或减少血栓负荷、解除静脉阻塞的作用。建议由专科医生把握手术指征和术式。⑤其他治疗方法还包括下腔静脉滤器放置、压力治疗等。

(2) 慢性期治疗：DVT 患者慢性期需长期抗凝治疗以预防血栓蔓延和 / 或血栓复发。维生素 K 拮抗剂（如华法林）、X a 因子抑制剂（如利伐沙班）、直接凝血酶抑制剂（如达比加群）等对预防 DVT 复发有效，根据具体病情选择药物、疗程和抗凝强度。

足量激素治疗 12 周后，该患者尿常规：比重 1.025，蛋白（+++），红细胞（镜检）（++）；24h 尿蛋白定量 11.454g（850ml）；血生化：白蛋白 25.8g/L ↓，尿素氮 6.4mmol/L，尿酸 443μmol/L ↑，肌酐 98μmol/L，总胆固醇 8.6mmol/L ↑，甘油三酯 2.7mmol/L ↑，低密度脂蛋白胆固醇 4.3mmol/L ↑。

【问题 11】下一步应如何治疗？

思路　足量激素治疗 12 周后，该患者仍有大量蛋白尿，提示其为激素抵抗型 FSGS，应考虑联合免疫抑制剂治疗。首选联合 CNI（如环孢素 A 和他克莫司），替代治疗药物包括 MMF、CTX、抗 CD20 等。具体措施参考 FSGS 诊断和治疗流程（图 3-6-6）。

常用的治疗 FSGS 的免疫抑制剂

1. CNI　①环孢素 A（CsA）：能选择性抑制 T 辅助细胞及 T 细胞毒效应细胞。常用剂量为 3~5mg/(kg·d)（多从低剂量开始），分 2 次（间隔 12h）空腹口服，服药期间需监测血药谷浓度，根据血药谷浓度调整药物剂量。为减少感染风险，临床多建议血药谷浓度维持在 100~150μg/L 左右为宜。服药 2~3 个月后缓慢减量，疗程至少一年。副作用有肝肾毒性、神经毒性、高血压、高尿酸血症、多毛及牙龈增生等。但停药后易复发。②他克莫司：其肾毒性的副作用小于环孢素 A，但代谢异常（如高血糖、高脂血症、高尿酸血症等）的副作用大于环孢素 A。成人起始剂量为 0.05~0.1mg/(kg·d)，需根据血药谷浓度调整剂量，血药谷浓度维持在 5~10μg/L 为宜。

2. MMF　可选择性抑制 T、B 淋巴细胞增殖及抗体形成达到治疗目的。常用剂量为 1.5~2.0g/d，分 2 次口服，共用 3~6 个月，减量后维持（维持剂量 ≥0.75g/d）6 个月。用药过程中应注意感染、骨髓抑制、一过性肝功能异常及胃肠道症状等副作用。

3. CTX　系烷化剂的一种，国内外最常用的细胞毒性药物。在体内被肝细胞微粒体羟化，代谢产物具有较强的免疫抑制作用。口服制剂用法：2mg/(kg·d)，分 1~2 次口服；静脉制剂用法：200mg，隔日静脉注射。累积剂量达 6~8g 后停药。主要副作用为骨髓抑制、中毒性肝损害、性腺抑制、脱发、出血性膀胱炎、胃肠道反应等。

【问题 12】与 FSGS 预后相关的因素包括哪些?

思路 与 FSGS 预后相关因素有病理类型、蛋白尿持续时间及量、血压和肾功能等。

> 知识点
>
> FSGS 的预后相关因素
>
> 1. 病理类型和预后关系由轻到重的排序为顶端型,门部型,非特殊型(经典型),细胞型和塌陷型。多数顶端型激素治疗有效,预后良好;塌陷型对激素反应差,进展快。本病例患者的病理类型为非特殊型,预后介于两者之间。
>
> 2. 蛋白尿的量和持续时间也与预后相关,蛋白尿缓解者预后好,不缓解者 6~10 年超过半数进展为终末期肾病。
>
> 3. 基线血压和肾功能也是预后影响因素,存在基线高血压和肾功能不全的患者预后差。

【FSGS 的诊断和治疗流程】(图 3-6-6)

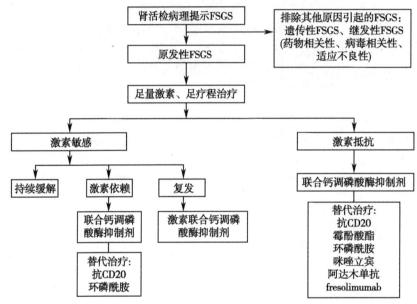

图 3-6-6 FSGS 的诊断和治疗流程
FSGS. 局灶节段性肾小球硬化。

三、膜性肾病

膜性肾病(membranous nephropathy,MN)是成人肾病综合征的一个常见病理类型,好发于中老年人,男性多见。大多数病例病因不明,故称为特发性膜性肾病(又称原发性膜性肾病)。由系统性自身免疫性疾病、感染、药物、肿瘤等所致者称继发性膜性肾病,约占膜性肾病的 1/3。近年来研究表明,75%~80% 原发性膜性肾病可在肾脏病理检测到磷脂酶 A2 受体(phospholipase A2 receptor,PLA2R)和在血清中检测到 PLA2R 抗体。

膜性肾病起病隐匿,可无前驱感染史。70%~80% 患者表现为肾病综合征。在疾病初期,可无高血压。大多数患者肾功能正常或轻度受损。DVT 发生率高,尤以肾静脉血栓形成最为常见(10%~40%)。肾脏 10 年存活率约为 65%。

膜性肾病的诊断依靠肾活组织检查病理诊断。光镜下膜性肾病特征性改变是 GBM 弥漫性增厚。免疫荧光可见免疫球蛋白和补体在毛细血管壁弥漫颗粒样沉积,其中以 IgG 强度最高,也可有 IgA 和 IgM 沉积。如免疫荧光发现肾小球同时多种免疫复合物沉积时,尤需与继发性膜性肾病进行鉴别。电镜下可见基底膜上皮下有分散或规则分布的电子致密物沉积,脏层上皮细胞足突广泛融合。

膜性肾病有自然缓解倾向,约 25% 患者 5 年内可自然缓解。常规治疗方案包括降压、降尿蛋白、抗凝、调脂等对症治疗,对快速进展或预后不良的高危病例尚需给予免疫抑制治疗。通常单用激素疗效不佳,常与细胞毒性药物(如 CTX)联合使用,也可选用激素与 CNI(环孢素 A、他克莫司)联合治疗的方案,60%~70%病例可获得缓解。

预后不良的因素:持续大量蛋白尿、肌酐进行性升高、男性、年龄在 50 岁以上、难以控制的高血压、肾小管萎缩和间质纤维化。如合并新月体形成和/或节段性硬化,预后更差。

门诊病历摘要

患者,男性,55 岁。因"排泡沫样尿,伴双下肢水肿半年"来院门诊。患者于半年前无明显诱因发现尿中泡沫增多,久久不能消散,伴双下肢水肿,为凹陷性水肿,劳累时或活动后加重,休息后可稍改善,无尿频、尿急、尿痛,无肉眼血尿,无畏寒、发热,无皮疹及关节痛等。当时未就诊,近半年来下肢水肿进行性加重。起病以来,体重增加 8kg,饮食、睡眠正常,尿量未明显减少。既往有高血压病史 4 年,最高 160/100mmHg,现口服"拜新同"30mg/d 治疗,血压控制在 140~150/80~95mmHg。否认糖尿病、冠心病史,否认结核、肝炎等传染病病史,无外伤及手术史。否认食物及药物过敏史。否认疫水及有毒、放射性物质接触史。无烟酒嗜好。父亲有"糖尿病"病史,死于"脑卒中"。共有三兄弟,其中两个弟弟有"糖尿病"病史。

【问题 1】门诊以双下肢水肿为主诉的患者,问诊要点包括哪些?

思路 问诊要点包括起病特点、水肿持续时间和部位,需特别注意伴随症状。

知识点

水肿的定义及病因

水肿是指过多体液在组织细胞间隙或体腔中积聚。水肿按照发生部位可分为全身性水肿和局限性水肿。局限性水肿常见原因包括淋巴或静脉阻塞、炎症性过敏反应等。全身性水肿常见原因包括心脏、肝脏、肾脏及内分泌腺疾病引起的水肿,营养不良性水肿和特发性水肿。因此,对于双下肢水肿患者,应询问患者是否有端坐呼吸、阵发性夜间呼吸困难等心力衰竭的表现;是否有黄疸、腹胀等肝病的表现;是否有泡沫尿及伴随症状,如皮疹,关节痛等。在既往史中,应询问有无心脏病、肝病及肾脏病病史;有无特殊的用药史如激素、钙通道阻滞剂等。

【问题 2】水肿患者的体格检查要点包括哪些?

思路 体格检查水肿包括水肿部位、指压特性和程度。

知识点

水肿体格检查及鉴别

1. 水肿部位 根据水肿部位的不同可初步判断引起水肿的可能原因。全身性水肿常为对称性,一般以下垂部位最为显著,多出现在组织松弛部位,如眼睑、面颊、踝部及阴囊等处。局限性水肿则可发生在身体任何部位。晨起时仅表现为眼睑或颜面部水肿的常为急性肾小球肾炎患者;局限于胸廓以上伴有静脉扩张,见于上腔静脉压迫者;仅限于两侧下肢应考虑全身性水肿患者由于站立体位所致;一侧下肢水肿往往为静脉血栓或静脉曲张、丝虫病、淋巴管阻塞等。

2. 水肿的指压特性 由心脏、肝脏或肾脏疾病引起的水肿,指压后出现凹陷,称凹陷性水肿;由淋巴管阻塞或甲状腺功能减退引起的水肿,指压后不出现凹陷,称为非凹陷性水肿。

3. 水肿程度 可分为轻、中、重三度。轻度水肿仅发生于眼睑、眶下软组织、胫骨前、踝部皮下组织,指压后可出现组织轻度凹陷,平复较快。有时早期水肿,仅有体重迅速增加而无水肿表现。中度水肿见于全身疏松组织,指压后出现明显的或较深的组织凹陷,平复缓慢。重度为全身组织严重水肿,身体下垂部位皮肤紧而发亮,甚至有液体渗出,有时可伴有胸腔、腹腔、鞘膜腔积液。此外,体格检查时应仔细排除心力衰竭和肝病等的体征。

该患者体格检查:脉搏 70 次 /min,心律齐,血压 145/85mmHg。全身浅表淋巴结未及肿大,全身皮肤黏膜无黄染,未见瘀点、瘀斑。双眼睑水肿。心、肺、腹(−)。双下肢中度凹陷性水肿。

【问题 3】根据目前病史和体格检查结果,该患者可能患的是哪个系统的疾病?

思路　患者双下肢水肿,有泡沫尿,心肺及腹部检查阴性,因此考虑肾脏疾病的可能性较大。患者有高血压的病史,水肿需注意与高血压肾损害、高血压心脏病和高血压药物相关疾病进行鉴别诊断。

【问题 4】该病例目前需要做哪些初步实验室检查?

思路　血常规、尿常规、24h 尿蛋白定量、肝肾功能、血脂检测。

门诊检查结果

尿常规:尿比重 1.20,蛋白(++++),尿红细胞数正常;24h 尿蛋白定量 8.8g;血浆白蛋白 18g/L;肾功能:尿素氮 10.6mmol/L,尿酸 561μmol/L,肌酐 175μmol/L;血脂:总胆固醇 10.8mmol/L,甘油三酯 3.1mmol/L。

【问题 5】根据患者的临床表现和实验室检查结果,该患者可能的诊断是什么?是否需要入院进一步诊断及治疗?

思路　该病例符合肾病综合征诊断标准。需要住院进一步诊断和治疗,同时需对肾病的病因和并发症(如感染、血栓并发症等)进行筛查。

住院诊断及治疗经过

患者入院后进行了系统检查,检查结果如下。

血、便常规正常;尿常规蛋白(++++),24h 尿蛋白定量 10.6g/d;免疫学指标:ANA(−),抗 dsDNA 抗体(−),抗 ENA 抗体(−),ANCA(−),抗 GBM 抗体(−);免疫球蛋白未见异常;肿瘤标志物:AFP、CEA、CA19-9、CA12-5、PSA 均在正常范围;冷球蛋白阴性;M 蛋白、尿本周蛋白、乙肝五项及丙肝、HIV、梅毒抗体均阴性;空腹血糖 4.5mmol/L;凝血功能正常,D- 二聚体正常。心电图:窦性心律,其余正常。胸部 X 线:正常。腹部超声:肝、胆、胰、脾、肾未见异常,肾静脉通畅,肾上腺彩超未见占位性病变。双下肢静脉通畅,心脏彩超未见异常,眼底见高血压视网膜改变,视神经盘未见水肿。血清 PLA2R 抗体明显升高。

入院后评估患者无明显手术禁忌,予安排肾穿刺活检术协助诊断和治疗。

肾脏病理检查结果见图 3-6-7。光镜检查:15 个肾小球,1 个全球硬化。肾小球细胞数约每小球 70 个。

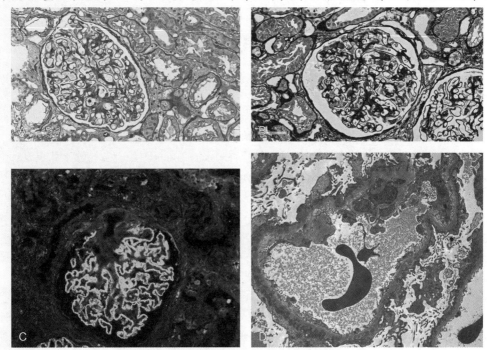

图 3-6-7　膜性肾病肾脏病理
A. PAS 染色:毛细血管袢开放佳,基底膜显增厚,外观僵硬感(×400);
B. PASM 染色(×400);C. IgG 免疫荧光(×400);D. 电镜检查。

系膜基质轻度增生,每系膜区系膜细胞2~3个。毛细血管袢开放佳,基底膜弥漫性增厚,外观僵硬感。未见新月体形成。Masson染色:基底膜上皮侧可见较多大块嗜复红物质沉积。PASM染色:基底膜上皮侧可见"钉突"形成。小管间质病变轻,小动脉壁不厚,动脉壁未见透明样变性。免疫荧光:IgG和C3沿肾小球系膜区和毛细血管袢弥漫性颗粒状沉积,IgA、IgM、C1q均为阴性。刚果红染色:阴性。电镜:基底膜弥漫增厚,上皮细胞下可见大块电子致密物沉积,基底膜在电子致密物之间钉突状增生。足突弥漫融合。

【问题6】根据上述检查结果,该病例最终的诊断是什么?

思路 初步排查继发性膜性肾病,且PLA2R抗体明显升高,故诊断为原发性肾病综合征,膜性肾病Ⅱ期,AKI。

知识点

特发性膜性肾病病理

光镜:GBM显著增厚,钉突形成(嗜银染色),上皮细胞下钉突之间颗粒状嗜复红物质沉积。

免疫荧光:IgG、C3沿毛细血管壁颗粒状沉积。

电镜:诊断膜性肾病最强的证据,根据电镜检查结果可将特发性膜性肾病分为以下四期(Ehrenreich-Churg,1968)。

Ⅰ期:GBM无明显增厚,足突广泛融合,GBM上皮细胞下有小块电子致密物沉积。

Ⅱ期:GBM弥漫增厚,上皮细胞下有较大块电子致密物沉积,它们之间有GBM反应性增生形成的钉突。

Ⅲ期:电子致密物被增生的GBM包绕,部分开始被吸收而呈现出大小、形状、密度不一致的电子致密物和透亮区。

Ⅳ期:GBM明显增厚,大部分电子致密物被吸收而表现为与GBM密度接近。

【问题7】特发性膜性肾病需与哪些继发性膜性肾病鉴别?

思路 主要与五大类疾病鉴别。①自身免疫性疾病:SLE、类风湿关节炎、甲状腺疾病等;②感染性疾病:乙型、丙型肝炎病毒,梅毒,人类免疫缺陷病毒(human immunodeficiency virus,HIV)感染等;③肿瘤:淋巴瘤、MM、胃肠道肿瘤等;④代谢性或变性性疾病:糖尿病肾病、淀粉样变性等;⑤药物:金制剂、非甾体抗炎药等。

知识点

需与特发性膜性肾病鉴别的继发性膜性肾病

1. 肾淀粉样变性 好发于中老年人,肾淀粉样变性是全身多器官受累的一部分。原发性淀粉样变性主要累及心、肾、消化道、皮肤和神经;继发性淀粉样变性常继发于慢性化脓性感染、结核、恶性肿瘤等疾病,主要累及肾脏、肝和脾等器官。肾受累时体积增大,常呈肾病综合征。肾淀粉样变性肾活检可见系膜区淡染的物质沉积,刚果红染色阳性,电镜下观察到肾小球内细纤维样结构。

2. 骨髓瘤性肾病 好发于中老年人,男性多见,患者可有MM特征性临床表现,如骨痛、血清单株球蛋白增高、蛋白电泳M带及尿本周蛋白阳性,骨髓象显示浆细胞异常增生(占有核细胞的15%以上),并伴有质的改变。MM累及肾小球时可出现肾病综合征。上述骨髓瘤特征性表现有利于鉴别诊断。

3. 实体肿瘤相关肾病 起病往往比较隐匿,有时候肾病是初发或唯一临床表现。对于中老年患者,不能仅满足于膜性肾病的病理诊断,需认真排查实体肿瘤的可能,包括甲状腺、乳腺、前列腺、胃肠道、生殖系统等部位的肿瘤。

4. 乙型肝炎病毒相关性肾炎（HBV-GN）　多见于儿童及青少年,也可见于老年人。以蛋白尿或肾病综合征为主要临床表现,常见的病理类型为膜性肾病,其次为系膜毛细血管性肾小球肾炎等。国内依据以下三点进行诊断:①血清乙型肝炎病毒抗原阳性;②有肾小球肾炎临床表现,并可除外狼疮性肾炎等继发性肾小球肾炎;③肾活检切片中找到乙型肝炎病毒抗原。我国为乙型肝炎高发区,对有乙型肝炎患者或肾病综合征患者,应认真排除。

5. 狼疮性肾炎　好发于中青年女性,常有肾外多系统累及表现,如面部红斑、光过敏、口腔溃疡、关节炎、贫血、白细胞及血小板减少,自身抗体（ANA、抗 dsDNA 抗体、抗 Sm 抗体）阳性。本病例无肾外表现,自身抗体阴性,故可排除。

【问题 8】根据临床表现和实验室检查,患者明确诊断为膜性肾病Ⅱ期,如何治疗?

思路　包括一般治疗、对症治疗、并发症防治和免疫抑制治疗。

1. 一般治疗

(1)注意休息,适当活动,预防下肢静脉血栓形成。

(2)饮食治疗:低盐饮食（<3g/d）;适量优质蛋白饮食[0.8~1.0g/（kg·d）];热量摄入达到 126~147kJ/（kg·d）[30~35kcal/（kg·d）]。

2. 对症治疗

(1)利尿消肿,如氢氯噻嗪 25mg,3 次 /d,口服。

(2)减少尿蛋白,使用 ACEI/ARB 类药物,如氯沙坦 100mg,1 次 /d,口服。本例患者合并高血压,可考虑使用 ARB 类药物替代原方案。

(3)降脂治疗:根据患者血脂谱异常情况选用,如阿托伐他汀 20mg,1 次 / 晚,口服。本例患者甘油三酯 >5.6mmol/L,容易诱发胰腺炎,可先用贝特类药物降甘油三酯治疗,如非诺贝特 200mg,1 次 / 晚,口服。

3. 并发症防治　本例患者严重低蛋白血症,伴血肌酐升高,可考虑在高血压控制后静脉使用白蛋白提高血浆胶体渗透压和改善肾灌注,并可适当利尿处理;同时,针对膜性肾病血栓并发症高危人群,如本例患者刚行肾活检术后,可在术后 2 周加用预防血栓形成的药物,如低分子肝素,依诺肝素 4 000~6 000AxaIU,皮下注射,1~2 次 /d;或氯吡格雷 75mg,1 次 /d;或吲哚布芬 100~200mg,口服,2 次 /d。

4. 免疫抑制治疗　应根据患者情况选择。

(1)糖皮质激素。

(2)CTX 或 CNI。

同时给予奥美拉唑保护胃黏膜;碳酸钙和维生素 D_3 预防骨质疏松。

【问题 9】所有诊断为膜性肾病的患者都需要免疫抑制治疗吗?

思路　不是所有膜性肾病患者都需要免疫抑制治疗。对于肾功能正常、24h 尿蛋白定量 <4g 的患者可先给予一般治疗、ACEI/ARB 减少尿蛋白及抗凝预防血栓治疗,暂不使用糖皮质激素和免疫抑制剂,观察 3~6 个月,部分患者可自然缓解。但需随访,监测肾功能、血压、尿蛋白,定期评估危险因素。本例患者为中年男性,24h 尿蛋白定量 10.6g,血白蛋白 18g/L,并伴血肌酐升高,建议积极排除其他继发病因后使用激素联合免疫抑制剂治疗方案。

知识点

成人特发性膜性肾病免疫抑制治疗的时机

1. 患者出现肾病综合征合并以下情况之一时,可考虑应用糖皮质激素和免疫抑制剂疗。

(1)尿蛋白持续 >4g/d,抗高血压和降蛋白尿 6 个月未见下降趋势,血清白蛋白仍进行性下降。

(2)出现与肾病综合征相关的严重并发症(如肺动脉栓塞、肾静脉血栓)。

(3)诊断特发性膜性肾病后 6~12 个月血肌酐升高 ≥ 30%,eGFR 不低于 25~30ml/（min·1.73m^2）,且除外其他原因引起的肾功能恶化。

2. 对于血肌酐持续 >309μmol/L（3.5mg/dl）或 eGFR<30ml/（min·1.73m^2）、超声检查肾脏体积明显缩小（长径 <8cm）,或合并严重感染时建议避免使用激素和免疫抑制剂治疗。

【问题 10】为什么膜性肾病患者需要糖皮质激素联合其他免疫抑制剂治疗?

思路 单用糖皮质激素治疗膜性肾病疗效不佳,常需要糖皮质激素与细胞毒性药物或 CNI 联合治疗。

知识点

膜性肾病常用免疫抑制治疗方案

1. 糖皮质激素联合 CTX 方案 口服泼尼松 1.0mg/kg,每日 1 次,8 周后开始规律减量;并予口服 CTX 1.5~2mg/(kg·d),共 6 个月。也可采用静脉滴注 CTX 0.5~1.0g/m^2,每月 1 次,总量 6~8g。

2. 糖皮质激素联合 CNI 方案 泼尼松 0.5mg/(kg·d),清晨顿服,连用 3d 后开始减量,或蛋白尿缓解 2 个月后逐渐减量。环孢素 A 常用起始量为 3~5mg/(kg·d),分两次空腹口服,服药期间需监测并维持其血浓度谷值为 100~150μg/L,疗程至少 6 个月。他克莫司肾毒性副作用小于环孢素 A,成人起始治疗剂量为 0.05~0.1mg/(kg·d),血药浓度保持在 5~10μg/L,疗程至少 1 年。

【问题 11】膜性肾病如何选择免疫抑制治疗方案?

思路 一般首选糖皮质激素联合 CTX 方案。如使用该方案疗程 3~6 个月疗效不佳,或患者对 CTX 有禁忌证时,可选用糖皮质激素联合 CNI 方案。同样,当初始治疗使用糖皮质激素联合 CNI 方案疗效不佳时,可换用另一方案。

患者接受了糖皮质激素联合 CTX 方案治疗,出院后 2 周时出现右侧下肢肿胀加重,伴疼痛,再次返院诊治。体格检查:血压 130/80mmHg,双眼睑水肿,无颈静脉怒张,双肺呼吸清,心率 75 次 /min,律齐,腹软,移动性浊音弱阳性,双下肢中度水肿,右侧更为明显。

凝血功能:PT 10.5s,APTT 28.5s,D- 二聚体 2 800μg/L,纤维蛋白原 8g/L。双下肢静脉彩超:右下肢深静脉内实性偏强回声团块。

【问题 12】患者使用激素及 CTX 治疗 2 周,出现右下肢静脉血栓形成,在加强抗凝治疗的同时,如何调整治疗方案?

思路

1. 继续原方案治疗 泼尼松 60mg,每日清晨顿服;CTX 0.6~1.0g,每月 1 次静脉滴注。氯沙坦降压降蛋白尿,奥美拉唑保护胃黏膜,碳酸钙和维生素 D$_3$ 预防骨质疏松,阿托伐他汀调节血脂。

2. 抗凝治疗 低分子肝素 4 000~5 000IU,皮下注射,1~2 次 /d。静脉血栓栓塞性疾病治疗方案可参照 FSGS 章节和相关指南。

随 访

治疗 7d 后,患者下肢不对称水肿逐渐改善,患者抗凝方案改为华法林 3mg/ 次,每日 1 次,其余方案同前出院。出院后 1 个月复查,尿常规:蛋白(+),红细胞(-);肾功能:尿素氮 6.7mmol/L,血清白蛋白 28g/L,肌酐 88μmol/L;凝血功能:INR 2.2;双下肢静脉彩超:原右下肢深静脉内实性偏强回声团块变小,血管已再通。治疗 3 个月后随访,患者水肿已完全改善,肾脏各项指标明显改善。尿常规:蛋白(-),红细胞(-);24h 尿蛋白定量 0.2g。肝肾功能:肝功能正常,血白蛋白 37g/L,尿素氮 6.9mmol/L,肌酐 86μmol/L。血脂:总胆固醇 4.8mmol/L,甘油三酯 1.5mmol/L。血清 PLA2R 抗体效价降至正常。

【问题 13】该病例的预后如何?

思路 该病例为中年男性,病理上表现为典型的特发性膜性肾病,未见新月体形成和广泛的小球硬化;各项检查排除继发性膜性肾病;发病时表现为大量蛋白尿,肾功能异常,但经正规治疗后,蛋白已转阴,肾功能恢复。虽有血栓栓塞并发症,但发现及时,经积极治疗病情改善。该病例预后良好。

知识点

特发性膜性肾病的预后

预后不良的因素:持续大量蛋白尿、男性、年龄在 50 岁以上、难以控制的高血压、肾小管萎缩和间质纤维化。如合并新月体形成和 / 或节段性硬化时,预后更差。存在反复感染、血栓栓塞并发症者也常影响预后。

【膜性肾病诊断和治疗流程】(图 3-6-8)

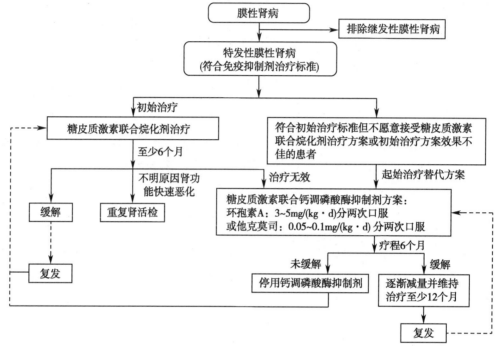

图 3-6-8 膜性肾病的诊断和治疗流程

四、系膜毛细血管性肾小球肾炎

系膜毛细血管性肾小球肾炎(mesangial capillary glomerulonephritis),亦称为膜增生性肾小球肾炎(membrano proliferative glomerulonephritis,MPGN),是一种发病率较低的肾脏病理表现。特发性系膜毛细血管性肾小球肾炎病因不明,继发性系膜毛细血管性肾小球肾炎可见于慢性感染(特别是丙型肝炎病毒感染)、SLE、实体或非实体肿瘤、补体调节因子异常、慢性血栓性微血管病等其他系统性疾病。

该病占肾活检病理类型的 5%~10%,男性多于女性,好发于青壮年,1/4~1/3 患者常在上呼吸道感染后表现为急性肾炎综合征;50%~60% 患者表现为肾病综合征,镜下血尿常见,其中少数为发作性肉眼血尿,少数患者表现为无症状性血尿和蛋白尿;肾功能损害、高血压及贫血出现早,病情多持续进展。50%~70% 病例血清补体 C3、C4 持续降低,对诊断本病有提示作用。

系膜毛细血管性肾小球肾炎需根据肾活检病理诊断。光镜下病理改变为系膜细胞和细胞基质弥漫性中重度增生,可广泛插入 GBM 和内皮细胞之间,使基底膜呈"双轨征"。免疫荧光检查常见 IgG 和 C3 呈颗粒状在系膜区和毛细血管袢沉积。电镜下系膜区、内皮下或上皮下可见电子致密物沉积。

继发性系膜毛细血管性肾小球肾炎需针对病因治疗,特发性系膜毛细血管性肾小球肾炎如果表现为肾病综合或出现肾功能快速进展,可考虑使用激素或低剂量激素联合免疫抑制剂治疗,需权衡治疗利弊,及时评估治疗效果,密切监测治疗不良反应。糖皮质激素和细胞毒性药物治疗疗效欠佳,大多数患者预后差。病情常逐渐进展,约 50% 患者在 10 年内发展至终末期肾病。

患者,男性,48岁。因"反复水肿伴排泡沫尿3个月余,加重1周"来院门诊。患者于3个月前无明显诱因出现颜面及双下肢水肿,伴乏力、排泡沫样尿,无肉眼血尿及尿量变化,无尿频、尿急、尿痛、腰痛等不适。未予特殊诊治。近1周来双下肢水肿加重,伴尿量减少、体重增加,遂来医院就诊。起病以来,无发热,无皮疹、面部红斑,无骨、关节疼痛,无鼻出血、牙龈出血,无脱发、口腔溃疡,无口干、多饮、多尿等。发病以来,胃纳尚可,睡眠欠佳,大便正常,近1个月体重增加约5kg。既往史、个人史、婚育史、家族史无特殊。体格检查:血压140/90mmHg;颜面水肿,浅表淋巴结未触及肿大,心肺无明显异常;腹稍膨隆,无压痛反跳痛,肝脾不大,移动性浊音阳性;双下肢中度对称凹陷性水肿。

【问题1】门诊遇到全身性水肿患者,应考虑哪些系统的疾病?

思路 该患者存在颜面、双下肢水肿、腹水等全身性水肿。常见导致全身性水肿的病因:
①心源性水肿:各种导致右心衰竭的疾病如肺源性心脏病、缩窄性心包炎等均可引起心源性水肿;②肾源性水肿:各种急慢性肾脏病均可引起全身性水肿,如肾病综合征等;③肝源性水肿:主要见于失代偿期肝硬化、肝癌患者;④营养不良性水肿:各种慢性消耗性疾病导致的营养缺乏、蛋白丢失,可产生全身性水肿;⑤内分泌性水肿:甲状腺功能减退症、库欣综合征等;⑥其他原因的全身性水肿:如药物性水肿、特发性水肿等。

【问题2】根据患者病史,可能是哪种系统疾病?

思路 患者除有全身水肿症状外,还有排泡沫样尿、少尿等症状,因此最可能是肾源性水肿,肾病综合征可能性大。

【问题3】门诊首先应该为患者做哪些检查协助进一步诊断?

思路 血常规、尿常规、24h尿蛋白定量、尿红细胞位相、血生化、血脂、肾脏超声。

尿常规:尿比重1.025,蛋白(+++),红细胞(++)。24h尿蛋白定量5.5g/1 400ml。尿红细胞位相:正形红细胞200个/ml,畸形红细胞43 000个/ml,G1>5%。血生化:白蛋白28.8g/L,尿素氮6.2mmol/L,尿酸493μmol/L,肌酐90μmol/L,总胆固醇3.8mmol/L,甘油三酯2.64mmol/L。双肾超声:双肾回声增高,左肾大小110mm×55mm,实质厚度15mm,右肾大小108mm×50mm,实质厚度16mm,皮髓质分界清。

【问题4】根据患者的临床表现和检查结果,该患者可能的诊断是什么? 下一步诊疗计划是什么?

思路 该病例符合肾病综合征诊断标准,需要住院进一步明确肾病综合征的病因,必要时行肾穿刺活检术。

患者入院后进行了系统检查,检查结果如下。

血常规、便常规、出凝血常规未见明显异常。尿常规:尿比重1.028,蛋白(++++),红细胞(++),尿pH5.5。电解质+肝肾功能+血脂:肌酐90μmol/L,尿素氮9.6mmol/L,尿酸468μmol/L,白蛋白26g/L,AST29IU/L、ALT 35IU/L,乳酸脱氢酶100IU/L,总胆固醇4.0mmol/L,甘油三酯2.9mmol/L,低密度脂蛋白胆固醇2.8mmol/L。尿红细胞位相:正形红细胞0/ml,畸形红细胞33 000个/ml,G1>5%。24h尿蛋白定量6.5g/1 600ml。尿微量蛋白组合:白蛋白4 000mg/L、β_2微球蛋白20mg/L、尿转铁蛋白4.78mg/L、IgG 35mg/L、κ轻链13.10mg/L、λ轻链7.30mg/L。

风湿免疫检查:ANA阴性、抗dsDNA抗体阴性;抗SSA、抗SSB、抗Sm、抗Jo-1、抗RNP、Scl-70、抗着丝粒抗体均阴性;抗DNP抗体1:256(+);ANCA:P-ANCA(IF)、C-ANCA(IF)、髓过氧化物酶(myeloperoxidase,MPO)、蛋白酶3(PR3)均阴性;抗心磷脂抗体组合:ACA-IgM、ACA-IgG阴性;C反应蛋白、SAA、抗CCP、抗链球菌溶血素O、类风湿因子、抗DNA酶-B均正常;抗GBM抗体1.62RU/ml(正常);IgA 2.37g/L、IgM 2.82g/L、IgG 13.10g/L、IgG4 1.25g/L、C3 0.71g/L、C4 0.06g/L、κ轻链10.10g/L、λ轻链7.30g/L;直接Coombs试验阴性;冷球蛋白阴性。

肿瘤相关检查：AFP、CEA、CA12-5、CA19-9、SCC 均为阴性。血、尿免疫固定电泳、血本周蛋白、尿本周蛋白未见明显异常。

感染标志物检查：乙肝、甲肝、丙肝、丁肝、戊肝病毒抗体均为阴性；梅毒、HIV 均为阴性。

糖尿病相关检查：空腹血糖 5.7mmol/L，餐后 2h 血糖 5.2mmol/L，糖化血红蛋白 4.8%。

胸片：双肺未见异常；主动脉钙化。

心电图：轻度 ST 改变。

腹部彩超：双肾实质回声增高，肝、胆囊、胆管、脾脏、胰腺、膀胱、输尿管超声未见异常。

肾脏病理检查结果见图 3-6-9。光镜描述：22 个肾小球中 2 个球性硬化，1 个节段性硬化。余正切肾小球体积增大，系膜细胞及基质弥漫性中重度增生，多处系膜插入，节段伴内皮细胞增生。毛细血管袢开放好，数处球囊粘连。Masson、PASM 染色：弥漫性系膜区及节段基底膜内嗜复红物沉积，多处节段基底膜分层。肾小管上皮细胞颗粒及空泡变性，小灶性小管萎缩，肾间质小灶性水肿及纤维化伴单个核细胞、少量中性粒细胞浸润、小动脉内膜纤维性增厚，细动脉结构尚好。免疫荧光：3 个肾小球，IgG(++)，C3(+)~(++)，弥漫球性分布，颗粒状沉积于系膜区及毛细血管壁；IgA、IgM、C1q、纤维连接蛋白均阴性。特殊染色：刚果红(-)。

小结：符合系膜毛细血管性肾小球肾炎改变。

电镜检查：基底膜不规则增厚，广泛系膜基质插入，系膜区、内皮下伴电子致密物沉积。

电镜诊断：Ⅰ 型系膜毛细血管性肾小球肾炎。

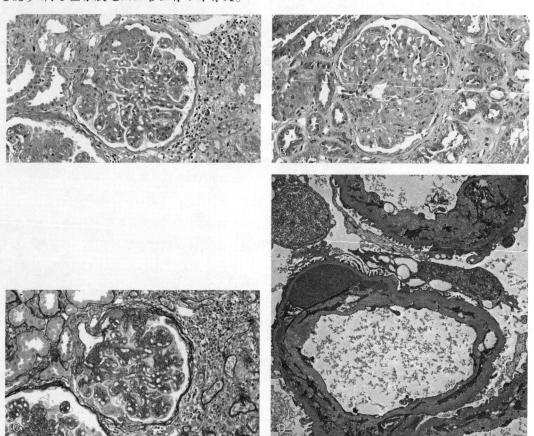

图 3-6-9　系膜毛细血管性肾小球肾炎肾脏病理

A. PAS 染色：系膜细胞及基质弥漫性中重度增生，多处系膜插入，节段伴内皮细胞增生(×400)；B 和 C. Masson、PASM 染色：弥漫性系膜区及节段基底膜内嗜复红物沉积，多处节段基底膜分层(×400)；D. 电镜检查：内皮下电子致密物沉积(×5 000)。

【问题 5】根据上述检查结果，该病例的诊断是什么？

思路　患者诊断为肾病综合征，病理表现为系膜毛细血管性肾小球肾炎 Ⅰ 型，需进一步鉴别系膜毛细血管性肾小球肾炎的病因。

知识点

系膜毛细血管性肾小球肾炎的病理

光镜:可见系膜细胞和基质弥漫中重度增生,沿着内皮细胞下向毛细血管壁广泛插入,基底膜弥漫增厚,管腔狭窄,基底膜呈双轨状改变,可见系膜区和基底膜的内皮下嗜复红物质沉积,偶有系膜区、内皮下、上皮下嗜复红物质沉积。可伴内皮细胞增生。

免疫荧光:IgG、C3 在系膜区和毛细血管壁呈花瓣样沉积。部分病例可出现免疫球蛋白和补体均较弱。

电镜:系膜细胞和基质增生、插入,系膜区、内皮下和 / 或上皮下电子致密物沉积。电子致密物在系膜区、内皮细胞下沉积时,称为 I 型系膜毛细血管性肾小球肾炎;同时伴电子致密物在上皮下沉积时,称为 III 型系膜毛细血管性肾小球肾炎。过去同时伴电子致密物在基底膜内沉积时,称为 II 型系膜毛细血管性肾小球肾炎,但该型目前被认为属于补体 C3 肾小球病,不属于系膜毛细血管性肾小球肾炎。

根据系膜毛细血管性肾小球肾炎的病理表现,可分为 3 种类型。①免疫复合物介导:特发性系膜毛细血管性肾小球肾炎、膜增生性狼疮性肾炎、单克隆免疫球蛋白沉积性肾小球病等;②补体 C3 为主的沉积:电子致密物病和 C3 肾病;③无免疫球蛋白及补体沉积:某些血栓性微血管病。

【问题 6】特发性系膜毛细血管性肾小球肾炎需与哪些疾病鉴别?

思路 ①感染性疾病如乙肝、丙肝、HIV 感染、感染性心内膜炎等;②风湿免疫性疾病如 SLE、系统性硬化症、干燥综合征、类风湿关节炎等;③副蛋白血症肾损害如轻链沉积病、冷球蛋白血症、淋巴瘤、MM、华氏巨球蛋白血症、慢性淋巴细胞白血病等;④ C3 肾病;⑤其他如实体肿瘤、血栓性微血管病、移植物肾病、囊性纤维化、药物相关性肾病等。

【问题 7】根据临床表现和实验室检查,患者明确诊断为肾病综合征,特发性系膜毛细血管性肾小球肾炎可能性大,应如何治疗?

思路 包括一般治疗、对症治疗、并发症防治和免疫抑制治疗。

1. 一般治疗

(1)注意休息,加强护理。

(2)饮食治疗:低盐饮食(<3g/d);适量优质蛋白饮食[0.8~1.0g/(kg·d)];热量摄入达到 126~147kJ/(kg·d)[30~35kcal/(kg·d)],水肿严重时适当控制饮水量。

2. 对症治疗

(1)利尿消肿:如呋塞米 20mg,2 次 /d,口服或静脉注射,并酌情输注白蛋白扩容;低钠的患者可试用托伐普坦利尿治疗。如药物治疗效果欠佳,可考虑行单纯超滤消肿。

(2)减少尿蛋白:首选 ACEI/ARB 类药物,如氯沙坦 100mg,1 次 /d,口服。为达最佳降尿蛋白效果,可逐渐增加剂量。该类药物同时有降血压作用,该患者血压控制目标在 125/75mmHg 以下为宜,但也不宜过低。用药过程需监测肾功能及血钾水平。

3. 并发症的防治 注意防治血栓栓塞并发症(如使用阿司匹林、氯吡格雷、双嘧达莫、华法林、利伐沙班或吲哚布芬等药物抗凝)、感染、蛋白质脂质代谢紊乱、AKI 等并发症。

4. 免疫抑制治疗 继发性系膜毛细血管性肾小球肾炎需针对病因进行治疗,如抗丙肝病毒治疗、血液肿瘤化疗、C3 肾病,目前研发了一些针对补体通路异常的药物,如抗 C5 抗体等。如果考虑特发性系膜毛细血管性肾小球肾炎可使用免疫抑制治疗,但相关循证医学证据有限。

(1)糖皮质激素:如泼尼松 1mg/(kg·d),清晨顿服;或低剂量隔日口服。激素对儿童患者有一定疗效,但对成人患者,效果不确切。

(2)CTX:使用激素基础上,加用 CTX 是否可以获得额外的益处尚待研究。但 CTX 仍被广泛推荐用于急进性肾小球肾炎患者或者近期肾功能恶化较快的患者,特别是病理提示伴新月体者。

(3)其他治疗方案:MMF、环孢素 A、生物制剂、血浆置换等方案均可作为治疗选择,但相关研究证据很少。

【问题8】系膜毛细血管性肾小球肾炎患者免疫抑制剂治疗效果如何?

思路 现阶段针对特发性系膜毛细血管性肾小球肾炎的治疗研究,多存在纳入病例数少、随访时间短、缺乏对照研究等缺点,目前除激素对儿童特发性系膜毛细血管性肾炎治疗效果得到较多研究证据的支持外,其余免疫抑制治疗方案包括CTX、环孢素A、生物制剂等的疗效尚存争议。

【问题9】治疗过程中患者出现发热、恶心、呕吐、腹泻等症状,同时伴尿量明显减少(<100ml/d),应考虑什么诊断?应做哪些检查?

思路 根据以上临床表现,考虑该患者存在急性胃肠炎和AKI可能,需排除自发性腹膜炎,应该行腹部体格检查,并行血常规、便常规、便培养、急诊生化组合等检查协助诊断。

腹部体格检查:腹软,无压痛、反跳痛,肠鸣音活跃,移动性浊音阳性。血常规:白细胞计数 $14\times10^9/L$,中性粒细胞百分比91%。便常规:红细胞(+),白细胞(++)。急诊生化:肌酐460μmol/L,尿素氮30mmol/L,钾6.5mmol/L,二氧化碳结合力18mmol/L。粪培养:大肠埃希菌。

知识点

肾病综合征的常见并发症

1. 感染 一旦发现感染,应及时选用对致病菌敏感、强效且无肾毒性的抗生素治疗。严重感染难控制时应考虑减少或停用激素。

2. 血栓栓塞 一般认为,当血浆白蛋白<20g/L时,提示存在高凝状态,即应开始预防性抗凝治疗。

3. AKI 如处理不当可危及生命,如正确处理,大多数患者可望恢复。可考虑使用以下措施:袢利尿剂、血液透析、原发病治疗、碱化尿液等。

4. 蛋白质及脂肪代谢紊乱 ACEI/ARB类药物可用于减少尿蛋白。他汀类或贝特类药物可用于调节血脂。肾病综合征缓解后高脂血症可自然缓解,无须再继续药物治疗。

【问题10】引起患者无尿的可能原因是什么?

思路 引起患者无尿的最可能原因为呕吐、腹泻等导致血容量丢失过多,引起肾脏灌注不足、GFR下降。低白蛋白血症所致液体从血管向组织间隙转移,也参与了无尿的发生。感染也加重了AKI。需行泌尿系超声排除肾后梗阻因素。

【问题11】该患者现在应采取哪些紧急治疗措施?

思路 ①血液透析治疗,必要时联合单纯超滤;②扩容、利尿治疗;③抗感染治疗。

随 访

经上述方案治疗1周后,患者恶心、呕吐、腹泻等症状消失,尿量逐渐增加,外周血白细胞正常,肾功能恢复正常,遂予出院处理。出院1个月后复查尿常规:蛋白(++),比重1.020,红细胞3个/HP。24h尿蛋白定量2.5g/1 400ml。生化+血脂:肌酐80μmol/L,尿素氮8.0mmol/L,尿酸400μmol/L,白蛋白34g/L,总胆固醇4.0mmol/L,甘油三酯1.6mmol/L,低密度脂蛋白胆固醇2.5mmol/L。治疗半年后随访,尿常规:蛋白(±),比重1.025,红细胞(-)。24h尿蛋白定量0.55g(1 400ml)。生化+血脂:肌酐70μmol/L,尿素氮6.0mmol/L,尿酸350μmol/L,白蛋白40g/L,总胆固醇3.8mmol/L,甘油三酯1.7mmol/L,低密度脂蛋白胆固醇2.6mmol/L。

以上结果提示:患者使用激素治疗及其他对症支持治疗半年后,病情部分缓解。后激素规律减量,至10mg/d时维持半年。治疗期间多次复查尿常规提示:蛋白波动于(±)~(++)。

【问题12】该病例的预后如何?

思路 该病例为中年男性,起病时血压无明显升高、无肉眼血尿,且肾功能正常;病理上表现为典型的系膜毛细血管性肾小球肾炎,未见新月体形成和广泛的小球硬化;各项检查可排除继发性系膜毛细血管性肾小球肾炎;虽初始发病时表现为肾病综合征,但经正规治疗后,血压控制良好,尿蛋白已明显减少;虽有AKI并发症,但发现及时,经恰当治疗后肾功能完全恢复。以上情况提示该患者预后相对较好。

总体来说,成人系膜毛细血管肾小球肾炎的治疗效果欠佳,但经正规的治疗后,仍有部分患者病情可较稳定地得到控制。

【系膜毛细血管性肾小球肾炎诊断和治疗流程】(图 3-6-10)

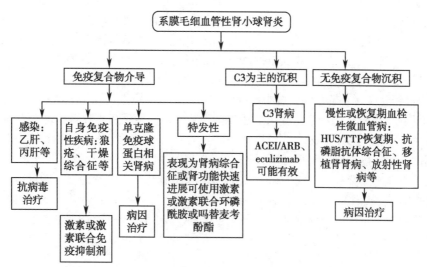

图 3-6-10　系膜毛细血管性肾小球肾炎诊断和治疗流程

HUS. 溶血尿毒症综合征;TTP. 血栓性血小板减少性紫癜;ACEI. 血管紧张素转化酶抑制剂;
ARB. 血管紧张素 Ⅱ 受体阻滞剂。

(余学清)

推荐阅读文献

［1］ 葛均波 , 徐永建 , 王辰 . 内科学 . 9 版 . 北京 : 人民卫生出版社 , 2018.

［2］ 王海燕 . 肾脏病学 . 3 版 . 北京 : 人民卫生出版社 , 2008.

［3］ 中国成人肾病综合征免疫抑制治疗专家组 . 中国成人肾病综合征免疫抑制治疗专家共识 . 中华肾脏病杂志 , 2014, 30 (6): 467-474.

［4］ 中华医学会外科学会分会血管外科学组 . 深静脉血栓形成的诊断和治疗指南 (第三版). 中国血管外科杂志 (电子版), 2017, 9 (4): 250-257.

［5］ BEAUDREUIL S, LORENZO H K, ELIAS M, et al. Optimal management of primary focal segmental glomerulosclerosis in adults. Int J Nephrol Renovasc Dis, 2017, 10: 97-107.

［6］ COOK H T, PICKERING M C. Histopathology of MPGN and C3 glomerulopathies. Nat Rev Nephrol, 2015, 11 (1): 14-22.

［7］ DE VRIESE A S, SETHI S, NATH K A, et al. Differentiating primary, genetic, and secondary FSGS in adults: a clinicopathologic approach. JASN, 2018, 29 (3): 759-774.

［8］ Kidney Disease: Improving Global Outcomes (KDIGO) CKD work group. KDIGO 2012 clinical practice guideline for the evaluation and management of chronic kidney disease. Kidney Int Suppl, 2013, 3 (1): 1-150.

［9］ Kidney Disease: Improving Global Outcomes (KDIGO) Glomerulonephritis Work Group. KDIGO clinical practice guideline for glomerulonephritis. Kidney Int Suppl, 2012, 2 (2): 139-274.

［10］ TOAL M W, CHERTOW G M, MARSDEN P A, et al. Brenner and Rector's the Kidney. 9th ed. Philadelphia: Saunders, 2011.

第七节　IgA 肾病

IgA 肾病(IgA nephropathy)是 1968 年由法国学者 Berger 和 Hinglais 首先描述和命名的,因此也称为 Berger 病(Berger disease)。IgA 肾病是目前世界范围内最常见的原发性肾小球疾病。在我国,IgA 肾病占原发性肾小球疾病的 36.6%~54.3%,是导致终末期肾病的主要原因之一。IgA 肾病发病呈现明显的种族和地域差异、家族聚集倾向。它的临床表现多样,轻者仅为无症状性血尿和 / 或蛋白尿,伴或不伴高血压;重者可表现为急进性肾小球肾炎并快速进展为终末期肾病。临床上 40%~50% 的患者表现为发作性肉眼血尿,且多有前驱性感染(常见为上呼吸道感染)病史。

截至目前,国内外尚无任何可靠的实验室检查指标可直接用于诊断 IgA 肾病,肾活检仍然是 IgA 肾病的诊断金标准。特征免疫病理表现是以 IgA 为主的免疫球蛋白在肾小球系膜区呈颗粒状或团块状弥漫沉积,常伴补体 C3 沉积。光镜下病变类型多样,最常见的病理改变是局灶或弥漫系膜细胞增生及系膜基质增多,还可见到多种病变同时存在,包括肾小球轻微病变、局灶节段性病变、毛细血管内增生性病变、系膜毛细血管性病变、新月体性病变及硬化性病变等。肾小球病变重者常伴肾小管间质病变,包括不同程度的肾间质炎症细胞浸润、肾间质纤维化及肾小管萎缩。肾小动脉壁常增厚。电镜检查可见肾小球系膜细胞增生、系膜基质增加并伴有大团块状电子致密物沉积。临床上还需排除某些系统性疾病导致系膜区 IgA 沉积,称为继发性 IgA 肾病,如过敏性紫癜性肾炎、狼疮肾炎、乙肝相关性肾炎、干燥综合征、强直性脊柱炎、酒精性肝病等。

IgA 肾病病因及发病机制尚不明确,且该病的临床表现、肾脏病理改变及预后多样,因此,目前尚无统一标准的治疗方案。临床上需要根据不同的临床表现、实验室检查和病理改变为患者制订综合性、个体化的治疗方案。特别是病理病变,因为其严重程度与临床表现和肾脏预后密切相关,对于预测和判断预后,以及指导治疗和预测治疗反应有重要的指导意义。对于确定 IgA 肾病患者的治疗,特别是免疫抑制治疗的选择时,一定要结合病理改变个体化制订方案。

门诊病历摘要

患者,男性,45 岁。主因"解洗肉水样尿伴血肌酐进行性升高 2 周"就诊。2 周前,患者无明显诱因出现排全程无痛性洗肉水样尿,遂就诊于当地住院。查尿常规:尿蛋白(+++)红细胞 9 359.2 个 /μl、白细胞 62.2 个 /μl。血肌酐 295.9μmol/L,白蛋白 36.1g/L。先后予左氧氟沙星、头孢地嗪等药物治疗,尿色无好转,血肌酐升高至 410μmol/L,考虑 AKI,治疗予加用甲泼尼龙 40mg/d 及中药灌肠等,血肌酐继续升高至 759μmol/L。现为进一步诊治入院。患者起病来无明显尿量减少,每日约 1 800ml。

既往史:无特殊。否认光过敏、皮疹、口腔溃疡史。

【问题 1】该患者出现血尿、蛋白尿、血肌酐进行性升高,问诊和体格检查要点包括哪些?

思路

血尿发作特点:是否有诱因,诱因与血尿出现的时间间隔,是否为无痛性肉眼或镜下血尿,是否为全程血尿。肾功能恶化的情况、尿量的情况。伴随症状:有无发热、腰痛;是否伴有尿频、尿急、尿痛;血尿是否伴有血块;有无咯血;其他全身性疾病的表现(如 ANCA 相关小血管炎、SLE、过敏性紫癜等)。既往的尿常规及肾功能情况;用药史;有无肾脏病家族史。

体格检查:首先,要注意生命体征尤其是血压的情况。其次,应注意有无紫癜样皮疹、面部红斑、口腔溃疡。腹部检查输尿管行程压痛点有无压痛,有无肾区叩痛、移动性浊音。此外,需要检查患者是否有眼睑或下肢水肿等水钠潴留的体征。临床还需要进行感染部位的体格检查,如上呼吸道、消化道、皮肤黏膜等。

入 院 检 查

体温 36.8℃,脉搏 86 次 /min,血压 118/73mmHg,呼吸 18 次 /min,身高 175cm,体重 70kg。呼吸平顺,可平卧,颈静脉无充盈或怒张。全身无皮疹。双侧扁桃体不大。心界不大,心尖搏动位于左锁骨中线内侧 0.5cm,心律齐,未闻及杂音。双肺呼吸音清,未闻及干、湿啰音。腹平坦,全腹软,无压痛、反跳痛,双侧肾区叩击痛阴性,移动性浊音阴性。双下肢轻度可凹性水肿。

血常规:白细胞计数 18.71×10^9/L,中性粒细胞百分比 74.0%,血红蛋白 104g/L,血小板计数 273×10^9/L。尿常规:pH 6.5,比重 1.014,尿糖(++),尿蛋白(+++)红细胞 1 720 个 /μl,白细胞 16 个 /μl。便常规正常。24h 尿蛋白定量 5.3g。尿红细胞位相:正形红细胞 1 040 000 个 /ml,畸形红细胞 560 000 个 /ml,G1<5%。血生化:血肌酐 752μmol/L,钾 4.5mmol/L,CO_2 分压 13mmol/L,尿酸 333μmol/L,白蛋白 33g/L,总胆固醇 7.8mmol/L。空腹血糖及口服葡萄糖耐量试验(OGTT)无明显异常。糖基化血红蛋白 5.2%。中段尿培养:无细菌或真菌生长。

【问题 2】根据目前病史、体格检查和实验室检查结果,该患者临床初步的诊断是什么?

思路　中年男性患者,急性病程,有血尿、蛋白尿、水肿,同时出现血肌酐进行性升高,初步诊断:急进性肾小球肾炎,AKI。此外,患者尿比重低,血糖正常的情况下尿糖阳性,需考虑同时存在急性肾小管损伤或坏死的可能。

【问题 3】中年男性患者,有血尿、蛋白尿、水肿,同时出现血肌酐进行性升高,进一步检查要点包括哪些?

思路　首先要区别肾功能异常是急性还是慢性的,明确为 AKI。结合患者的临床表现,考虑其最可能原因为急进性肾小球肾炎。需要明确急进性肾小球肾炎的病因或类型,如 ANCA 相关小血管炎、IgA 肾病、狼疮肾炎、过敏性紫癜性肾炎、急性肾小球肾炎等。需要完善的检查包括自身抗体、ANCA、抗 GBM 抗体、免疫球蛋白、补体等。

进一步检查结果

免疫学指标:ANCA、抗 GBM 抗体、ANA、抗 dsDNA 抗体均阴性,IgG 10.1g/L,IgA 2.08 g/L,IgM 0.69g/L,κ 轻链 2.62g/L,λ 轻链 1.46g/L,补体 C3 865mg/L,补体 C4 233mg/L,M 蛋白及血尿本周蛋白均阴性。感染方面指标:抗 HIV 抗体阴性,HBsAg 阴性,抗 HCV 抗体阴性,梅毒抗体阴性,结核感染 T 淋巴细胞斑点试验阴性,抗链球菌溶血素 O 56.8IU/ml,降钙素原 <0.05μg/L,C 反应蛋白 9.6mg/L。肿瘤血清标志物均在正常范围。凝血常规未见异常。心电图:窦性心律,正常心电图范围内。胸部 X 线:心肺未见异常。腹部超声:肝胆胰脾未见明显异常。泌尿系超声:双肾形态大小正常,输尿管、膀胱未见明显占位性病变。

【问题 4】根据患者临床表现和实验室检查结果,该患者急进性肾小球肾炎的病因可能是什么? 如何鉴别? 进一步如何检查?

思路　该例患者为中年男性、急性起病,急进性肾小球肾炎诊断明确,结合抗 GBM 抗体、ANCA、ANA、抗 dsDNA 抗体均阴性,考虑 IgA 肾病的可能性大。鉴别诊断上,主要和抗 GBM 肾炎、ANCA 相关小血管炎、过敏性紫癜、狼疮性肾炎等疾病鉴别。目前临床无上述疾病的表现,结合进一步实验室检查的结果,基本可以排除。下一步需行肾活检明确诊断。

【问题 5】导致该病例尿糖阳性的原因可能是什么?

思路　该患者尿比重低,血糖正常的情况下尿糖阳性,需考虑存在急性肾小管损伤,肾糖阈受到破坏。该患者肾功能急剧恶化除了与肾小球疾病本身相关外,考虑同时合并有急性肾小管损伤或坏死。其原因可能为药物性损伤或尿红细胞管型阻塞和肾小管损伤。

肾脏病理结果见图 3-7-1。

光镜:可见 13 个肾小球,其中 2 个球性硬化,7 个细胞性、2 个小细胞性新月体形成,部分为盘状体或环状体,其中一处球袢见纤维素性坏死,余肾小球系膜细胞及基质轻度增生,内皮细胞未见增生。

Masson 染色:系膜区可见嗜复红物沉积。肾小管上皮细胞颗粒变性及空泡变性,多灶性上皮细胞刷状缘脱落、细胞扁平,小灶性萎缩(约 5%),多量红细胞管型形成。肾间质多灶性水肿,小灶性纤维化伴单个核细胞及中性粒细胞浸润。小动脉内膜纤维性增厚,未见动脉炎,细动脉偶见节段透明变性。

免疫荧光:11 个肾小球,其中 5 个球性硬化,4 个新月体形成,IgA(+)~(++),弥漫性球性分布,逗点状沉积于系膜区。

结论:病变符合 IgA 肾病,新月体型,相当于 Lee IV 级牛津病理分型 M1E0S0T0C2。合并急性肾小管坏死。

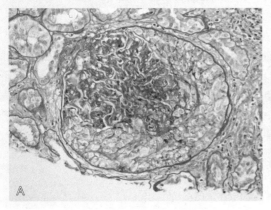
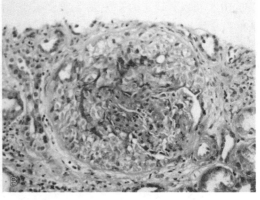

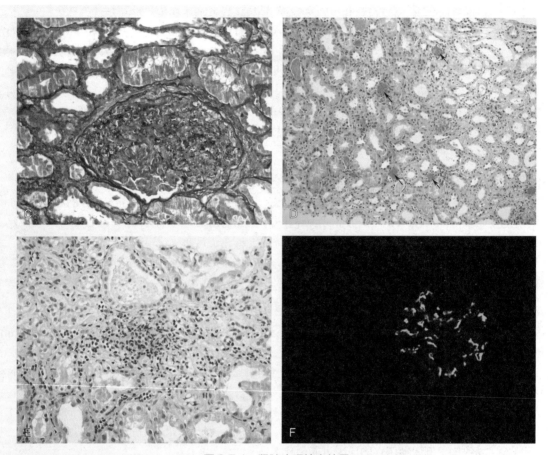

图 3-7-1　肾脏病理检查结果

A. 细胞性新月体形成（PAS 染色，×400）；B. 细胞性新月体形成（Masson 染色，×400）；C. 细胞性新月体形成（PASM 染色，×400）；D. 肾小管内红细胞管型形成（黑色箭头，HE 染色，×200）；E. 间质单个核细胞及中性粒细胞浸润（HE 染色，×400）；F. IgA（+）~（++），弥漫性球性分布，逗点状沉积于系膜区（免疫荧光，×200）。

知识点

IgA 肾病病理特点及牛津病理分型

IgA 肾病是肾小球系膜区以 IgA 沉积为主的一组原发性肾小球疾病，确诊依赖于肾活检免疫病理诊断。IgA 肾病的病理表现复杂多样，病变严重程度与临床表现和肾脏预后密切相关，但一直以来没有一个被广为接受的病理分型。2009 年国际 IgA 肾病协作组织（International IgA Nephropathy Network）联合肾脏病理学会（Renal Pathology Society，RPS）正式发表了具有良好重复性和具有预测预后作用的 IgA 肾病病理分型，称为 IgA 肾病牛津病理分型（Oxford classification of IgA nephropathy）。该研究由来自 10 个国家和地区的肾科医生、病理医生和临床统计学家共同参与，患者为来自欧洲、北美洲、南美洲和亚洲的 8 个国家的平均随访时间超过 5 年的 265 例原发性 IgA 肾病患者（包括 206 例成人和 59 例儿童），最终确定肾小球系膜细胞增生（mesangial hypercellularity，M）、内皮细胞增生（endocapillary hypercellularity，E）、肾小球节段性硬化或粘连（segmentalglomerulosclerosis or adhesion，S）及肾小管萎缩或肾间质纤维化（tubular atrophy/interstitialfibrosis，T）四个病理指标能独立预测患者肾脏预后，构成了 MEST 分型体系。2016 年 IgA 肾病分类工作组（IgAN Classification Working Group）对 4 个回顾性研究进行了系统回顾，共纳入 3 096 例 IgA 肾病患者，结果发现新月体是肾脏不良预后的一个独立预测因子，据此建议将新月体（crescent，C）纳入牛津 MEST 评分，构成了新的 MEST-C 分型体系。

【问题 6】结合本例患者，IgA 肾病需与哪些继发性肾病相鉴别？

思路 ①继发性肾小球 IgA 沉积;②非 IgA 系膜增生性肾炎;③感染后肾炎,如链球菌感染后肾炎;④遗传性肾小球疾病,如薄基底膜肾病、Alport 综合征等。

【问题 7】患者明确诊断为急进性肾小球肾炎(新月体性 IgA 肾病)治疗的原则如何?

思路 该患者 IgA 肾病为基础疾病,导致肾功能损害的原因主要包括新月体肾炎和急性肾小管坏死,治疗应包括支持治疗、原发疾病治疗。依据改善全球肾脏病预后组织(KDIGO)指南推荐,目前宜采用的治疗方案如下:

1. **一般治疗** 限盐、低脂、优质蛋白饮食;控制血压;感染防治;他汀类降脂治疗。
2. **AKI 治疗** 碱化尿液;必要时血液透析清除毒素、缓解水钠潴留。
3. **原发病治疗** 糖皮质激素联合免疫抑制剂。
4. **抗氧化治疗** 包括中药(如虫草制剂百令等)和西药(如谷胱甘肽等)。
5. **定期随访** 监测血压、蛋白尿、肾功能、电解质等。

治 疗 经 过

指导患者饮食:低盐饮食(<3g/d),适量优质蛋白饮食[0.8~1.0g/(kg·d)],低脂饮食,热量摄入达到 30~35kcal/(kg·d)。阿托伐他汀(立普妥)20mg/d。予补液、5% 碳酸氢钠碱化尿液治疗,尿量增多(最多 3 000ml 左右),血肌酐降至 434μmol/L。肾活检病理提示新月体性 IgA 肾病后予甲泼尼龙 0.5g/d 静脉滴注,3d 后泼尼松 60mg/d 口服,1 周后 CTX 1g/d 冲击治疗 1 次。定期随诊观察,激素逐渐减量至 10mg/d,每月 CTX 1g/d 冲击治疗,6 个月后复查尿蛋白 0.8g/d,肌酐 159μmol/L,eGFR 44.5ml/(min·1.73m^2)。

【问题 8】该患者是否需要激素联合免疫抑制剂治疗?血浆置换的治疗效果如何?

思路 该患者表现为新月体性 IgA 肾病伴肾功能快速下降,有使用激素联合免疫抑制剂治疗指征。但须在排除感染、活动性消化道出血等禁忌证的前提下使用。小样本研究显示血浆置换治疗可改善新月体性 IgA 肾病患者的预后,但是该研究的结论仍需大样本的前瞻性多中心研究证实。

知识点

IgA 肾病糖皮质激素和免疫抑制治疗原则

在 KDIGO 指南中,根据目前已有的循证医学证据,在下面情况时考虑使用糖皮质激素。

(1)对于经过 3~6 个月最佳的支持治疗(包括使用 ACEI 或者 ARB 和控制至目标血压的治疗)后,尿蛋白仍 ≥ 1g/d,而且 eGFR>50ml/(min·1.73m^2)的患者,建议可以接受 6 个月的糖皮质激素治疗。糖皮质激素治疗有两种方案可供参考:第 1、3、5 个月静脉滴注甲泼尼龙 0.5~1g 连续 3d,之后隔日 0.5mg/(kg·d)泼尼松口服,总疗程 6 个月;或采用每日口服泼尼松 0.8~1mg/(kg·d)2 个月,之后每月减量 0.2mg/(kg·d),总疗程 6 个月。

(2)对于临床上呈肾病综合征而同时病理表现为 MCD 和 IgA 肾病并存的患者,可以按照 MCD 的治疗原则应用糖皮质激素。

(3)急进性新月体性 IgA 肾病的治疗方案可参照 ANCA 相关小血管炎的治疗方案,即泼尼松龙冲击治疗(静脉滴注甲泼尼龙 0.5~1.0g/d)连续 3d,随后给予常规剂量的糖皮质激素(泼尼松每日 1mg/kg)联合免疫抑制剂治疗。除非是新月体性 IgA 肾病伴有肾功能快速下降,KDIGO 指南不建议应用糖皮质激素联合 CTX 或者 AZA,也不建议 eGFR<30ml/(min·1.73m^2)的患者应用免疫抑制治疗。MMF 治疗 IgA 肾病目前随机对照研究较少,且结论差异较大,MMF 的疗效有待论证。环孢素 A 和他克莫司在 IgA 肾病中应用的证据较少,KDIGO 指南未推荐其应用于 IgA 肾病。

新月体性 IgA 肾病是指大于 50% 肾小球新月体形成,同时具有快速肾功能恶化表现。KDIGO 指南推荐,参照 ANCA 相关小血管炎的治疗方案。2016 年牛津病理分型增加新月体(C)评分,其中 C1(0~25% 新月体)提示无免疫治疗增加预后不良的风险,而 C2(≥ 25% 新月体)提示尽管免疫抑制治疗,仍存在较大进展风险。因此,对于不足 50% 新月体形成(细胞性 / 细胞纤维性),若存在 C1(<25% 新月体)和 C2 病变(≥ 25% 新月体),伴有明显急性炎性反应和肾功能快速进展的患者,则具有强化免疫抑制治疗指征;但存在 C2 病变时若治疗反应不佳,应及时停止强化免疫抑制方案,注意感染等不良风险。在免疫抑制剂应用方面,CTX 可作为治疗新月体性 IgA 肾病的免疫抑制剂选择。

【问题9】该患者能否使用肾素 - 血管紧张素系统（RAS）阻断剂减少尿蛋白？

思路　该患者目前表现为急进性肾小球肾炎，经过治疗后血肌酐已下降，可以在血压耐受的情况下，严密监测肾功能和血钾水平下，加用肾素 - 血管紧张素系统阻断剂（从小剂量开始）。

知识点

IgA 肾病降蛋白尿、降压治疗原则

IgA 肾病的 KDIGO 指南对肾素 - 血管紧张素系统阻断剂在 IgA 肾病治疗中的作用进行了充分的肯定。推荐当 24h 尿蛋白 >1g 时，使用 ACEI 或者 ARB 治疗；若 24h 尿蛋白在 0.5~1.0g，建议使用 ACEI 或者 ARB 治疗，如果患者可以耐受，建议 ACEI 和 ARB 逐渐加量以控制 24h 尿蛋白 <1g。血压的控制应该首选肾素 - 血管紧张素系统阻断剂，24h 尿蛋白 <1g 患者，血压的控制目标应当 <130/80mmHg；当 24h 尿蛋白 >1g 则血压控制目标应 <125/75mmHg。

【问题10】影响该患者预后的主要因素有哪些？

思路　导致 IgA 肾病进展的危险因素包括蛋白尿持续时间及程度、高血压、肾功能受损程度、肾脏病理改变等。该患者蛋白尿水平 >1g/d，治疗前肾功能较差，肾脏病理提示 >50% 肾小球新月体形成，这些均为其预后不良的危险因素。

【IgA 肾病诊断及治疗流程图】（图 3-7-2）

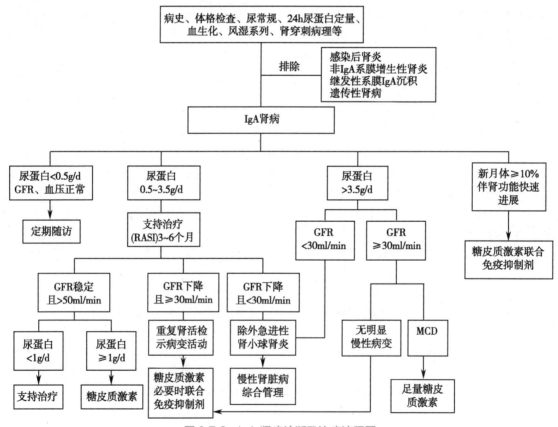

图 3-7-2　IgA 肾病诊断及治疗流程图

GFR. 肾小球滤过率；RASI. 肾素 - 血管紧张素系统阻断剂；MCD. 微小病变型肾病。

（杨琼琼）

推荐阅读文献

［1］ CATTRAN D C, COPPO R, COOK H T, et al. The oxford classification of IgA nephropathy: rationale, clinicopathological correlations, and classification. Kidney Int, 2009, 76 (5): 534-545.

［2］ HOU J H, LE W B, CHEN N, et al. Mycophenolatemofetil combined with prednisone versus full-dose prednisone in IgA nephropathy with active proliferative lesions: a randomized controlled trial. Am J Kidney Dis, 2017, 69 (6): 788-795.

［3］ Kidney Disease: Improving Global Outcomes (KDIGO) Glomerulonephritis Work Group. KDIGO clinical practice guideline for glomerulonephritis. Kidney Int Suppl, 2012, 2 (2): 139-274.

［4］ LV J, ZHANG H, WONG M G, et al. Effect of oral methylprednisolone on clinical outcomes in patients with IgA nephropathy: the TESTING randomized clinical trial. JAMA, 2017, 318 (5): 432-442.

［5］ RAUEN T, EITNER F, FITZNER C, et al. Intensive supportive care plus immunosuppression in IgA nephropathy. N Engl J Med, 2015, 373 (23): 2225-2236.

［6］ SCHENA F P, NISTOR I. Epidemiology of IgA nephropathy: a global perspective. Semin Nephrol. 2018, 38 (5): 435-442.

［7］ TESAR V, TROYANOV S, BELLUR S, et al. Corticosteroids in IgA nephropathy: aretrospective analysis from the VALIGA study. J Am Soc Nephrol, 2015, 26 (9): 2248-2258.

［8］ TRIMARCHI H, BARRATT J, CATTRAN D C, et al. Oxford classification of IgA nephropathy 2016: an update from the IgA nephropathy classification working group. Kidney Int, 2017, 91 (5): 1014-1021.

［9］ WYATT R J, JULIANN B A. IgA nephropathy. N Engl J Med, 2013, 368 (25): 2402-2414.

［10］ XIE X, LV J, SHI S, et al. Plasma exchange as an adjunctive therapy for crescentic IgA nephropathy. Am J Nephrol, 2016, 44 (2): 141-149.

推荐阅读文献

第四章　继发性肾脏疾病

第一节　狼疮性肾炎

系统性红斑狼疮(systemic lupus erythematosus,SLE)是一种累及多系统多脏器的自身免疫性疾病。该病好发于育龄期女性,发病机制尚未阐明,可能涉及遗传、环境、免疫系统异常及内分泌紊乱等多个方面。SLE 累及肾脏时称为狼疮性肾炎(lupus nephritis,LN),临床有肾损害表现者可占 45%~85%。狼疮性肾炎是 SLE 最常见和严重的靶器官损害,是我国继发性肾小球疾病的重要原因。

狼疮性肾炎的肾脏临床表现差异大。多数患者表现为不同程度的蛋白尿、活动性尿沉渣,伴或不伴肾功能损害、高血压等。少数病情凶险的狼疮性肾炎在病程中可出现肾功能短期内急剧恶化,表现为 AKI 或急进性肾小球肾炎。病情亦可迁延不愈,逐渐进展至 CKD,晚期发展为尿毒症。在患者的诊治过程中,应特别注意患者的多系统的肾外或全身表现,包括发热、皮肤黏膜、骨骼肌肉、心血管、造血系统、中枢神经系统、消化系统等。

狼疮性肾炎的临床诊断首先应确定患者 SLE 的诊断。患者在 SLE 诊断基础上,有肾脏损害的证据(持续型蛋白尿、血尿、活动性尿沉渣、肾功能损害、高血压),排除肝炎、药物等其他继发病因可确诊狼疮性肾炎。确诊后,肾穿刺活检病理检查有助于明确患者肾脏病理分型、指导制订治疗方案及判断病情预后。狼疮性肾炎的病理分型目前广泛采用 2003 年国际肾脏病学会(International Society of Nephrology,ISN)及肾脏病理学会(RPS)工作组的分型标准,共分六型(详见下文知识点):Ⅰ型为轻度系膜病变,Ⅱ型为系膜增生性病变,Ⅲ型为局灶性病变,Ⅳ型为弥漫性病变,Ⅴ型为膜性病变,Ⅵ型为晚期硬化性病变。病变进展或经治疗后,患者的病理类型可发生转换。近年来,国内外学者已对该 ISN/RPS 病理分型进行了修订,将有助于明确影响狼疮性肾炎治疗和预后的多种病变相关定义和分型。

狼疮性肾炎的规范化治疗需结合相关狼疮性肾炎治疗指南的指引,更需要结合患者的临床、病理、社会经济等情况进行个体化施治。所有狼疮性肾炎患者如无禁忌应给予羟氯喹、ACEI/ARB 降压、降蛋白尿及调脂等非特异性治疗。

1. **Ⅰ型和Ⅱ型狼疮性肾炎的治疗**　Ⅰ型狼疮性肾炎及蛋白尿 <1g/d 的Ⅱ型狼疮性肾炎患者,是否需要使用糖皮质激素和免疫抑制剂治疗应以 SLE 的全身表现和血清学指标衡量。蛋白尿 1~3g/d 的Ⅱ型狼疮性肾炎患者,可考虑使用糖皮质激素;对蛋白尿 >3g/d 的Ⅱ型狼疮性肾炎患者,治疗方案可给予糖皮质激素或联用 CNI 治疗,方法同 MCD 的治疗。

2. **Ⅲ型和Ⅳ型狼疮性肾炎的治疗**　此类患者的治疗包括初始诱导治疗和维持治疗两个阶段。伴有病变特别活动的患者(病理示袢坏死,细胞性新月体形成等;临床表现为 AKI 等),予甲泼尼龙静脉冲击。

3. **Ⅴ型狼疮性肾炎的治疗**　单纯Ⅴ型狼疮性肾炎患者,如果肾功能稳定且非肾病范围的蛋白尿,推荐使用羟氯喹、降压和降尿蛋白治疗。如有严重的肾外 SLE 表现,可使用糖皮质激素和 / 或免疫抑制剂。

单纯Ⅴ型狼疮性肾炎患者持续存在肾病综合征范围蛋白尿,除肾脏保护治疗外,应用糖皮质激素联合免疫抑制剂,包括 CTX、CNI、MMF 或 AZA。

对于经肾活检确定为Ⅴ型 + Ⅲ型及Ⅴ型 + Ⅳ型的狼疮性肾炎患者,推荐治疗方案分别同Ⅲ型和Ⅳ型狼疮性肾炎患者。

4. **Ⅵ型狼疮性肾炎的治疗**　按照慢性肾功能不全的非透析治疗和透析治疗方案进行,保护残余肾功能,延缓终末期肾病进展。激素和免疫抑制剂的使用取决于肾外 SLE 的临床表现。

狼疮性肾炎的预后与病理类型及其程度、临床症状、治疗疗效、性别、种族等因素相关,早期诊断和积极治疗可改善预后。

门诊病历摘要

患者，女性，32岁。因"反复发热1个月伴双下肢水肿半个月"来医院门诊。患者于1个月前无明显诱因出现发热，体温达38.8℃，当地诊所对症治疗后好转。半个月前再次发热，体温波动于38.3~39.0℃，伴双下肢水肿，双侧腕关节疼痛。当地医院就诊，查血常规：白细胞计数 $3.0×10^9/L$，中性粒细胞百分比78%，血红蛋白88g/L，血小板计数 $95×10^9/L$，尿常规：尿蛋白(+++)，白细胞 166.60/μl，红细胞 51.70/μl，予以抗感染及利尿等治疗无好转。发病以来患者体重增加2kg，无脱发、口腔溃疡、光过敏、口干、眼干等。患者否认肝炎、结核等传染病病史；既往无高血压及糖尿病病史；无药物过敏史；否认家族性遗传病史；否认手术及外伤史。未婚未育。

体格检查：体温38.3℃，血压135/84mmHg，脉搏102次/min，呼吸20次/min。神清，体格检查合作，轻度贫血貌，全身未见瘀点、瘀斑及皮疹，浅表淋巴结未及肿大。双肺呼吸音清，未闻及干、湿啰音。心率102次/min，心律齐，未及杂音。腹软，无压痛，肝脾未及肿大，双肾区叩痛(-)。四肢无畸形，双侧腕关节有压痛，无红肿。双下肢水肿。神经系统检查(-)。

【问题1】根据患者病史和体格检查及辅助检查结果，该患者诊断思路上应注意什么？需要完善哪些实验室检查？

思路 患者为年轻女性，不明原因发热，伴关节痛、三系减少、血尿及蛋白尿，考虑有多个系统受累，应重点排查继发病因导致的系统性疾病。诊断思路上需要排除：①自身免疫性疾病如SLE、系统性血管炎等；②感染性疾病如肝炎等；③肿瘤如淋巴瘤、MM等；④药物相关等。患者需要完善的实验室检查包括三大常规、血液生化、肝肾功能、24h尿蛋白定量、感染指标、免疫学指标、肿瘤标志物和肝炎相关指标等。

住院治疗过程

该患者入院后完善了相关检查，主要检查结果如下：

血常规：白细胞计数 $3.1×10^9/L$，中性粒细胞百分比72%，血红蛋白78g/L，血小板计数 $85×10^9/L$。尿常规：尿蛋白(+++)，白细胞 186.40/μl，红细胞 54.60/μl。24h尿蛋白定量4.9g。肾功能：血尿素氮7.1mmol/L，血肌酐99.0μmol/L，血尿酸412.8μmol/L，白蛋白28.0g/L。血脂：总胆固醇8.43mmol/L，甘油三酯2.25mmol/L。血沉80mm/h。抗dsDNA 200.0IU/ml；ANA 1∶1000+，抗ENA抗体(+)，抗Sm抗体(+)，类风湿因子(-)，抗SSA(-)，抗SSB(-)。免疫球蛋白：IgG 16.20g/L，IgA 5.34g/L，IgM 0.5g/L。补体全套：C3 639.0mg/L，C4 16.7mg/L。Coombs试验(-)。抗磷脂抗体(-)，ANCA(-)。肝炎系列(-)。肿瘤标志物(-)。空腹血糖5.8mmol/L、餐后2h血糖7.6mmol/L。

双肾超声：左肾 12.0cm×5.4cm×3.5cm，右肾 11.9cm×5.4cm×3.2cm，皮质回声增强，皮髓质分界清晰，动静脉未见狭窄；肝胆胰脾超声未见异常。胸片：两肺纹理模糊，双侧少量胸腔积液，心影轻度增大。心电图：窦性心动过速。心脏彩超：少量心包积液。

【问题2】根据患者的临床表现和实验室检查结果，考虑主要诊断是什么疾病？

思路 根据1997年SLE诊断标准，11条中符合4条即可诊断。该患者存在关节炎、浆膜炎、肾脏病变、血液学异常、免疫学异常及ANA升高，故可诊断为SLE。

知识点

1997年美国风湿病学会修订的SLE诊断标准

1. 颊部红斑 固定红斑，扁平或隆起，在两颧突出部位。
2. 盘状红斑 片状隆起于皮肤的红斑，黏附有角质脱屑和毛囊栓；陈旧病变可发生萎缩性瘢痕。
3. 光过敏 对日光有明显的反应，引起皮疹，从病史中得知或医生观察到。
4. 口腔溃疡 经医生观察到的口腔或鼻咽部溃疡，一般为无痛性。
5. 关节炎 非侵蚀性关节炎，累及2个或更多的外周关节，有压痛、肿胀或积液。
6. 浆膜炎 胸膜炎或心包炎。

7. 肾脏病变　尿蛋白 >0.5g/24h 或为（+++），或有管型尿（红细胞、血红蛋白、颗粒或混合管型）。

8. 神经病变　癫痫发作或精神病，除外药物或已知的代谢紊乱。

9. 血液学疾病　溶血性贫血，或白细胞减少，或淋巴细胞减少，或血小板减少。

10. 免疫学异常　抗 dsDNA 抗体阳性，或抗 Sm 抗体阳性，或抗磷脂抗体阳性（后者包括抗心磷脂抗体或狼疮抗凝物阳性或至少持续 6 个月的梅毒血清试验假阳性的三者中具备一项阳性）。

11. ANA　在任何时候和未用药物诱发"药物性狼疮"的情况下，ANA 效价异常。

以上 11 项中符合 4 项或以上可诊断为 SLE。

【问题3】患者肾脏病变的可能诊断是什么？需要与哪些肾病鉴别？下一步需要做什么检查？

思路　该患者有大量蛋白尿、低蛋白血症、高脂血症及水肿表现，符合肾病综合征的临床诊断。肾病综合征分为原发性、继发性两大类。本例患者在诊断 SLE 的基础上合并肾病综合征，肾脏病变诊断符合狼疮性肾炎。应注意与系统性血管炎肾损害、HBV-GN、药物性狼疮、肿瘤相关性肾病等疾病鉴别。

对 SLE 累及肾脏的患者，排除禁忌的情况下，应尽早行肾活检明确病理类型并了解肾脏病变活动指数和慢性指数，对狼疮性肾炎的诊断、治疗和判断预后有较大价值。该患者入院时血小板低，应在治疗纠正后行肾穿刺活检术。

患者给予足量糖皮质激素治疗 5d 后无再发热，复查实验室指标。

血常规：白细胞计数 $4.75 \times 10^9/L$，血红蛋白 82g/L，血小板计数 $102 \times 10^9/L$；出、凝血检查正常；血尿素氮 13.8mmol/L，血肌酐 172.0μmol/L。

排除禁忌证后行肾穿刺活检。结果如下：

光镜：可见 21 个肾小球。肾小球系膜细胞和基质中 - 重度增生，伴内皮细胞增生，毛细血管腔开放可，少数毛细血管袢受压，基底膜无明显增厚，系膜区、内皮下及上皮下大量嗜复红蛋白沉积，可见"白金耳样"结构，可见中性粒细胞浸润，核碎裂形成，可见 6 个大细胞性，3 个小细胞纤维性新月体形成。肾小管上皮细胞颗粒及空泡变性，肾间质多灶状炎症细胞浸润，纤维化不明显，血管未见异常（图 4-1-1）。

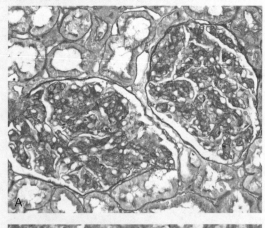
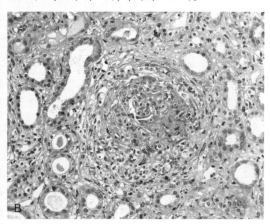
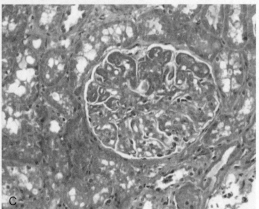

图 4-1-1　光镜
A. 肾小球系膜细胞和基质增生（PAS 染色，×400）；
B. 肾小球大细胞纤维性新月体形成（Masson 染色，×400）；C. 肾小球大量嗜复红蛋白沉积，可见"白金耳样"结构（Masson 染色，×400）。

免疫荧光:呈现"满堂亮",IgG(++),IgM(+),IgA(+),C3(++),C1q(++)(图 4-1-2)。

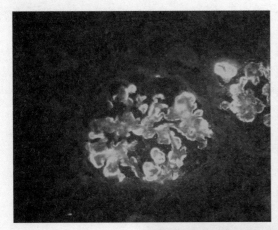 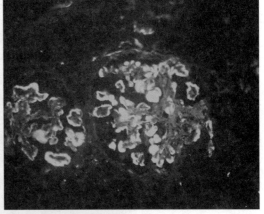

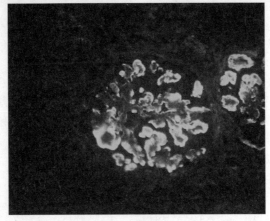

图 4-1-2　免疫荧光

电镜:毛细血管内皮细胞增生,明显空泡变性,个别管腔内可见红细胞聚集,部分毛细血管袢受压,部分管腔狭窄。肾小囊壁层增厚、分层,壁层细胞空泡变性,无明显增生。基底膜无明显增厚。脏层上皮细胞:上皮细胞肿胀,空泡变性。足突弥漫融合。系膜区可见系膜细胞和基质增生。上皮下、内皮下、系膜区电子致密物沉积。肾间质无特殊病变。肾间质血管见个别毛细血管管腔内有红细胞聚集。

综合光镜、免疫荧光及电镜检查:符合弥漫增生性狼疮肾炎,Ⅳ-G(A)。

> 知识点
>
> ## 2003 年 ISN/RPS 的分型标准
>
> Ⅰ型,轻度系膜病变:光镜下肾小球正常,免疫荧光下系膜区可见免疫复合物沉积。
>
> Ⅱ型,系膜增生性病变:光镜下见单纯系膜细胞增生或系膜区增宽,免疫荧光或电镜下可见系膜区免疫复合物,可能伴有少量上皮下或内皮下复合物沉积。
>
> Ⅲ型,局灶型病变:活动或非活动性的局灶节段(或球性)毛细血管内或毛细血管外肾小球肾炎,累及 <50% 的肾小球。一般可见局灶内皮下免疫复合物沉积伴或不伴系膜区改变。
>
> Ⅲ(A),活动性病变:局灶增生性狼疮肾炎。
>
> Ⅲ(A/C),活动性和慢性病变:局灶增生和硬化性狼疮肾炎。
>
> Ⅲ(C),慢性非活动性病变伴肾小球硬化:局灶硬化性狼疮肾炎。
>
> Ⅳ型,弥漫型病变:活动或非活动性的弥漫节段(或球性)毛细血管内或毛细血管外肾小球肾炎,累及超过 50% 的肾小球。一般可见弥漫内皮下免疫复合物沉积伴或不伴系膜区改变。此型被分为:

①弥漫节段（Ⅳ-S）狼疮肾炎，即 50% 以上受累小球为节段性病变；②弥漫球性（Ⅳ-G）狼疮肾炎，即 50% 以上受累小球为球性病变。节段性定义为 <50% 的血管袢受累的一种肾小球病变。此型包括弥漫性 wire-loop 沉积，但很少或无肾小球增生的病例。

Ⅳ-S（A），活动性病变：弥漫节段增生性狼疮肾炎。

Ⅳ-G（A），活动性病变：弥漫球性增生性狼疮肾炎。

Ⅳ-S（A/C），活动性和慢性病变：弥漫节段增生和硬化性狼疮肾炎。

Ⅳ-G（A/C），活动性和慢性病变：弥漫球性增生和硬化性狼疮肾炎。

Ⅳ-S（C），慢性非活动性病变伴肾小球硬化：弥漫节段硬化性狼疮肾炎。

Ⅳ-G（C），慢性非活动性病变伴肾小球硬化：弥漫球性硬化性狼疮肾炎。

Ⅴ型，膜型病变：光镜、免疫荧光和电镜下可见球性或节段性上皮下免疫复合物沉积伴或不伴系膜区改变。Ⅴ型狼疮性肾炎可能与Ⅲ型或Ⅳ型同时出现，在这种情况下，两种类型都需诊断。

Ⅵ型，晚期硬化型病变：超过 90% 的肾小球球性硬化，且残余肾小球无活动性病变。

2003 年 ISN/RPS 分型主要适用于评估肾小球病变，主要存在以下局限性：①未纳入能够判断预后的病变如肾小球新月体、足细胞损伤、小管间质病变和血管病变等；②没有对疾病活动度和慢性化程度充分量化；③其描述性分类缺乏明确的预后评估价值。

2018 年，ISN/RPS 修订了狼疮性肾炎的病理分型标准，重新定义了以下 4 个概念：Ⅱ型，即系膜增生型、细胞性新月体、纤维性新月体、纤维细胞性新月体；用"毛细血管内细胞过多"替代了"毛细血管内细胞增生"；取消狼疮性肾炎 - Ⅳ球性（G）和节段（S）亚型的分类；狼疮性肾炎 - Ⅲ和Ⅳ中活动性（A）和慢性化（C）名称修订为 NIH 活动性和慢性化指数评分；活动性指数中特别强调了纤维素样坏死。该标准将进一步更新，推荐今后用于各型狼疮性肾炎活动性、慢性的半定量评价。

【问题 4】该患者如何评估全身疾病活动度？

思路 该患者目前的 SLE 疾病活动性指数（SLEDAI）评分至少 21 分（红细胞尿 4 分，白细胞尿 4 分，蛋白尿 4 分，关节炎 4 分，低补体 2 分，抗 dsDNA 抗体升高 2 分，发热 1 分），属于重度活动。

知识点

SLEDAI 评分标准是临床判断 SLE 活动性的常用指标（表 4-1-1）。

表 4-1-1 系统性红斑狼疮疾病活动性指数（SLEDAI）评分标准

分数	项目	定义
8	癫痫	新近出现。需排除代谢性、感染或药物引起
8	精神症状	由于对现实感知能力的严重障碍，导致正常活动能力改变，包括幻觉、语无伦次、思维紊乱、行为怪异。排除尿毒症及药物所致
8	脑综合征	定向力、记忆或其他智力障碍，具有迅速出现及变化很快的特点。包括意识模糊，思想不能集中，不能持续对周围环境加以注意，加上下列表现中至少 2 项：知觉异常，言语不连贯，失眠或白天打瞌睡，或精神活动增加或减少。排除代谢、感染或药物引起
8	视力障碍	系统性红斑狼疮视网膜病变。包括细胞状小体，视网膜出血，脉络膜渗出或出血，或视神经炎。除外高血压、感染或药物所致
8	脑神经病变	新近出现的，累及脑神经的感觉或运动神经病变
8	狼疮性头痛	严重、持续头痛。可能表现为偏头痛，但对镇静剂无效
8	脑血管意外	新近出现的脑血管意外。排除动脉硬化

续表

分数	项目	定义
8	血管炎	溃疡、坏疽、手指结节,小片状出血,活检或血管造影证实的血管炎
4	关节炎	2 个以上关节出现疼痛及炎症症状(肿胀、渗出等)
4	肌炎	近端肌肉疼痛 / 无力,伴有肌酸激酶 / 醛缩酶升高,或肌电图变化,或活检表现为肌炎
4	管型尿	颗粒或红细胞管型
4	血尿	红细胞 >5 个 /HP,排除结石、感染或其他原因
4	蛋白尿	>0.5g/24h,新近出现或最近增加 >0.5g/24h
4	白细胞尿	白细胞 >5 个 /HP,排除感染
2	新鲜皮疹	新近出现或复发的炎症性皮疹
2	脱发	新近出现或复发,异常的斑片状或弥漫性脱发
2	黏膜溃疡	新近出现或复发的口腔或鼻黏膜溃疡
2	胸膜炎	胸痛伴胸膜摩擦音,胸膜腔渗出,或胸膜增厚
2	心包炎	心包疼痛,伴有下列症状中至少 1 个:心包摩擦音、渗出或心电图 / 心脏超声证实
2	低补体	C3、C4 低于正常值
2	抗双链 DNA 抗体	+
1	发热	>38℃,排除感染所致
1	血小板减少	$<100 \times 10^9/L$
1	白细胞减少	$<3 \times 10^9/L$,排除药物所致

注:0~4 分属于基本无活动;5~9 分属于轻度活动;10~14 分属于中度活动;≥ 15 分属于重度活动。

【问题 5】该患者目前的诊断是什么? 如何制订诱导期总体治疗方案?

思路　目前诊断 SLE,狼疮肾炎Ⅳ-G(A)。

治疗方案包括一般治疗、非特异性治疗、免疫抑制治疗和并发症的防治。诱导治疗的目的在于尽快控制炎症,争取完全缓解;维持治疗的目的在于长期保护肾功能,减少复发。

1. 一般治疗

(1)避免强日光暴晒,劳累,注意预防感染。

(2)合理控制盐和蛋白质的摄入。

(3)避免诱发狼疮的药物和食物,如青霉素、异烟肼、避孕药等。

(4)避免肾毒性药物,如氨基糖苷类药物、大剂量造影剂、不明中草药等。

2. 非特异性治疗

(1)若无禁忌证,可予羟氯喹治疗(每日最大剂量 6~6.5mg/kg)。

(2)减少蛋白尿,予氯沙坦 50mg,1 次 /d,口服。

(3)降脂治疗,予阿托伐他汀 20mg,1 次 / 晚,口服。

(4)如存在酸中毒,予碳酸氢钠 1.0g,3 次 /d,口服。

3. 免疫抑制治疗　包括初始诱导治疗和维持治疗两个阶段。

该患者诱导治疗可以采用激素联合 CTX 静脉疗法或口服 MMF。

激素:泼尼松 1mg/(kg·d)晨间顿服,服用 6~8 周后逐渐减量,直至减少至维持量。

CTX 静脉疗法:每月 0.5~1g/m^2,共 6 次。

霉酚酸酯(MMF):1.5~2.0g/d,分 2 次口服。

4. 并发症治疗

(1)护胃:奥美拉唑肠溶胶囊 20mg,1 次/d,口服。

(2)预防骨质疏松:碳酸钙 D$_3$ 0.75g(相当于钙 300mg),1 次/d,口服。

(3)抗血小板聚集:阿司匹林 100 mg,1 次/d,口服。

【问题 6】该患者出现 AKI,治疗上如何处理?

思路　该患者病程中出现 AKI,分析肾前性、肾性及肾后性的可能病因,结合肾脏病理显示较多的肾小球细胞性新月体及纤维素样坏死病变,考虑为原发病活动导致肾性原因的 AKI。该患者有激素冲击治疗指征。给予甲强龙 0.5g/d,连用 3d,辅以护胃、预防感染、监控容量、血压等对症治疗。

知识点

甲泼尼龙冲击治疗指征

肾活检病理显示肾小球有大量细胞性新月体和/或纤维素样坏死病变;SLE 肾外病情活动所致严重血小板减少、狼疮性脑病、狼疮性肺炎等。用法:0.5~1.0g/d,连用 3d,如无缓解,1 周后可重复。

该患者诱导治疗 6 个月后复查实验室指标。

血常规:白细胞计数 6.8×10^9/L,血红蛋白 128g/L,血小板计数 159×10^9/L;尿常规:尿蛋白(+/-);24h 尿蛋白定量 0.29g;肾功能:尿素氮 7.8mmol/L,肌酐 78.0μmol/L;白蛋白 39.8g/L;补体:C3 914.0mg/L,C4 132.0mg/L;抗 dsDNA 抗体 22.2IU/ml;血沉 25mm/h。

【问题 7】患者长期使用激素及免疫抑制剂需要监测哪些? 该患者的后续维持期治疗方案有哪些?

思路　长期使用糖皮质激素及免疫抑制剂的患者应高度警惕药物相关的副作用。除了糖皮质激素相关的感染、糖尿病、消化道出血、股骨头坏死、白内障、青光眼等情况外,免疫抑制剂方面需规律监测以下指标。

1. 每次使用 CTX 前必须复查血常规和肝功能,用药后 1、3、7 及 14d 复查血常规,保持白细胞计数在 4×10^9/L,中性粒细胞计数在 1.5×10^9/L 以上,低于此值或出现肝损害时需给予对症治疗和停药观察或调整药物剂量。60 岁以上者,CTX 可减少 20% 剂量;肾功能损害者,CTX 可减少 20% 剂量。

2. 使用 MMF 的患者,需每月复查血常规和肝功能。消化道症状明显时调整剂量和对症处理。

3. 使用 AZA 的患者应注意每月复查血常规和肝功能。

该患者诱导治疗 6 个月后已达到完全缓解,进入维持期治疗。建议方案:泼尼松 5~10mg,1 次/d,晨间顿服;AZA 1~2mg/(kg·d)或 MMF 0.5~1.0g/d,口服。

知识点

目前狼疮性肾炎治疗的策略仍然是诱导治疗阶段以"尽快控制炎症和免疫反应,争取完全缓解"为目标;维持期的治疗则是以"防止疾病复发,减少药物副作用,保护靶器官功能"为目标。

1. 诱导治疗方案　疗程为 3~6 个月,推荐联合应用糖皮质激素和免疫抑制剂(如 CTX 或 MMF)。

(1)糖皮质激素与 CTX 联合治疗

激素用法:泼尼松 1mg/(kg·d)或甲泼尼龙 0.8mg/(kg·d),清晨顿服,8 周后减量,每 2 周减量 5mg 至维持剂量 10mg。肝功能损害时,改用甲泼尼龙(MP)治疗。

CTX 用法:大剂量静脉 CTX 诱导治疗(NIH 方案),0.5~1g/m^2,每月冲击 1 次,共 6 个月。

小剂量静脉 CTX 诱导治疗(欧洲狼疮方案):每 2 周 500mg×6 次,共 3 个月。

口服 CTX 1~1.5mg/(kg·d)(最高至 150mg/d),共 2~4 个月。

（2）糖皮质激素与 MMF 联合治疗

激素用法：同上。

MMF 用法：最大剂量 2g/d，治疗 6 个月。

诱导治疗抵抗（未缓解）的处理

CTX 治疗抵抗：使用 MMF 治疗。

MMF 治疗抵抗：使用 CTX，或 MMF＋他克莫司多靶点治疗。

CTX 和 MMF 治疗抵抗：使用利妥昔单抗治疗。

2. 维持治疗方案　推荐将小剂量糖皮质激素（≤ 10mg/d 泼尼松或其他等量糖皮质激素）与 MMF 1~2g/d 或 AZA 1~2mg/（kg·d）联合治疗。当不能耐受 AZA 及 MMF 时，可联合使用 CNI。

疗程：①在完全缓解后，建议维持治疗至少持续 1 年以上才能考虑减少免疫抑制剂剂量；②若在维持治疗减量时出现肾功能恶化和 / 或蛋白尿增多，建议将免疫抑制治疗剂量增加至初始控制狼疮性肾炎的剂量；③维持治疗 12 个月仍未达到完全缓解，应考虑重复肾活检以决定是否改变治疗方案。

维持治疗后随访 3 年中，患者 24h 尿蛋白 0.07~0.28g，肌酐 75~85μmol/L，白蛋白 36.6g/L，抗 dsDNA 抗体（-），ANA（-），补体正常，血沉正常。

【问题 8】该患者的预后如何？

思路　该患者起病时虽然存在三系减少、肾病综合征及 AKI，病理学上以活动性病变为主，经正规治疗后达到完全缓解，且在后续随访中未出现复发，预后良好。

【诊疗流程图】（图 4-1-3、图 4-1-4）

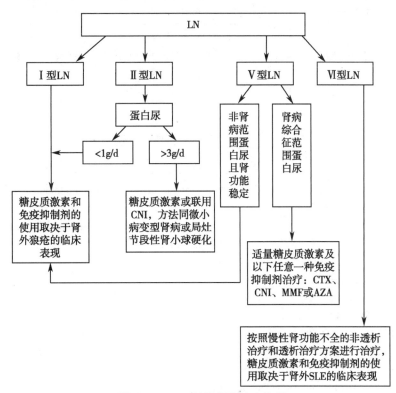

图 4-1-3　LN 的诊断和治疗流程

LN. 狼疮性肾炎；CNI. 钙调磷酸酶抑制剂；CTX. 环磷酰胺；
MMF. 霉酚酸酯；AZA. 硫唑嘌呤；SLE. 系统性红斑狼疮。

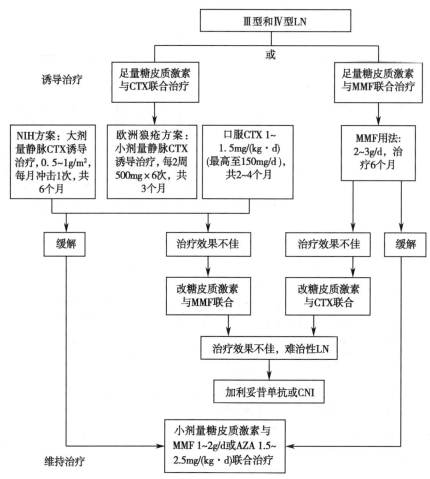

图 4-1-4 增殖型 LN 的治疗流程

LN. 狼疮性肾炎；CNI. 钙调磷酸酶抑制剂；CTX. 环磷酰胺；MMF. 霉酚酸酯；AZA. 硫唑嘌呤。

（陈 崴）

推荐阅读文献

［1］BAJEMA I M, WILHELMUS S, ALPERS C E, et al. Revision of the International Society of Nephrology/Renal Pathology Society classification for lupus nephritis: clarification of definitions, and modified National Institutes of Health activity and chronicity indices. Kidney Int, 2018, 93 (4): 789-796.

［2］CHEN W, TANG X, LIU Q, et al. Short-term outcomes of induction therapy with tacrolimus versus cyclophosphamide for active lupus nephritis: A multicenter randomized clinical trial. Am J Kidney Dis, 2011, 57 (2): 235-244.

［3］Kidney Disease: Improving Global Outcomes (KDIGO) Glomerulonephritis Work Group. KDIGO clinical practice guideline for glomerulonephritis. Kidney Int Suppl, 2012, 2 (2): 139-274.

［4］LIU Z H, ZHANG H T, LIU Z S, et al. Multitarget therapy for induction treatment of lupus nephritis: a randomized trial. Ann Intern Med, 2015, 162 (1): 18-26.

［5］ROVIN B H, CASTER D J, CATTRAN D C, et al. Management and treatment of glomerular diseases (part 2): conclusions from a Kidney Disease: Improving Global Outcomes (KDIGO) Controversies Conference. Kidney Int, 2019, 95 (2): 281-295.

［6］XU R C, LI Q B, LIU R J, et al. Association analysis of the MHC in lupus nephritis. J Am Soc Nephrol, 2017, 28 (11): 3383-3394.

第二节 抗中性粒细胞胞质抗体相关小血管炎肾损害

抗中性粒细胞胞质抗体(antineutrophil cytoplasmic antibodies,ANCA)相关小血管炎是原发性系统性小血管炎的一种,肾脏是主要受累脏器。ANCA是以中性粒细胞和单核细胞胞质成分为靶抗原的自身抗体。应用间接免疫荧光法可分为胞质型的cANCA和环核型的pANCA;应用酶联免疫吸附法可检测出识别蛋白酶3(PR3)和髓过氧化物酶(MPO)的自身抗体,称为PR3-ANCA和MPO-ANCA。

根据2012年Chapel Hill系统性血管炎命名国际会议所制定的血管炎名称,ANCA相关小血管炎主要指肉芽肿性多血管炎(granulomatosis with polyangiitis,GPA)、嗜酸细胞性肉芽肿性多血管炎(eosinophilic granulomatosis with polyangiitis,EGPA)和显微镜下型多血管炎(microscopic polyangiitis,MPA)。PR3-ANCA主要见于GPA,而MPO-ANCA主要见于MPA。我国以MPA为主。

临床上GPA主要见于中年人,典型者可依次累及上呼吸道、下呼吸道和肾脏。MPA主要累及中老年人,可有肾外全身多系统受累的表现。肾脏受累主要表现为急性肾炎综合征和急进性肾小球肾炎。肾脏病理的特点为寡免疫沉积性纤维素样坏死性小血管炎,严重者可表现为坏死性新月体肾炎。

ANCA相关小血管炎肾损害的主要治疗是免疫抑制疗法。病情活动期需要诱导治疗以控制炎症反应,稳定期需要维持缓解以预防复发。

ANCA相关小血管炎肾损害的预后与患者年龄、就诊时血肌酐水平、肾脏病理中正常肾小球的比例和就诊时是否有肺脏受累等相关。

门诊病历摘要

患者,男性,68岁,因"咳嗽、咳痰1个月,发热3d,伴肉眼血尿"来诊。患者近1个月来出现咳嗽、咳痰,偶有痰中带血丝,同时自觉听力下降,活动后气促。外院呼吸科诊断为"上呼吸道感染",予抗生素(具体不详)治疗2d,症状好转。3d前发热,伴尿色发红来肾内科就诊。体温38.5℃。血常规:白细胞计数16.4×10⁹/L,中性粒细胞百分比85%,血红蛋白98g/L,血小板计数550×10⁹/L。尿沉渣:红细胞满视野,白细胞5~10个/HP,尿蛋白(+)。血肌酐139μmol/L。胸片示"双下肺散在炎性病变,右上肺陈旧结核灶",超声双肾大小正常,无肾后梗阻征象。予头孢呋辛钠治疗2d,症状再次好转,体温恢复正常。

追问病史,40年前曾患肺结核,曾正规抗结核治疗1年。无支气管扩张史,无外伤及手术史。否认食物及药物过敏史。久居原籍,否认疫水及有毒、放射性物质接触史。无烟酒嗜好。否认高血压、糖尿病等家族史。

患者发热、咯血、听力下降,近期出现血尿、白细胞尿和血肌酐升高,肺部炎症病变,考虑肺部感染合并AKI而收入院。

【问题1】该患者可能的诊断是什么?需要进一步做哪些检查?

思路 患者肺和肾先后受累,伴听力下降,需要考虑系统性疾病。需进一步检查肝肾功能,血清ANCA、抗GBM抗体、ANA、抗dsDNA抗体、抗ENA抗体、肺CT,血沉和C反应蛋白等炎症性指标。

入院体格检查

体温37.5℃,脉搏100次/min,呼吸24次/min,血压140/70mmHg。右眼结膜部分充血,两肺可闻及细湿啰音和爆裂音,双下肢无水肿。尿沉渣:红细胞满视野,可见红细胞管型,白细胞10~15个/HP,尿蛋白(+);24h尿蛋白定量0.5g;血清肌酐178μmol/L;肺薄层CT示双肺间质纤维化,双下肺散在浸润影,右上肺陈旧结核灶;血清pANCA阳性,抗MPO抗体190 RU/ml,抗PR3抗体阴性,抗GBM抗体阴性,ANA阴性。C3 0.85g/L,C4 0.24g/L,血沉110mm/h,C反应蛋白48mg/L。

【问题2】根据上述检查,该患者的诊断是什么?

思路 患者为老年男性,肺、肾、眼和耳多个系统和器官受累,外周血白细胞和血小板计数升高伴贫血,血沉快,C反应蛋白升高,需要排除ANCA相关小血管炎。患者pANCA/MPO-ANCA阳性,可确诊ANCA相关小血管炎肾损害。

ANCA相关小血管炎为多系统受累的自身免疫性疾病。我国以MPO-ANCA阳性的MPA为主,多见于中老年人。患者常有不规则发热、疲乏、关节肌肉疼痛和体重下降等非特异性症状。

肾受累常见。表现为血尿、蛋白尿,镜检可见红细胞管型,严重者可出现急进性肾小球肾炎。肾外主要累及肺,可表现为咳嗽、咯血,影像学多表现为肺泡浸润和肺间质浸润影、支气管扩张,也可表现为肺间质纤维化;头颈部受累可表现为眼红、听力下降和鼻塞等。

疾病活动期常有血沉快和 C 反应蛋白升高,血常规呈现典型的白细胞和血小板计数升高,血红蛋白水平降低;MPO-ANCA 和 PR3-ANCA 阳性对该病诊断的特异性高。

知识点

1. ANCA 相关小血管炎为系统性自身免疫性疾病,多见于中老年。
2. 血清 ANCA,特别是 MPO-ANCA 和 PR3-ANCA 具有诊断价值。
3. 我国 ANCA 相关小血管炎肾损害以 MPO-ANCA 阳性为主,肾脏是主要受累器官。

【问题 3】ANCA 相关小血管炎的病因和发病机制?

思路　ANCA 相关小血管炎具有一定的基因易感性。与主要组织相容性复合体(major histocompatibility complex,MHC)Ⅱ类分子相关。近年发现我国人群 PR3-ANCA 阳性与 *HLA-DPB1* 相关,而 MPO-ANCA 阳性则与 *HLA-DQ* 密切相关,但尚需大宗队列证实。

发病机制涉及多因素:在易感基因背景下可能由感染(如金黄色葡萄球菌)、药物(如丙硫氧嘧啶和肼屈嗪)及职业接触(如硅)等诱发。其中葡萄球菌引起的感染性心内膜炎可见高效价 PR3-ANCA,丙硫氧嘧啶则可诱发高效价 MPO-ANCA。具体机制涉及中性粒细胞、ANCA、血管内皮、补体旁路途径活化及凝血体系统等。有待进一步阐明。

该患者否认既往金黄色葡萄球菌感染史,体格检查未发现皮肤、牙龈和肛周等潜在感染灶,体格检查及超声心动图均未发现感染性心内膜炎证据。否认相关药物和职业接触史。

【问题 4】患者是否需要肾活检?

思路　AKI 患者应行肾活检明确病理诊断。典型病理表现为寡免疫纤维素样坏死性新月体肾炎,病变往往新旧不等。活动性病变如小血管的纤维素样坏死和细胞性新月体形成往往需要强化免疫抑制治疗。

入院后 3d 行急诊肾活检。免疫荧光未见免疫球蛋白和补体成分沉积;光学显微镜检查可见 28 个肾小球。70% 的肾小球有新月体形成,新月体大小不等,陈旧不一;2 个肾小球可见毛细血管袢局灶纤维素样坏死(图 4-2-1);肾小管灶状萎缩和间质灶状纤维化;小动脉管壁可见一处纤维素样坏死,管壁外炎症细胞浸润,可见多形核中性粒细胞。电镜检查未见电子致密物。

该病理检查提示高度活动性病变。需要强化免疫抑制疗法。

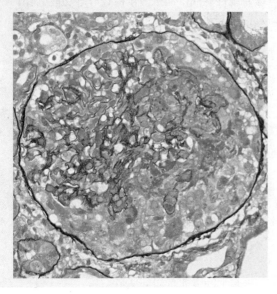

图 4-2-1　肾脏病理肾小球毛细血管袢局灶纤维素样坏死伴细胞性新月体形成

【问题 5】ANCA 相关小血管炎的治疗？

思路 ANCA 相关小血管炎的治疗分为诱导治疗和维持缓解治疗。诱导治疗应用糖皮质激素联合细胞毒性药物，重症患者可予甲泼尼龙冲击和血浆置换。维持缓解治疗主要是免疫抑制剂伴或不伴小剂量糖皮质激素。近年研究发现利妥昔单抗也可用于 ANCA 相关小血管炎的诱导治疗和维持缓解治疗。

知识点

ANCA 相关小血管炎治疗方案

1. 糖皮质激素联合 CTX 是 ANCA 相关小血管炎诱导治疗的标准方案，能够使 90% 以上的患者临床缓解。泼尼松（龙）1mg/(kg·d)，4~6 周，CTX 口服 2mg/(kg·d)，持续 3~6 个月。或静脉滴注 CTX 0.75g/m²，每月 1 次，连续 6 个月，或者静脉滴注 CTX 0.4g，每 2 周一次，连续 6 次。老年和肾功能不全者，CTX 酌情减量。重症患者（如小血管纤维素样坏死、细胞新月体和肺出血者）可应用甲泼尼龙冲击疗法 0.5~1g/ 次，3 次为一个疗程。血浆置换的主要适应证为合并抗 GBM 抗体、严重肺出血和严重急性肾衰竭者。

2. 维持缓解治疗的目的是减少复发。可采用小剂量糖皮质激素联合 AZA 1~2mg/d，或 MMF 1~2g/d。

3. ANCA 相关小血管炎缓解后仍可复发。严重复发应重新诱导治疗；轻微复发仅需增加免疫抑制治疗的强度。

该患者入院后血肌酐持续上升至 500μmol/L，尿量不少，未再发生咯血。予以甲泼尼龙 500mg 隔日冲击 3 次，继以泼尼松 50mg/d 口服；静脉滴注 CTX 0.4g，每 2 周一次，连续 6 次。

治疗 2 周后患者病情稳定，血肌酐 250μmol/L，抗 MPO 抗体降至 100RU/ml，血沉 25mm/h，C 反应蛋白正常。

治疗 6 周时病情稳定，血肌酐 160μmol/L，泼尼松减至 25mg/d，静脉滴注 CTX，完成 6 次治疗，累积 2.4g。抗 MPO 抗体降至 60RU/ml，血沉 10mm/h，C 反应蛋白正常。出院定期随访。

2 周后换成口服 AZA 50mg/d，长期维持。

【问题 6】ANCA 相关小血管炎的预后如何？

思路 ANCA 相关小血管炎肾损害常迅速进展至肾衰竭，肺脏受累可发生大量肺出血而危及生命，因此本病未经治疗者预后差，90% 患者在 1 年内死亡。应用糖皮质激素联合 CTX 治疗有确切疗效，可以使患者的 5 年生存率达到 80%。

影响患者预后的独立危险因素包括高龄、继发感染特别是肺部感染及肾功能不全。其中，肺脏存在基础病变特别是肺间质纤维化是继发肺部感染的独立危险因素；复发的独立危险因素包括 PR3-ANCA 阳性、上呼吸道及肺脏受累者。

患者出院后 12 个月回访，泼尼松 5mg/d 联合 AZA 50mg/d，长期维持。血肌酐 140μmol/L，抗 MPO 抗体降至 30RU/ml，血沉和 C 反应蛋白在正常范围。长期随访中。

知识点

1. ANCA 相关小血管炎是新月体肾炎的主要病因。
2. ANCA 相关小血管炎的肾脏病理典型表现为寡免疫沉积，病变新旧不等。
3. 治疗分为诱导治疗和维持缓解两个阶段。
4. 在新月体肾炎的各种病因中，ANCA 相关小血管炎预后相对较好。

（赵明辉）

推荐阅读文献

［1］ CHEN M, JAYNE D R W, ZHAO M H. Complement in ANCA-associated vasculitis: mechanisms and implications for management. Nat Rev Nephrol, 2017, 13 (6): 359.

［2］ JAYNE D R W, GASKIN G, RASMUSSEN N, et al. Randomized trial of plasma exchange or high-dosage methylprednisolone as adjunctive therapy for severe renal vasculitis. J Am Soc Nephrol, 2007, 18 (7): 2180.

［3］ JENNETTE J C, FALK R J, BACON P A, et al. 2012 revised international chapel hill consensus conference nomenclature of vasculitides. Arthritis Rheum, 2013, 65: 1.

［4］ LI Z Y, CHANG D Y, ZHAO M H, et al. Predictors of treatment resistance and relapse in antineutrophil cytoplasmic antibody-associated vasculitis: a study of 439 cases in a single Chinese center. Arthritis Rheumatol, 2014, 66 (7): 1920.

［5］ NAKAZAWA D, MASUDA S, TOMARU U, ISHIZU A. Pathogenesis and therapeutic interventions for ANCA-associated vasculitis. Nat Rev Rheumatol, 2019, 15 (2): 91.

第三节 过敏性紫癜性肾炎

过敏性紫癜(Henoch-Schönlein purpura, HSP)是一种以坏死性血管炎为基本病变的免疫性疾病,临床上以非血小板减少性皮肤紫癜、非损伤性关节炎、消化道症状及肾脏损害为特征。可发生于任何年龄,但以 10 岁以下儿童常见,男女之比为(1.5~3):1,成人则相等。肾脏受累率各类报道差异很大,20%~100%,称为过敏性紫癜性肾炎或紫癜性肾炎(Henoch-Schönlein purpura nephritis, HSPN)。过敏性紫癜性肾炎患者可因致敏性质不同、个体反应性差异及血管炎累及的器官和病变程度不同,在临床和肾脏病理上呈现不同的改变,对治疗的反应和预后也有较大差异。部分儿童患者可自愈。通常发病年龄越大,肾损害发生率越高,肾脏病变程度也越重。

约 1/3 患者有细菌、病毒等先驱感染史,1/4 患者发病前有过敏史,各种病原体、药物、环境暴露等均可能与过敏性紫癜性肾炎发病有关。虽然病因不明,但发病机制是血液循环中含有 IgA1 分子的可溶性免疫复合物在肾脏内沉积所引起,属免疫复合物肾炎。

本病在过敏性紫癜病程 6 个月内,出现血尿和/或蛋白尿可确定诊断。诊断要点:①出现典型的皮肤损害;②存在尿检异常,血尿和/或蛋白尿;③肾脏病理表现为以 IgA 系膜区沉积为主的系膜增生性肾小球肾炎。其中血尿和蛋白尿的诊断标准分别为:①血尿,肉眼血尿或镜下血尿。②蛋白尿,满足以下任一项者:1 周内 3 次尿常规定性示尿蛋白阳性;24h 尿蛋白定量 >150mg 或尿蛋白/肌酐(mg/g)>200;1 周内 3 次尿微量白蛋白高于正常值。

极少部分患者在过敏性紫癜急性病程 6 个月后,再次出现紫癜复发,同时首次出现血尿和/或蛋白尿者,应争取进行肾活检,如为 IgA 系膜区沉积为主的系膜增生性肾小球肾炎,仍可诊断为过敏性紫癜性肾炎。

临床分型:①孤立性血尿型;②孤立性蛋白尿型;③血尿和蛋白尿型;④急性肾小球肾炎型;⑤肾病综合征型;⑥急进性肾小球肾炎型;⑦慢性肾小球肾炎型。

多数儿童患者预后较好。成人出现肾衰竭的危险性较大,尤其在老年患者,以急性肾炎综合征起病或为持续性肾病综合征者预后较差。

【诊疗要点】

过敏性紫癜性肾炎的诊疗经过通常包括以下环节:

1. 详细询问患者的症状学特征及相关病史,特别是前驱感染史和过敏史。

2. 体格检查时重点关注皮肤紫癜的体征,有助于确诊过敏性紫癜。

3. 完善相关检查,特别要排除可能引起皮肤紫癜的其他继发性因素,如自身免疫性疾病、血液系统疾病等。

4. 患者确诊过敏性紫癜后,根据尿检和肾功能结果,评估病情,进行临床分型。

5. 选择是否进行肾穿刺活检。

6. 结合临床分型和肾脏病理分期,选择初始治疗方案。

7. 规范随访,评价疗效,确定下一步治疗方案。

8. 对于初始治疗失败的患者,分析可能原因,并进行相应的处理。

9. 排查可能的过敏原,避免再次接触,进行患者教育。

门诊病历摘要

患者,女性,18 岁,因"反复双下肢紫癜 3 个月,发现尿检异常 10 周"来门诊就诊。初步的病史采集如下。

患者 3 个月前进食海鲜后出现双下肢皮肤紫癜,以胫前和踝部最为明显,伴膝关节疼痛,入外院皮肤科,诊断为"过敏性紫癜"。予氯雷他定、复方芦丁、维生素 C 口服,关节痛好转,但紫癜仍反复出现。10 周前自觉尿中泡沫增多、尿色加深,外院尿常规提示尿蛋白(+++),隐血(+++),白细胞(−),管型(−)。予中药治疗(具体不详)2 个月,尿检无明显改善。病程中无腹痛、腹泻,无恶心、呕吐,无发热、气促,无尿频、尿急、尿痛。既往体健,否认肝炎、结核等传染病病史,对"海鲜、燕麦、花粉、柳絮、尘螨"过敏。

【问题 1】对于皮肤紫癜的患者问诊要点有哪些?

思路

1. 出血时间、缓急、部位、范围、特点(自发性或损伤后)、诱因。

2. 有无伴发鼻出血、牙龈渗血、咯血、便血、血尿等出血症状。

3. 有无皮肤苍白、乏力、头晕、视物模糊、耳鸣、记忆力减退、发热、黄疸、腹痛、骨关节痛等贫血及相关疾病症状。

4. 过敏史、外伤、感染、肝肾疾病史。

5. 过去易出血及易出血疾病家族史。

6. 职业特点,有无化学药物及放射性物质接触史、服药史。

知识点

过敏性紫癜为一种常见的血管过敏反应性疾病,因机体对某些致敏物质产生过敏反应,导致毛细血管脆性及通透性增加,血液外渗,产生紫癜、黏膜及某些器官出血。可同时伴发血管神经性水肿、荨麻疹等其他过敏表现。

主要表现为皮肤紫癜,多发生在负重部位,好发于四肢伸侧,尤其是双下肢、踝关节周围和臀部。紫癜常成批反复发作、对称分布,可同时伴发皮肤水肿、荨麻疹。皮疹出现前可有皮肤瘙痒或感觉异常,随后出现荨麻疹或红色圆形丘疹,高出皮肤表面,压之不褪色,可逐渐融合成片状。数小时后颜色加深,呈紫红色,继而转为棕色并逐渐消退。

除皮肤紫癜外,可因消化道黏膜及腹膜脏层毛细血管受累而产生一系列消化道症状及体征,如恶心、呕吐、呕血、腹泻及黏液便、便血等。其中腹痛最为常见,常为阵发性绞痛,疼痛可涉及全腹,但以下腹部和脐周为主,可反复发作。发作时可因腹肌紧张及明显压痛、肠鸣音亢进而误诊为外科急腹症。腹部症状、体征多与皮肤紫癜同时出现,偶可发生于紫癜之前。

约 50% 的患者出现关节疼痛。膝、踝为最常受累关节,其次为髋、腕、肘、手指关节。特点为非游走性、多发性关节痛、关节周围软组织肿胀,但无关节腔出血、无化脓。关节疼痛及活动障碍几日内就可好转,无关节畸形等后遗症。肾脏受累可发生在任何时间,一般发生在疾病发作后 2~3 周,甚至可能在紫癜、关节痛、腹痛等症状消失后出现,个别见于出疹后 6 个月以上。仅有少数患者,首先出现镜下血尿,其后出现皮疹等症状。因此,对肾病表现的患者应详细检查病史,以免误诊。

【问题 2】紫癜患者体格检查要点有哪些?

思路 体格检查应注意出血点的大小和分布范围。

紫癜的临床特点

紫癜是皮肤和黏膜出血后颜色改变的总称。紫癜并不是一个疾病的名称，而是多种疾病的一种症状，出血点 <2mm 称为瘀点；2~3mm 范围称之为紫癜；>5mm，称为瘀斑。根据不同病因和临床表现分为多种不同类型的紫癜。过敏性紫癜的典型皮疹是诊断的重要依据。分布的特点为，四肢对称性分布，好发于四肢伸侧，尤其是双下肢、踝关节周围和臀部。

门诊体格检查记录

体温 36.8℃，呼吸 18 次 /min，脉搏 85 次 /min，血压 120/80mmHg。全身浅表淋巴结未触及肿大，全身皮肤黏膜无黄染。双下肢胫前和踝部可见散在紫癜，微突出皮肤，压之不褪色。双肺听诊呼吸清，未闻及干、湿啰音。心率 85 次 /min，律齐，各瓣膜听诊区未闻及杂音。腹平软，无压痛及反跳痛。双下肢无水肿。

【问题 3】门诊病史采集和体格检查结束后，初步诊断与下一步处理是什么？

思路 1　本患者表现为皮肤紫癜、关节痛和肾脏损害的多系统病变，首先考虑肾脏疾病是由继发性因素所致。由于患者存在典型的紫癜，且发病前有进食海鲜的诱因，可初步诊断过敏性紫癜。肾脏损害主要表现为蛋白尿和镜下血尿，符合过敏性紫癜性肾炎的诊断。

思路 2　下一步处理包括完善血常规、凝血指标、肝肾功能、血脂、24h 尿蛋白定量和肾脏超声检查，根据检验结果评估病情，明确是否需要住院诊治。

门诊辅助检查

尿常规：尿蛋白（+++），红细胞 8~10 个 /HP，白细胞（-）。24h 尿蛋白定量 1.8g。血常规、肝肾功、血脂、凝血功能正常。双肾超声未见明显异常。

【问题 4】该患者是否需要住院诊治？

思路　患者紫癜反复发作，存在持续性镜下血尿、蛋白尿，抗过敏和中药治疗效果欠佳，24h 尿蛋白定量大于 1g，有行肾活检的指征，需要住院诊治。

过敏性紫癜性肾炎肾活检的指征

①显著蛋白尿（24h 尿蛋白定量 >1g）或肾病综合征；②肾功能不全，肌酐清除率 <80ml/（min·1.73m²）；③反复发作的紫癜伴有持续性尿检异常；④尿检异常伴持续性高血压；⑤过敏性紫癜急性病程 6 个月后，出现紫癜复发，同时首次出现血尿和 / 或蛋白尿者。

住院诊断和治疗经过

患者入院后进行了系统检查，检查结果如下。

血常规：白细胞计数 4.88×10⁹/L，中性粒细胞百分比 52.3%，淋巴细胞百分比 33.8%，嗜酸性粒细胞百分比 7.1%，血红蛋白 115g/L，血小板计数 124×10⁹/L。便常规 + 隐血正常。尿常规：隐血（+++），蛋白（+++），白细胞（-）。肝肾功能、血脂、血糖正常；凝血功能正常；24h 尿蛋白定量 2.34g；乙肝五项均为阴性；自身抗体谱检测均为阴性；ACNA（-）；免疫球蛋白：IgG 11.9g/L，IgA 20.8g/L，IgM 2.07g/L，C3 0.88g/L，C4 0.22g/L；过敏原：虾（轻敏），蟹（中敏），花粉（轻敏），柳絮（轻敏），尘螨（中敏），余阴性。心电图：窦性心律，正常心电图；胸片未见异常；腹部超声：肝、胆、胰、脾、双肾未见明显异常。排除禁忌证后行肾穿刺活检术。

肾脏病理报告（图 4-3-1）：

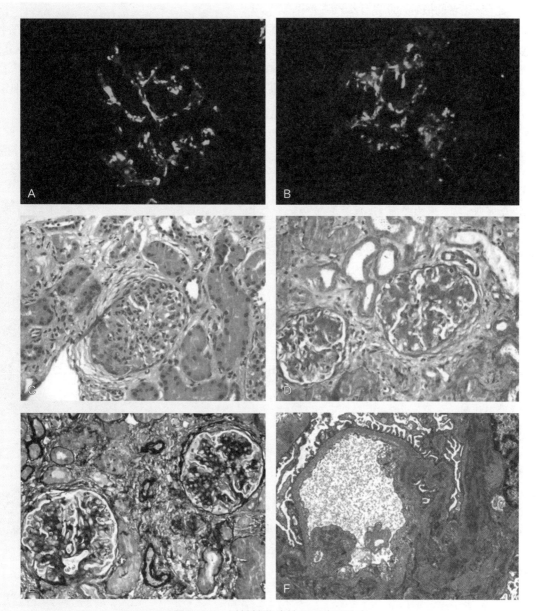

图 4-3-1　过敏性紫癜性肾炎病理改变

该患者肾脏病理改变:免疫荧光见 IgA(A)和 C3(B)团块状沉积于系膜区和节段毛细血管壁;光镜见细胞纤维性小新月体(C,
HE 染色,×400),肾小球系膜细胞及基质弥漫中至重度球性增生,部分呈分叶状(D,PAS 染色,×200 ;E,Masson 染色,×400),
肾小管灶性萎缩伴间质纤维化(E,Masson 染色,×400);电镜见系膜区较多高密度团块状电子致密物沉积(F,×8 000)。

光镜:肾皮质组织。全片不同切面可见21~25 个肾小球。1~3 个小球球性硬化废弃,1 个细胞性小新月体、
1 个纤维性小新月体和 1 个纤维性新月体形成。肾小球体积未见异常,细胞数 80~100 个 / 球,毛细血管襻开
放不良。肾小球系膜细胞及基质弥漫中至重度球性增生,部分呈分叶状,可见球囊粘连。系膜区可见嗜复红
蛋白沉积。毛细血管壁无明显增厚。肾小管上皮细胞胞质肿胀、颗粒变性,可见蛋白管型、红细胞管型及灶
性萎缩的肾小管。肾间质水肿,灶性炎细胞浸润及纤维组织增生。小动脉壁无明显增厚。

免疫荧光:6~10 个肾小球。IgG(-),IgA(+++),IgM(-),C3(++),C4(-),C1q(-),纤维蛋白原(-),κ 轻
链(+),λ 轻链(+),HBsAg(-),HBcAg(-),沿系膜区及血管壁团块状沉积。

电镜:镜下检测到 2 个肾小球。毛细血管内皮细胞无明显内皮细胞增生,毛细血管襻开放。基底膜无明
显增厚,厚度 250~450nm。脏层上皮细胞无明显病变,足突节段性融合。系膜细胞和基质增生,系膜区可见
较多高密度团块状电子致密物沉积。肾小管上皮细胞空泡变性,肾间质无特殊病变。

肾脏病理诊断:过敏性紫癜性肾炎Ⅲb 级。

【问题5】该患者的最后诊断是什么？

思路 该患者最后诊断为过敏性紫癜、过敏性紫癜性肾炎Ⅲb级。过敏性紫癜性肾炎的病理改变与IgA肾病相似，故临床病史非常重要。临床上有典型的过敏性紫癜的皮肤表现，肾脏病理表现为系膜区IgA沉积为主的系膜增生性肾炎即可明确诊断。该患者存在紫癜、关节痛和血尿、蛋白尿，肾活检病理提示弥漫性系膜增生伴新月体形成(<50%)，免疫荧光见IgA高强度沉积于系膜区，符合过敏性紫癜性肾炎Ⅲb级的诊断。

知识点

1. 过敏性紫癜性肾炎相关的实验室检查

(1)尿常规：以血尿为最常见，相差显微镜多呈大小不等/严重畸形红细胞；可有蛋白尿，常呈非选择性。

(2)尿纤维蛋白降解产物升高，多见于肾损害严重者。

(3)血常规：病程初期有轻度贫血，白细胞计数正常或增高。

(4)血生化检查：①血沉增快；②白蛋白下降或球蛋白增高。

(5)免疫学检查：①血清IgA在急性期有50%升高；②血冷球蛋白常阳性；③血循环免疫复合物阳性，其中含有IgA；④血清补体正常。

2. 过敏性紫癜性肾炎的病理分级 过敏性紫癜性肾炎主要根据国际儿童肾脏病研究组协会(International Study of Kidney Disease in Children, ISKDC)分类标准进行病理分级，共分为Ⅰ~Ⅵ级。

(1)肾小球病理分级

Ⅰ级：肾小球轻微异常。

Ⅱ级：单纯系膜增生。分为：a.局灶节段；b.弥漫性。

Ⅲ级：系膜增生，伴有<50%肾小球新月体形成和/或节段性病变(硬化、粘连、血栓、坏死)。其系膜增生可为：a.局灶节段；b.弥漫性。

Ⅳ级：病变同Ⅲ级，50%~75%的肾小球伴有上述病变。分为：a.局灶节段；b.弥漫性。

Ⅴ级：病变同Ⅲ级，>75%的肾小球伴有上述病变。分为：a.局灶节段；b.弥漫性。

Ⅵ级：膜增生性肾小球肾炎(系膜毛细血管性肾小球肾炎)。

(2)肾小管间质病理分级

(−)级：间质基本正常。

(+)级：轻度小管变形扩张。

(++)级：间质纤维化、小管萎缩<20%，散在炎性细胞浸润。

(+++)级：间质纤维化、小管萎缩占20%~50%，散在和/或弥漫性炎性细胞浸润。

(++++)级：间质纤维化、小管萎缩>50%，散在和/或弥漫性炎性细胞浸润。

3. 过敏性紫癜性肾炎的诊断标准 必须符合下述三个条件：①有过敏性紫癜的皮肤紫癜等肾外表现；②有肾损害的临床表现，如血尿、蛋白尿、高血压、肾功能不全等；③肾活检表现为系膜增生、IgA在系膜区沉积。

【问题6】该患者还应进行哪些鉴别诊断？

思路 该患者为青年女性，有紫癜、关节痛、尿检异常等多系统损害表现，肾脏病理提示IgA系膜区沉积，应与原发及其他继发性小血管炎，如狼疮性肾炎、原发性小血管炎(显微镜下多血管炎、肉芽肿性血管炎、嗜酸性肉芽肿性血管炎等)、冷球蛋白血症肾损害等鉴别。此外，在皮疹等肾外表现不明显时，还应注意与急性链球菌感染后肾炎相鉴别。

知识点

过敏性紫癜性肾炎的鉴别诊断

1. **IgA 肾病** 过敏性紫癜性肾炎与 IgA 肾病在肾脏病理和免疫病理的改变上无法区别,主要依靠肾外表现、典型皮疹鉴别。IgA 肾病的鉴别要点如下:

(1)本病易发生于青年男性。

(2)潜伏期短,于上呼吸道感染后数小时至 72h 即可出现血尿。

(3)无皮肤紫癜、腹痛、关节疼痛等症状。

2. **原发性小血管炎性肾炎**

(1)多见于 50~70 岁中老年人。

(2)全身症状(乏力、低热、食欲缺乏、体重下降等)明显。

(3)ANCA 阳性。

(4)可有肺部浸润灶及间质性炎症。

(5)肾脏免疫病理提示寡免疫复合物沉积。

3. **狼疮性肾炎**

(1)本病好发于青年女性。

(2)皮损为面颊部蝶形红斑。

(3)常有口腔溃疡。

(4)血清 ANA、抗 dsDNA 抗体、抗 Sm 抗体及狼疮细胞阳性。

4. **急性链球菌感染后肾炎**

(1)有 2~3 周的前驱感染史。

(2)早期血清补体 C3 降低。

(3)常有抗链球菌溶血素 O 升高。

(4)肾脏病理表现为毛细血管内增生性肾炎,免疫病理提示 IgG 和 C3 沉积为主。

【问题 7】该患者应如何治疗?

思路 应根据病理分级结合临床分型综合制订治疗方案。治疗方案包括一般治疗、对症治疗、免疫抑制治疗和其他辅助治疗。

1. **一般治疗** 积极寻找、去除细菌、病毒及寄生虫的感染,以及食物和药物等过敏因素。本患者有明确的海鲜、粉尘过敏史,过敏原筛查多项阳性,应加强宣教,避免接触相关过敏原,必要时可行脱敏治疗。

2. **对症治疗**

(1)抗组胺药。氯雷他定 10mg,1 次 /d,口服。

(2)改善血管通透性药物。维生素 C 100mg,3 次 /d,口服。复方芦丁片 20mg,3 次 /d,口服。

3. **免疫抑制治疗** 糖皮质激素:甲泼尼龙 40mg,1 次 /d,静脉滴注或口服。MMF 0.75g,2 次 /d,口服。同时给予护胃、补钙等措施预防激素副作用。

知识点

1. **过敏性紫癜性肾炎的分级治疗** 本病尚无一致的治疗方案,儿童与成人过敏性紫癜性肾炎的治疗相同。建议依据病理分级结合临床分型综合制订治疗方案。没有条件获得病理诊断时,可以依据临床分型制订治疗方案。

(1)孤立性血尿或病理 Ⅰ 级:仅对过敏性紫癜进行相应治疗,镜下血尿目前未见有确切疗效的文献报道。应密切监测病情变化,建议延长随访时间。

(2)孤立性微量蛋白尿或合并镜下血尿或病理 Ⅱa 级:ACEI 和 / 或 ARB 类药物有降蛋白尿的作用,建议可常规使用。

（3）非肾病水平蛋白尿或病理Ⅱb、Ⅲa级：可参照前一级的用药。也可用雷公藤多苷，每日不超过60mg，疗程3~6个月。建议对于持续蛋白尿 >1g/d、已应用 ACEI 或 ARB 治疗、GFR>50ml/(min·1.73m^2) 的患者，治疗应与 IgA 肾病患者相同，予糖皮质激素 0.5~1mg/(kg·d) 治疗，分次或顿服。服用 8 周后逐渐减量，每 2~4 周减 10%，逐渐减量至隔日顿服，维持量为隔日 5~10mg，总疗程 6~12 个月。儿童患者不建议使用雷公藤多苷治疗。

（4）肾病水平蛋白尿、肾病综合征或病理Ⅲb、Ⅳ级：该组患者临床症状及病理损伤均较重，现多倾向于采用激素联合免疫抑制剂治疗。首选治疗方案为糖皮质激素联合 CTX 治疗。其他免疫抑制剂如环孢素 A、MMF、来氟米特、AZA 等亦可选择。

（5）急进性肾小球肾炎或病理Ⅳ、Ⅴ级：这类患者临床症状严重、病情进展较快，治疗方案与处理新月体性 IgA 肾病相同。在优化降蛋白尿和降压治疗的同时，可采用糖皮质激素联合免疫抑制剂（如CTX、MMF、来氟米特等）治疗。若临床症状较重、病理呈弥漫性病变或伴有新月体形成者，可选用甲泼尼龙冲击治疗，每次不超过 1g，每日或隔日冲击，3 次为一疗程。

2. 常用免疫抑制治疗

（1）CTX：可口服或静脉用药。静脉用药 CTX 的剂量为 0.75g/m^2（体表面积），每月 1 次，连用 6 个月后改为每 3 个月静脉滴注 1 次，总剂量 <12g。肾功能不全者 CTX 剂量减半；CTX 冲击后如出现血白细胞减少，下次剂量减半或停药。应用 CTX 时要注意性腺抑制、出血性膀胱炎、骨髓抑制等副作用。用药时应充分水化、定时排尿、处理胃肠道症状，如果发生感染则暂缓用药。

（2）MMF：起始治疗剂量成人 1.0~1.5g/d，持续 6 个月，然后逐渐减量，总疗程 12~24 个月。MMF 剂量调整方案：治疗初期有严重消化道症状者剂量可减半，待症状减轻后逐渐加至治疗剂量；治疗过程中如出现血细胞减少，剂量减半或停药；如果并发感染，MMF 减至 0.5g/d 或暂停，激素同时减量，待感染完全控制后加至原剂量。

（3）环孢素 A：环孢素 A 口服 3~5mg/(kg·d)，每 12h 一次，于服药后 1~2 周查血药浓度，维持谷浓度在 100~200μg/L，诱导期 3~6 个月，诱导有效后逐渐减量。

（4）AZA：5mg/(kg·d)，一般疗程 8 个月 ~1 年。

（5）雷公藤多苷：20mg，口服，3 次/d，但应注意其胃肠道反应、肝功能损伤、骨髓抑制及可能的性腺损伤的副作用。

（6）血浆置换：由于血浆置换等能够有效地清除免疫复合物、细胞因子等炎症递质，迅速缓解症状，减少蛋白尿、减轻肾损伤，对重症过敏性紫癜性肾炎患者，血浆置换可能有效，但尚不确定。

3. 其他辅助治疗　对于有蛋白尿的患者，无论是否合并高血压，KDIGO 指南均建议加用 ACEI 和/或 ARB 类药物。目前尚无确切循证医学证据证实抗血小板药物的有效性，需慎重考虑这类药物潜在的出血风险。对于存在大量蛋白尿、高凝倾向的患者可加用抗凝剂和/或抗血小板聚集药。

4. 透析及肾移植　有透析指征者，应予透析，在病变静止 1 年后再做肾移植。

【问题 8】该患者的预后如何？

思路　该患者为青年女性，尿检异常，肝肾功能正常，但肾穿刺活检病理改变偏重。若对激素联用其他免疫抑制剂治疗疗效佳，预后尚可；若持续不缓解，预后较差。

知识点

过敏性紫癜性肾炎的预后

本病虽有一定的自限性，但仍有部分患者病程迁延，甚至进展为慢性肾功能不全。大多数患者及儿童病例预后较好。成人出现肾衰竭的危险性较大，尤其在老年患者，以急性肾炎综合征起病或为持续性肾病综合征者预后较差。

【过敏性紫癜性肾炎的诊断和治疗流程】(图 4-3-2)

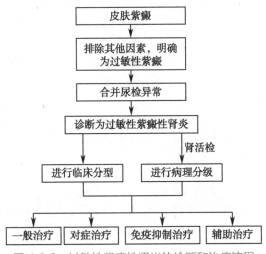

图 4-3-2　过敏性紫癜性肾炎的诊断和治疗流程

(郭志勇)

推荐阅读文献

[1] 梅长林. 肾脏病临床实践指南. 上海：上海科学技术出版社, 2017: 68-72.

[2] 中华医学会儿科学分会肾脏学组. 紫癜性肾炎诊治循证指南 (2016). 中华儿科杂志, 2017, 55 (9): 647-651.

[3] DAVIN J C. Henoch-Schönlein purpura nephritis: pathophysiology, treatment, and future strategy. Clin J Am Soc Nephrol, 2011, 6 (3): 679-689.

[4] DAVIN J C, COPPO R. Henoch-Schönlein purpura nephritis in children. Nat Rev Nephrol, 2014, 10 (10): 563-573.

[5] Kidney Disease: Improving Global Outcomes (KDIGO) Glomerulonephritis Work Group. KDIGO clinical practice guideline for glomerulonephritis. Kidney Int Suppl, 2012, 2 (2): 139-274.

[6] MCCARTHY H J, TIZARD E J. Clinical practice: diagnosis and management of Henoch-Schönlein purpura. Eur J Pediatric, 2010, 169 (6): 643-650.

[7] SAULSBURY F T. Clinical update: Henoch-Schönlein purpura. Lancet, 2007, 369 (9566): 976-978.

[8] SHIN J I. Henoch-Schönlein purpura nephritis//GEARY D F, SCHAEFER F. Pediatric kidney disease. Heidelberg: Springer, 2016.

第四节　糖尿病肾病

糖尿病是常见病、多发病。随着人均寿命的延长和生活习惯的改变,如营养过剩、高脂饮食、运动减少及生活节奏加快等,糖尿病的发病率呈上升趋势。糖尿病肾病是糖尿病最主要的微血管并发症之一。无论是 1 型还是 2 型糖尿病,30%~40% 的患者将发展成为糖尿病肾病。糖尿病肾病起病隐匿,一旦进入大量蛋白尿期后,进展至终末期肾病的速度大约为其他肾脏病变的 14 倍,因此早期诊断、预防与延缓糖尿病肾病的发生发展对提高糖尿病患者存活率,改善其生活质量具有重要意义。

糖尿病肾病的诊断主要依靠病史、临床表现及实验室检查。肾脏病理是诊断糖尿病肾病的金标准。然而,肾活检是一种侵入性检查方法,存在如出血、疼痛、感染和动静脉瘘等临床风险。合并有出血性疾病或其他肾活检禁忌证的患者也无法实施。因此,需要探寻一些简单的、准确的、非侵入性的早期诊断糖尿病肾病或监测其进展的检查方法。糖尿病患者出现微量白蛋白尿是糖尿病肾病的发病标志,伴有糖尿病眼底改变者,有助于糖尿病肾病的诊断,但需要排除其他肾小球疾病及泌尿系感染。蛋白质组学被用于糖尿病及其并发症的研究中并显示了广阔的应用前景。糖尿病患者并发糖尿病肾病受多种因素影响,如遗传易感性、血糖、高血压、蛋白摄入量、脂代谢紊乱、吸烟及蛋白尿等,有效控制血糖、血压及脂代谢紊乱等损害因素,可以延缓糖尿病肾病的进程。

门诊病历摘要

患者,男性,66岁。因"多饮多食多尿伴消瘦10年,双下肢水肿1年"就诊。患者于10年前出现多饮多食多尿,体重下降,测空腹血糖9.8mmol/L,诊断为"2型糖尿病",给予二甲双胍、格列吡嗪等多种口服降糖药物维持治疗,于1年前出现双下肢水肿,1个月前水肿加重。病程中无肉眼血尿,无畏寒发热、无皮疹及关节痛等。近1个月来,体重增加4kg,饮食欠佳,恶心但无呕吐,睡眠正常,尿量较前减少,每日尿量800~900ml。

既往有高血压病史8年,最高160/110mmHg,现口服氨氯地平、厄贝沙坦治疗,血压控制在140/80mmHg。否认冠心病病史,否认结核、肝炎等传染病病史,无外伤及手术史。否认食物及药物过敏史。久居原籍,否认疫水及有毒、放射性物质接触史。无烟酒嗜好。父亲有高血压病史,死于脑出血。兄弟姐妹四人,一个哥哥有糖尿病病史,一个妹妹有高血压病史。

【问题1】多饮、多食、多尿及消瘦患者,问诊要点包括哪些?

思路　问诊要点包括起病特点,多饮、多食、多尿、消瘦持续时间及伴随症状。

知识点

多饮、多尿、消瘦的定义及病因

多饮是指经口摄入过量液体,通常是指水。导致口渴多饮的原因是机体体液缺乏或体液中某些物质如盐、糖浓度过高。当细胞外液渗透压升高时,刺激下丘脑的视上核渗透压感受器和侧面的口渴中枢,引起抗利尿激素(antidiuretic hormone,ADH)释放及口渴感。因重体力劳动、失血、烧伤、呕吐、腹泻、高温等原因,使机体严重缺水也可导致口渴多饮。糖尿病、干燥综合征、尿崩症、脑外伤、甲状腺功能亢进症、慢性肾盂肾炎、慢性间质性肾炎(chronic interstitial nephritis,CIN)及肾小管疾病等肾脏或肾外病变均可出现口渴多饮。

多尿是指成人24h尿量超过2 500ml。多尿与多饮密不可分。多尿按照病因可以分暂时性多尿、内分泌及肾脏疾病导致的多尿。暂时性多尿主要见于饮水过多或使用利尿剂等药物导致多尿。内分泌性疾病常见于尿崩症,由于垂体分泌抗利尿激素不足或肾小管对抗利尿激素反应性降低,影响水重吸收而导致多尿;其次为糖尿病,尿糖增多引起溶质性利尿;原发性甲状旁腺功能亢进症及原发性醛固酮增多症可出现多尿。肾脏疾病多见于慢性肾盂肾炎、CIN、肾小管疾病、急性肾衰竭多尿期等。

多尿伴随症状有助于明确诊断。多尿伴烦渴多饮,尿比重低,多见于尿崩症。多尿伴多饮、多食及消瘦,多见于糖尿病。多尿伴高血压、低血钾,多见于原发性醛固酮增多症。多尿伴神经精神症状,多见于精神性多饮。

消瘦是指体重下降超过正常标准10%,极度消瘦者称为恶病质。导致消瘦的主要原因有摄食障碍、消化障碍及消耗增多三个方面,其中摄食障碍多见于食管、胃肠道疾病,以及神经系统、肝肾疾病等引起的恶心、呕吐等;消化障碍多见于胃、肠、胰腺、肝脏及胆管引起的消化液或酶的合成和分泌减少,影响消化及吸收;消耗增多常见于慢性消耗性疾病,如活动性肺结核、恶性肿瘤、代谢性疾病及内分泌疾病等。

问诊时需要询问每日饮水量、24h尿总量、有无口干及眼干涩病史、多尿出现的时间、是否使用利尿剂、体重下降情况、有无恶心及呕吐、有无伴随症状、有无慢性病病史等。

【问题2】多饮、多食、多尿及消瘦患者的体格检查要点包括哪些?

思路　体格检查包括体温、血压、心肺、腹部有无腹水及包块、下肢水肿指压特性和程度、下肢动脉有无搏动、足有无溃疡、有无视网膜病变及周围神经系统病变。

1. 腹部体格检查　需要了解有无腹水及腹部肿块,以排除消化道肿瘤性疾病。查看腹部外形是否对称,有无全腹或局部的膨隆或凹陷,有腹水或腹部肿块时,还应测量腹围大小。观察腹壁静脉有无曲张(或扩张),以了解有无门静脉高压或上下腔静脉回流受阻。触诊腹部有无压痛及反跳痛,触诊肝脾有无肿大,触诊膀胱以了解有无尿潴留。

2. 视网膜病变　糖尿病增殖期视网膜病变,常伴糖尿病肾病。糖尿病视网膜病变分为两大类、六期。

Ⅰ期:微血管瘤、小出血点;Ⅱ期:出现硬性渗出;Ⅲ期:出现棉絮状软性渗出;Ⅳ期:新生血管形成、玻璃体积血;Ⅴ期纤维血管增殖、玻璃体机化;Ⅵ期:牵拉性视网膜脱离、失明。其中Ⅰ~Ⅲ期为非增殖期视网膜病变,Ⅳ~Ⅵ期为增殖期视网膜病变。典型的糖尿病视网膜病变有助于糖尿病肾病的诊断。

3. 周围神经系统病变　远端对称性多发性神经病变,以手足远端感觉运动神经受累最多见。通常为对称性,典型者呈手套或袜套式分布;下肢较上肢严重,先是肢端感觉异常;后期感觉丧失,可伴运动神经受累。腱反射早期亢进,后期减弱或消失。

【问题3】患者最近体重增加的原因是什么? 该患者可能患的是哪种疾病?

思路　患者糖尿病病史10年,双下肢水肿1年,尿量减少。水肿,水钠潴留是最近体重增加的原因。结合病史及相关体格检查,临床考虑2型糖尿病,糖尿病肾病可能性大。

肾是机体排除水、钠的主要器官,当肾患病时,水、钠排出减少,致水、钠潴留而形成水肿,称为肾性水肿。临床上根据发病机制的不同将肾性水肿分为以下两类:

1. 肾炎性水肿　主要见于急性肾小球肾炎,或部分急进性肾小球肾炎、慢性肾炎及其他肾小球疾病。水肿主要由于:① GFR降低,肾脏排除水、钠减少而发生水肿。②球 - 管失衡。肾小球发生急性炎症时,GFR明显降低,但肾小管重吸收则相对良好,使球 - 管之间失去平衡,钠、水在肾小管重吸收相对增多而致水肿。③毛细血管流体静压增高,使毛细血管内液过多地移向组织间隙而致水肿。④急性肾小球肾炎时,部分患者由于血容量增加、高血压等原因发生充血性心力衰竭,加重水钠潴留。

2. 肾病性水肿　通常发生在原发性肾小球肾病及其他各种原因引起的肾病综合征。其水肿的发生机制主要是:①血浆胶体渗透压降低。肾病时大量尿蛋白引起低蛋白血症,致血浆胶体渗透压降低,使毛细血管内体液滤过增加,从组织间回收的体液显著减少,最终形成水肿。②有效血容量减少。血浆外渗使有效血容量减少,刺激血管内容量感受器,激活肾素 - 血管紧张素 - 醛固酮系统,抗利尿激素分泌增加,利钠激素分泌减少,肾小管重吸收钠增多,进一步加重水钠潴留,致水肿加重。

肾性水肿的临床特点是首先发生在组织松弛部位,如眼睑或颜面的水肿,晨起明显,然后发展至足踝、下肢,严重时波及全身,其发展较为迅速。水肿性质软而易移动。常伴有其他肾病的征象,如高血压、蛋白尿、血尿及管型尿等。

【问题4】该病例目前需要做哪些实验室检查?

思路　尿常规、尿糖、24h尿蛋白及白蛋白定量、肝肾功能、血脂、血糖、糖化血红蛋白、双肾超声。

该病例门诊检查结果如下。尿常规:蛋白(++++),尿红细胞数62个/μl,尿糖(++);24h尿蛋白定量4.5g,24h尿白蛋白定量3.1g;肝功能:血浆白蛋白24g/L,ALT 24IU/L,AST 35IU/L;肾功能:尿素氮15.5mmol/L,尿酸453μmol/L,肌酐161μmol/L;血脂:总胆固醇5.8mmol/L,甘油三酯2.6mmol/L;空腹血糖10.8mmol/L;糖化血红蛋白7.8%;双肾超声:双肾形态大小正常,左肾107mm×45mm,右肾110mm×42mm。

【问题5】根据患者的临床表现和实验室检查结果,该患者可能的诊断是什么?

思路　该病例符合2型糖尿病的诊断,符合肾病性水肿的特点,肾脏损害初步考虑糖尿病肾病。

住院诊断及治疗经过

患者入院后进行了系统检查,检查结果如下:

神清,呼吸平稳,慢性病面容,体重60kg。血压160/85mmHg,心率97次/min,心律齐;双肺呼吸音清,未闻及干、湿啰音;腹部稍隆起,肝脾不大,全腹无压痛、反跳痛,移动性浊音阳性;双下肢中度凹陷性水肿,双下肢痛觉减退。

血和便常规正常;尿常规:蛋白(++++);尿红细胞位相:正形红细胞6 000个/ml,畸形红细胞16 000个/ml;24h尿蛋白定量4.7g;24h尿白蛋白定量3.5g;免疫学指标:ANA(-),抗dsDNA抗体(-),抗ENA抗体(-),ANCA(-),抗GBM抗体(-);免疫球蛋白:IgG 10.3g/L,IgA 2.4g/L,IgM 1.3g/L,C3 1.4g/L,C4 0.5g/L;肿瘤标志物:AFP、CEA、CA19-9、CA12-5、PSA均在正常范围;M蛋白、尿本周蛋白、乙肝五项及丙肝抗体均阴性;空腹血糖9.7mmol/L;糖化血红蛋白8.0%;凝血指标:PT 13.1s,APTT 34.7s,INR 1.1,D-二聚体321μg/L,纤维蛋白原0.5g/L,凝血酶Ⅲ81%。eGFR 38ml/(min·1.73m²)。心电图:窦性心律,ST段轻度压低。胸部X线片:两肺纹理增多,双侧胸腔少量积液。腹部超声:肝、胆、胰、脾、肾、前列腺未见明显异常,腹腔中见腹水。

患者肾脏病理检查：光镜下见25个肾小球，4个球性硬化。PAS染色：弥漫性系膜增生，以基质增生为主，伴有结节性肾小球硬化，系膜细胞呈中度增生。部分毛细血管袢开放佳，基底膜弥漫性增厚，未见新月体形成。PASM染色：结节性糖尿病肾小球硬化，毛细血管瘤样扩张。肾小管间质病变轻，小动脉壁可见透明变性。Masson染色：肾小球毛细血管袢纤维素样帽状病变。免疫荧光：IgG沿肾小球毛细血管基底膜细线状沉积，IgM在系膜区沉积。电镜：基底膜弥漫增厚，系膜基质增多。

知识点

糖尿病肾病病理及临床分期

光镜：早期可见肾小球肥大，毛细血管基底膜轻度增厚，系膜区增宽。随着病情进展，毛细血管基底膜弥漫增厚，形成典型K-W结节。部分患者也出现弥漫性肾小球硬化。可见毛细血管瘤样扩张、肾小球毛细血管袢纤维素帽状病变、肾小囊滴状病变及小动脉透明样变等改变。

免疫荧光：IgG沿肾小球毛细血管基底膜细线状沉积，可伴有IgM、补体C3等沉积。电镜：基底膜弥漫增厚，系膜基质增多。

Mogensen将1型糖尿病肾病分为5期，2型糖尿病肾病可参考1型糖尿病肾病的分期。

Ⅰ期：肾小球高滤过和肾脏肥大期，肾小球高灌注、高滤过，肾小球体积增大，GFR明显升高，临床无肾病表现。病理组织学无改变。

Ⅱ期：正常白蛋白尿期，尿白蛋白排泄率多数在正常范围，或呈间歇性增高（如运动后、应激状态），GFR轻度升高。肾小球毛细血管基底膜增厚，系膜基质增多。

Ⅲ期：早期糖尿病肾病期，又称持续微量白蛋白尿期，临床主要标志是持续微量白蛋白尿，24h尿白蛋白排泄在30~300mg。本期患者可出现血压升高，GFR仍高于正常或正常。病理可见弥漫性糖尿病肾小球硬化。

Ⅳ期：临床糖尿病肾病期，24h尿白蛋白>300mg，24h尿蛋白总量超过0.5g。部分患者表现为肾病综合征，可伴有水肿和高血压，GFR下降，肾功能逐渐减退。病理可见结节性糖尿病肾小球硬化症。

Ⅴ期：终末期肾病，GFR降低，血肌酐及尿素氮升高，GFR<15ml/(min·1.73m²)。尿蛋白量因肾小球硬化而减少排出。病理检查可见结节性糖尿病肾小球硬化症的背景下，多数肾小球硬化及荒废。

另外，2012年美国糖尿病协会（American Diabetes Association，ADA）推荐用尿白蛋白/肌酐比值来筛查和测定微量白蛋白尿，<30mg/g（μg/mg）、30~299mg/g和≥300mg/g分别定义为正常、微量白蛋白尿和大量白蛋白尿。

【问题6】根据上述检查结果，该病例最终的诊断是什么？

思路　患者诊断为2型糖尿病，糖尿病肾病Ⅳ期，CKD 3期，糖尿病周围神经病变；高血压2级，极高危。

糖尿病肾病（diabetic kidney disease，DKD）含义的变迁：DKD既往称糖尿病肾病（diabetic nephropathy，DN）。2007年美国肾脏病基金会（National Kidney Foundation，NKF）制定了肾脏病预后质量倡议（Kidney Disease Outcomes Quality Initiative，KDOQI），简称NKF/KDOQI。该指南建议用DKD取代糖尿病肾病。2014年美国糖尿病学会与美国肾脏病基金会达成共识，认为DKD是指由糖尿病引起的慢性肾病，主要包括GFR低于60ml/(min·1.73m²)和/或尿白蛋白/肌酐比值高于30mg/g持续超过3个月。DKD系慢性高血糖所致的肾脏损害，病变可累及全肾（包括肾小球、肾小管、肾间质、肾血管等）。临床上以持续型白蛋白尿和/或GFR进行性下降为主要特征，可进展为终末期肾病。值得注意的是，糖尿病患者合并的肾脏损害，除DKD外尚可能由其他非糖尿病肾病（NDKD）引起，因此糖尿病合并肾脏损害不一定都是糖尿病肾病。另外，也有部分DKD患者同时合并非糖尿病肾病，应注意临床鉴别。

【问题7】糖尿病肾病的鉴别诊断是什么？

思路　微量白蛋白尿是诊断早期糖尿病肾病的标志。微量白蛋白尿的筛查对于诊断糖尿病肾病非常重要。但是微量白蛋白尿受多种因素影响，如感染、心力衰竭、运动、高血压及高血糖等可增加尿微量白蛋白的排出。

对于1型糖尿病患者发病后5年，2型糖尿病患者确诊的同时，如果出现持续微量白蛋白尿，就应该考虑糖尿病肾病的可能。但出现下列情况时,尽管有明确的糖尿病病史,也需要排除糖尿病合并其他肾脏病变,需要行肾活检以确诊:①无糖尿病视网膜病变;②短期内尿蛋白明显增加;③ GFR 快速下降;④尿沉渣镜检可见红细胞增多(畸形红细胞、多形红细胞管型);⑤存在其他系统疾病的症状和体征。

【问题8】根据临床表现和实验室检查,患者明确诊断为糖尿病肾病,如何治疗?

思路 包括一般治疗、早期干预危险因素的治疗、对症治疗及并发症防治。

1. 一般治疗

(1)卧床休息:水肿消失、一般情况好转后,可起床活动。

(2)饮食治疗:限制蛋白饮食,给予优质低蛋白饮食 0.8g/(kg·d),并补充 α- 酮酸。

2. 对症治疗 ①利尿消肿;②控制血糖;③控制血压;④降脂治疗。

3. 并发症防治

【问题9】为什么糖尿病肾病患者需要优质低蛋白饮食治疗?

思路 优质低蛋白饮食延缓糖尿病肾病的进程,改善糖尿病肾病的预后。

知识点

糖尿病肾病患者的饮食治疗

高蛋白饮食使体内含氮产物增加,增加 GFR 及提高代谢率,加重肾脏损害。对于糖尿病肾病患者,蛋白质摄入量为 0.8g/(kg·d),以优质动物蛋白为主,可适当补充 α- 酮酸制剂。限制蛋白质有可能引起营养不良,热量摄入应达到 126~147kJ/(kg·d) [30~35kcal/(kg·d)]。

低蛋白饮食是延缓 CKD 患者肾功能恶化、减轻临床症状的重要手段。低蛋白饮食的前提是保证足够的热量摄入,且摄入蛋白的 70% 属于高生物效价蛋白。正常饮食达到满意能量摄入往往伴随低效价蛋白的摄入增多,很难达到热量充足、高效价、低蛋白的要求。低蛋白主食是将普通主食通过蛋白酶解技术不同程度地清除所含的蛋白质,达到足量主食保障热量且不增加蛋白摄入的目的,从而帮助 CKD 患者做到安全达标的低蛋白饮食。由于对饮食习惯的影响较小,患者的依从度较高,适合需要低蛋白饮食治疗的 CKD 患者,尤其是不愿意改变饮食习惯者。

【问题10】糖尿病肾病如何选择降血糖方案?

思路 积极控制糖尿病肾病患者的血糖,选择最佳的降糖方案,需避免降糖药物带来的危害。

知识点

1. 糖尿病肾病患者血糖控制目标值及降血糖药的选择 强化血糖治疗可以减轻肾小球高滤过、高灌注及肾小球毛细血管内压,降低 GFR、肾血浆流量及尿微量白蛋白的排泄率,提高糖尿病肾病患者的生存率。

2. 血糖控制的目标推荐 糖尿病肾病患者的血糖控制应遵循个体化原则。血糖控制目标:糖化血红蛋白不超过 7%;eGFR<60 ml/(min·1.73m^2) 的糖尿病肾病患者 ≤ 8%;对老年患者,糖化血红蛋白控制目标可适当放宽至 8.5%。由于 CKD 患者的红细胞寿命缩短,糖化血红蛋白可能被低估。在 CKD 4~5 期的患者中,可用果糖胺或糖化血清白蛋白反映血糖控制水平。

3. 糖尿病肾病患者使用降糖药物的注意事项 降糖药物包括双胍类、磺脲类、格列奈类、α- 糖苷酶抑制剂、噻唑烷二酮类、二肽基肽酶 Ⅳ(DPP-4)抑制剂、胰高血糖素样肽 1(GLP-1)受体激动剂、钠 - 葡萄糖协同转运蛋白 2(sodium-dependent glucose transporters 2,SGLT2)抑制剂及胰岛素。

由于口服降糖药代谢途径不同,应该根据肾脏病分期选择合适的药物。胰岛素及胰岛素类似物是控制高血糖的重要及有效手段。1 型糖尿病、各种严重糖尿病急性或慢性并发症、手术、妊娠及分娩等时,胰岛素尤其合适。其中速效胰岛素起效快,持续作用时间短,在减少糖尿病肾病患者低血糖方面具有优势。对于 CKD 3~5 期患者,部分口服药物需慎用或减量时,应考虑使用胰岛素治疗。

---

4. 糖尿病肾病患者降血糖药物的选择 对于 CKD 1~2 期[GFR ≥ 60ml/(min·1.73m²)]患者,血肌酐正常,尿微量蛋白尚在正常范围,治疗重点是控制血糖和血压。对于该类患者选择何种降糖药物,主要根据患者胰岛功能、血糖变化及是否肥胖来判断。

对于 CKD 3a 期[GFR 45~59ml/(min·1.73m²)],口服降糖药可选用那格列奈、吡格列酮、西格列汀、沙格列汀和维格列汀。3b 期[GFR 30~44ml/(min·1.73m²)],除了使用 3a 期的降糖药以外,还可使用阿卡波糖及格列喹酮等药物,该两类药物仅 5% 从肾脏排泄,对肾功能影响小。也可以使用胰岛素或胰岛素类似物治疗。

CKD 4 期[GFR 15~29ml/(min·1.73m²)],口服降糖药可以选用瑞格列奈。瑞格列奈及代谢产物仅 8% 从肾脏排出,其他从肝胆排泄,可以按照原剂量服用。利格列汀治疗 CKD 4 期高血糖疗效肯定,该药从肾脏排泄少,低血糖发生率低。也可以使用胰岛素或胰岛素类似物治疗。

对于 CKD 5 期[GFR<15ml/(min·1.73m²)]患者,使用胰岛素或胰岛素类似物治疗。糖尿病肾病患者进展至 CKD 5 期时,常有食欲差、进食少等胃肠道症状;肾功能减退导致胰岛素降解减少,使胰岛素半衰期延长;这些因素导致患者胰岛素的需要量减少。为了避免低血糖的发生,建议该期患者使用短效胰岛素或速效胰岛素类似物。部分糖尿病肾病患者,血液透析治疗后,血糖达正常水平,可不用降糖药物治疗。为了避免糖尿病肾病患者在血液透析中出现低血糖反应,透析前可不用或少用胰岛素。

SGLT2 抑制剂包括达格列净、恩格列净和卡格列净等。达格列净及相关代谢产物主要经肾脏清除,一般 eGFR<60ml/(min·1.73m²) 时不推荐使用,但有研究显示 eGFR 45~60ml/(min·1.73m²) 时使用达格列净是安全有效的。恩格列净经粪便(41.2%)和尿液(54.4%)消除,eGFR<45ml/(min·1.73m²) 时禁用。卡格列净经粪便(51.7%)和经尿液(33%)排泄,eGFR 45~60ml/(min·1.73m²) 时限制使用剂量为每日 100mg,eGFR<45ml/(min·1.73m²) 的患者不建议使用。SGLT2 抑制剂的降糖作用随肾功能减退而下降,直至无明显疗效。应注意的是,SGLT2 抑制剂可能增加尿路及生殖道感染风险,患者应适量增加饮水,保持外阴清洁,必要时给予监测和治疗。

此类药物除通过抑制 SGLT2 降糖外,还具有降压、减重、降低尿酸等额外获益,上述作用可能与管球反馈、肾脏局部血流动力学改善及某些代谢效应有关。多项随机对照研究观察了 SGLT2 抑制剂在心血管高风险 2 型糖尿病患者中的心血管安全性,对肾脏次要终点进行了分析。在 EMPA-REG 预后试验中,相比于安慰剂,恩格列净使肾脏终点(包括进展至大量蛋白尿,血清肌酐翻倍,开始肾脏替代治疗或因肾脏疾病死亡)的风险下降 39%,其中血清肌酐翻倍的发生风险降低 44%。CANVAS 研究结果表明,相比安慰剂,卡格列净可使复合终点(持续肌酐翻倍,终末期肾病,因肾脏疾病死亡)的风险下降 47%,其中白蛋白尿进展风险降低 27%。在 DECLARE 研究中,相比安慰剂,达格列净可使肾脏终点[eGFR 下降 40% 至 60ml/(min·1.73m²),新发终末期肾病,因肾脏疾病死亡]风险下降 47%。以肾脏结局作为主要终点的 CREDENCE 研究纳入了 2 型糖尿病合并 CKD 患者[eGFR 30~90ml/(min·1.73m²)],在中期分析时就已提前达到了预设的疗效终点(即终末期肾病,血清肌酐翻倍,因肾脏或心血管疾病死亡的复合终点),证实卡格列净具有降糖以外的肾脏保护作用。其他 SGLT2 抑制剂以肾脏结局为主要终点的临床试验(如 DAPA-CKD、EMPA-KIDNEY)还在进行中。

【问题 11】糖尿病肾病患者如何控制血压?
思路 ACEI 或 ARB 为首选降压药物。

知识点

糖尿病肾病患者降压治疗

对伴有糖尿病肾病,尤其是白蛋白尿的患者,血压应控制在 130/80mmHg 以下,但舒张压不宜低于 70mmHg,老年患者舒张压不宜低于 60mmHg。

首选 ACEI 或 ARB 作为降压药物。ACEI 或 ARB 除控制血压外,尚可通过降低肾小球内压和直接影响 GBM 对大分子的通透性,从而减少尿白蛋白的排出。使用 ACEI 或 ARB 降低尿蛋白时,所用的剂量比一般常规剂量大。当血肌酐 >265μmol/L(3mg/dl)时,需要非常慎重地使用 ACEI 或 ARB,密切监测血肌酐、血钾,以防严重的副作用。在应用 ARB 或 ACEI 治疗 2~3 周后,如果血钾升高(>5.5mmol/L)、GFR 降低 30% 以上或肌酐增高 30% 以上,应减少药物剂量,必要时停药。

ACEI 或 ARB 禁忌证:严重肾功能不全,双侧肾动脉狭窄和孤立肾肾动脉狭窄,有效血容量不足,近期肾移植,妊娠和哺乳期妇女。如果患者血压控制欠佳,可以加用钙通道阻滞剂、利尿剂、β 受体阻滞剂等。一般不建议 ACEI 和 ARB 联用。

【问题 12】糖尿病肾病患者如何降血脂?
思路　以总胆固醇增高为主的高脂血症,首选他汀类降脂药物;以甘油三酯增高为主的患者,首选贝特类降脂药物。

知识点

糖尿病肾病患者降脂的目标

降脂的目标:总胆固醇 <4.5mmol/L,低密度脂蛋白 <2.5mmol/L,甘油三酯 <1.5mmol/L,高密度脂蛋白胆固醇 >1.1mmol/L。在药物治疗的基础上,应配合运动、低脂饮食、多摄入富含多聚不饱和脂肪酸的食物。

【问题 13】终末期糖尿病肾病何时行肾脏替代治疗?
思路　当 eGFR<15ml/(min·1.73m^2),或伴有严重的胃肠道症状、难以控制的高血压或心力衰竭时,可以考虑给予肾脏替代治疗。

知识点

终末期糖尿病肾病患者肾脏替代治疗的选择

终末期糖尿病肾病的替代治疗有三种方式:血液透析、腹膜透析及肾脏移植或胰肾联合移植。三种治疗模式各有优缺点,应根据患者自身条件,选择最合适的肾脏替代治疗方式。糖尿病肾病患者在开始透析的前两年,腹膜透析生存率优于血液透析。如果患者上肢动静脉血管条件较好,可以考虑行血液透析。当 GFR 为 20~25ml/(min·1.73m^2)时,就应行动静脉内瘘手术。当患者上肢的动静脉血管条件欠佳时,应选择腹膜透析。由于终末期糖尿病肾病患者常合并全身病变,特别是心血管并发症,肾脏移植成功率低于非糖尿病肾病患者。但接受肾移植的糖尿病肾病患者预期寿命比透析患者明显延长,生活质量也显著提高。目前胰肾联合移植也是治疗终末期糖尿病肾病比较理想的方法之一。因此,有条件的终末期糖尿病肾病患者,建议行肾移植或胰肾联合移植。

随　访

治疗 1 周后,水肿逐渐减轻,血糖稳定,肾功能较前改善,患者出院。出院 1 个月后复查,尿常规:蛋白(++),红细胞 45 个 /μl;肾功能:尿素氮 10.5mmol/L,肌酐 128μmol/L;糖化血红蛋白 6.7%。治疗 6 个月后随访,尿常规:蛋白(+),红细胞 40/μl;24h 尿蛋白定量 2 080mg。肝肾功能:肝功能正常,血白蛋白 33g/L,尿素氮 9.6mmol/L,肌酐 126μmol/L。血脂:总胆固醇 3.23mmol/L,甘油三酯 1.07mmol/L。

病情稳定,继续给予胰岛素、贝那普利及苯磺酸氨氯地平等治疗。

【问题 14】该病例的预后如何?

思路　该病例患者是老年男性,病理上表现为典型的糖尿病肾病 K-W 结节,未见广泛的肾小球硬化;各项检查可排除其他肾小球病变;虽表现为大量蛋白尿,肾功能轻度异常,但经正规治疗后,尿蛋白排出减少,血压控制良好,近期患者病情稳定。

知识点

糖尿病肾病的预后

预后不良的因素:糖尿病的类型,持续大量蛋白尿,肾功能损害严重,合并高血压、高血脂、冠状动脉病变。糖尿病肾病总体预后不佳。K-W 结节多数情况下是一种晚期的病变,出现在系膜弥漫性中至重度增生的患者中,但也有少数患者仅有系膜轻度增生伴 K-W 结节形成,提示两者之间可能存在不同的发病机制。与弥漫性系膜增生相比,结节样病变与 2 型糖尿病视网膜病变具有更好的相关性。但对于结节样病变能否反映肾脏预后,目前尚有争议。早期的研究表明,两者之间没有显著相关性,但随后也有研究证实,存在结节样病变者,肾脏预后更差。

【问题 15】国内关于糖尿病肾病防治的指南有哪些内容和特点?

思路　2019 年中华医学会糖尿病学分会微血管并发症学组制定并发布了新版《中国糖尿病肾脏疾病防治临床指南》,旨在规范我国糖尿病肾病的诊治。该指南有以下特点:①突出临床实用性;②充分纳入糖尿病肾病领域的中国证据;③重视早期筛查;④强调规范化综合管理的重要性;⑤注重新型抗高血糖药物在糖尿病肾病治疗中的作用。

新指南降压目标值更低,新增除降糖外具有肾脏保护作用的 SGLT2 抑制剂,同时上调了糖尿病肾病患者进入替代治疗的 eGFR。应用 ACEI 或 ARB 类药物保护肾脏时,其剂量应比降压时更大,双倍剂量 ACEI 或 ARB 可能获益更多。用药期间应定期监测血肌酐和血钾,如果用药期间出现血清肌酐升高幅度 >30% 或高钾血症,应停用该类药物并及时治疗。新指南将糖尿病肾病患者合理蛋白摄入量调整为 0.8g/(kg·d),高蛋白摄入(超过总热量20%)与糖尿病患者肾功能下降、尿白蛋白的增加相关,因此肾病患者应避免高蛋白饮食。研究结果显示,<0.8 g/(kg·d)的蛋白摄入并未改善 eGFR 下降,也未减少心血管风险。

该指南十大要点:

1. 我国成人 2 型糖尿病患者糖尿病肾病患病率为 10%~40%。

2. 重视对糖尿病肾病危险因素的干预,包括高血糖、高血压、肥胖(尤其是腹型肥胖),避免肾毒性食物及药物、AKI、蛋白摄入过多。

3. 糖尿病肾病患者应合理控制蛋白摄入量,蛋白质摄入应约为 0.8g/(kg·d),尚缺乏证据证明更低的蛋白摄入可进一步获益,应限制盐的摄入(<6g/d)。

4. 严格降糖治疗可延缓糖尿病肾病的发生和进展,推荐所有糖尿病肾病患者合理降糖。

5. 白蛋白尿并非糖尿病肾病患者使用二甲双胍的禁忌;SGLT2 抑制剂具有降糖以外的肾脏保护作用;糖尿病肾病患者使用二甲双胍后血糖不达标,可优先选择 SGLT2 抑制剂;胰高血糖素样肽 1 受体激动剂可改善糖尿病肾病肾脏结局。

6. 糖尿病肾病患者应严格控制血压,一般目标值为 130/80mmHg;糖尿病肾病患者降压药物首选 ACEI/ARB;双倍剂量 ACEI/ARB 可能获益更多;ACEI/ARB 治疗期间应定期随访尿白蛋白 / 肌酐比值、血清肌酐、血钾水平;不推荐 ACEI/ARB 用于糖尿病肾病的一级预防;不推荐联合使用 ACEI 和 ARB 类药物。

7. 推荐糖尿病肾病患者血脂治疗目标为有动脉粥样硬化性心血管病史或 eGFR<60ml/(min·1.73m^2)等极高危患者低密度脂蛋白胆固醇水平 <1.8mmol/L,其他患者应 <2.6mmol/L。

8. 非甾体抗炎药、ACEI/ARB 类药物等,以及感染、尿路梗阻等是 AKI 的危险因素。

9. 糖尿病是造影剂肾病的高危因素,应积极评估、合理预防造影剂肾病;预防感染(如注射流感疫苗)对糖尿病肾病患者有益。

10. eGFR<30 ml/(min·1.73m^2)的糖尿病肾病患者应积极准备肾脏替代治疗。

(汪年松)

推荐阅读文献

［1］中华医学会糖尿病学分会微血管并发症学组.2019 中国糖尿病肾脏疾病防治临床指南.中华糖尿病杂志,2019,11(1):15-28.

［2］PATEL A, MACMAHON S, CHALMERS J, et al. Intensive blood glucose control and vascular outcomes in patients with type 2 diabetes. N Engl J Med, 2008, 358 (24): 2560-2572.

［3］SARAFIDIS P A, RUILOPE L M. Aggressive blood pressure reduction and renin-angiotensin system blockade in chronic kidney disease: time for re-evaluation？ Kidney int, 2014, 85 (3): 536-546.

［4］TERVAERT T W, MOOYAART A L, AMANN K, et al. Pathologic classification of diabetic nephropathy. J Am Soc Nephrol, 2010, 21 (4): 556-563.

第五节 乙型肝炎病毒相关性肾炎

乙型肝炎病毒相关性肾炎(hepatitis B virus associated glomerulonephritis,HBV-GN)是指由乙型肝炎病毒直接或间接诱发的肾小球肾炎,经血清免疫学及肾活检免疫荧光所证实,并排除其他继发性肾小球肾炎(如狼疮性肾炎)的一种肾炎综合征。本病在我国尚无权威的流行病学统计资料,在国外其发生率占 HBsAg 阳性者的 10%~20%。儿童以膜性肾病(MN)多见,成人则可表现为膜性肾病或膜增生性肾小球肾炎(membrano proliferative glomerulonephritis,MPGN)。

肾脏表现:HBV-GN 临床表现多样,主要表现为肾病综合征或肾炎综合征。多隐匿起病,发展缓慢,有不同程度水肿和疲乏无力。几乎所有患者均可出现镜下血尿或蛋白尿。部分患者以肾病综合征起病,部分有大量腹水。40% 有血压升高,20% 有肾功能不全。

肾外表现:急性及慢性乙肝病毒感染均可引起肾小球肾炎,患者可出现肝炎相应的临床表现。绝大部分患者血清乙型肝炎病毒表面抗原阳性,60%~80% 病例乙型肝炎病毒 e 抗原阳性。部分患者可有肝功能异常及转氨酶升高等。极少数可出现低补体血症和冷球蛋白血症。

临床过程:表现为膜性肾病者 50% 可自发缓解,当血清乙型肝炎病毒 e 抗原转阴,HBV-DNA 拷贝数下降,尿和肝功能异常也相继改善。在成人中,HBV-GN 是一种慢性进展性疾病,尤其是 HBV-MPGN(膜增殖性)可逐渐发展为肾功能不全,最终导致慢性肾衰竭。

门诊病历摘要

患者,男性,35 岁。因“双下肢水肿 1 个月余”就诊。患者自同年 8 月初开始无明显诱因出现双下肢水肿,尿中泡沫增多。无发热,腰痛,肉眼血尿,皮疹等不适。到当地医院就诊,查转氨酶轻度异常,尿常规提示红细胞(+)、蛋白(+++),诊断为“肾病综合征”,给予护肝、利尿、抗凝等对症及中药治疗 1 个月。1 周前复诊时查尿常规无明显好转,遂来医院就诊。既往有慢性乙型病毒性肝炎病史十余年。否认结核、高血压、糖尿病等病史。否认食物及药物过敏史。

【问题 1】门诊见一双下肢水肿的患者,问诊要点包括哪些？
思路 问诊要点包括起病特点、水肿的部位及伴随症状。

知识点

水肿的问诊要点

①水肿出现时间、急缓、部位(开始部位及蔓延情况)、全身性或局部性、是否对称性、是否凹陷性、与体位变化及活动的关系;②有无心、肾、肝、骨、内分泌及过敏性疾病病史及其相关症状,如心悸、气促、咳嗽、咳痰、咯血、头晕、头痛、失眠、腹胀、腹痛、食欲、体重及尿量变化等;③水肿与药物、饮水、月经及妊娠的关系。

【问题2】水肿患者的体格检查要点包括哪些?

思路 体格检查应注意水肿的部位和程度。

知识点

水肿的病因和临床特点

1. 全身性水肿

(1)心源性水肿:主要是右心衰竭的表现。水肿程度可由于心力衰竭程度不同而有差异,可为轻度的踝部水肿及严重的全身性水肿。水肿特点是首先出现于身体下垂部位。此外通常有右心衰竭的其他表现。

(2)肾源性水肿:可见于各型肾炎和肾病。水肿特点是疾病早期晨起眼睑与颜面水肿,以后发展为全身水肿。常有尿改变、高血压、肾功能损害的表现。

(3)肝源性水肿:失代偿期肝硬化主要表现为腹水,也可首先出现踝部水肿,逐渐向上蔓延,而头、面部及上肢常无水肿。

(4)营养不良性水肿:由于慢性消耗性疾病导致长期营养缺乏、蛋白丢失性胃肠病等所致低蛋白血症或维生素 B_1 缺乏,可产生水肿。水肿常从足部开始逐渐蔓延至全身。

(5)其他原因的全身性水肿:①黏液性水肿,为非凹陷性水肿,颜面及下肢较明显;②经前期紧张综合征;③药物性水肿,可见于糖皮质激素、雄激素、雌激素、胰岛素、萝芙木制剂、甘草制剂等药物;④特发性水肿,多见于女性,主要表现在身体下垂部分;⑤其他,可见于妊娠中毒症、硬皮病、血清病、间脑综合征、血管神经性水肿及老年性水肿等。

2. 局部性水肿 常由局部静脉、淋巴回流受阻或毛细血管通透性增加所致。

该患者体格检查结果:体温36.4℃,呼吸18次/min,脉搏78次/min,血压132/76mmHg。眼睑水肿。全身浅表淋巴结未触及肿大,全身皮肤黏膜无黄染,未见瘀点、瘀斑。心率78次/min,心律齐,未闻及杂音。双肺听诊呼吸音清,未闻及啰音。腹平软,无压痛及反跳痛。双下肢中度凹陷性水肿。

【问题3】根据目前病史和体格检查结果,该患者可能患的是哪个系统的疾病?

思路 患者眼睑、双下肢水肿,检查发现血尿、蛋白尿。考虑肾脏疾病可能性大,因患者既往有乙型病毒性肝炎病史十余年,要排除有无继发因素导致肾病的可能。

【问题4】该患者目前需要做的检查有哪些?

思路 血常规、尿常规、便常规、肝肾功能、血脂、血糖、24h尿蛋白定量、肾脏超声。

辅助检查结果:血常规正常。尿常规:隐血(+),蛋白(+++)。便常规正常。肝功能:ALT 78IU/L,AST 112IU/L。肾功能、血糖正常。血浆总蛋白59.7g/L,白蛋白21.4g/L。血脂:总胆固醇9.27mmol/L,甘油三酯3.24mmol/L。24h尿蛋白定量4 760mg。双肾超声:双肾形态大小正常,血供丰富。

【问题5】根据患者的临床表现和实验室检查结果,该患者可能的诊断是什么?是否需要入院诊断及治疗?

思路 该患者符合肾病综合征诊断,需要住院诊断和治疗。

住院诊断及治疗经过

患者入院后进行了系统检查,结果如下:

血常规正常;便常规正常;尿常规:隐血(+),蛋白(+++);肝功能:ALT 84IU/L,AST 103IU/L;血浆总蛋白57.7g/L,白蛋白19.9g/L;血脂:总胆固醇9.73mmol/L,甘油三酯3.19mmol/L;肾功能、血糖正常;凝血功能正常;24h尿蛋白定量6 760mg;乙肝五项:HBsAg(+),HBsAb(+),HBcAg(+),HBcAb(−),HBeAb(−);HBV-DNA定量$4.73×10^6$copy/ml;自身抗体谱检测:ANA(−),抗 dsDNA 抗体等均为阴性;免疫球蛋白:IgG 3.67g/L,IgA 0.58g/L,IgM 0.89g/L,C3 1.26g/L,C4 0.33g/L;ANCA(−);心电图:窦性心律,心电图正常范围;胸片:双肺及心影未见异常;腹部超声:肝、胆、胰、脾、肾未见异常。

肾脏病理检查结果见图 4-5-1。

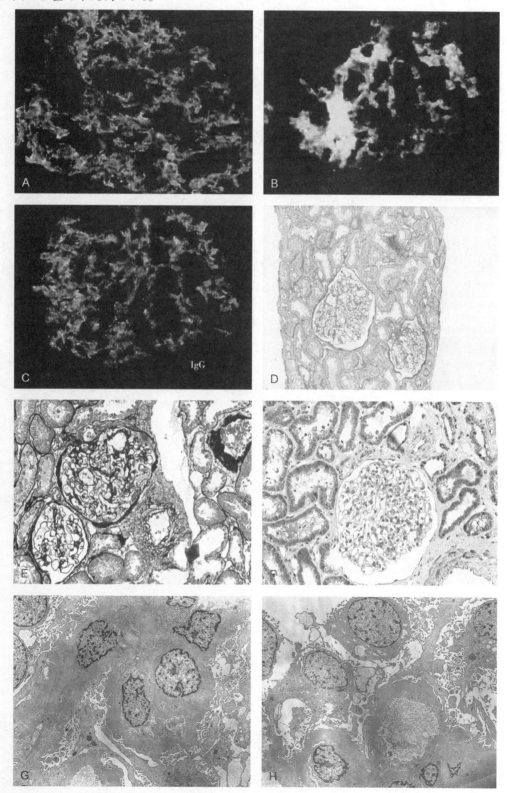

图 4-5-1　肾脏病理检查结果

A、B、C. 免疫荧光:IgG(++)(A)粗颗粒状沉积于毛细血管壁和系膜区,HBsAg(+)(B),IgG 亚型 IgG1(++)(C),粗颗粒状沉积于毛细血管壁和系膜区。D. PAS 染色:肾小球膜细胞和基质轻度节段性增生。E. PASM 染色:基底膜弥漫性空泡变性,节段性增厚。肾小管上皮细胞空泡及颗粒样变性,灶状萎缩。肾间质内可见单核及淋巴细胞灶状浸润,伴纤维化形成。肾小动脉管壁增厚。F. Masson 染色:嗜复红蛋白沉积于上皮下及系膜区。G、H. 电镜:系膜细胞和系膜基质轻度节段性增生。基底膜不规则增厚、部分断裂。上皮细胞空泡变性,足突广泛融合。可见大块状电子致密物分布于上皮下、基底膜内、内皮下及系膜区。

光镜检查：肾穿刺组织光镜下可见 11 个肾小球。肾小球系膜细胞和基质轻度节段性增生。基底膜弥漫性空泡变性，节段性增厚。Masson 染色见嗜复红物沉积于上皮下及系膜区。肾小管上皮细胞空泡及颗粒样变性，灶状萎缩。肾间质内可见单核及淋巴细胞灶状浸润，伴纤维化形成。肾小动脉管壁增厚。

免疫荧光检查：肾小球 6 个。IgG(++)，C3(+)，C1q(+)，粗颗粒状沉积于毛细血管壁和系膜区。IgA、IgM、纤维蛋白相关抗原、白蛋白荧光检测为阴性。HBsAg(+)，HBcAg(+/++)。IgG 亚型免疫荧光：IgG1(++)，粗颗粒状沉积于毛细血管壁和系膜区；IgG2、IgG3、IgG4 荧光检测为阴性。

电镜检查：送检肾组织电镜下可见 1 个肾小球，毛细血管袢开放良好。系膜细胞和系膜基质轻度节段性增生。基底膜不规则增厚、部分断裂。上皮细胞空泡变性，足突广泛融合。可见大块状电子致密物分布于上皮下、基底膜内、内皮下及系膜区。肾小管上皮细胞和肾间质无特殊病变。

知识点

1. HBV-GN 的发病机制　HBV-GN 主要表现为膜性肾病及膜增生性肾炎。一般认为膜性肾病是由于小分子的 e 抗原种植在肾小球毛细血管袢的上皮下，带阳电荷的 e 抗体再与种植在上皮下的 e 抗原相结合而引起的原位免疫复合物性肾炎；膜增生性肾炎则是由大分子的表面抗原(HBsAg)及其抗体结合形成循环免疫复合物，沉积于肾小球毛细血管袢内皮下所致。

2. HBV-GN 的肾脏病理特点　HBV-GN 的病理类型多种多样，最常见的类型为 HBV-MN，在儿童患者此种病理类型占 80% 以上，成人约占 50%，其次为 MPGN 及系膜增生性肾炎。另外，还有少数病例表现为 MCD、IgA 肾病与局灶硬化性肾炎。

HBV-MN 常为非典型膜性肾病，光镜下除了弥漫性 GBM 增厚及钉突形成外，增厚的基膜常呈链环状，并伴较明显的系膜增生；HBV-MPGN 的病理表现与原发性 MPGN 类似，但上皮下、基底膜内的免疫复合物沉积更为多见。光镜下系膜细胞和基质弥漫性重度增生，广泛系膜插入，基底膜弥漫性增厚伴双轨征形成，常伴重度肾小管间质病变。

免疫荧光检查见 IgG 及 C3 呈颗粒样沉积外，常有 IgM、IgA 及 C1q 沉积，沉积部位除毛细血管壁外，亦见于系膜。肾组织中 HBV 抗原 HBsAg、HBcAg、HBeAg 一个或多个阳性，阳性荧光物质的分布与肾炎类型有关，HBV-MN 主要分布在肾小球毛细血管袢，呈典型的颗粒状荧光；HBV-MPGN 则毛细血管袢及系膜区兼有。系膜增生性肾炎主要位于系膜区，呈团块状。

电镜检查见大块电子致密物沉积于上皮下及基底膜内，部分病例同时有内皮下及系膜区沉积。有时可发现病毒样颗粒，并可见管状网状包涵体。

【问题 6】根据上述检查结果，该患者最终的诊断是什么？

思路　诊断为 HBV-GN、非典型膜性肾病。

知识点

HBV-GN 诊断标准

目前国际上并无统一的诊断标准。1989 年《中华内科杂志》举办的"乙型肝炎病毒相关性肾炎专题座谈会"制定了我国关于 HBV-GN 的诊断标准：①血清 HBV 抗原阳性；②确诊肾小球肾炎，并可除外狼疮性肾炎等继发性肾小球疾病；③肾组织中找到 HBV 抗原。不论其肾组织病理为何种改变，符合以上 3 条即可确诊。其中第③条为基本条件，缺此不可诊断；而第①条可以缺如，因为 HBV 感染者的血清 HBV 抗原效价时高时低呈现波动，且血清中 HBV 抗原的消长也并不与组织中的消长同步。

【问题 7】根据临床表现和实验室检查，患者明确诊断为 HBV-GN，如何治疗？

思路　包括对症治疗和抗病毒治疗，必要时可尝试在抗病毒治疗基础上谨慎使用激素和免疫抑制剂。

知识点

HBV-GN 的治疗原则及方案

尚无特效药物,须采取综合治疗措施。HBV 相关肾炎的治疗原则:①降低尿蛋白;②防治再发;③保护肾功能及延缓肾病进展。

1. 一般治疗　注意休息,低盐、优质蛋白饮食。肾功能不全时应控制蛋白质入量,限制钠盐入量。使用 ACEI、ARB 类药物降压、降尿蛋白,以及他汀类药物降脂。水肿、高血压可对症治疗。

2. 抗乙肝病毒治疗　由于肾小球中免疫复合物的原位形成或沉积是 HBV-GN 发病的关键,所以进行抗病毒治疗减少或清除 HBV,即可能减少免疫复合物形成,减轻肾损害,因此,抗乙肝病毒治疗是 HBV-GN 治疗的基础。临床已观察到,随着体内 HBV 被清除(包括机体自发清除或药物治疗清除),HBV-GN 患者的蛋白尿也常随之减少。常见抗病毒治疗药物:

(1)α- 干扰素:主要应用于存在乙肝病毒复制的患者,有效率 30%~50%。推荐用法:未成年人每次 3~5MU,每周 3 次,成年人每次 5MU,每日 1 次,皮下或肌内注射,疗程至少半年,因骨髓抑制等副作用,目前应用较少。

(2)核苷(酸)类似物[nucleoside(acid)analogue,NAs]:NAs 能通过抑制 DNA 多聚酶而阻止 HBV 复制,包括拉米夫定(lamivudine,LAM)、阿德福韦酯(adefovir dipivoxil,ADV)、恩替卡韦(entecavir,ETV)、替比夫定(telbivudine,LDT)、替诺福韦(tenofovir,TDF)等。根据耐药率分为两类,一类为低耐药基因屏障 NAs,如阿德福韦酯、拉米夫定、替比夫定等;另一类为高耐药基因屏障 NAs,如替诺福韦酯、恩替卡韦。2015 年版中国《慢性乙型肝炎防治指南》强调首选高耐药基因屏障 NAs;2017 版欧洲《慢性 HBV 感染管理的临床实践指南》亦指出:无论肝病严重程度,推荐长期应用一种高耐药屏障的强效 NAs,首选恩替卡韦、替诺福韦或替诺福韦艾拉酚胺单药治疗。

但是针对 HBV-GN 患者,在选择药物时尤其要注意不同 NAs 对肾脏的影响不尽相同,替比夫定在肾功能改善方面可能有潜在益处,恩替卡韦对慢性乙型肝炎(CHB)患者的肾功能无显著影响。而部分 NAs 如阿德福韦酯和替诺福韦酯则有肾小管损害的风险,可在肾小管上皮细胞内累积,导致线粒体细胞氧耗竭和氧化呼吸链功能障碍,肾小管上皮细胞凋亡;其中阿德福韦酯的作用较替诺福韦酯更强。由上述药物导致的早期肾小管损伤,常表现为范科尼综合征及血磷、血钙下降,伴或不伴有微量蛋白尿。所以应用这两种药治疗 HBV-GN 时需要密切监测血清肌酐和血磷变化。对于已经存在肾脏疾患及其高危风险的慢性乙型肝炎患者,应尽可能避免应用阿德福韦酯或替诺福韦酯;推荐使用恩替卡韦或替比夫定。

另外,上述 NAs 都主要经肾排泄,所以肾功能不全患者用药,一定要根据肾功能调节用药剂量或用药间隔时间,以免药物体内蓄积增加副作用(替诺福韦需特别注意,因为它在体内蓄积时可引起乳酸酸中毒)。

3. 糖皮质激素和免疫抑制剂的使用　激素或免疫抑制剂的使用可能引起 HBV 复制激活或病情活动,所以 HBV-GN 患者能否应用糖皮质激素及免疫抑制剂治疗一直存在争议;2012 年 KDIGO 指南也并未推荐激素或免疫抑制剂的使用。但是有一些临床研究提示激素和 / 或免疫抑制剂联合 NAs 治疗 HBV-GN 比起单独用 NAs 疗效要更佳,能有效降低蛋白尿,改善肾功能,且并未导致乙型肝炎病毒复制。因此,激素和 / 或免疫抑制剂联合抗病毒药物可能使 HBV-GN 患者获益。由于激素及免疫抑制剂就像一把双刃剑,它们可能通过免疫抑制作用对免疫介导的 HBV-GN 发挥治疗效应,又可能促进 HBV-DNA 复制而加重乙型肝炎,甚至导致重症肝炎暴发。因此通常只是在肾病病情较为严重(如大量蛋白尿)时方考虑使用激素及免疫抑制剂,且务必在抗病毒治疗基础上使用,治疗过程中切忌随意终止抗病毒药物。

【问题 8】该患者的预后如何?

思路　该患者为青年男性,肾病综合征表现,乙肝病毒复制,肝功能不良。但肾功能正常,无明显水肿少尿,血压正常,近期预后较好。

> 知识点
>
> 　　乙肝病毒相关性肾炎的预后与病理类型有关,HBV-MN 患者明显好于 HBV-MPGN 患者。影响肾功能损害进展的临床因素包括大量蛋白尿、高血压、发病时即有血肌酐升高等。

【HBV-GN 的治疗流程】(图 4-5-2)

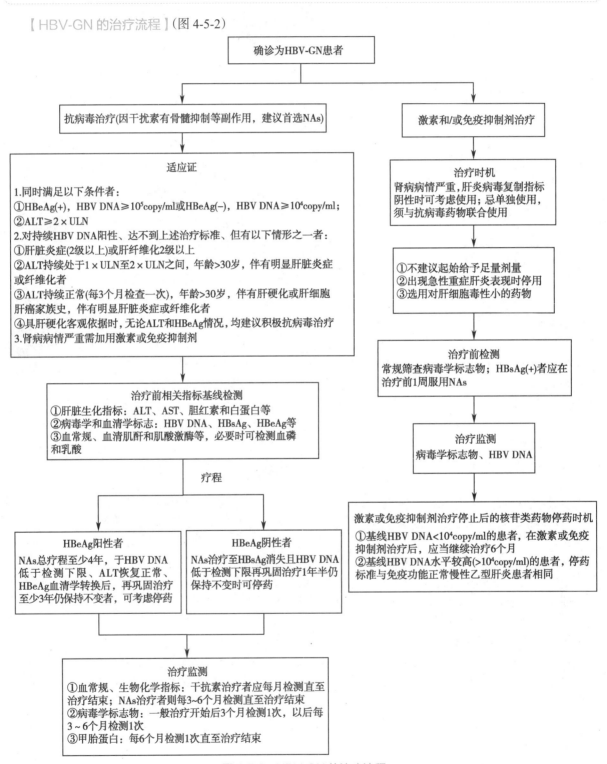

图 4-5-2　HBV-GN 的治疗流程

HBV. 乙型肝炎病毒;ULN. 健康人群高限;HBV-GN. 乙型肝炎病毒相关性肾炎;AST. 天冬氨酸转氨酶;ALT. 丙氨酸转氨酶;NAs. 核苷(酸)类似物;HBeAg. 乙型肝炎 e 抗原;HBsAg. 乙型肝炎表面抗原;DNA. 脱氧核糖核酸。

(廖蕴华)

推荐阅读文献

［1］刘玉梅，汪年松．规范乙型肝炎病毒相关性肾小球肾炎的诊断和治疗．临床肾脏病杂志，2014, 14 (4): 249-252.

［2］世界卫生组织．慢性乙型肝炎病毒感染预防、关怀和治疗指南．中国病毒病杂志，2015, 5 (5): 342-346.

［3］中华内科杂志编委会．乙型肝炎病毒相关性肾炎座谈会纪要．中华内科杂志，1990, 29 (9): 519-521.

［4］中华医学会肝病学分会，中华医学会感染病学分会．慢性乙型肝炎防治指南(2015年更新版)．临床肝胆病杂志，2015, 31 (12): 1941-1960.

［5］Kidney Disease: Improving Global Outcomes (KDIGO) Glomerulonephritis Work Group. KDIGO clinical practice guideline for glomerulonephritis. Kidney Int Suppl, 2012, 2 (2): 139-274.

［6］LAMPERTICO P, AGARWAL K, BERG T, et al. EASL 2017 Clinical Practice Guidelines on the management of hepatitis B virus infection. J Hepatol, 2017, 67 (2): 370-398.

［7］OCHI A, ISHIMURA E, ICHII M, et al. Successful treatment of hepatitis B virus-associated membranous nephropathy with entecavir and immuno-suppressive agents. Nephrology (Carlton), 2014, 19 (9): 595-596.

［8］ZHENG X Y, WEI R B, TANG L, et al. Meta-analysis of combined therapy for adult hepatitis B virus-associated glomerulonephritis. World J Gastroenterol, 2012, 18 (8): 821-832.

第六节　肾淀粉样变性

淀粉样变性(amyloidosis)是一种全身性疾病,是由于"淀粉样物质"在全身或局部组织、器官沉积,引起相应脏器结构和功能损害的疾病。1854年Virchow发现病变组织中的物质可以被碘染成蓝紫色,因此命名为"淀粉样物质",而"淀粉样变性"的名称也沿用至今。淀粉样变性实质上是蛋白质纤维的β片层结构在细胞外沉积引起的一类疾病,可累及肾脏、心脏、肝脏、周围神经、胃肠道及皮肤、关节等,引起相应的临床表现。

淀粉样物质沉积于肾脏引起的肾脏病变称为肾淀粉样变性(renal amyloidosis),肾淀粉样变性是系统性淀粉样变性的一种常见表现。肾淀粉样变性主要表现为蛋白尿,55%~60%的患者24h尿蛋白≥1g,患者多出现中到大量非选择性蛋白尿,尿沉渣几乎无明显异常。但24h尿蛋白量与肾脏淀粉样物质沉积水平并不一致。25%~40%表现为肾病综合征,就诊时已出现肾病综合征的患者预后较差,其肾功能往往会迅速恶化发展至肾衰竭。部分早期肾淀粉样变性的患者无任何临床表现,仅靠肾活检确诊。部分患者可出现镜下血尿,肉眼血尿少见。肾脏受累的临床表现与沉积部位有关,主要沉积于血管的肾淀粉样变性患者以肾功能进行性减退为主要表现,肾小管受累的患者可出现肾性糖尿、氨基酸尿、RTA等各种表现。偶有患者表现为急性肾功能不全。

淀粉样变性除侵犯肾脏外,还常在心脏、肝脏、胃肠道、周围神经、皮肤、关节等组织和器官沉积,引起限制型心肌病、充血性心力衰竭、心律失常和传导阻滞、猝死、肝大、血清碱性磷酸酶水平升高、腹泻、便秘、呕吐、进食困难、肠梗阻、消化道大出血、巨舌症、肢端麻木、多发关节肿痛、直立性低血压、阳痿、颜面部紫癜和瘀斑等临床表现。

淀粉样变性总体预后不良,治疗包括明确并去除病因、化疗和免疫抑制治疗、骨髓(造血干细胞)移植和对症支持治疗等。

淀粉样变性命名

以往淀粉样变性的分类主要根据临床表现,比如有明确家族史的称为家族性淀粉样变性,与老年相关的称老年性淀粉样变性,继发于慢性炎症等其他疾病的称为继发性淀粉样变性,找不到明确原因的称为原发性淀粉样变性。随着近年来生化等技术的发展,发现不同前体蛋白的沉积可形成不同类型的淀粉样变性,现已确定的前体蛋白达到30种。因此目前主要根据淀粉样物质前体蛋白来进行分类和命名。命名中第一个字母"A"代表淀粉样蛋白(amyloid protein),后面的字母为前体蛋白的缩写。比如来源于轻链(light chain)的称为"AL"型淀粉样变性,来源于血清淀粉样A蛋白的称为"AA"型,来源于转甲状腺素蛋白(transthyretin, TTR)的称为"ATTR"型,依此类推(表4-6-1)。

表 4-6-1　常见淀粉样变性病的分型及其相应累及的器官

构成成分	前体蛋白	主要累及的器官	临床分析
AL	免疫球蛋白轻链或轻链片段	全身(主要累及肾脏、心脏、肝、脾、血管、肺、胃、肠道、舌)	原发性和 MM 相关淀粉样变性病;偶呈局灶性淀粉样变性病
AA	血清淀粉样蛋白 A (SAA)	全身(常累及肾脏、胃肠道、肝、脾)	继发性淀粉样变性:自身免疫性疾病、慢性感染和炎症,偶见恶性肿瘤如霍金奇病 其他:FMF、TRAPS、FCU、高 IgD 综合征、FAN(Muckle-Wells 综合征)
Aβ$_2$M	β$_2$ 微球蛋白	全身(主要累及肌肉骨骼系统、心脏、滑膜)	血液透析相关性淀粉样变性病
AapoA1	载脂蛋白 A1 (apoliporotein A1)	下肢神经、肾脏	FAP-lowa(英格兰 - 爱尔兰 - 苏格兰)
Alys	溶菌酶(lysozyme)	肾脏、肝、脾、胃肠道、淋巴结	家族性肾淀粉样变性病
ATTR	转甲状腺素蛋白 (transthyretin)	神经、肾脏、甲状腺、心脏	FAP、FAC、老年系统性淀粉样变性病
Aβ	β- 淀粉样前体蛋白	脑	阿尔茨海默病(Alzheimer disease)、唐氏综合征
Agel	凝胶溶胶素(gelsolin)	脑神经、皮肤、肾脏	芬兰型 FAP
Afib	纤维蛋白 A-α 链	肾、周围神经	肾淀粉样变性、周围神经病变
Aprp	朊病毒蛋白(prion protein)	脑	Creufeld-Jakob 病、海绵状脑病
Acys	胱抑素 C(cystatin C)	脑和其他组织(HCHA)	冰岛型遗传性脑出血伴淀粉样变性
AIAPP	胰岛淀粉样多肽(islet amyloid polypeptide)	胰腺	胰岛素瘤、2 型糖尿病
Acal	前降钙素(procalcitonin)	甲状腺	甲状腺髓质癌

注:FAP,家族性淀粉样变多发性神经病;FAN,家族性淀粉样变肾脏病;FAC,家族性淀粉样变心肌病;HCHA,遗传性脑出血伴淀粉样变;FMF,家族性地中海热;TRAPS,TNF 受体相关性周期性综合征;FCU,家族性冷性荨麻疹;MM,多发性骨髓瘤。

门诊病历摘要

患者,女性,58 岁。因"双下肢水肿伴乏力 3 个月"来院就诊。患者 3 个月前无明显诱因出现双下肢水肿,以足背及踝部显著,下午明显,伴乏力,无肉眼血尿,无发热,无皮疹及关节痛等。1 个月前就诊于外地某院,行肺部 CT 示少量胸腔积液,心脏超声示室间隔与左室壁增厚,二尖瓣、三尖瓣、主动脉瓣反流,左室舒张功能减退,考虑为"肥厚性梗阻型心肌病"。半个月前复查发现血白蛋白降低,高脂血症,尿蛋白(+++),收住院。患者水肿逐渐加重,延至双小腿,乏力更为明显。发病以来,食欲略有下降,睡眠正常,体重增加 3kg,尿量无明显变化,大便如常。

既往体健,否认高血压、糖尿病病史,否认肝炎、结核等传染病病史,无外伤及手术史,否认食物、药物过敏史。久居原籍,否认疫源、疫水接触史。不吸烟,偶饮酒,量不多。父亲有高血压病史,余家族史无特殊。

体格检查:体温 36.5℃,脉搏 68 次 /min,呼吸 16 次 /min,血压 100/60mmHg。轻度贫血貌,颜面无水肿,全身浅表淋巴结未及肿大,皮肤巩膜无黄染,未见皮疹,心肺听诊和腹部触诊无特殊,双下肢中度凹陷性水肿。

【问题 1】淀粉样变性的常见体征有哪些?

思路　淀粉样变性的常见体征包括轻度贫血、皮肤(特别是眼睑颜面、颈部)特征性的紫癜和瘀斑、巨舌征、血压偏低(部分患者)等。

尿常规:尿比重 1.025,蛋白(++),红细胞(++);24h 尿蛋白定量 4.5g;血白蛋白 28.5g/L;血肌酐 98μmol/L,血尿素氮 9.8mmol/L,血尿酸 352μmol/L;双肾超声:左肾 94mm×45mm,右肾 92mm×43mm,双肾皮质回声增强,皮髓质分界不清。

【问题 2】患者 24h 尿蛋白达 4.5g,而几次化验尿常规蛋白始终在(+)~(++),如何解释这种差异?

思路　尿常规中所检测的蛋白主要是白蛋白,而 24h 尿蛋白测定检测的是总蛋白,在 MM 及其他异常球蛋白病中,常出现尿常规中尿蛋白较少而 24h 尿蛋白定量较多,即尿蛋白定量和定性不匹配的现象。

【问题 3】临床上怀疑淀粉样变性需完善哪些实验室检查?

思路　需完善免疫球蛋白测定、血/尿蛋白电泳、血/尿轻链、血清蛋白电泳、血/尿免疫固定电泳、血沉、C 反应蛋白、肾脏超声、心脏超声、怀疑沉积部位的病理活检等检查,必要时行头颅、脊柱、骨盆 X 线片,骨髓常规和骨髓活检等检查。

入院后完善检查,检查结果如下。

血常规:血红蛋白 105g/L,白细胞及血小板计数正常。尿常规:尿比重 1.030,蛋白(++),红细胞(++)。24h 尿蛋白定量 8 350mg。血清白蛋白 28.7g/L,球蛋白 39.4g/L,血肌酐 96μmol/L,血尿素氮 9.0mmol/L,血尿酸 340μmol/L,血碱性磷酸酶 485IU/L,电解质正常,空腹血糖 4.6mmol/L。免疫学指标:ANA 阴性,ANCA 阴性,抗 GBM 抗体阴性,IgG 5.04g/L,IgA 9.94g/L,IgM 1.45g/L,C3 1.48g/L、C4 0.276g/L,C 反应蛋白 4.7mg/L,血沉 99mm/h。血肿瘤标志物(AFP、CEA、CA19-9、PSA)未见异常,CA12-5 121IU/ml。血清蛋白电泳可见 M 带。血轻链:κ 轻链 1.28g/L,λ 轻链 2.48g/L(269~638mg/dl),比值 0.52,血免疫固定电泳提示 IgG L 链单克隆增多。肝炎病毒检测阴性。凝血功能:PT 22.2s,纤维蛋白原 5.19g/L,INR 1.05。

心电图及胸片:未见异常。心脏超声:室间隔心肌可见斑点状强回声,左室弥漫性增厚,舒张功能减退,射血分数 41%,考虑心肌淀粉样变可能性大。骨髓活检:造血组织增生较低下,伴嗜伊红均质物质沉积,考虑淀粉样变性。

该患者肾脏病理检查结果见图 4-6-1。病理穿刺取材皮髓部,免疫荧光检查:共查见 4 个肾小球,沿系膜区呈斑块状分布;IgA(+),IgG(+),C3(+),F(+),IgM(+),C1q(+),κ 轻链(+),λ 轻链(+++)。HE 及特殊染色:共查见 15 个肾小球,显示肾小球系膜细胞 1~3 个 / 系膜区,系膜基质显著扩大,可见较多云雾状粉染物质沉积,肾小球毛细血管壁增厚,银染显示节段睫毛状改变。Masson 染色显示肾小球未见嗜复红蛋白沉积;肾小管灶性萎缩,部分肾小管上皮细胞肿胀,颗粒及空泡变性,可见散在浓稠管型;肾间质灶性纤维化,伴淋巴细胞,单核细胞浸润;间质内小血管壁增厚,少量均质粉染物质沉积。刚果红染色(+)。电子显微镜:足突部分融合,基底膜未见异常,系膜基质增多,系膜区可见排列杂乱、直径 8~12nm 的丝状物质沉积。

病理诊断:病理表现符合肾淀粉样变性(λ 型)。

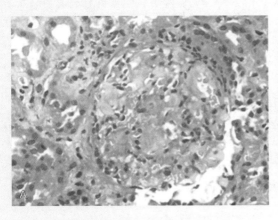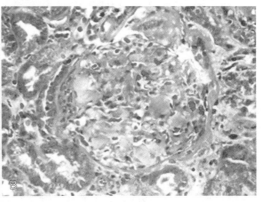

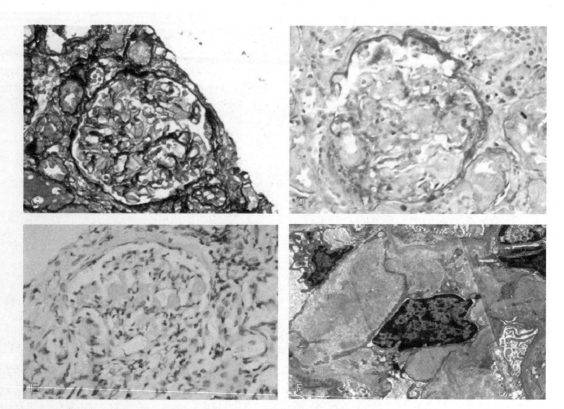

图 4-6-1　肾脏病理检查结果

A. PAS 染色(×400):袢开放欠佳,可见系膜区均质淡染无定形物质沉积;B. Masson 染色(×400):系膜区可见大量湖蓝色无定形物质沉积,成结节状;C. PASM 染色(×400):系膜区结节状无定形物质沉积;D. 刚果红染色(×400):系膜区沉积的无定形物质刚果红染色阳性;E. 刚果红染色(×400):血管壁上也可见大量刚果红阳性物质沉积;F. 电镜下(×12 000)可系膜区大量排列杂乱、直径 8~12nm 的丝状物质沉积。

知识点

肾淀粉样变性病理

如果忽略其蛋白成分的不同,淀粉样变性的组织学特征是相同的。免疫荧光或免疫组化可用来区别不同的分型。淀粉样蛋白 HE 染色为一种轻度嗜伊红的细胞外无定型物质,这些沉积物 PAS 染色通常较弱,Masson 染色为蓝灰色,而银染为典型的阴性。刚果红染色在光镜下为橘红色,偏振光显微镜下为特有的苹果绿双折光,因结构原因为刚果红易与淀粉样蛋白的 β 片层结构形成氢键而牢固结合,因此刚果红染色是病理诊断淀粉样蛋白的公认的方法。硫黄素 T 也能够结合大量的 β 折叠片段,但是没有刚果红具有特异性。电镜下,淀粉样沉积物为直径 8~12nm、无分支、排列紊乱的纤维丝状结构。

1. 肾脏大体改变　患者肾脏体积通常较大,苍白而坚韧,但也可正常大小,病变严重时则松脆,后期进展至肾衰竭阶段时可缩小。

2. 光镜　淀粉样物质主要沉积于肾小球系膜区和毛细血管基底膜、肾小管基底膜和小动脉壁,严重时沉积于肾间质。肾小球是最易累及的部分,早期淀粉样物质常节段或弥漫地沉积于系膜区,引起系膜区无细胞性增宽,形成分叶状、结节样改变。淀粉样物质可延伸至系膜旁区和内皮下,当累及肾小球基底膜上皮下时,PASM 染色可见节段性"睫毛"状改变。需要注意的是肾淀粉样变性早期仅表现为系膜区少量淀粉样物质沉积,易被误诊为 MCD 或系膜增生性肾炎。淀粉样变性引起肾小球结节样病变时应注意与糖尿病肾病、膜增生性肾炎、轻链沉积病、冷球蛋白血症、纤维样肾小球病、免疫触须样肾小球病等相鉴别。

　　肾小管基底膜及肾间质淀粉样物质沉积较少,常累及远端小管及髓袢,基底膜常呈有折光性的带状,继而小管萎缩、增厚、扭曲。腔内较多蛋白管型,有的呈层状改变。间质浸润细胞以浆细胞和淋巴细胞居多。可侵犯各级动脉、小动脉和静脉,最常累及弓状动脉和叶间动脉,血管壁全层受累,沉积物为均质、无细胞成分。在无蛋白尿或仅有轻度蛋白尿的患者中,血管中淀粉样物质沉积可能是唯一的表现。本病形态学虽具一定特征,但确诊需依靠刚果红染色,此时淀粉样物质呈橘红色,偏光显微镜观察呈苹果绿色,PAS 染色则呈淡粉红的(弱嗜 PAS)。有条件时,可采用免疫组化方法行 A 蛋白和轻链(λ 轻链和 κ 轻链)染色,进一步对淀粉样物质进行分型。

　　3. 免疫病理　肾淀粉样变性种类很多,光镜下表现又极为相似,即使采用高锰酸钾 - 刚果红染色也仅能进行粗略区分,因此还需要通过免疫病理方法(包括免疫荧光、免疫组化等)来进一步确定淀粉样变性的类型。AL 型淀粉样蛋白显示免疫球蛋白轻链阳性,尤以 λ 轻链常见,AH 型淀粉样蛋白显示 IgG 或 IgA 或其他免疫球蛋白阳性,AL 型淀粉样蛋白显示 κ 轻链或 λ 轻链蛋白阳性,AA 型淀粉样蛋白显示淀粉样蛋白 A 阳性。

　　4. 电镜　淀粉样变性肾病电镜检查最主要的特点是可见大量直径 8~12nm、僵硬、无分叉、长度不一、无规则排列的丝状结构,称为淀粉样纤维,可沉积于肾组织各个部分。

　　5. 特殊染色　刚果红染色是诊断淀粉样变性的最主要指标,可通过增加切片厚度或观察连续切片等方法提高刚果红染色阳性率,并应设阳性及阴性对照,以提高诊断的正确性。此外,对于刚果红染色阳性的患者应经高锰酸钾处理后刚果红染色,如仍为阳性则为 AL 型淀粉样变性。反之,为 AA 型淀粉样变性。

　　6. 其他　对于系统性淀粉样变性,还可通过肾外组织刚果红染色等进行诊断,常用的方法为皮肤活检、腹部脂肪抽吸、直肠和口腔黏膜活检等。

知识点

肾淀粉样变性诊断与治疗

　　确诊淀粉样变性必须依靠组织活检。如出现年龄大于 40 岁的患者合并以下情况时,应考虑本病:①不明原因的肾病综合征,不伴镜下血尿,常规免疫抑制剂无效;②不伴有双肾缩小的不明原因的慢性肾功能不全;③除肾脏表现外,无其他特殊病因的系统性损害,如直立性低血压、消化道症状、心脏症状等;④在长期慢性感染性疾病或自身免疫性疾病的基础上,出现肾脏损害,对症治疗效果不佳;⑤在 MM 或其他肿瘤性病变的基础上发生肾脏损害。当经组织病理确诊为淀粉样变性后,还应进一步寻找病因。

　　【问题 4】除 AL、AA 型淀粉样变性外,还常见到哪些淀粉样变性?

　　思路　还可见到 ATTR、Afib、AapoA1、AapoA 2、AapoA 4、Alys 等遗传性淀粉样变性,以及 Aβ₂M 淀粉样变性(透析相关性淀粉样变性)。

　　【问题 5】患者确诊为原发性淀粉样变性 AL 型、肾病综合征,如何治疗?

　　思路　应用烷化剂等抗肿瘤药物抑制单克隆浆细胞过度增殖,减少轻链产生是治疗的基本原则。抑制淀粉样纤维的合成、减少淀粉样前体的产生和减少细胞外沉积,以及促进沉积的淀粉样物质溶解。淀粉样变的形成是多因素多环节的复杂过程,对于任何类型的淀粉样变性本身,迄今尚无特异性治疗。AL 是最常见的一种淀粉样蛋白,理想的 AL 的治疗目标是获得器官缓解,但现有的治疗都是靶向于克隆性浆细胞,降低血清单克隆免疫球蛋白水平,并最终通过人体的自我清除机制获得器官缓解。因此,现阶段 AL 的治疗目标是高质量的血液学缓解,即达到非常好的部分缓解以上的血液学缓解。器官缓解往往发生在获得血液学缓解的 3~12 个月后。

　　1. 外周血自体造血干细胞移植　应当作为符合移植适应证患者的一线治疗,移植前是否需要诱导治疗尚无定论。

2. 基于硼替佐米的治疗方案

(1)基于硼替佐米的治疗方案对于原发性轻链型淀粉样变(pAL)患者有着较好、较快的血液学缓解率及器官缓解率。但是,这些治疗并不能降低高危患者的早期病死率。

(2)可以是硼替佐米联合地塞米松(VD方案),或硼替佐米联合CTX、地塞米松(VCD方案),或硼替佐米联合美法仑(苯丙氨酸氮芥)、地塞米松(VMD方案)。不推荐硼替佐米和阿霉素的联合用药。

(3)推荐每周1次硼替佐米的剂量为1.3mg/m²,可以是静脉用药或皮下注射。对于全身水肿的患者,不推荐皮下注射。地塞米松的剂量一般是每疗程160mg,但对于高危或极高危患者,地塞米松可减量为每疗程40~80mg。

3. 基于美法仑的化疗方案

(1)美法仑联合地塞米松起效相对较慢。

(2)美法仑剂量推荐为0.18~0.22mg/(kg·d),第1~4日;或者8~10mg/(m²·d),第1~4日;地塞米松20~40mg/d,第1~4日。

4. 基于免疫调控剂的化疗方案

(1)沙利度胺和来那度胺都可以用于pAL的治疗,可以联用地塞米松,或者联用CTX和地塞米松。

(2)对于血清白蛋白<25g/L的pAL患者,应当在严格预防性抗凝的基础上,谨慎使用免疫调控剂。

5. 一般对症和支持治疗 对肾病综合征患者限盐、适当应用利尿,补充充足热量和维生素是必要的。小心直立性低血压的发生,特别是应用利尿剂时,使用有一定压力的弹力袜和紧身衣可能有一定的防治作用。严重水肿时,输入白蛋白后适当加用利尿剂可暂时减轻水肿,但应严格控制,不宜常规频繁使用。肾功能不全应限制蛋白质摄入,优质低蛋白饮食,若有条件可配合酮酸制剂。少数有高血压的患者,应控制好血压。

6. 肾脏替代治疗 血液透析和腹膜透析是肾淀粉样变性病终末期肾病患者维持生命和提高生活质量的有效措施,透析治疗肾淀粉样变性患者平均存活率各类报道相差较大,但普遍较非糖尿病的其他疾病所致、年龄相匹配的慢性肾衰竭患者的存活率低约20%。血液透析应特别注意心脏并发症(充血性心力衰竭、室性心律失常等)和低血压。前者可能与淀粉样变累及心脏有关,常为致死原因;后者除神经系统调节紊乱外,也可能与淀粉样变累及肾上腺相关,血液透析中低血压发生率甚高。腹膜透析对血流动力学影响少,理论上在增加轻链蛋白的排出方面似有一定优势。

肾移植的研究多数来自A型淀粉样变性病(主要为类风湿关节炎)及少数AL型患者的报道,与肾小球肾炎慢性肾衰竭相比较,肾淀粉样变性患者肾移植后存活率明显低,其主要原因为感染和心血管并发症。移植后一年移植肾再发淀粉样变性病概率为10%~30%。

随 访

患者经血液科会诊,建议应用硼替佐米加地塞米松治疗,患者因经济原因拒绝。2个月后患者因低血压、心力衰竭去世。

【问题6】AL型淀粉样变性预后如何?

思路 AL型淀粉样变性预后较差,不治疗的患者平均存活时间仅为6个月左右,接受治疗的患者平均存活时间可望延长至1年甚至2年以上,心脏受累所致心力衰竭、心律失常、猝死是原发性AL型淀粉样变性患者最主要的死亡原因。该患者确诊为原发性AL型淀粉样变、伴肾病综合征、心力衰竭,整体预后较差。

【淀粉样变肾损害诊治流程】(图 4-6-2)

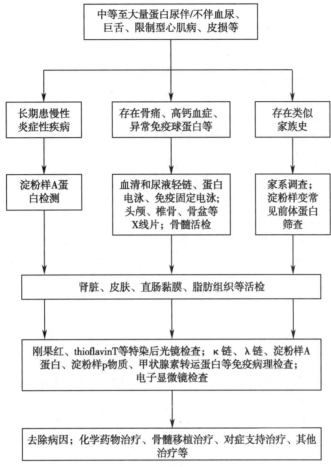

图 4-6-2　淀粉样变肾损害诊治流程

(胡 昭)

推荐阅读文献

［1］毕春丽，张磊，金晓明.淀粉样变肾病研究进展.国际免疫学杂志，2017, 40 (01): 65-69.

［2］傅淑霞，杨林.肾脏病诊疗和病理图解.北京：人民军医出版社，2007.

［3］林泽宇，陈文明.系统性轻链型淀粉样变的治疗进展.国际输血及血液学杂志，2018, 41 (1): 79-84.

［4］王海燕.肾脏病学.3 版.北京：人民卫生出版社，2008.

［5］中国抗癌协会血液肿瘤专业委员会，中华医学会血液学分会白血病淋巴瘤学组.原发性轻链型淀粉样变的诊断和治疗中国专家共识 (2016 年版).中华血液学杂志，2016, 37 (9): 742-746.

［6］邹万忠.肾活检病理学.3 版.北京：北京大学医学出版社，2014.

［7］CONNORS L H, PROKAYEVA T, AKAR H, et al. Familial amyloidosis: recent novel and rare mutations in a clinical population//GRATEAU G, KYLE R A, SKINNER M. Amyloid and amyloidosis. Florida: CRC Press, 2005: 360.

［8］DISPENZIERI A, LACY M Q, ZELDENRUST S R, et al. The activity of lenalidomide with or without dexamethasone in patients with primary systemic amyloidosis. Blood, 2007, 109 (2): 465-470.

［9］GREGORINI G, IZZI C, OBICI L, et al. Renal apolipoprotein A-I amyloidosis: a rare and usually ignored cause of hereditary tubulointerstitial nephritis. J Am Soc Nephrol, 2006, 16 (12): 3680-3686.

［10］JACCARD A, MOREAU P, LEBLOND V, et al. High-dose melphalan versus melphalan plus dexamethasone for AL amyloidosis. N Engl J Med, 2007, 357 (11): 1083-1093.

［11］LACHMANN H J, BOOTH D R, BOOTH S E, et al. Misdiagnosis of hereditary amyloidosis as AL (primary) amyloidosis. N Engl J Med, 2002, 346 (23): 1786-1791.

［12］PALLADINI G, PERFETTI V, OBICI L, et al. Association of melphalan and high-dose dexamethasone is effective and well tolerated in patients with AL (primary) amyloidosis who are ineligible for stem cell transplantation. Blood, 2004, 103 (8): 2936-2939.

［13］PALLADINI G, RUSSO P, NUVOLONE M, et al. Treatment with oral melphalan plus dexamethasone produces long-term remissions in AL amyloidosis. Blood, 2007, 110 (2): 787.

［14］SCHONLAND S O, LOKHORST H, BUZYN A, et al. Allogeneic and syngeneic hematopoietic cell transplantation in patients with amyloid light-chain amyloidosis: a report from the European group for blood and marrow transplantation. Blood, 2006, 107 (6): 2578-2584.

［15］SKINNER M, SANCHORAWALA V, SELDIN D C, et al. High-dose melphalan and autologous stem-cell transplantation in patients with AL amyloidosis: an 8-year study. Ann Intern Med, 2004, 140: 85-93.

第七节　多发性骨髓瘤肾损害

多发性骨髓瘤（multiple myeloma, MM）是浆细胞的恶性肿瘤。骨髓中单克隆性浆细胞异常增生，并分泌单克隆免疫球蛋白或其片段（M蛋白），导致相关器官或组织损伤。根据侵袭部位不同可出现反复感染、高钙血症、贫血、骨痛、病理性骨折、肾损伤等临床表现。由于大量轻链从肾脏排泄，合并高血钙、高尿酸、高黏滞综合征等因素，就诊时50%以上患者已存在肾功能不全。发病年龄大多在50~60岁，40岁以下者较少见，男女之比为3:2。病因不明，发病可能与遗传、环境因素、化学物质、病毒感染、慢性炎症及抗原刺激等因素有关。

MM临床表现多种多样。常见临床表现为骨痛、贫血、肾功能不全、感染等。MM肾脏损害常见，临床表现主要以蛋白尿和肾功能不全为主，血尿、高血压少见。蛋白尿发生率高达68.3%，肾病综合征少见，典型肾病综合征者，应考虑是否合并肾脏淀粉样变或轻链沉积病。MM晚期多出现慢性肾衰竭，由于MM肾病以小管间质损害为主，故慢性肾衰竭时高血压不明显。部分患者在各种诱因下易突发急性肾衰竭，肾脏损害有时为MM的首发临床表现，因人们对其认识不足，易误诊和漏诊。

诊断MM肾损害的关键在于考虑到MM是引起肾脏损害的疾病之一，并保持警惕。尤其对于老年患者存在肾脏损害伴骨骼疼痛，或肾功能不全伴不平行的贫血时，及时进行骨髓穿刺活检、蛋白电泳、免疫电泳、骨X线等检查，从而确定或排除MM。

MM肾损害的治疗包括去除加重肾功能损害的因素、水化疗法、碱化尿液、防治高血钙、降低高尿酸血症、抑制Tamm-Horsfall蛋白分泌、控制感染、肾脏替代治疗。

当出现肾脏损害时，MM已不处于疾病早期。但超过半数的MM肾损害患者经治疗后肾功能可完全或部分恢复，且恢复多发生在3个月以内，3个月内肾功能恢复正常者其远期预后往往不受影响。

门诊病历摘要

患者，男性，65岁。因"蛋白尿4个月，血肌酐升高3个月"来医院门诊。患者4个月前体检，尿常规示尿蛋白（+），血肌酐98μmol/L。3个月前因胸闷、下肢水肿于当地医院就诊，诊断为"冠心病，心力衰竭，心功能Ⅳ级"。住院期间出现泡沫尿。尿常规示尿蛋白（++），血肌酐85μmol/L。患者无尿频、尿急、尿痛，无皮疹、光过敏、口腔溃疡，无多发性关节痛等伴随症状。入院后给予改善微循环、强心、利尿等治疗后水肿消退，胸闷症状缓解。今来院门诊，血常规：红细胞计数2.87×10^{12}/L，血红蛋白80.0g/L；尿常规：尿蛋白（+++），白细胞（沉渣镜检）（+）；血生化：白蛋白28g/L，血肌酐265μmol/L，尿素氮12.6mmol/L，尿酸496μmol/L，血钙2.57mmol/L；尿本周蛋白阳性。

既往史：否认糖尿病、高血压等慢性疾病史，否认结核、肝炎等传染病病史。

【问题1】门诊接诊一位蛋白尿患者，考虑的病因有哪些？

思路

1. **生理性蛋白尿**　如机体在剧烈运动、发热、寒冷、精神紧张、交感神经兴奋及血管活性剂等刺激下所致蛋白尿，一般24h尿蛋白定量<1g。

2. **病理性蛋白尿**　①肾小球性蛋白尿：常见于肾小球肾炎、肾病综合征等原发性肾小球性疾病；糖尿病、SLE、妊娠期高血压疾病等继发性肾小球疾病。②肾小管性蛋白尿:常见于高血压、肾盂肾炎、间质性肾炎、RTA、重金属(如汞、镉、铋)中毒、药物(如庆大霉素、多黏菌素 B)所致及肾移植术后。③混合性蛋白尿:肾小球和肾小管同时受损所致的蛋白尿,如肾小球肾炎或肾盂肾炎后期,以及可同时累及肾小球和肾小管的全身性疾病,如糖尿病、SLE 等。④溢出性蛋白尿:血红蛋白尿、肌红蛋白尿见于溶血性贫血和挤压综合征等。凝溶蛋白见于 MM、浆细胞病、轻链病等。⑤组织性蛋白尿:由于肾组织被破坏或肾小管分泌蛋白增多所致的蛋白尿,多为低分子量蛋白尿,以 Tamm-Horsfall 蛋白为主要成分。⑥假性蛋白尿:由于尿中混有大量血、脓、黏液等成分而导致蛋白定性试验阳性。肾以下泌尿道疾病如膀胱炎、尿道炎、尿道出血及尿内掺入阴道分泌物时,尿蛋白定性试验可阳性。

知识点

蛋白尿的定义及临床诊断程序

1. 蛋白尿的定义　每日尿蛋白排泄持续超过 150mg,或尿蛋白 / 肌酐 >200mg/g,或尿蛋白定性试验阳性称为蛋白尿。

2. 蛋白尿的临床诊断程序

(1)判断是真性蛋白尿还是假性蛋白尿。

(2)判断是功能性蛋白尿、体位性蛋白尿还是病理性蛋白尿。

(3)判断是肾小球性蛋白尿还是肾小管性蛋白尿。

(4)通过蛋白尿分子量分析,结合临床表现及肾穿刺活检确定蛋白尿的病因。

【问题 2】尿本周蛋白的意义有哪些?

思路　本周蛋白即尿中游离的免疫球蛋白轻链,其检测对轻链病的诊断是必不可少的项目,并对 MM、原发性巨球蛋白血症、重链病等疾病的诊断、鉴别和预后判断有一定帮助。

【问题 3】根据目前病史和体格检查结果,该患者可能患哪种疾病?

思路　患者尿本周蛋白阳性,见于 MM、原发性巨球蛋白血症、重链病、轻链病等。结合病史,该患者存在肾功能与贫血程度不相符,且年龄较大,中等量蛋白尿,考虑 MM 可能性较大。

【问题 4】该病例需要进一步做哪些辅助检查?

思路　血沉、血涂片、免疫球蛋白、血钙、血尿酸、C 反应蛋白、24h 尿蛋白定量、尿及血轻链测定、骨扫描等,如需确诊,则需行骨髓穿刺活检,观察浆细胞的增生情况。

门诊检查结果

血沉 101mm/h;血涂片:红细胞呈缗钱状排列;免疫球蛋白:IgG 5.50g/L,IgM 0.40g/L,κ 轻链 1.75g/L,λ 轻链 0.80g/L;C 反应蛋白 2.97mg/L;24h 尿蛋白定量 7.5g。

【问题 5】根据患者的临床表现和辅助检查结果,该患者最可能患有哪种疾病? 是否需要入院进一步诊断及治疗?

思路　结合该患者血涂片示红细胞呈缗钱状,扁平骨见多个大小不等凿孔样溶骨性破坏。考虑 MM 可能性大,需要住院诊断和治疗。

住院诊断及治疗经过

患者入院后进行了系统检查,检查结果如下。

便常规正常;血常规:红细胞计数 2.95×10^{12}/L,血红蛋白 85.0g/L;尿常规:蛋白(+++),24h 尿蛋白定量 3.6g;免疫学指标:ANA(−),抗 dsDNA 抗体(−),抗 ENA 抗体(−),ANCA(−),抗 GBM 抗体(−);肿瘤标志物:AFP、CEA、CA19-9、CA12-5 均在正常范围;乙肝五项及丙肝抗体均阴性;空腹血糖 4.6mmol/L;凝血指标正常。

心电图:窦性心律,广泛导联 ST-T 改变。胸部 CT:肺纹理增粗。腹部超声:左肾下极可见一大小为 0.2cm×0.3cm 结石。心脏超声:左心室舒张功能降低;二尖瓣、三尖瓣轻度反流;心包少量积液。骨髓穿刺:骨髓内可见幼稚及成熟样的浆细胞,幼稚细胞胞体较大,核圆形,核染色质粗,核仁多数 1 个,明显可见,浆量较多;成熟浆细胞胞体较小,散在或成小片状分布,浆细胞 32%(图 4-7-1)。

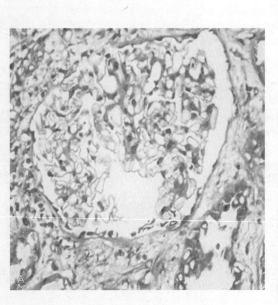
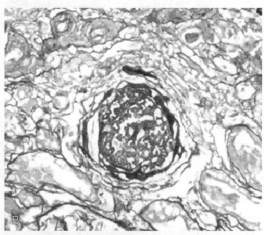
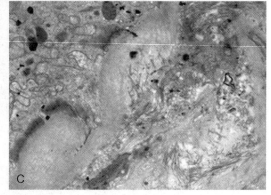

图 4-7-1 肾脏病理图

A. 骨髓瘤性肾小球硬化症,系膜区均质性增宽(PASM 染色,×400);B. 管型肾病,浓稠的蛋白管型形成,肾小管上皮变性坏死(PASM 染色,×200);C. 骨髓瘤肾小球病,系膜区和肾小球基底膜低密度电子致密物沉积(电镜,×5000)。

肾脏病理检查结果如下:

免疫荧光检查:共查见 2 个肾小球,未见荧光分布,IgA(−)、IgG(−)、C3(−)、纤维蛋白原(−)、IgM(−)、C1q(−)、κ 轻链(−)、λ 轻链(−)。HE 及特殊染色:共查见 11 个肾小球,显示 4 个肾小球完全纤维化,肾小球毛细血管壁无明显增厚,肾小球系膜区无增殖,系膜细胞 1~3 个 / 系膜区,系膜基质无扩大,内皮细胞无增生,毛细血管袢缺血皱缩,足细胞肿胀。Masson 染色显示肾小球未见嗜复红蛋白沉积;肾小管多灶性萎缩,部分肾小管上皮细胞肿胀,颗粒及空泡变性,可见少量蛋白管型及散在红细胞管型,并查见较多浓稠碎裂蛋白管型,肾间质多灶性水肿、纤维化,较多淋巴细胞及浆细胞浸润,间质内小血管壁无增厚。刚果红染色(−)。电子显微镜:足突部分融合,基底膜未见异常,系膜基质增多,系膜区可见排列杂乱、直径 8~12nm 的丝状物质沉积。

【问题 6】根据上述检查结果,该病例最终的诊断是什么?

思路 诊断为 MM、MM 肾损害。

知识点

MM 的诊断标准及分型

诊断 MM 主要指标:①骨髓中浆细胞 >30%;②活组织检查证实为骨髓瘤;③血清中有 M 蛋白,IgG>35g/L,IgA>20g/L 或 24h 尿中本周蛋白 >1g。次要指标:①骨髓中浆细胞 10%~30%;②血清中有 M 蛋白,但未达上述标准;③出现溶骨性病变;④其他正常的免疫球蛋白低于正常值的 50%。诊断 MM 至少要有一个主要指标和一个次要指标,或者至少包括次要指标①和②的三条次要指标。

MM 根据单株球蛋白(M 蛋白)所含轻重链的不同,可分为 IgG 型(50%~60%)、IgA 型(约 25%)、轻链型(约 20%)、IgD 型(约 1.5%)、IgE 型及 IgM 型(罕见)。

【问题 7】肾脏病在何种情况下应考虑由 MM 引起?

思路 肾脏病若遇以下情况应考虑 MM,应进一步行骨髓穿刺加活检及血、尿免疫电泳检查。

1. 年龄 40 岁以上不明原因肾功能不全。

2. 贫血和肾功能损害程度不成正比。

3. 肾病综合征无血尿、高血压,早期伴贫血和肾功能不全。

4. 高钙血症或者血钙偏高。

5. 血沉明显增快,高球蛋白血症且易感染(如泌尿道、呼吸道等)。

6. 血清蛋白电泳 γ 球蛋白增高,或出现异常 M 蛋白。

【问题 8】对该患者是否考虑施行肾穿刺?

思路 因患者存在大量蛋白尿,如无禁忌可考虑施行肾穿刺。

知识点

MM 肾损害肾穿刺指征

因绝大多数 MM 以经典骨髓瘤管型肾病为主,不需要对每位骨髓瘤肾损害患者施行肾穿刺,但在以下两种情况时可考虑。

1. 急性肾衰竭临床上难以确定其病因及可能的病理改变和程度。

2. 肾小球损害为主伴 24h 尿蛋白 >1g。

【问题 9】MM 肾损害可有哪些临床表现?

思路 MM 肾脏损害常见,有时为该病的首发表现,但常误诊和漏诊。

1. **蛋白尿** 是骨髓瘤患者中最常见的一种肾脏表现,很少伴有血尿、水肿、高血压,偶见管型尿。部分患者仅表现为蛋白尿,数年后才出现骨髓瘤的其他症状或肾功能不全,临床常误诊为慢性肾小球肾炎。

2. **肾病综合征** MM 中肾病综合征并不常见,但轻链型和 IgD 型 MM 肾脏损害临床常表现为肾病综合征,提示可能存在肾脏淀粉样变(AL)或轻链沉积病(轻链 DD)。

3. **慢性肾小管功能受损** MM 肾损害以肾小管损害最早和最常见。常见远端和/或近端肾小管酸中毒,表现为口渴、多饮、夜尿增多、尿液浓缩和尿液酸化功能障碍,尿钾、钠、氯排泄增多或范科尼综合征。

4. **慢性肾衰竭** 发生率 40%~70%,半数以上患者就诊时已存在肾功能不全。骨髓瘤细胞直接浸润肾实质、轻链蛋白导致的肾小管及肾小球损害、肾淀粉样变性、高尿酸血症、高钙血症及高黏滞血症等长期对肾组织的损害,导致肾小管及肾小球功能衰竭。MM 并发慢性肾衰竭特点:①贫血出现早,与肾功能受损程度不成正比;②肾损害以肾小管间质为主,临床多无高血压,有时甚至血压偏低;③早期双肾体积多无缩小。

5. **急性肾衰竭** MM 病程中约有半数患者突然发生急性肾衰竭,死亡率高,发生在肾功能正常或慢性肾衰竭的基础上。主要的诱发因素:各种原因引起的脱水及血容量不足,如呕吐、腹泻或利尿等;原有高尿酸血症,化疗后血尿酸急剧增高,导致急性尿酸性肾病;严重感染;使用肾毒性药物。

6. 代谢紊乱 高钙血症和高尿酸血症。

7. 尿路感染 约1/3病例反复发生膀胱炎、肾盂肾炎,后者易引起革兰氏阴性菌败血症使肾功能恶化。

【问题10】MM肾损害肾脏病理表现有哪些?

思路

1. 管型肾病 MM肾损害主要以小管间质病变为主。光镜下骨髓瘤管型伴周围巨细胞反应为MM肾病特征性改变,其多见于远曲小管和集合管。管型色泽鲜亮,中有裂隙。肾小管变性、坏死或萎缩;小管间质内时有钙盐、尿酸盐沉积;间质炎性细胞浸润、纤维化。部分有淀粉样物质沉积,较少见骨髓瘤细胞浸润。免疫荧光无特异性,管型的主要成分为λ或κ轻链蛋白、白蛋白、Tamm-Horsfall蛋白,亦可见IgG、部分IgA、IgM、补体沉积,与骨髓瘤类型无关,有时可见到淀粉样蛋白纤维。电镜下骨髓瘤管型一般由许多丝状扁长形或菱形结晶组成,而其他疾病管型呈颗粒、尖针状,电子致密度高。管型外周偶有炎性细胞反应。小管上皮细胞扁平伴有不同程度萎缩。近端小管管腔扩张,上皮细胞内可见圆形透明包涵体,其内含轻链蛋白,小管基底膜增厚,可有断裂。

2. 肾小球病变

(1)AL型淀粉样变性:发生在轻链型MM或IgD型MM中,多为轻链λ型。大量淀粉样物质沉积于肾脏各部分,以肾小球病变为主。初期系膜区无细胞性增宽,晚期毛细血管基底膜增厚,大量嗜伊红均质状无结构的淀粉样物质沉积。肾小管基底膜、肾间质、肾小血管均可受累。晚期毛细血管腔闭塞,肾小球荒废。刚果红染色阳性,偏光显微镜下淀粉样物质呈苹果绿色双折光现象。免疫荧光与特异性抗AL抗血清呈阳性反应,抗AA抗血清阴性。电镜下淀粉样物质呈细纤维状结构(直径8~10nm),无分支、僵硬、紊乱排列。应注意与纤维性肾小球肾炎和免疫触须样肾小球肾炎相鉴别。

(2)轻链沉积病:约1/2患者合并MM,光镜下不同程度系膜基质增宽、硬化及系膜结节性改变。系膜结节性改变是轻链DD重要特征,与糖尿病K-W结节很相似。肾小球、肾小管基底膜增厚,呈条带状变化,确诊依靠免疫荧光显示κ或λ轻链在GBM、系膜区和肾小管基底膜沉积,以κ轻链多见。MM合并轻链DD时骨髓瘤管型少见。

(3)增生性肾小球肾炎:少见。主要组织学损害为系膜成分坏死和渗出的增生性肾炎,尚可有新月体肾炎等。免疫荧光肾小球常有显著的C3沉积。

【问题11】MM有哪些肾外改变?

思路 MM主要由于骨髓瘤细胞增生破坏骨骼、浸润髓外组织及产生大量异常M蛋白所引起的一系列后果。临床表现多种多样。

1. 浸润性表现 ①造血系统:常见中重度贫血,多属正常细胞、正常色素型,血小板减少,白细胞一般正常;②骨痛:早期即可出现,以腰骶部痛,胸痛多见,好发于颅骨、肋骨、腰椎骨、骨盆、股骨、腰骶部,骨质破坏处易发生病理性骨折;③髓外浸润:以肝、脾、淋巴结肿大常见;④神经系统病变:肿瘤或椎体滑脱而压迫脊髓引起截瘫,如侵入脑膜及脑,可引起精神症状、颅内压增高、局限性神经体征,周围性神经病变主要表现为进行性对称性四肢远端感觉运动障碍。

2. 异常M蛋白相关表现 ①感染:正常免疫球蛋白形成减少,发生感染概率较正常人高15倍。②出血倾向:M蛋白使血小板功能障碍或抑制Ⅷ因子活性,或原发性淀粉样变性(AL)时X因子缺乏,常见皮肤紫癜,脏器和颅内出血见于晚期患者。③高黏滞综合征:发生率为4%~9%,IgA、IgG3型MM多见。表现为头晕、乏力、恶心、视物模糊、手足麻木、心绞痛、皮肤紫癜等,严重者呼吸困难、充血性心力衰竭、偏瘫、昏迷,也可见视网膜病变。少数患者M蛋白有冷球蛋白成分,可出现雷诺现象。④淀粉样变性:10%MM发生肾淀粉样变性(AL),IgD型伴发AL最多,其次为轻链型、IgA、IgG型,可发生巨舌、腮腺及肝脾大、肾病综合征、充血性心力衰竭。

【问题12】MM肾损害如何治疗?

思路 MM肾脏损害的治疗包括以下几点。

1. 原发病(MM)的治疗 关键是降低血液中异常球蛋白的浓度。

(1)常规化疗:包括MP方案[美法仑6~8mg/(m²·d)及泼尼松40~60mg/d,4~7d]和VAD方案(长春新碱 0.4mg/d,多柔比星 10mg/d,同时联合大剂量地塞米松 40mg/d,连用 4d)。

(2)大剂量化疗联合干细胞移植。

(3)干扰素:常作为常规化疗后平台期的维持治疗。

(4)靶位治疗:目前临床应用较少。

2. MM 肾损害的治疗

(1)去除加重肾功能损害的因素。

(2)水化疗法。

(3)碱化尿液。

(4)防治高血钙及高尿酸血症。

(5)抑制 Tamm-Horsfall 蛋白分泌。

(6)肾脏替代治疗,必要时可以行血浆置换治疗。

【问题 13】MM 肾损害有哪些可选择的肾脏替代治疗?

思路 MM 肾损害的肾脏替代治疗包括以下几点。

1. 透析疗法 适用于严重肾衰竭患者,并可治疗高钙危象。早期透析可减少尿毒症并发症和避免大剂量皮质激素引起的高代谢状态,腹膜透析对清除游离轻链可能较血液透析好,但腹膜透析易并发感染。

2. 血浆置换 理论上可以快速去除循环中的异常球蛋白及其轻链,减轻 MM 管型肾脏损害,对改善和恢复肾功能有益。

3. 肾移植 目前缺乏充分的循证医学证据。

住院检查与诊断

该病例确诊后给予 VAD(长春新碱、多柔比星、大剂量地塞米松)方案化疗。住院治疗 1 周后,突然出现恶心、呕吐、口渴、食欲缺乏,随后出现意识不清,呼之不应,大小便失禁。体格检查:血压 100/65mmHg,浅昏迷,压眶有反应,双瞳孔等大等圆。颈软,双肺呼吸音粗,未闻及干、湿啰音,心率 92 次/min,心律齐,腹平软,肝、脾肋下未触及,四肢肌张力减低,双侧病理征阴性。

血常规:血红蛋白 88g/L,红细胞计数 2.78×10^{12}/L,白细胞计数 6.5×10^9/L,血小板计数 245×10^9/L,血沉 98mm/h。肾功能:血尿素氮 23.0mmol/L,肌酐 465μmol/L。电解质:血钾 3.5mmol/L,钠 135mmol/L,氯 97mmol/L,钙 4.0mmol/L,磷 1.3mmol/L。血清总蛋白 132g/L,白蛋白 32g/L,球蛋白 100g/L,白/球蛋白比值为 0.32,肝功能、血糖正常。尿常规:尿蛋白(++),尿糖(−),酮体(+)。

临床诊断:MM、MM 肾损害、高钙危象。给予适量补液,氢化可的松 300mg/d 静脉滴注,呋塞米 80mg/d 静脉推注,每日尿量维持在 2 500ml 左右。3d 后,意识恢复,复查血钙 2.74mmol/L,血尿素氮 8.5mmol/L,肌酐 216μmol/L,病情平稳。

【问题 14】高钙血症该如何治疗?

思路 高钙血症的治疗包括以下几点:

1. 轻度高钙血症

(1)进食钙含量低而富含草酸盐和磷酸盐的食物,减少肠道吸收钙,保证钠摄入量和水摄入量。

(2)利尿剂:口服呋塞米。

(3)磷酸盐:每日口服磷酸钠 1~2g,或口服磷酸盐合剂(配制法:磷酸氢二钠 3.66g,磷酸二氢钠 1g,加水到 60ml),肾功能不全患者口服量应低于每日 60ml,长期服用可致异位钙化。

(4)激素:泼尼松 30~60mg/d。

(5)二磷酸盐:如帕米膦酸钠 60mg,静脉滴注,用 1 次;或 30mg/d,静脉滴注,连用 2d。

(6)降钙素:5~10IU/kg,经皮下或肌内注射 1~2 次,也可鼻喷雾剂 200~400IU,分次给予,主要不良反应有恶心、面部潮红。

2. 高钙危象

(1)补液:危象者常有脱水,一般补液 3 000~5 000ml/d,但需根据心功能和尿量调整,首先补生理盐水,不但纠正脱水,而且增加肾脏排钠、排钙。

（2）利尿剂：容量补足后，静脉推注呋塞米 40~80mg，必要时 2~6h 后重复。

（3）肾上腺皮质激素：可静脉使用甲泼尼龙 40~80mg。

（4）降钙素：5~10IU/kg，缓慢静脉滴注 6h 以上。

（5）严重高钙血症可应用低钙透析。

知识点

高钙血症的临床表现

血钙增高所引起的症状可影响多个系统：①中枢神经系统可出现记忆力减退、情绪不稳定、轻度个性改变、抑郁、嗜睡，有时由于症状无特异性，患者可被误诊为神经症。②神经肌肉系统可出现倦怠，四肢无力，以近端肌肉为甚，可出现肌萎缩，常伴有肌电图异常。当血清钙浓度 >3mmol/L 时，容易出现明显精神症状如幻觉、狂躁，甚至昏迷。③消化系统可表现为食欲减退、腹胀、消化不良、便秘、恶心、呕吐；约 5% 患者有急性或慢性胰腺炎发作；也可引起顽固性消化性溃疡，除十二指肠球部外，还可发生胃窦、十二指肠球后溃疡，甚至十二指肠降段、横段或空肠上段等多处溃疡。④软组织肌腱、软骨等钙化，可引起非特异性关节痛。⑤皮肤钙盐沉积可引起皮肤瘙痒。严重病例可出现高钙危象，伴明显脱水，威胁生命。

随　访

治疗 2 周后，肾功能恢复正常，患者出院。院外继续使用 VAD 方案化疗共 6 个疗程，完全缓解后使用沙利度胺、帕米膦酸二钠维持治疗。出院 1 个月后复查，尿常规：尿蛋白（++），白细胞（沉渣镜检）5 个 /HP；肾功能：尿素氮 5.7mmol/L，肌酐 98μmol/L，尿酸 367μmol/L；电解质：血钾 3.9mmol/L，钠 137mmol/L，氯 99mmol/L，钙 2.5mmol/L，磷 1.2mmol/L。

治疗 6 个月后随访，尿常规：尿蛋白（-），白细胞（沉渣镜检）2 个 /HP；24h 尿蛋白定量 0.15g。肝肾功能：肝功能正常，血白蛋白 38g/L，尿素氮 6.7mmol/L，肌酐 76μmol/L，尿酸 345μmol/L。电解质：血钾 3.8mmol/L，钠 139mmol/L，氯 98mmol/L，钙 2.4mmol/L，磷 1.4mmol/L。

1 年后随访无复发。

【问题 15】该病例的预后如何？

思路　该病例患者为老年男性，病程较短，病理上表现为典型的管型肾病，伴骨髓瘤性肾小球硬化；各项检查可排除其他继发性肾病；初始发病时表现为大量蛋白尿，伴肾功能不全，经正规治疗后，肾功能恢复正常，尿蛋白转阴。其远期预后往往不受影响。

知识点

MM 肾病的预后

肾功能损害的发病与轻链蛋白排出量有关，当 24h 轻链蛋白尿 >1.0g 时，最终 98% 患者有肾小管功能受损。有文献报道，24h 轻链排泄量 <0.05g，仅 7% 患者发生肾衰竭；24h 轻链排泄量在 0.05~2.0g，肾衰竭发生率为 17%；24h 轻链排泄量 >2.0g，则 39% 患者发生肾衰竭。

超过半数肾损害患者经治疗后肾功能可完全或部分恢复，且恢复多发生在 3 个月以内，3 个月内肾功能恢复正常者其远期预后往往不受影响。因此对肾功能损害者早期合理治疗十分重要。

【MM 肾损害诊断及治疗流程】(图 4-7-2)

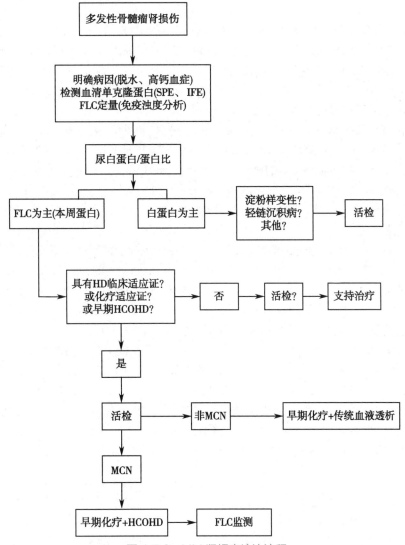

图 4-7-2 MM 肾损害诊治流程

SPE. 血清蛋白电泳；IFE. 免疫固定电泳；FLC. 游离轻链；HD. 血液透析；
HCOHD. 高截留量血液透析；MCN. 骨髓瘤管型肾病。

(胡 昭)

推荐阅读文献

[1] 陈世伦, 武永吉 . 多发性骨髓瘤 . 北京：人民卫生出版社 , 2010.

[2] 陈香美 . 临床治疗指南：肾脏病学分册 . 北京：人民卫生出版社 , 2011.

[3] 葛均波, 徐永健 . 内科学 . 8 版 . 北京：人民卫生出版社 , 2013.

[4] 钟赟, 袁振刚, 傅卫军 . 多发性骨髓瘤肾损害早期评估的探讨 . 中华血液学杂志 , 2012, 33 (10): 819-822.

[5] 朱晓明, 程辉 . 多发性骨髓瘤肾损害的临床分析 . 临床肾脏病杂志 , 2013, 13 (5): 205-207.

[6] EVANGELOS T, EIRINI K. Cystatin-C is an independent prognostic factor for survival in multiple myeloma and is reduced by bortezomib administration. Haematologica, 2009, 94 (3): 372-379.

[7] NÜCKWL H, LANGER C, HERGET-ROSENTHAL S. Prognostic significance of serum cystatin C in multiple myeloma. Int J Hematol, 2012, 95 (5): 545-550.

第八节 高尿酸性肾病

尿酸是嘌呤复合物代谢的终产物。人体产生的尿酸 1/3 通过肠道排泄,2/3 通过肾脏排泄。正常嘌呤饮食状态下,非同日两次空腹检测血尿酸水平,男性 >420μmol/L(7mg/dl),女性 >360μmol/L(6mg/dl),即可诊断高尿酸血症(hyperuricemia,HUA)。高尿酸血症的病因包括尿酸产生增多和 / 或肾脏排泄减少。肾脏对尿酸排泄效率的下降所致病因,占原发性或继发性高尿酸血症发病的 85%~90%。高尿酸性肾损害可分为急性尿酸性肾病、慢性尿酸性肾病和尿酸性肾结石几种类型。

1. **急性尿酸性肾病**(acute uric acid nephropathy) 是由于大量尿酸释放超过近端肾小管的重吸收能力,尿酸结晶沉积于肾小管引起的急性寡尿型 AKI。临床上主要见于恶性肿瘤如淋巴瘤、白血病等放化疗引起的 AKI。患者伴有显著的高尿酸血症,血尿酸水平通常高于 893μmol/L(15mg/dl)。由于大量组织细胞崩解,患者常合并其他电解质紊乱,如高钾血症、高磷血症等,表现为肿瘤溶解综合征(tumor lysis syndrome)。急性尿酸性肾病的防治:水化、碱化尿液,别嘌醇或非布司他降低尿酸,必要时给予血液净化治疗。如果治疗及时,AKI 可完全恢复,预后良好。

2. **慢性尿酸性肾病**(chronic urate nephropathy) 是由于尿酸盐在肾脏间质中沉积诱发慢性炎症反应和肾间质慢性纤维化。肾脏的临床表现为慢性小管间质损害,早期表现隐匿,逐渐出现尿浓缩功能下降,夜尿增多,尿沉渣无有形成分,尿蛋白阴性或微量,后逐渐出现 CKD。早期肾小球滤过功能尚正常时,尿酸的排泄分数增加,与其他肾脏病引起的继发高尿酸血症相鉴别。临床上,患者有长期高尿酸血症,反复发作痛风,逐渐发生的肾功能损害、尿常规变化不明显者,可疑诊慢性尿酸性肾病。

3. **尿酸性肾结石**(uric acid nephrolithiasis) 尿酸性肾结石在所有类型的肾结石中占 5%~10%。导致尿酸性肾结石形成关键的理化因素是持续性酸性尿。肾绞痛伴或不伴血尿可以是尿酸性肾结石的主要临床表现。部分患者为体检时发现结石。尿酸性结石 X 线不显影,为阴性结石。通过对结石进行化学成分分析可最终确立诊断。尿酸性肾结石的治疗原则是降低血尿酸水平和提高尿酸在尿液中的溶解度。对于无症状肾结石,首先选用水化和适当碱化尿液使单纯尿酸成分的结石溶解,将尿液 pH 控制在 6.2~6.8,通过大量饮水将尿量提高到 24h 内 2L 以上。对于较大的结石,可能需要采用侵入性手段治疗。

门诊病历摘要

患者,男性,55 岁。主因"反复发作性右侧跖趾关节肿痛 20 年,发现肌酐升高 6 个月"就诊。患者 20 年前饮酒后出现右侧第一跖趾关节肿痛,伴局部皮温升高、发红和第一跖趾关节活动受限,累及单侧关节。在当地医院查血尿酸为 560mmol/L,诊断为"痛风",予对症治疗后缓解。后反复饮酒后出现发作性关节肿痛,2~3 次 / 年,由单关节发展为双侧指关节、腕关节等多关节受累,自行间断服用镇痛药及别嘌醇片。1 个月前患者体检时发现肌酐升高,198μmol/L,伴夜尿增多。尿常规示:尿蛋白(+),尿红细胞(-);24h 尿蛋白定量:0.64g。考虑"CKD 3 期"。予"尿毒清"5g,3 次 /d,口服。

高血压病史 2 年,血压最高 180/110mmHg,服用氨氯地平(5mg,1 次 /d)治疗,平日血压为 160/80mmHg。否认糖尿病、脑血管疾病病史。吸烟史 30 年,每日 2 包。饮酒史 30 年,饮啤酒 1~2 瓶 /d。否认家族遗传病史。

【问题 1】高尿酸血症、痛风患者合并高血压及肾功能受损,问诊要点应包括哪些?

思路 问诊要点包括患者饮食生活习惯;是否服用影响尿酸代谢的药物,镇痛药服用的剂量和频率;是否服用不明中草药;肾脏损害表现(夜尿增多、泡沫尿、水肿等)及其与痛风、高血压出现的先后顺序;是否伴有其他心脑血管疾病及代谢综合征;是否有心脑血管病的危险因素;是否有高尿酸血症等的家族史。

> **知识点**
>
> 1. 高尿酸血症的定义 正常嘌呤饮食、非同日两次空腹检测,男性血尿酸水平 >420μmol/L(7mg/dl),女性血尿酸水平 >360μmol/L(6mg/dl)为高尿酸血症。

2. 高尿酸血症的病因

(1)尿酸合成增多:①淋巴及骨髓增生性疾病、恶性肿瘤、溶血性贫血、肥胖、组织缺氧、银屑病等;②高嘌呤饮食、饮酒、果糖摄入过多、细胞毒性药物。

(2)尿酸排泄下降:①慢性肾功能不全、糖尿病酮症酸中毒、乳酸酸中毒、脱水、铅中毒;②影响尿酸排泄的药物,如噻嗪类利尿药、环孢素A、乙胺丁醇、吡嗪酰胺、烟酸等;③家族性青少年性高尿酸性肾病(FJHN)等。

3. 高尿酸血症的危害 ①尿酸盐结晶沉积相关疾病:急性尿酸性肾病、慢性尿酸性肾病和尿酸性肾结石;②非尿酸盐结晶沉积类疾病:原发性高血压、心脑血管疾病和胰岛素抵抗等。

4. 高尿酸血症分型

(1)高尿酸血症可分为产生过多型和排泄不良型。低嘌呤饮食5~7d,24h尿尿酸排泄<600mg,为排泄不良型。低嘌呤饮食5~7d,24h尿尿酸排泄>600mg;或一般饮食状况下,24h尿尿酸排泄>800mg,为产生过多型。

(2)以肌酐清除率(Ccr)校正的高尿酸血症分型。尿酸在肾小球可自由滤过,它在成人肾小管中的重吸收率约90%,因此尿酸清除率与肌酐清除率比值约10%。血尿酸水平的升高应该与血肌酐水平相一致。根据尿酸清除率(Cua)与Ccr的比值可分为:① Cua/Ccr>10% 为尿酸生成过多型;② Cua/Ccr<5% 为尿酸排泄不良型;③ Cua/Ccr 在 5%~10% 为混合型。

【问题2】该患者体格检查要点包括哪些?

思路 由于高尿酸血症常累及关节、肾脏、心脑血管等系统,体格检查时应重点关注体温、血压、心律、心率和体重指数;全身关节尤其是小关节有无红肿热痛、受累关节数目、分布、有无对称性,是否有关节畸形、活动受限等;耳郭、手、足等有无痛风石等;需特别关注有无水肿、贫血、心力衰竭等表现。

该患者轻度贫血貌,双侧指关节、腕关节、手背部和跖趾关节可触及多处硬质结节,呈黄白色,黄豆米粒大小,质硬无压痛。心脏不大,双肺未闻及干、湿啰音。双下肢无水肿。

知识点

1. 痛风的病因和发病机制 痛风又称单钠尿酸盐结晶沉积病(monosodium urate crystal deposition disease),是由于尿酸盐在体液中达到饱和结晶析出,并进一步沉积在软组织和关节所导致的发作性炎性关节炎、慢性关节病变、痛风石和尿酸性肾结石。

2. 痛风发作的诱发因素 高脂饮食、饮酒、高嘌呤饮食、外伤、手术、饥饿、使用利尿剂等。

3. 痛风发作的临床表现 ①累及关节红、肿、热、痛和功能障碍。疼痛程度在12~24h达到高峰;早期痛风通常可在几日至几周内自行缓解。②第一次发作常为单关节受累,最常见受累关节为第一跖趾关节和膝关节。

4. 痛风的自然病程 ①痛风发作;②间歇期痛风;③慢性痛风性关节炎和痛风石形成。

5. 痛风发作的鉴别诊断 脊柱关节炎、类风湿关节炎、焦磷酸钙性晶体关节炎(calcium pyrophosphate crystal arthris,CPPA)、化脓性关节炎等。

【问题3】该患者需进一步完善哪些实验室检查?

思路 入院后完善实验室检查,行血常规、尿常规、便常规、肝肾功能、电解质、血脂、PTH、肾素血管紧张素醛固酮等测定、24h尿尿酸、尿肌酐定量、24h尿蛋白定量及圆盘电泳、尿NAG、肾小管酸化功能;风湿抗体、免疫全项、感染及肿瘤标志物、血沉、抗链球菌溶血素O、血尿本周蛋白;胸片、心电图、肾脏超声、腹部超声,受累关节X线检查、眼底检查、心脏彩超。

住院诊治经过

入院后检查结果如下。

血常规：血红蛋白95g/L。尿常规：尿比重1.008，尿pH 5.6，蛋白(+)，尿红细胞(-)。便常规正常。肝功能正常。肾功能：尿素氮14.6mmol/L，血肌酐207μmol/L，尿酸760μmol/L。电解质：钾4.5mmol/L，钠138mmol/L，氯125mmol/L，钙2.15mmol/L，磷1.72mmol/L，AG 15mmol/L。CO_2结合力18mmol/L。24h尿蛋白定量0.67g，圆盘电泳提示小中分子蛋白为主。24h尿尿酸820mg。24h尿肌酐1 040mg。尿量2 000ml。尿NAG 42.8IU/(g·Cr)[参考值2~21.6IU/(g·Cr)]。尿酸化功能：pH 6.0，碳酸氢根10.46mmol/L(参考值<12.44mmol/L)，可滴定酸8.36mmol/L(参考值>9.57mmol/L)，铵(NH_4^+)20.24mmol/L(参考值>25.84mmol/L)。血肾素-血管紧张素-醛固酮(卧位)：肾素0.04μg/(L·h)[参考值0.05~0.79μg/(L·h)]，血管紧张素50.58ng/L(参考值28.2~52.2ng/L)，醛固酮0.04μg/L(参考值0.05~0.173μg/L)。免疫学指标：ANA(-)，抗dsDNA抗体(-)，抗ENA抗体(-)，ANCA(-)，抗GBM抗体(-)。免疫球蛋白：正常范围。血沉、抗链球菌溶血素O正常范围。尿本周蛋白、乙肝五项及丙肝抗体均阴性。肿瘤标志物均正常。空腹血糖4.6mmol/L；总胆固醇5.8mmol/L，甘油三酯2.1mmol/L；PTH 60ng/L。

心电图：Ⅱ、Ⅲ、aVF导联T波倒置。X线胸片：两肺纹理增多。腹部超声：肝、胆、胰、脾未见异常。肾脏超声：双肾实质回声增强，皮髓分界不清，左肾89mm×42mm，右肾88mm×38mm。X线片见双侧足部跖趾关节软骨缘有不整齐穿凿样透亮缺损。双侧眼底轻度动脉硬化。心脏彩超未见异常。

【问题4】该病例诊断思路及诊断是什么？

思路　该患者存在肾功能损害。首先应明确是急性还是慢性损害，分期，防治重点是什么；其次应明确导致该患者肾功能损害的病因；最后，应判断有无并发症或合并症。

1. 肾功能损害的急慢性鉴别要点和分期　该患者有痛风史20年，血压升高2年，发现血肌酐升高6个月，双肾体积变小，皮髓分界不清，结合存在肾性贫血、钙磷代谢紊乱及甲状旁腺水平升高，因此该患者符合慢性肾功能损害。根据CKD-EPI公式计算eGFR=30.2ml/(min·1.73m²)，分期为CKD 3期。

2. 探究CKD的病因　患者临床表现定位为慢性小管间质病变：夜尿增多、低比重尿、尿中有形成分不多，尿蛋白定量1g左右，以中小分子蛋白为主，属肾小管性蛋白尿，尿NAG增高及尿酸化功能受损均提示患者有肾小管间质损伤；其他继发因素，如血糖、风湿相关抗体、感染、肿瘤标志物均正常。

3. 病因鉴别　本例患者的病因鉴别中，应特别鉴别药物(镇痛药)肾损害及良性肾小动脉硬化症。后两者的肾脏损害也表现损害小管间质。鉴别要点：患者是否有长期大剂量服用镇止痛药的病史依据；是否同时合并心脏、脑、眼底的高血压靶器官的损伤证据。

4. 并发症或合并症　痛风发作、痛风石形成与高尿酸血症有关。肾性贫血及高磷血症是CKD的并发症。

根据患者症状体征及实验室检查，目前考虑诊断：CKD 3期；慢性尿酸性肾病；痛风；肾性贫血；高磷血症；高血压3级，极高危组。

知识点

1. 慢性尿酸性肾病的定义　由于尿酸盐在肾髓质间质沉积导致的非特异性的慢性肾脏损伤。

2. 慢性尿酸性肾病的临床特点　临床表现不具有特异性，表现为肾功能损害、轻度蛋白尿，尿管型通常为阴性，尿液分析通常表现为肾小管间质损害。

3. 慢性尿酸性肾病的病理特点　可见尿酸及尿酸盐晶体在肾实质内沉积，周围有白细胞、巨噬细胞浸润及纤维物质包裹，形成痛风石。肾间质纤维化，肾小球硬化，肾小动脉硬化。

4. 慢性尿酸性诊断　需要排除高血压、糖尿病、药物、过敏、风湿免疫性疾病、乙肝肝炎、肿瘤等其他继发原因导致的肾脏损害。并且其血尿酸增高程度不能用肾功能减退导致的继发性血尿酸增高解释。

【问题5】慢性高尿酸性肾病需与哪些合并血尿酸升高的疾病鉴别？如何鉴别？

思路　①其他病因导致的CKD所致的继发性血尿酸增高(表4-8-1)；②高尿酸血症患者常合并高血

压、糖尿病、代谢综合征,因此慢性高尿酸性肾病需与高血压肾损害、糖尿病肾病、代谢综合征肾损害相鉴别;③高尿酸血症伴痛风患者可能长期服用镇止痛药等肾损害药物,因此痛风性肾病需与药物性肾损害相鉴别。

表 4-8-1　慢性高尿酸性肾病与慢性肾脏病所致血尿酸增高的鉴别

项目	慢性高尿酸性肾病	慢性肾脏病所致血尿酸增高
病史	先有反复发作的高尿酸血症及痛风,后出现肾功能损伤的表现	多无痛风史,多先有慢性肾脏病病史
性别	男性多见	男女比例相似
临床表现	多为肾小管间质损害表现,如夜尿增多、多尿、尿渗透压低、尿铵减少、尿酶增加、小分子蛋白尿等	多为原发或继发性肾脏疾病的临床表现,由高血压引起者常伴有心、脑、血管等靶器官损害
血尿酸水平	血尿酸升高可发生于肾功能正常时	血尿酸升高继发于肾功能不全
尿尿酸排泄	即使发生慢性肾衰竭,尿尿酸排泄仍无明显减少	尿尿酸排泄减少
肾结石	多伴有尿酸性结石	少见

【问题 6】该患者应遵循哪些治疗原则?

思路　包括一般治疗、降尿酸治疗、CKD 的一体化治疗、并发症与合并症的治疗。

1. 一般治疗

(1)饮食治疗:低嘌呤饮食,低盐(<3g/d),低磷、优质低蛋白饮食[0.6~0.8g/(kg·d)];热量摄入达到 35kcal/(kg·d),加 α- 酮酸。

(2)多饮水、碱化尿液:碳酸氢钠 1.0g,每日 3 次;每日维持 1.5~2L 的尿量。

2. 高尿酸血症的治疗

(1)低嘌呤饮食。

(2)减少尿酸生成:如非布司他 20mg,1 次 /d,或别嘌醇 0.1g,1 次 /d。

3. 并发症与合并症的治疗

(1)纠正贫血:EPO 皮下注射,可加用铁剂。

(2)控制高血压:调整降压方案优化血压控制。

(3)慢性肾脏病 - 矿物质和骨异常(CKD-MBD):低磷饮食,磷结合剂控制高磷血症。

(4)痛风急性发作的治疗。

4. CKD 的一体化治疗　参见第十三章。

知识点

1. 高尿酸血症的饮食原则见表 4-8-2。

2. 痛风急性发作的一线治疗药物包括非甾体抗炎药、口服激素、秋水仙碱等。

3. 降尿酸的药物主要包括别嘌醇、非布司他、苯溴马隆和丙磺舒(表 4-8-3)。

表 4-8-2　高尿酸血症患者的饮食原则

原则	具体指导
避免	内脏等高嘌呤食物(肝、肾等动物内脏)
	高果糖谷物糖浆的饮料或食物
	高蛋白饮食
	酒精(尤其是啤酒,也包括白酒)
	辛辣食物:辣椒、大蒜、韭菜

续表

原则	具体指导
限制	牛、羊、猪肉
	富含嘌呤的海产品(虾蟹、贝类)
	整份的天然甜果汁
	食用糖,如甜饮料、甜品
	红酒
	高脂,尤其是高胆固醇食品
鼓励	低脂或无脂食品
	新鲜蔬菜、水果
	杂粮
	多饮水
	低蛋白饮食

表 4-8-3 降尿酸药物

药物名称	主要机制	应用时机	副作用	禁忌
苯溴马隆	抑制尿酸盐在近端肾小管的主动再吸收,增加尿酸盐的排泄,降低血尿酸水平	尿酸排泄不良型或混合型	可出现胃肠不适、腹泻、皮疹等,较为少见。罕见肝功能损害	对本品过敏;严重肾功能受损及泌尿系结石患者;孕妇及哺乳期妇女
丙磺舒	抑制尿酸盐在近曲肾小管的主动再吸收,增加尿酸盐的排泄,降低血尿酸水平	尿酸排泄不良型或混合型	胃肠道反应,如恶心、呕吐等;过敏;偶引起白细胞减少、骨髓抑制、肝坏死等	对磺胺类药过敏者;严重肾功能受损及泌尿系结石患者;孕妇及哺乳期妇女
别嘌醇	通过抑制黄嘌呤氧化酶的活性,减少尿酸生成	尿酸生成过多型或混合型	包括胃肠道症状、皮疹、肝功能损害、骨髓抑制等,应予监测。偶有发生严重的"别嘌醇超敏反应综合征",剥脱性皮炎等	对本品过敏、严重肝肾功能不全和明显血细胞低下者禁用;HLA-B*5801 阳性者禁用
非布司他	通过抑制黄嘌呤氧化酶的活性,减少尿酸生成	尿酸生成过多型或混合型	肝功能异常、恶心、关节痛、皮疹	禁用于正在服用硫唑嘌呤、巯嘌呤的患者

【问题 7】高尿酸血症患者血尿酸应控制在多少?

思路 伴有肾功能损伤患者的最佳血尿酸水平,目前尚无定论。对于无痛风发作患者,血尿酸建议控制在 360μmol/L 以下;有反复痛风发作的患者,将血尿酸控制在 300μmol/L 以下有助于防止痛风反复发作。

随 访

治疗 1 个月后回访。血压 140/90mmHg,生命体征平稳。复查电解质、肝功能正常,血肌酐 198μmol/L,血尿酸 415μmol/L。出院 6 个月后复查,痛风无发作。血压 135/80mmHg;血肌酐 183μmol/L,血尿酸 320μmol/L,钾 4.0mmol/L,血红蛋白 105g/L;肝功能正常;尿常规:尿蛋白(+/-)。

【问题 8】该患者的预后如何?

思路 该患者诊断为 CKD 3 期,病因为慢性高尿酸性肾病,已出现肾性贫血等并发症,且合并有痛风、高血压。经规范治疗,患者的血尿酸、血压、贫血及痛风等控制良好,CKD 进展相对较缓慢,近期预后可。但 CKD 是持续进展疾病,目前治疗只能延缓疾病的进展,该患者远期会进展为 CKD 5 期而需要肾脏替代治疗。

【降尿酸药物治疗流程】(图 4-8-1)

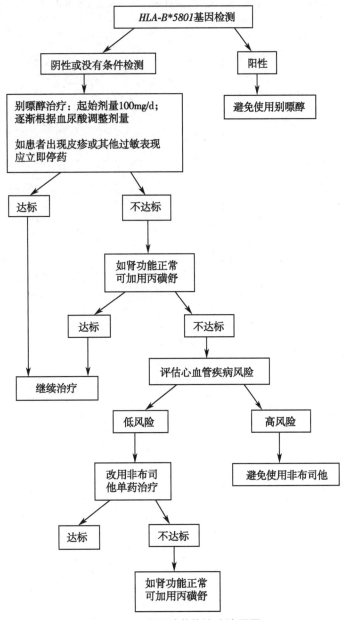

图 4-8-1　降尿酸药物治疗流程图

(陈　崴)

推荐阅读文献

[1] 中国慢性肾脏病患者合并高尿酸血症诊治共识专家组 . 中国慢性肾脏病患者合并高尿酸血症诊治专家共识 . 中华肾脏病杂志 , 2017, 33 (06): 463-469.

[2] 中华医学会风湿病学分会 . 2016 中国痛风诊疗指南 . 中华内科杂志 , 2016, 55 (11): 892-899.

[3] JOHNSON R J, NAKAGAWA T, JALAL D, et al. Uric acid and chronic kidney disease: which is chasing which? Nephrol Dial Transplantat, 2013, 28 (9): 2221-2228.

［4］KENNY J E S, GOLDFARB D S. Update on the pathophysiology and management of uric acid renal stones. Curr Rheumatol Rep, 2010, 12 (2): 125-129.

［5］LIU B, WANG T, HN Z, et al. The prevalence of hyperuricemia in China: A meta-analysis. BMC Public Health, 2011, 11 (1): 832.

［6］PUDDU P, PUDDU GM, CRAVERO E, et al. The relationships among hyperuricemia, endothelial dysfunction, and cardiovascular diseases: Molecular mechanisms and clinical implications. J Cardiol, 2012, 59 (3): 235-242.

第五章　肾小管间质疾病

肾小管间质(tubulointerstitial)这一术语虽然主要是指肾间质,但同时也强调了肾小管经常在肾间质疾病中受累。因此,经常将肾间质疾病与肾小管疾病一起讨论,称为肾小管间质疾病(tubulointerstitial disease)。肾小管间质疾病又可分为肾小管炎症性疾病与肾小管功能异常两类,两者经常相互掺杂。

肾小管间质炎症性病变即为间质性肾炎(tubulointerstitial nephritis, TIN),其病理改变为肾间质炎症细胞浸润、纤维化等,分为急性及慢性间质性肾炎。间质性肾炎可原发于肾小管间质(原发性间质性肾炎),也可继发于原发性肾小球或肾血管疾病、梗阻性肾病、尿路上行感染导致的肾盂肾炎(继发性间质性肾炎)。间质性肾炎是几乎各种进展性肾脏疾病最终通向终末期肾病的共同通路,是最常见的肾脏损伤形式。间质性肾炎常常伴随肾小管功能异常。

肾小管功能异常,则主要表现为水电解质紊乱、RTA 及与肾小球滤过功能不平行的贫血等,病理检查结果不一定与功能改变平行。其病因常常为间质性肾炎等。

第一节　急性间质性肾炎

急性间质性肾炎(acute interstitial nephritis, AIN)又称急性肾小管间质性肾炎,是由多种原因引起的急性间质损伤。原发于肾小球和肾血管的疾病也可继发肾小管间质损伤,此类疾病不在本章讨论范围。

AIN 的病因多样,常见原因包括药物、感染、自身免疫性疾病、肾移植排异及特发性 AIN(TINU 综合征)。造成 AIN 的药物以青霉素/头孢霉素族、非甾体抗炎药(non-steroid anti-inflammatory drugs, NSAIDs)等较为常见。随着医学的发展,质子泵抑制剂(proton pump inhibitor, PPI)造成的肾损伤日渐增多也需要引起重视。同样,随着各种抗肿瘤药物的开发应用,药物造成的肾间质损害临床也不少见。典型者可伴随"皮疹、关节痛、嗜酸细胞增多"三联征。

AIN 起病较为急骤,肾功能损害伴随肾小管功能障碍为其特点,可分别出现 RTA、肾性糖尿、氨基酸尿、低磷血症、血尿酸降低等,严重者上述症状可同时出现,可达范科尼综合征;这类患者尿检中 24h 蛋白量常在 2g 以下,血尿表现不突出,但可出现无菌性白细胞尿。

典型的病例根据用药史、感染史或全身疾病史,结合实验室检查结果进行临床诊断,确定诊断则依靠肾活检。肾脏病理是 AIN 诊断的重要依据,以肾间质炎性细胞浸润为突出表现,可伴炎症细胞浸润肾小管的小管炎改变;肾间质表现为水肿并可有局灶分布的肾小管上皮细胞损伤,肾小球及肾血管多无受累或病变较轻。

AIN 的治疗,首先应积极去除病因、停用可疑药物;在此基础上给予支持治疗,监测生命体征及尿量;保持体内容量平衡;纠正水电解质紊乱;加强营养支持治疗;避免感染,对于合并 AKI 患者,必要时可给予短期肾脏替代治疗。对于非感染性 AIN,可短期给予中等至小剂量激素治疗。

AIN 预后依病因及病情轻重而定,多数药物相关性 AIN 预后良好,在去除诱因后急性损伤的肾功能将逐渐恢复正常。AIN 预后不良的因素有:①既往有 CKD 的患者;②起病年龄大,尤其是伴有高血压、糖尿病者;③肾小管上皮细胞受损严重;④肾间质炎性细胞弥漫性浸润;⑤肾衰竭持续时间长,病程迁延者;⑥肾间质病变为纤维化改变。

门诊病历摘要

患者,女性,35 岁,公司职员。因"眼红伴眼痛半年,尿检异常 2 周"入院。患者半年前,出现左眼球结膜发红、左眼疼痛,伴视物模糊,于外院就诊,行眼科检查及测血沉 68mm(第 1 小时末);诊为"左眼虹膜睫状体炎"，予酸泼尼松龙滴眼液、复方托吡卡胺滴眼液治疗症状好转。但停药后类似症状反复发作。

2周前，来门诊就诊，查血常规血红蛋白108g/L；尿常规：尿比重1.020，葡萄糖28mmol/L，蛋白1g/L，红细胞80/μl，白细胞70/μl；肾功能：肌酐139μmol/L，尿素氮7.93mmol/L，二氧化碳结合力20mmol/L，钾3.8mmol/L，尿酸108μmol/L，葡萄糖4.8mmol/L，超敏C反应蛋白3.06mg/L；转入肾内科就诊。发病以来夜尿较前增多，每晚2~3次，否认尿频、尿急、尿痛，自发病以来体重减轻3kg。既往体健，否认家族肾脏病病史，否认食物和药物过敏史。

【问题1】青年女性，尿检提示白细胞尿伴镜下血尿、蛋白尿，问诊和体格检查时应注意什么？

思路1　青年女性为泌尿系统感染易患人群，尿检出现白细胞尿时，应当首先排查泌尿系统感染。问诊时应注意询问：①泌尿系统刺激症状，即尿频、尿急、尿痛，有助于明确有无下尿路感染；②下尿路感染症状不突出者，还应询问有无发热、恶心、腹痛等上尿路感染可出现的伴随症状。体格检查应注意有无肾区叩痛。

思路2　尿中白细胞增多，伴随血尿、蛋白尿，在除外泌尿系统感染后，还需要注意询问肾小球肾炎相关的症状，如水肿、尿量减少。尤其在青年女性中，需询问继发性肾小球肾炎，如免疫系统疾病等症状，如皮疹、关节痛。

该患者入院体格检查：体温36.3℃，心率70次/min，测血压110/70mmHg，体重60kg。全身皮肤未见皮疹，球结膜充血，关节无红肿、变形，心肺未见明显异常，双肾区无叩痛，双下肢无水肿。

【问题2】该患者存在哪些异常症状、体征与实验室检查结果，提示哪个系统疾病？

思路　就诊过程主要阳性发现包括以下几点：症状方面为夜尿增多；实验室检查异常包括尿糖阳性、白细胞尿、蛋白尿、轻度贫血、血肌酐升高、血尿酸降低、二氧化碳降低、血沉和C反应蛋白升高。重要的阴性提示：血压正常，无水肿改变，无糖尿病病史，血糖正常。

根据患者尿检异常及肾功能异常，定位于肾脏疾病。而无高血压、水肿症状，存在夜尿增多，多项肾小管重吸收指标异常，贫血程度较肾功能下降更加显著，则提示肾脏疾病定位于在肾小管间质。炎症指标升高提示存在炎性或免疫相关疾病。

【问题3】下一步应行哪些实验室和/或影像学及有创检查？

思路　泌尿系统感染方面评估应完成清洁中段尿培养。肾小管疾病评估：24h尿蛋白定量、尿蛋白电泳区分肾小球与小管来源的蛋白尿、肾小管损伤标志物测定、血气分析。病因评估：血嗜酸性粒细胞、免疫球蛋白、补体、自身抗体、血尿固定免疫电泳、IgG亚型。肾脏超声检查及肾脏穿刺活检。

完善检查：嗜酸性粒细胞正常。24h尿蛋白定量1.16g，尿蛋白电泳T-P 60%，血β_2微球蛋白2.93mg/L，尿β_2微球蛋白50.3mg/L，血IgG 23g/L，C3、C4正常，HLA-B27(−)，ANA(−)，抗ENA抗体(−)，血尿固定免疫电泳均(−)，IgG4水平正常。糖化血红蛋白5.6%。动脉血气：pH 7.38，PCO_2 35mmol/L，碳酸氢根18mmol/L，AG 10mmol/L。清洁中段尿培养阴性。

【问题4】根据患者的临床表现和实验室检查结果，该患者可能的诊断是什么？

思路　根据患者临床特点，青年女性，既往无肾脏疾病基础，出现肾功能异常伴中等量小管性蛋白尿、白细胞尿，肾小管功能异常（肾性糖尿、低尿酸血症、AG正常的代偿性代谢性酸中毒），无高血压及水肿，初步诊断患者为AIN。

知识点

AIN是以肾间质水肿和炎性细胞浸润为主要病理表现，肾小球及肾血管多无受累或病变较轻；以肾小管功能障碍，可伴或不伴肾小球滤过功能下降为主要临床特点的一组临床病理综合征。

原发于肾小球和肾血管的疾病也可导致肾小管间质损伤，称为继发性AIN，其与无肾小球、肾血管疾病基础的AIN（原发性AIN）的鉴别见表5-1-1。

表 5-1-1　原发性 AIN 与继发性 AIN 鉴别要点

	原发性 AIN	继发性 AIN
尿检	24h 尿蛋白 <2g，红细胞少见	24h 尿蛋白 >2g，红细胞明显
临床表现	肾小管功能受损突出，可伴随电解质紊乱，贫血程度可严重于肾功能下降水平	肾炎或肾病综合征 可存在肾脏外表现，特殊抗体
肾脏病理	无明显肾小球和肾血管病变	肾间质病变与肾小球和肾血管病变存在分布上的关联
常见病因	药物、感染、免疫、代谢、理化、遗传	原发性肾小球肾炎：FSGS、IgA 肾病、MPGN 继发性肾小球肾炎：狼疮性肾炎、糖尿病肾病、高血压肾损害、骨髓瘤肾病等

注：AIN，急性间质性肾炎；FSGS，局灶节段性肾小球硬化；MPGN，膜增生性肾小球肾炎。

【问题 5】该患者肾功能改变还需要做哪些鉴别诊断？

思路　应主要进行 AKI 的鉴别诊断，主要包括急性肾小管坏死、急进性肾小球肾炎。

1. 急性肾小管坏死　有明确肾缺血诱因或肾毒性药物应用病史，多数临床可见少尿期、多尿期、恢复期演变。无皮疹、关节痛等全身表现，无血嗜酸性粒细胞升高、白细胞尿实验室检查改变。

2. 急进性肾小球肾炎或急性肾小球肾炎　多有不同程度的水肿及血压升高，尿蛋白量较多，血尿突出。部分可由抗 GBM 抗体、ANCA、ANA 等特异相关抗体。

【问题 6】该患者如何确诊？

思路　当临床出现非少尿型急性肾损伤（AKI），伴随显著肾小管功能异常，无肾炎综合征或肾病综合征表现时，可初步确定 AIN。再根据近期用药史、有无感染表现、是否合并系统性疾病相应表现，作出进一步判断。最终确诊则依靠肾活检。

患者入院完善术前准备后行肾脏穿刺活检术。

【问题 7】AIN 病理改变如何？

思路　AIN 病理主要表现为肾间质灶状或弥漫分布的单个核细胞（淋巴及单核细胞）浸润，尤其是皮质部，还可见嗜酸性粒细胞（尤其在药物引起者中）和少量中性粒细胞存在。炎症细胞还可侵入小管壁，引起小管炎。间质常有水肿，急性期并无纤维化；除少数可有系膜细胞增多外，肾小球及血管常正常。免疫荧光检查多为阴性。

个别特殊原因导致 AIN 略有不同：①非甾体抗炎药导致的 AIN 患者肾小球在光镜下无明显改变，电镜下可见肾小球上皮细胞足突融合，与 MCD 病理相似；②军团菌感染、血吸虫、疟原虫及汉坦病毒感染者光镜下还可见系膜细胞增生改变，免疫荧光可见 IgG、IgM 或 C3 在肾小球系膜区团块样沉积。

患者肾脏活检病理结果见图 5-1-1。免疫荧光：阴性。光镜：肾小球无明显系膜细胞增多、血管袢开放好，肾小管无明显萎缩，肾间质大量成片淋巴及单核细胞浸润，仅有少量慢性化纤维成分，小动脉无明显增厚及狭窄。符合 AIN。

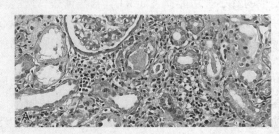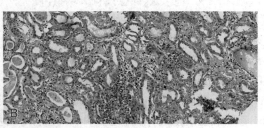

图 5-1-1　急性间质性肾炎

A. 肾间质单个核细胞浸润（箭头），间质轻度水肿（PAS 染色，×400）；B. 肾小管无明显萎缩，肾小管间质呈水肿改变、仅有少量纤维成分（Masson 染色，×200）。

【问题 8】AIN 病因如何,本例的病因诊断是什么?

思路 1 AIN 病因多种多样,其中药物、感染和免疫是常见原因。

1. **药物** 常见的药物包括镇痛药、非甾体抗炎药、抗生素(β- 内酰胺类、磺胺类、万古霉素)、利尿剂(噻嗪类、呋塞米)、抗惊厥药、环孢素 A、质子泵抑制剂、H₂ 受体阻断剂、中草药(关木通、广防己)。

2. **全身性感染** 包括布鲁氏菌病、白喉、军团菌感染、链球菌感染、支原体肺炎、传染性单核细胞增多症、巨细胞病毒病、钩端螺旋体病、梅毒和弓形体病等。

3. **原发肾脏感染** 包括肾盂肾炎、肾结核和肾真菌感染等。

4. **免疫性疾病** 包括继发结缔组织病(如 SLE、原发性干燥综合征、坏死性血管炎和 IgG4 相关疾病)和移植肾急性排异病等。

5. **特发性** 排除上述因素,多见于中年女性,可伴随虹膜睫状体炎。

思路 2 结合本例为青中年女性,无用药史及感染表现,可除外药物及感染导致的 AIN;免疫指标筛查阴性,自身免疫性疾病如 SLE、干燥综合征及 IgG4 相关疾病等可除外。最终,结合血清 IgG 升高、合并虹膜睫状体炎,诊断为特发性 AIN(TINU 综合征)。

【问题 9】AIN 发病机制有哪些?

思路 根据病因不同 AIN 发病机制略有不同,具体见表 5-1-2。

表 5-1-2 不同病因 AIN 发病机制比较

类型	发病机制
药物相关 AIN	肾毒性药物、过敏反应
感染相关 AIN	
微生物直接造成	接触感染源
感染导致的相关免疫反应	
免疫相关 AIN	自身免疫反应
特发性 AIN	肾脏自身免疫反应

注:AIN,急性间质性肺炎。

【问题 10】什么是特发性 AIN?

思路 特发性 AIN 是一种原因不明的 AIN,临床以非少尿性急性肾衰竭为主要特征,多见于女性、中青年患者。部分病例伴有单侧或双侧的眼葡萄膜炎史,称为肾小管间质性肾炎 - 葡萄膜炎(tubulointerstitial nephritis-uveitis,TINU)综合征。

1. **病因及发病机制** 尚未清楚,但多数学者认为其与异常免疫反应有关。肾间质浸润的炎性细胞为 T 细胞,而部分特发性 AIN 患者血液中可检出抗肾小管基底膜抗体或免疫复合物,因此推测体液免疫和细胞免疫都参与了发病过程。

2. **病理表现** 与其他 AIN 一致,无特异性。免疫荧光检查呈阴性;光镜改变为肾间质水肿、弥漫性淋巴细胞和单核细胞浸润。

3. **临床表现** 非少尿性急性肾衰竭,伴随突然出现的肾小管功能损害如 RTA、肾性糖尿、肾性氨基酸尿、轻度贫血等,多无水肿与高血压。1/3 的患者可合并眼葡萄膜炎。葡萄膜炎多于肾脏累及发病后数周至数月发生,以非肉芽肿型为主,易复发,也可在肾脏发病之前出现。同时存在非特异的临床表现,包括疲劳、不适、食欲减退、发热等。

4. **辅助检查** 除具备多数 AIN 共同表现外,TINU 综合征通常合并炎症反应表现,包括为白细胞增多、血沉加快、C 反应蛋白升高,常出现高 γ 球蛋白血症,眼科检查可见眼色素膜炎。

5. **诊断及鉴别诊断** 临床上突出表现为肾小管功能障碍(如糖尿阳性、低渗透压尿等)AKI 表现及轻度蛋白尿、血尿;无系统性疾病,3 个月内无用药或感染性疾病病史;肾组织活检病理检查见弥漫或多灶性炎性细胞(单核、淋巴细胞为主)浸润,肾小管上皮细胞变性坏死或灶状萎缩,而肾小球、肾血管相对正常;免疫学病理检查未见肾小管基底膜有免疫球蛋白沉着,据上述特点应考虑急性特发性 AIN。确诊 TINU 综合征,需存在眼部表现。如为伴有肉芽肿的 TINU 综合征,需与结节病、结核、韦格纳肉芽肿病鉴别。

6. 治疗及预后　单予激素治疗常即可获得显著的疗效,激素治疗 1~2 个月后肾功能多能恢复正常。激素剂量为中至大量,如泼尼松 40~80mg/d。此外还可考虑加用 CTX 等免疫抑制治疗。除外上述特殊治疗外支持治疗方面应保持水、电解质平衡,纠正代谢性酸中毒,防止发生其他并发症。若有急诊透析指征则应及时予透析治疗。

儿童患者大多预后较好。部分 TINU 综合征合反复发作,合并慢性纤维化肾病者的预后差,遗留有不同程度的肾功能异常。

【问题 11】AIN 治疗原则是什么? 预后如何?

思路　AIN 治疗原则为明确病因后尽早去除病因,支持治疗,防治并发症。如为药物因素导致应尽早停用可疑药物,如为感染相关则应积极控制感染。对于去除可疑因素后肾功能无恢复,或病理提示肾间质弥漫性炎症细胞浸润者,可给予中等剂量糖皮质激素,如泼尼松 30~40mg/d。如应用上述治疗后 2 周无缓解迹象,且肾脏病变以急性病变为主,可考虑加用细胞毒类药物,如 CTX 1~2mg/(kg·d)。糖皮质激素及免疫抑制剂可缩短病程。若为少尿型急性肾衰竭或出现严重高钾血症、酸中毒、急性心力衰竭者,则可能需肾脏替代治疗。

及时控制或去除病因,患者可望在数周至数月内有程度不等的恢复。部分患者可能残留永久性肾功能损害或演变成 CIN。

入院后给予泼尼松 50mg/d,明确诊断后,泼尼松减量至 40mg/d。2 周后,患者眼部症状完全缓解,复查血肌酐 95μmol/L。

(李雪梅)

推荐阅读文献

[1] GILBERT S J, WEINERD E, GIPSOND S, et al. National kidney foundation's primer on kidney diseases. 6th ed. Philadelphia: Saunders, 2014.
[2] TOAL M W, CHERTOW G M, MARSDEN P A, et al. Brenner and Rector's the Kidney. 9th ed. Philadelphia: Saunders, 2011.

第二节　慢性间质性肾炎

慢性间质性肾炎(chronic interstitial nephritis, CIN)是一组由多种病因引起的,临床表现为肾小管功能异常及缓慢进展的慢性肾功能不全,病理以不同程度肾小管萎缩、肾间质炎细胞浸润及纤维化病变为基本特征的临床病理综合征。

CIN 常见原因包括药物(解热镇痛药、含马兜铃酸类中草药、CNI)、代谢紊乱(高钙血症、高尿酸血症、低钾血症等)、自身免疫性疾病(干燥综合征、SLE、GPA、结节病、IgG4 相关疾病)、感染、尿路梗阻与反流、肿瘤及血液系统疾病等。

虽然病因不尽相同,但 CIN 的组织病理改变较为一致,包括肾小管上皮细胞损伤、肾小管上皮细胞呈扁平状、基底膜(glomerular basement membrane, TBM)增厚、肾小管萎缩、肾间质单个核细胞浸润,纤维化和瘢痕形成为区分 AIN 与 CIN 的特征。肾小球和血管的结构在疾病的早期时保存相对较好,但当疾病进展到肾纤维化和硬化时,其最终会受到牵累。

CIN 的临床表现常不突出,患者常因不明原因血肌酐升高或电解质与酸碱平衡紊乱就诊,可伴随肾小管功能损伤表现,包括肾小管重吸收功能障碍(糖尿、氨基酸尿、磷酸盐尿)、浓缩功能障碍(夜尿、多尿、低比重尿)。此外,患者常合并与慢性肾功能不全程度不成比例的贫血。

CIN 的治疗以对症支持为主,在去除可疑病因后,可按 CKD 一体化方案治疗,包括低蛋白饮食,维持水电解质平衡,纠正酸中毒和贫血。CIN 的预后与病因、肾间质病变及肾功能受损程度有关。干燥综合征、药物性间质性肾炎的预后相对较好,而镇痛药肾病、中毒性肾病的预后较差。

患者,男性,65岁,退休公务员,因"水肿、腹痛8个月"就诊。

患者8个月前无诱因出现眼睑及双下肢轻度可凹性水肿,伴下腹部疼痛、左侧较重,与排尿、排便及进食无关,未服用镇痛药。

4个月前,患者出现头晕、恶心,测血压150/90mmHg,外院予吲达帕胺及硝苯地平治疗,血压控制于130/80mmHg左右。

3个月前外院住院诊治,查血红蛋白85g/L。尿常规:蛋白(+),红细胞15~890个/μl。血生化:白蛋白38.9g/L,肌酐189μmol/L,尿素氮14.3mmol/L。泌尿系超声:右肾10.2cm×5.4cm×4.1cm,左肾10.6cm×5.3cm×4.3cm,双肾皮质回声增强,左肾积液伴左侧输尿管上段扩张;PET/CT:双肺多发斑片影,代谢增高,右侧局部胸膜增厚,双肾弥漫性肿大,摄取增高,左肾盂和上段输尿管积水,扩张输尿管下方炎性改变可能大,腹主动脉及双侧髂总动脉节段性摄取增高。予硝苯地平缓释片30mg 2次/d,倍他乐克25mg 2次/d,氢氯噻嗪12.5mg隔日1次治疗,血压控制在160/90mmHg,水肿消退,腹痛无缓解。

半个月前来院就诊。查血常规:白细胞计数5.08×10^9/L、血红蛋白90g/L、血小板计数158×10^9/L。尿常规:蛋白0.3g/L,红细胞80个/μl,正常红细胞比例95%。24h尿蛋白1.38g。肾功能:肌酐256μmol/L,尿素氮16.5mmol/L。血沉80mm/h。为进一步诊治收入院。发病以来,患者自觉乏力,食欲差,夜尿增多,夜尿量大于日尿量,体重下降10kg。

既往史:间断腰部酸痛8年。右眼复视3年,外院诊断黄斑病变。否认长期服药及重金属、毒物接触史。个人史:吸烟10余年,5支/d,戒烟8个月。入院体格检查:血压145/86mmHg,右腹股沟可及1枚2cm×1cm淋巴结,质韧、可活动、无压痛,双肺呼吸音清,无啰音,心脏无异常。腹软,左下腹轻压痛,无反跳痛,双肾区无叩痛,双下肢不肿。

【问题1】该患者病程中,存在夜尿增多伴乏力症状。此类患者问诊要点包括哪些?有何提示意义?

思路1　问诊要点主要包括夜尿次数,每次尿量有无增减,有无伴随尿频、尿急、尿痛、口渴、关节痛、乏力等,有无骨骼畸形;既往有无高血压、糖尿病、急慢性心力衰竭、肾盂肾炎、慢性肾炎、肾结石、低钾血症、甲状腺疾病等病史,特别强调有无长期使用镇痛药、中药、长期化学物品或重金属接触等病史。

思路2　夜尿增多是指夜尿量超过白天的尿量或夜尿持续超过750ml。根据不同病因,夜尿增多分为:①肾病性夜尿增多。因各种原因造成的肾脏损害,使肾脏浓缩稀释功能减退,致夜尿增多。常见于CKD患者,肾小管、间质受累为主的疾病较原发性肾小球疾病更加突出,如高血压肾病、间质性肾炎。②排水性夜尿增多。由于体内水潴留,特别是心功能不全时,晚上平卧后回心血量增多,肾血流量亦随之增多,尿量亦增加。常见于各种心脏病伴发心功能不全的患者。③膀胱及前列腺等外科疾病。④精神因素引起的夜尿增多。多以夜尿次数增多为主。因此,对夜尿增多的患者,应询问有无精神因素的影响,如紧张、焦虑等,有无心脏病史,有无急慢性心功能不全的表现,有无CKD病史,有无长期使用镇痛药、中药、长期化学物品或重金属接触等病史。此外,儿童及老年人,由于夜间抗利尿激素分泌相对较少,也可造成夜尿增多。

【问题2】根据患者病史与目前检查结果,肾功能损害的定位如何?

思路　患者总体病史大于3个月,病情缓慢加重,故时间上定位为CKD。

无肾病综合征表现;除血肌酐升高外,存在中等至少量蛋白尿、无明确肾小球源性血尿,伴随贫血、夜尿增多等肾小管功能减退表现,故空间定位上为肾小管间质损伤。

结合病史与肾脏损害部位,考虑CIN可能大。

知识点

CIN诊断要点

CIN起病隐匿,症状无特异性,存在以下情况应考虑CIN。

1. 存在CIN的诱因。

2. 临床表现　肾小管功能损害,如烦渴、多尿、夜尿增多,酸中毒及贫血程度与肾功能不平行。

3. 尿液检查 低比重尿,尿比重多低于1.015;24h尿蛋白定量≤2g,低分子蛋白尿,尿NAG升高,α_1微球蛋白升高,β_2微球蛋白升高,可有糖尿、氨基酸尿、磷酸盐尿。

需综合病史、体格检查、尿液及肾小管功能检查才能明确肾小管间质损害,确诊需要肾活检取得肾脏病理,CIN随着肾脏疾病的慢性化,肾活检风险较高,实施肾活检时应权衡风险收益比。

【问题3】如何诊断CIN?

思路 CIN起病隐匿,症状无特异性。存在以下情况应考虑CIN:①存在CIN的诱因,如长期服用镇痛药、慢性尿路梗阻等或存在可导致肾间质受损的系统性疾病(自身免疫性疾病或肿瘤)。②临床表现:起病隐匿,肾小管功能损害,如烦渴、多尿、夜尿增多,酸中毒及贫血程度与肾功能不平行。③尿液检查表现:低比重尿、尿比重多低于1.015;尿蛋白定量≤2g/d,低分子蛋白尿,尿NAG升高,α_1微球蛋白升高,β_2微球蛋白升高,可有糖尿、氨基酸尿等。

最终诊断,需要综合病史、体格检查、尿液及肾小管功能检查才能明确肾小管间质损害,确诊需要肾活检取得肾脏病理,CIN随着肾脏疾病的慢性化,肾活检风险较高,实施肾活检时应权衡风险收益比。

住院检查

入院后完善辅助检查,检查结果如下。

血常规:白细胞计数5.25×10^9/L,血红蛋白89g/L,血小板计数150×10^9/L;尿常规及沉渣:尿比重1.015,pH 6.0,蛋白0.3g/L,红细胞25个/μl,白细胞50个/μl;24h尿蛋白1.01g;尿蛋白电泳肾小球源性尿蛋白占30.1%、肾小管源性尿蛋白占69.9%;血生化:白蛋白34g/L,肌酐271μmol/L,尿素氮15.13mmol/L,尿酸401μmol/L,二氧化碳总量22.8mmol/L,钙2.16mmol/L,磷1.2mmol/L;血淀粉酶、脂肪酶均正常。

肾活检病理(图5-2-1):免疫荧光阴性。光镜:12个肾小球,6个肾小球球性硬化,肾小球细胞数轻度增多,可见节段性系膜细胞增生和系膜基质增多。大部分毛细血管袢开放良好,部分GBM变性、皱缩伴肾小囊腔扩张、囊壁纤维化。肾小管上皮细胞可见空泡变性。可见弥漫分布的肾小管基底膜增厚和肾小管萎缩,管腔内可见白蛋白管型。大部分肾小管正常结构消失,代之以弥漫的纤维化,伴有大量密集的单个核为主的炎症细胞浸润。部分肾内小血管管壁增厚、管腔狭窄。

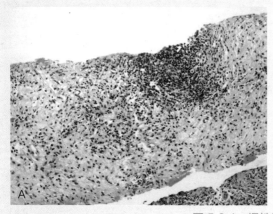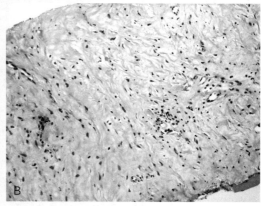

图5-2-1 慢性间质性肾炎病理

A. 病变呈灶性分布,部分肾间质存在成片淋巴细胞、浆细胞浸润(HE染色,×100);

B. 正常肾小管结构消失,肾间质呈特征性席纹样纤维化(HE染色,×200)。

【问题4】CIN的典型病理改变如何?

思路 CIN的典型改变包括以下几点:

光镜:肾小管萎缩,肾间质纤维化,肾间质淋巴细胞、单核巨噬细胞浸润;早期肾小球形态基本正常,晚期可见肾小球废弃或节段硬化;肾脏小动脉或细动脉可有不同程度增厚、管腔狭窄或闭塞,但无血管炎表现。

免疫荧光:大多数CIN的肾小球、肾小管基底膜无免疫球蛋白和补体沉积。由免疫因素介导的小管间质性肾炎在肾小管基底膜和间质区可见免疫球蛋白和补体沉积。轻链沉积病时肾小管基底膜可见单克隆免疫球蛋白轻链沉积。

电镜:电镜对 CIN 诊断意义不大。免疫性疾病导致的 CIN 可见致密物沉积,轻链沉积病可见肾小管基底膜有成簇的致密物沉积。

不同病因的 CIN 病理表现也不尽相同。如有尿路梗阻的慢性肾盂肾炎时,双肾大小不一,表面高低不平,可有粗或细瘢痕,部分与包膜粘连,肾盂和肾盏可有不同程度的扩张。镇痛药肾病时典型改变为肾髓质损伤,肾小管细胞内可见黄褐色脂褐素样色素,穿过萎缩皮质部的髓放线呈颗粒状肥大,髓质间质细胞减少、细胞外基质聚集。肾乳头坏死早期表现为肾小管周微血管硬化及片状肾小管坏死,晚期可见坏死灶并形成钙化灶。CNI 相关肾病可存在肾脏局部肾素 - 血管紧张素 - 醛固酮系统激活诱发血管增生硬化性病变如小动脉壁玻变、增厚,甚至管腔闭塞,出现伴随肾小管萎缩、间质纤维化的条带分布的肾小球缺血硬化。锂制剂导致的 CIN 特征性改变为远端肾小管或集合管可见囊样结构形成。慢性尿酸性肾病常可伴肾小动脉硬化及肾小球硬化,冷冻或酒精固定标本在偏振光显微镜下可见到肾小管或肾间质内的尿酸结晶,尤以髓质部为常见。高钙性肾病可见肾小管钙化及肾间质多发钙化灶。干燥综合征间质损害多呈灶状分布。

【问题 5】诊断 CIN 后,还需注意什么问题?

思路 诊断 CIN 后,还应根据病史和临床病理特征进一步明确造成 CIN 的病因。

CIN 病因多种。①药物:镇痛药、含马兜铃酸中药(关木通、防己、细辛等)、免疫抑制剂(环孢素 A、他克莫司等)、化疗药、抗生素、别嘌醇;②毒物:生物毒素(斑蝥素、鱼胆等)、造影剂、重金属(铜、铅、镉、砷等);③免疫性疾病:干燥综合征、IgG4 相关疾病、SLE、溃疡性结肠炎、系统性血管炎等;④肿瘤和血液系统疾病:轻链病、MM、淀粉样变性等;⑤代谢性疾病:高钙血症、高尿酸血症、低钾血症等;⑥感染:慢性肾盂肾炎等;⑦尿路梗阻与反流:尿路梗阻(结石、肿瘤)、输尿管膀胱反流;⑧遗传性疾病:多囊肾病、家族性间质性肾炎等;⑨特发性(不明原因)。

进一步完善检查:血沉 74mm/h。IgG 28.8g/L,IgA 及 IgM 均正常;血尿免疫固定电泳均未见单克隆蛋白。补体 C4 1mg/L,CH50、C3 正常,ANA、抗 ds-DNA 抗体、抗 ENA 抗体、ANCA 均阴性。血清肿瘤学标记物均阴性;IgG 各亚型:IgG1 14 360mg/L,IgG2 9 067mg/L,IgG3 2 241mg/L,IgG4 8 300mg/L。

尿找瘤细胞阴性 ×2 次。

骨髓活检:造血组织中粒红比例大致正常,巨核细胞可见。病理科会诊:肾活检组织未见异常淋巴浸润,不符合淋巴瘤诊断。

胸腹盆 CT:双肺下叶斑片状高密度影,右侧胸膜局限性增厚。左肾盂、肾盏及输尿管上段积水,双肾筋膜增厚。逆行肾盂造影左侧输尿管全程纤细,未见局部增宽,尿液引流通畅。

【问题 6】根据该患者继发因素筛查,如何解释该例的病因?

思路 本例患者无特殊药物及毒物接触史、无家族史、无感染病史及症状,血电解质正常,故可除外药物、毒物、代谢性疾病、感染因素。虽有左侧肾盂增宽但逆行肾盂造影提示尿液引流通畅,除外尿路梗阻与反流疾病造成 CIN。

由于患者血 IgG 明显增高、双肾增大,应重点除外肿瘤与自身免疫性疾病。血、尿固定免疫电泳及肿瘤标志物筛查阴性,骨髓涂片未见异常,可基本除外肿瘤。根据自身免疫指标结果,可除外 SLE、干燥综合征及血管炎。本例 IgG4 亚型的显著升高,高度提示 IgG4 相关性疾病(IG4-related disease,IgG4-RD),而 CIN 为 IgG4 间质性肾炎。

【问题 7】如何进一步确诊 IgG4 间质性肾炎?

思路 IgG4 间质性肾炎的诊断标准中,组织学诊断为核心,除临床及初步病理表现符合 IgG4 相关疾病改变外,还需完善免疫组化检查,肾脏组织 IgG4 阳性细胞 >10 个 /HP,且 IgG4 阳性细胞 /IgG 阳性细胞 >40%。

完善本例患者肾脏组织免疫组化染色,肾组织内灶性淋巴浆细胞浸润,IgG4(+),且阳性细胞计数 >10 个 /HP(图 5-2-2)。

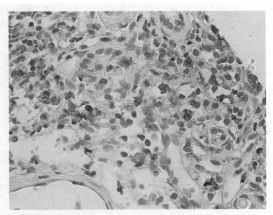

图 5-2-2 IgG4 免疫组化染色

肾间质单个核细胞浸润,IgG4 染色(+)细胞计数 >10 个 /HP。

【问题 8】什么是 IgG4-RD 与 IgG4 相关性间质性肾炎(IgG4-TIN)?

思路 IgG4-RD 是一种免疫相关的、慢性、复发性炎症状态,以受累器官组织中淋巴细胞及 IgG4 分泌浆细胞浸润伴随席纹状纤维化、且对激素治疗反应较好为特征的一组临床综合征。受累系统及器官遍布全身,包括胰腺胆道、腮腺、泪腺、下颌腺、后腹膜、肾脏等器官。血清学表现为高 γ 球蛋白血症,主要为 IgG4 明显升高。

1. IgG4-RD 肾脏受累表现 肾脏受累在 IgG4 系统性疾病中占有重要比重,称为 IgG4 相关肾病(IgG4-related kidney diseases,IgG4-RKD)。狭义的 IgG4-RKD 定义为 IgG4-TIN 与 IgG4-MN。广义的 IgG4-RKD 泛指各种肾脏表现,包括肾实质改变及肾盂改变,肾间质受累的同时,肾小球受累还可表现为其他非特异肾小球疾病形式。

IgG4-TIN 是 IgG4-RKD 最主要的病理表现。患者常为亚急性表现,无明显的起病过程,早期往往没有突出的临床表现,可能仅表现为夜尿增多。无明显尿量减少,水肿不突出,血压无明显升高。患者常因 IgG4-RD 其他器官受累就诊而发现尿检异常或血肌酐升高。肾外的非特异性表现可能为乏力、体重下降等。

IgG4-TIN 患者的实验室检查中,部分患者可有贫血、嗜酸性粒细胞比例升高。尿检提示少至中度蛋白尿,部分可合并镜下血尿。此外,尿 β2 微球蛋白、NAG 等小管损伤指标可升高。除血清 IgG 与 IgG4 明显升高外,可伴血清 IgE 升高、低补体血症及慢性肾衰竭、血沉等炎症指标升高。部分患者可伴有低效价的 ANA 和类风湿因子阳性。

增强 CT 检查时可发现:双侧肾脏弥漫增大、单个或多个低密度病灶,低密度病灶部位多集中于肾皮质区域,可表现为边界清晰或模糊的圆形病灶或楔形病灶;弥漫性、补丁状病灶。MRI 检查可发现双侧肾实质多发的 T2 相低信号、DWI 高信号病变。PET/CT 可显示肾脏异常摄取增高灶。

2. IgG4-TIN 的诊断 不同学者提出了多个 IgG4-RKD 诊断标准,其中兼顾组织学、影像学、血清学及肾外器官表现,但肾脏组织学表现为确诊的必备条件。Raissian 等提出的标准,较为简单、使用方便,具体见表 5-2-1。

表 5-2-1 Raissian 等提出的 IgG4-TIN 诊断标准

诊断要点	描述
组织病理学	光镜:肾小管间质性肾炎,浆细胞浸润最集中区域 IgG4 阳性浆细胞 >10 个 /HP(主要诊断标准);免疫荧光、免疫组化和 / 或电镜:肾小管基底膜附近存在免疫复合物沉积(支持性诊断标准)
影像学	肾脏皮质低密度结节状或楔形损伤,或存在弥漫性补丁状损伤
血清学	血 IgG4 或总 IgG 水平升高
其他组织器官受累	包括自身免疫性胰腺炎、硬化性胆管炎、任何组织中出现炎性团块、唾液腺炎、炎性腹主动脉瘤、肺脏受累、腹膜后纤维化等

注:TIN,间质性肾炎。诊断 IgG4-TIN 需要满足组织病理学中浆细胞广泛浸润的肾小管间质性肾炎,以及影像学、血清学或其他组织器官受累中至少一条标准。

3. IgG4-TIN 的治疗及预后 糖皮质激素是 IgG4-TIN 治疗的一线用药。诱导缓解阶段常以泼尼松 / 泼尼松龙 0.6~1.0mg/（kg·d）（每日最小剂量为 20mg/d）起始治疗。激素剂量调整,需要根据患者具体临床表现、血 IgG4 水平及影像学表现来确定,初期减量速度可每 2 周减 5mg,后期可每 2~3 个月减 5mg。利妥昔单抗可作为诱导缓解的二线药物。对于糖皮质激素难治或复发的患者,以及难以耐受糖皮质激素副作用的患者,加用免疫抑制剂亦是可选择的治疗方案,常用的免疫抑制剂为 CTX、AZA、MMF 等。

IgG4-TIN 较其他的 CIN 病变可逆性更强,即使已经出现慢性化表现,甚至已经接受替代治疗,部分患者经过积极激素治疗,肾功能仍能可逆或部分可逆,可长期维持稳定。

> 明确诊断后开始泼尼松 50mg,每日 1 次口服,治疗 1 周后,腹痛减轻,血肌酐缓慢下降至 229μmol/L。出院后激素逐渐减量,1 年后肌酐 121μmol/L,24h 尿蛋白定量 0.32g,IgG4 1 140mg/L。

（李雪梅）

推荐阅读文献

［1］王海燕 . 肾脏病学 . 3 版 . 北京 : 人民卫生出版社 , 2008.

［2］MAHAJAN V S, MATTOO H, DESHPANDE V, et al. IgG4-related disease. Annu Rev Pathol Mech Dis, 2014, 9 (1): 315-347.

［3］RAISSIAN Y, NASR S H, LARSEN C P, et al. Diagnosis of IgG4-related tubulointerstitial nephritis. J Am Soc Nephro, 2011, 22 (7): 1343-52.

［4］TOAL M W, CHERTOW G M, MARSDEN P A, et al. Brenner and Rector's the Kidney. 9th ed. Philadelphia: Saunders, 2011.

第三节 肾小管酸中毒

肾小管酸中毒（renal tubular acidosis, RTA）是由于各种病因导致肾脏酸化功能障碍而产生的一种临床综合征。其病理生理学改变为近端肾小管对碳酸氢根（HCO_3^-）的重吸收障碍和 / 或远端肾小管排泌氢离子（H^+）功能障碍。

根据肾小管的病变部位不同而发病机制不同,可分为 Ⅰ ~ Ⅳ 型:远端肾小管酸中毒（distal renal tubular acidosis, dRTA, Ⅰ 型 RTA, 为远端肾小管泌 H^+ 功能障碍发生的酸中毒）、近端肾小管酸中毒（proximal renal tubular acidosis, pRTA, Ⅱ 型 RTA, 为近端肾小管对碳酸氢根重吸收障碍发生的酸中毒）、混合型 RTA（Ⅲ 型 RTA）、高血钾型 RTA（Ⅳ 型 RTA, 为远端肾小管泌 H^+ 和泌 K^+ 功能均发生障碍引起的酸中毒）。

RTA 的临床表现隐匿,非特异,部分患者仅有乏力和 / 或食欲缺乏,严重者可出现恶心、呕吐。因此,化验检查异常,尤其血气分析及电解质检查,是其诊断的重要依据。根据血 pH 水平,可分为代偿或失代偿性代谢性酸中毒,同时出现高氯血症,计算血清阴离子间隙（AG）为正常。此外,常伴有电解质紊乱（低钾血症或高钾血症）、肾性骨病及泌尿系结石等。

RTA 的治疗,在寻找病因、病因治疗的基础上,以对症纠正酸中毒与电解质紊乱为主,如使用苏氏（Shohl）合剂、碳酸氢钠,补充中性磷合剂、维生素 D 以减少并发症。

门诊病历摘要

患者,女性,44 岁,家庭妇女,因"口眼干、乏力 1 年余,发现低钾血症 6 个月"入院。患者 1 年前无诱因自觉眼干、泪液减少,当地医院诊为"结膜炎",予加替沙星滴眼液后好转,每日需用药 3~4 次。同期出现口干,吃馒头需水送服,每日需饮水 >2 000ml;伴乏力。6 个月前就诊于当地医院,测血钾最低 2.58mmol/L,给予氯化钾缓释片口服,监测血钾波动于 2.58~3.3mmol/L。1 周前就诊。起病以来,自觉尿中泡沫增多,夜尿增加至 2~3 次,否认尿色改变、尿量减少、下肢水肿。近 1 年多发龋齿伴牙齿片状脱离,粪便干燥、2~3d/ 次,体重下降 5kg。既往史无特殊。家族史:姐姐患有 SLE。

【问题1】低钾血症的原因有哪些?

思路　低钾症原因分析可从摄入不足、排出过多与体内转移三方面分析。

1. 钾摄入不足　严重营养不良造成钾的摄入不足,导致低钾血症。

2. 钾丢失增多　根据丢失部位分为肾性失钾与肾外失钾。

(1)肾外失钾,为胃肠道失钾,原因包括呕吐、腹泻(如感染、绒毛状腺瘤)。

(2)肾性失钾,可分为以下原因。

1)药物及利尿导致,如利尿剂(袢利尿剂、噻嗪利尿剂、乙酰唑胺);渗透性利尿(如高血糖)。

2)血压正常的低钾血症:原因包括dRTA及pRTA(Ⅰ型RTA,Ⅱ型RTA)、Bartter综合征、Gitelman综合征、低镁血症(顺铂、酒精中毒、利尿剂)。

3)伴高血压的低钾血症:原因包括原发性醛固酮增多症、恶性高血压、肾血管源性高血压、Liddle综合征、肾上腺增生、分泌肾素肿瘤、11β-羟化类固醇脱氢酶缺乏、药物相关(甘草等)。

3. 钾在体内转移　原因包括碱血症、甲状腺毒性低钾麻痹、使用胰岛素、儿茶酚胺过量(急性应激)、家族性周期性低钾麻痹等。

体格检查:血压105/55mmHg,体重指数21.8kg/m^2。多枚牙齿变黑、片状脱落、双侧磨牙脱落,双侧腮腺未及肿大。心、肺、腹体格检查无特殊。双下肢不肿。

实验室检查:尿比重1.012、pH 7.0、蛋白微量、红细胞(−)、葡萄糖(+)、尿液尿酸(UAA)(+);24h尿蛋白定量1.36g;尿β$_2$微球蛋白74.0mg/L;肝肾功能:钾2.9mol/L、肌酐89μmol/L、钠136mmol/L、氯111mmol/L、尿酸149μmol/L、葡萄糖4.5mmol/L、白蛋白41g/L、钙2.19mmol/L、磷0.82mmol/L、ALT 22IU/L;糖化血红蛋白5.5%;甲状腺功能正常;血气分析:pH 7.339、PCO$_2$ 31mmHg、碳酸氢根18.6mmol/L、实际碱剩余−6.0mmol/L;肾上腺超声:双侧肾上腺区未见明确占位。泌尿系超声:右肾长径11.6cm,左肾长径11.1cm,双肾、输尿管、膀胱未见明显异常。

【问题2】根据患者的临床表现和实验室检查结果,该患者可能的诊断是什么?

思路　该患者有低血钾、代谢性酸中毒、高氯血症,计算阴离子间隙(AG)=($[Na^+]$+$[K^+]$)−($[Cl^-]$+$[HCO_3^-]$)=(136+2.9)−(111+18.6)=9.3mmol/L(正常8~16mmol/L),可诊断AG正常的代谢性酸中毒。进一步结合患者无腹泻等肾外丢失碱性物质及钾离子的病史,可初步诊断RTA、肾性失钾。

【问题3】AG正常的代谢性酸中毒原因有哪些?

思路　胃肠道与肾脏疾病导致的碳酸氢根丢失均可造成AG正常的代谢性酸中毒,因此病史采集与体格检查及后续的尿液检测对于区分两者至关重要。

1. 胃肠道丢失碳酸氢根　原因:腹泻,胰腺或小肠外引流,输尿管乙状结肠吻合术,空肠短袢;药物:氯化钙(酸性药)、硫酸镁(腹泻)、考来烯胺(胆酸腹泻)。

2. RTA

(1)合并低钾血症:近端肾小管酸中毒(Ⅱ型RTA),远端肾小管酸中毒(Ⅰ型RTA)。

(2)合并高钾血症:远端肾小管功能障碍(Ⅳ型RTA),盐皮质激素缺乏,盐皮质激素拮抗。

此外,一些药物导致高钾血症也可合并成AG正常的代谢性酸中毒:保钾利尿剂、甲氧苄啶、喷他脒(pentamidine)、ACEI和ARB、非甾体抗炎药、CNI(环孢素A、他克莫司)。

【问题4】该病例目前怀疑RTA,需要做哪些检查?

思路　首先需要完善24h尿钾,以再次确认失钾部位是否为肾脏,从而除外肠道丢钾的可能。

该患者24h尿钾:68.3mmol。因此患者RTA、肾性失钾诊断成立。

【问题5】该例患者的RTA诊断是否完整,还有何进一步检查需要进行?

思路　诊断RTA后还需进行分型及病因诊断。

RTA可分为4个临床类型(表5-3-1):①dRTA(Ⅰ型RTA);②pRTA(Ⅱ型RTA);③混合型RTA(Ⅲ型RTA);④高钾型RTA(Ⅳ型RTA)。

知识点

各型 RTA 诊断与分型要点

表 5-3-1 RTA 分型

	Ⅰ型 RTA	Ⅱ型 RTA	Ⅳ型 RTA
发病机制	远端小管泌氢功能障碍	近端小管重吸收碳酸氢根障碍	醛固酮不足/对醛固酮拮抗
尿 pH	> 5.5	可 < 5.5	通常 < 5.5
尿 AG	正	负	正
尿钾	升高	升高	降低
血钾	降低	降低	升高
尿碳酸氢根排泄分数	<5%	>10%~15%	>5%~10%
尿-血二氧化碳分压差	<20mmHg	>20mmHg	>20mmHg
肾结石	常有	无	无
骨病	极少	常有	无

注:AG,阴离子间隙;RTA,肾小管酸中毒。

【问题6】RTA 辅助检查有哪些?

思路 根据所需评定的肾小管及其功能进行分类。

1. 近端小管碳酸氢根重吸收功能测定 碳酸氢根重吸收排泄实验(碳酸氢根排泄分数,即 $FE_{HCO_3^-}$)。正常肾脏滤过的碳酸氢根 80% 被近端小管重吸收,10%~15% 由远端小管重吸收,尿中几乎无碳酸氢根排出。根据患者酸中毒的情况,静脉滴注或口服碳酸氢钠,使血清碳酸氢根维持在 20mmol/L 时测定血清、尿碳酸氢根和肌酐浓度,按公式计算:

$$FE_{HCO_3^-} = (尿[HCO_3^-]/血[HCO_3^-]) \div (尿肌酐/血肌酐) \times 100\%。$$

正常值 $FE_{HCO_3^-}$ <1%,Ⅰ型 RTA 时 <5%,Ⅱ型 RTA 时 >10%~15%。

2. 远端小管尿酸化及泌氢功能测定

(1)尿 pH:尿 pH 反映尿液中游离氢离子浓度,仅占远端肾单位分泌氢离子总量的 1%。通常取新鲜晨尿随机测定。当血清 pH<7.35 时,正常尿 pH 应 <5.5,但在血清碳酸氢根浓度较低的 pRTA 及选择性醛固酮缺乏所致的 pRTA 患者尿 pH 亦 <5.5。尿 pH 必须联合尿铵(NH_4^+)测定方能较完整地分析远端小管酸化功能。

(2)尿-血二氧化碳分压差值(U-B PCO_2):尿 PCO_2 反映集合管的泌氢及维持氢离子梯度的能力。碳酸氢钠静脉负荷,碱化尿液后,远端小管泌氢增加,氢离子与腔内的碳酸氢根反应形成 H_2CO_3,在集合管碳酸脱水形成 CO_2,尿中 PCO_2 升高。在正常情况下,如果尿 pH 和碳酸氢根浓度分别高于 7.6mmol/L 和 80mmol/L,U-B PCO_2 应高于 20mmHg。

(3)尿阴离子间隙(UAG):是高氯型代谢性酸中毒患者尿液泌铵(NH_4^+)功能的间接指标。UAG = 尿($[Na^+]+[K^+]-[Cl^-]$)。正常饮食条件下,尿液中钙、镁离子量非常少,未测定阴离子(磷酸、有机酸、硫酸根)基本恒定。该公式只在持续高氯性、代谢性酸中毒时比较准确。UAG 为负值时常提示胃肠道碳酸氢根丢失;UAG 正值则提示远端小管尿液酸化功能异常。

(4)氯化铵(NH_4Cl)负荷试验(酸负荷试验):用于远端小管泌氢、产氨能力测定。临床上仅用于不完全型远端肾小管酸中毒。若远端肾小管功能受损,服用氯化铵后尿液则不能酸化,尿 pH 不能低于 5.5。氯化铵服用方法:3d 法,0.1g/(kg·d),连续 3d,分别收集 3d 尿;一次法,0.1g/kg 单次服用,收集服药后 2~8h 每小时的尿。肝脏疾病或不能耐受时可用氯化钙($CaCl_2$)1mmol/kg。

(5)尿枸橼酸盐:尿枸橼酸盐的浓度代表滤过的枸橼酸盐中不被近端小管重吸收的部分。在 pRTA 和高钾性 RTA 时尿液枸橼酸分泌正常或升高,但在 dRTA 时(包括不完全性 dRTA)下降。在成人,尿枸橼酸盐排泄的参考值为 24h 内 1.6~4.5mmol。

(6)呋塞米试验:在代谢性酸中毒或酸负荷实验(氯化铵、氯化钙)后,尿 pH 及铵通常升高,而呋塞米也可增强皮质集合管氢离子和钾离子分泌。呋塞米试验在临床非常实用,但不推荐作为经典氯化铵试验的替代检查,因为呋塞米试验阳性有时并不能说明存在不可逆的酸化功能障碍。方法:呋塞米 1mg/kg 静脉注射,120~180min 后收集尿液。正常人及醛固酮缺乏患者尿 pH 降至 5.5,而氢离子泵障碍或电压障碍者尿 pH 不降。

【问题 7】伴随低钾血症的 RTA 如何诊断与鉴别诊断?

思路　伴随有低钾血症的 RTA 为 Ⅰ~Ⅲ型 RTA,其中Ⅲ型为混合性,故重点需要关注Ⅰ与Ⅱ的诊断与鉴别。

1. Ⅰ型 RTA　根据以上典型临床表现,排除其他原因所致的代谢性酸中毒,尿 pH>6 者,即可诊断 dRTA。确定诊断应具有:①即使在严重酸中毒时,尿 pH 也不会低于 5.5 ;②有显著的钙、磷代谢紊乱及骨骼改变;③尿铵显著降低,④ $FE_{HCO_3^-}$<5%;⑤氯化铵负荷试验阳性。

鉴别诊断:应与其他各型 RTA 相鉴别。还应与其他代谢性酸中毒鉴别,如腹泻后也可能出现与 RTA 相似的 AG 正常的高氯性酸中毒,其他 AG 升高的代谢性酸中毒如尿毒症酸中毒、糖尿病酮症酸中毒、乳酸酸中毒,均可根据相应病史、肾功能、血糖、血乳酸水平等鉴别。

2. Ⅱ型 RTA　诊断在临床上具有多饮、多尿、恶心、呕吐和生长迟缓,血液检查具有持续性低钾高氯性代谢性酸中毒特征者应考虑 pRTA。确定诊断应具有:①当血碳酸氢根 <16mmol/L 时,尿 pH<5.5 ;② $FE_{HCO_3^-}$>15%;③尿钙不高,临床无明显肾结石和肾钙化;④氯化铵试验阴性。

当儿童患者伴有其他近端肾小管功能障碍时须注意与下列疾病相鉴别:①原发性范科尼综合征;②胱氨酸尿;③肝豆状核变性。

入院后完善碳酸氢根重吸收功能测定及尿 - 血二氧化碳分压差值(U-B PCO_2)。检测前 3d 给予患者碳酸氢钠 1.0g,3 次 /d,检测当日晨开始给予患者 5% 碳酸氢钠静脉滴注 60~100ml/h [0.5~1.0mmol/(kg·h)],检查血气变化,当碳酸氢根 ≥ 26mmol/L 时,同时测定血气及尿气,血肌酐与尿肌酐,计算 $FE_{HCO_3^-}$ = 15.2%。此后继续碳酸氢钠静脉滴注,检查尿气变化,至尿气:pH 7.874,PCO_2 88.5mmHg;同时测定血气:pH 7.463,PCO_2 39.1mmHg。计算 U-B PCO_2=80.1−39.1mmHg = 41mmHg。

根据患者病史中无腹泻、尿 pH> 5.5,$FE_{HCO_3^-}$>15.2%,U-B PCO_2>20mmHg,同时合尿糖及尿氨基酸阳性,血磷及血尿酸偏低等近端小管重吸收功能减低表现,确定患者为 pRTA(Ⅱ型 RTA)。

【问题 8】不同分型 RTA 的病因有哪些? 本例病因诊断还需进行什么检查?

思路　可根据已经明确的 RTA 分型指导下一步病因的排查,见表 5-3-2。

表 5-3-2　各型 RTA 病因

Ⅰ型 RTA	Ⅱ型 RTA	Ⅳ型 RTA
特发性	家族性	醛固酮抵抗的肾脏疾病(糖尿病、淀粉样变、SLE、尿路梗阻)
家族性	干燥综合征	
自身免疫性疾病(干燥综合征、原发性胆汁性肝硬化、SLE)	甲状旁腺功能亢进	低肾素疾病(糖尿病神经病变、镰状细胞贫血)
	肾移植	
药物(两性霉素、顺铂、氨基糖苷)	基因异常(糖原贮积病,肝豆状核变性)	原发性低醛固酮血症
引起肾钙化疾病(甲状旁腺功能亢进、维生素 D 中毒、特发性高尿钙)	MM	肾上腺皮质功能不全
	药物(他克莫司、氨基糖苷、异环磷酰胺)	药物(螺内酯、环孢素 A、他克莫司、三甲氧苄啶)
肾小管间质疾病(梗阻性疾病、镇痛药肾病、慢性肾盂肾炎)		

注:RTA,肾小管酸中毒;SLE,系统性红斑狼疮;MM,多发性骨髓瘤。

根据Ⅱ型 RTA 诊断,结合患口眼干的临床表现及 SLE 家族史,应完善自身免疫性疾病检查,若患者存在免疫球蛋白升高,还需明确是否为单克隆性免疫球蛋白升高。肾脏活检明确肾脏病理则有助于肾脏疾病的病情判断与病因分析。

该患者其他检查:免疫球蛋白 IgG 33.38g/L;血清免疫固定电泳(-);血沉 78mm/h。ANA(+)(效价 1:320)、抗 dsDNA 抗体 125IU/ml(酶联免疫吸附测定法检测)、抗 dsDNA 抗体(+)(效价 1:10)(免疫荧光法检测)、抗 SSA(+++)、抗 SSB(+++);ANCA(-);肾穿刺活检,病理提示 AIN。最终诊断患者为 SLE、继发性干燥综合征、间质性肾炎、Ⅱ型 RTA。

【问题 9】RTA 治疗原则是什么?

思路　RTA 治疗以对症治疗为主,若能找到病因,如干燥综合征等,则应先针对病因给予相应治疗。对症治疗如下。

1. **纠正酸中毒**　常用枸橼酸钾,也可用碳酸氢钠,但钠盐可能加重低钾血症。儿童体内日产酸率较成人高,故剂量较大。婴儿每日补充 5~8mmol/(kg·d),儿童 3~4mmol/(kg·d),成人则减少到 1~2mmol/(kg·d)。

Ⅱ型 RTA 所需碱较大,其剂量 10~20mmol/(kg·d),常伴尿枸橼酸盐排出增多,推荐枸橼酸钠-枸橼合剂[(Shohl solution(苏氏合剂):1 000ml 水中加入枸橼酸 140g,枸橼酸钠 98g]10~30ml,3 次/d。

高钾型 dRTA 亦需碱性药物治疗[1.5~2mmol/(kg·d)]。若出现肾功能不全,尿枸橼酸盐排出减少,此时以碳酸氢钠为宜。

2. **纠正电解质紊乱**　低钾血症可服 10% 枸橼酸钾,或给予含钾苏氏合剂(polycitra,K-shohl:1 000ml 水中加入枸橼酸 140g,枸橼酸钠 98g,枸橼酸钾 50~100g)。不宜用氯化钾,以免加重高氯血症。

高钾血症者应避免潴钾药物及高钾食物,可口服呋塞米等排钾利尿剂。

3. **骨病的治疗**　可用维生素 D、钙剂。维生素 D 剂量 5 000~10 000IU/d,但应注意:①从小剂量开始,缓慢增量;②监测血药浓度及血钙、尿钙浓度及时调整剂量,防止高钙血症的发生;③伴骨软化者,还应适当补充磷酸盐制剂。

4. **防治肾结石和肾钙化**　充分补充枸橼酸盐可有效纠正高钙血症,并结合尿钙,减少草酸钙结石的形成。临床上可使用复方枸橼酸溶液。但补充枸橼酸盐导致尿 pH 升高,则可能导致尿磷酸钙增加。需检测尿钙/肌酐和枸橼酸/肌酐比值以监测补碱充分性。利尿剂:噻嗪类利尿剂可减少尿钙排泄,促进钙回吸收,防止钙在肾内沉积。如氢氯噻嗪 1~3mg/(kg·d),分 3 次口服,但需注意血钾波动。

5. **对于肾上腺功能不全或低肾素醛固酮血症导致Ⅳ型 RTA 患者**　可给予口服氟氢可的松治疗,同时可联合袢利尿剂减轻细胞外容量扩张。

【问题 10】RTA 预后如何?

思路　原发型 dRTA 是终身疾病,早期诊断,及时治疗预后尚可,恰当的碱剂治疗能恢复儿童正常生长发育,防止肾钙化的进展,否则常不可避免地进展至终末期肾病。pRTA 尤其合并范科尼综合征时,预后取决于原发病。在一些特发性 pRTA 儿童患者,一段时间后 RTA 可改善,在 3~5 岁时可停止用药。

本例患者治疗:泼尼松 60mg,1 次/d,CTX 100mg,1 次/d 治疗 SLE 及继发性干燥综合征。针对 RTA,给予补钾、补碱:含钾苏氏合剂 40ml,3 次/d,及碳酸氢钠 3 次/d;补骨病防治,给予活性维生素 D₃ 及中性磷合剂(K₂HPO₄ 6.4g+NaH₂PO₄ 73.1g+ 水 1 000ml)10~20ml 3 次/d。

1 年后随访,患者仍需使用枸橼酸钾但服用剂量减少,复查:血肌酐 76μmol/L、钾 3.8mmol/L、尿酸 284μmol/L、钙 2.35mmol/L、磷 1.5mmol/L、二氧化碳总量 24~28mmol/L,尿常规:pH 7.5,蛋白(-),葡萄糖(-),UAA(-)。ANA 1:320;抗 dsDNA 抗体(-)。

【RTA 诊断流程】(图 5-3-1)

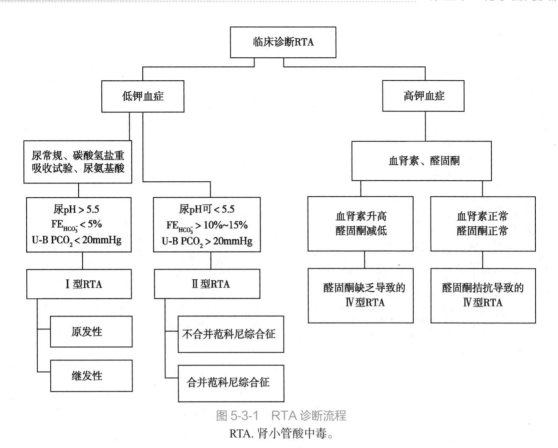

图 5-3-1 RTA 诊断流程

RTA. 肾小管酸中毒。

（李雪梅）

推荐阅读文献

［1］王海燕. 肾脏病学. 3 版. 北京：人民卫生出版社，2008.

［2］GILBERT S J, WEINER D E, GIPSON D S, et al. National kidney foundation's primer on kidney diseases. 6th ed. Philadelphia: Saunders, 2014.

第六章　梗阻性肾病

梗阻性肾病（obstructive nephropathy）是指尿流障碍导致肾脏功能受到损害的疾病。泌尿系统大部分为空腔器官，肾、输尿管、膀胱和尿道形成管道，排泄体内多余的水和代谢废物。管道的任何部位出现梗阻，都将引起尿流不畅，进一步发展会引起肾积水。若肾积水持续时间长，则会导致肾功能的减退甚至丧失。梗阻常为单侧性，也可为双侧性，是泌尿系统疾病的常见表现，常常由其他疾病引起。膀胱以上（不包括膀胱）的梗阻，仅影响梗阻侧肾脏，肾积水出现早。由于有健侧肾脏的代偿，患者常常没有任何症状。膀胱以下（包括膀胱）的梗阻，影响双侧肾脏。由于膀胱能够代偿性扩张增加储尿容量，因此肾积水出现的比较晚，但会同时造成双肾损害，逐渐导致肾衰竭。肾积水是本病的主要临床表现，若梗阻并未影响到肾脏，一般不称为梗阻性肾病。

【诊疗要点】

1. 梗阻性肾病的诊断　要有影像学依据，更重要的是找到梗阻的病因。

2. 泌尿系统彩超或 CT　是诊断梗阻性肾病不可或缺的方法，磁共振水成像需要结合其他临床表现进行选择。

3. 评估 GFR 对进一步选择治疗手段有指导作用。

4. 梗阻性肾病最常见的原因　是肾盂或输尿管结石。

5. 梗阻性肾病治疗策略　初期主要为尽快解除梗阻。

6. 梗阻性肾病治疗地点选择　和病情轻重程度相关。

7. 选择解除梗阻保护肾功能的方法　主要基于肾功能水平和梗阻的轻重缓急。

8. 评价初始治疗效果　主要基于尿量和肾功能恢复情况。在适当的时间段判断初始治疗是否成功，若成功，确定下一步治疗方案。

9. 初始治疗失败需要考虑多种情况。

10. 解除梗阻和保护肾功能治疗的疗程应视梗阻病因和肾功能水平而定。

门诊病历摘要

患者，男性，70 岁，退休人员，因为"食欲下降伴乏力 3 个月，双下肢水肿半个月余"门诊就诊。初步的病史采集如下。

患者 3 个月前无明显诱因出现食欲下降伴乏力，无畏寒无咳嗽咯痰，无咯血及盗汗。半个月前发现双下肢水肿，偶有尿频，无尿急、尿痛、排尿困难，未诊治。3d 前无明显诱因出现阵发性咳嗽，咳少量黏白痰，自行口服头孢类抗生素，病情渐加重。尿频、尿急、排尿困难较前加重。患病来精神食欲欠佳，睡眠一般，尿量无异常，大便无异常，体重增加 3kg。既往高血压病史 15 年，最高血压 160/90mmHg，血压控制较平稳。否认糖尿病、冠心病病史，否认肝炎、结核等传染病病史，否认药物、食物过敏史，无外伤及手术史。无烟酒不良嗜好。家族史无特殊。

初步病史采集后，因为患者有双下肢水肿等肾脏疾病相关的症状，首先考虑为肾脏问题。对于此类患者，临床上随之需要考虑以下 6 个相关问题。

【问题 1】食欲下降伴乏力是否由肾脏病引起？

思路　患者食欲下降伴乏力的症状持续 3 个月时间，首先想到是否有消化系统疾病，如胃部疾病。半个月前出现双下肢水肿，要想到可能是肾脏疾病。能够影响食欲的肾脏疾病是肾衰竭。

【问题2】水肿是否是肾脏病所致?

思路　对所有水肿患者,首先疑诊肾脏病。大部分肾脏病都会出现水肿,尤以眼睑和双下肢为重,但是出现水肿的不一定是肾脏病所致,心力衰竭、肝硬化、糖尿病、甲状腺功能减退症也会出现水肿。另外,还有找不到原因的水肿,称为特发性水肿。体格检查时要注意水肿是否对称出现,如双下肢或双侧眼睑。出现一侧水肿常常是同侧静脉或淋巴管回流受阻所致。

知识点

水　肿

1. 水肿的定义及分度　液体在组织间隙及体腔内过多积聚,导致局部或者全身软组织肿胀称为水肿。根据病情程度水肿可分为轻、中、重三级。轻度水肿不超过膝关节;中度水肿为整个下肢;重度水肿为全身水肿。

2. 水肿的分类

(1)全身性水肿:肾源性水肿、心源性水肿、肝源性水肿、内分泌性水肿、营养不良性水肿、特发性水肿等。

(2)局部性水肿:局部炎症、静脉血栓形成、淋巴回流受阻、创伤或过敏等。

3. 肾源性水肿的机制

(1)肾小球滤过功能下降:AKI、CKD 均可导致 GFR 下降,尿量减少,毛细血管静水压增高,水钠潴留,引起水肿。

(2)大量蛋白尿:常见肾病综合征,由于大量蛋白尿导致低蛋白血症,机体出现血浆胶体渗透压下降,组织间隙水钠潴留,引起水肿。

(3)肾素 - 血管紧张素 - 醛固酮系统(renin-angiotensin-aldosterone system,RAAS)激活:肾脏病可引起 RAAS 激活,水钠潴留引起水肿。

【问题3】长期高血压是否会导致 CKD ?

思路　长期高血压病史,尤其是血压控制不达标,会导致肾小动脉硬化症,临床表现为逐渐出现的夜尿增多、低比重尿、少量蛋白尿,后期出现肾脏萎缩、肾功能进行性下降,同时会伴有高血压其他靶器官损害的表现,如高血压引起的周围血管、心脏、眼底损害的表现。但部分高血压患者,如血压控制稳定,可不发展为 CKD。

知识点

高血压性肾损害的定义

高血压性肾损害又称良性小动脉肾硬化症。有长期的高血压病史,一般为 5~10 年及以上,有持续型的微量白蛋白尿或轻到中度蛋白尿,或出现肾小球功能损害(如血清肌酐升高)。常合并高血压靶器官的损害,如高血压眼底动脉硬化,室间隔和左室后壁对称性增厚,高血压原因导致的脑出血、脑血栓、脑梗死,并排除其他原因导致的肾脏损害。

【问题4】有无发病的诱因?

思路　排尿困难是发病的诱因。患者为老年男性,排尿困难加重,首先想到是否前列腺肥大。严重的前列腺肥大会导致尿潴留,进一步会出现肾积水,排尿不畅,尿路梗阻,最终会导致肾衰竭。

> **知识点**
>
> **膀胱的容量**
>
> 正常成人平均容量为 300~500ml,最大容量可达 800ml。老年人由于膀胱肌张力减弱,容量增大。女性膀胱容量较男性小。

【问题 5】有无加重病情的因素?

思路 慢性肾盂肾炎可以导致 CKD,甚至肾衰竭。严重的全身性感染或局部感染可以加重肾脏病。上呼吸道感染是导致肾脏病加重的最常见原因之一。该患者出现阵发性咳嗽伴咳少量黏白痰,可能是有上呼吸道感染,因此会加重肾脏病。

【问题 6】病史采集结束后,下一步体格检查应重点做哪些方面?

思路 为进一步明确肾衰竭的原因和程度,体格检查的重点应包括以下几点。①水肿部位、指压特性及程度;②贫血表现:如面色、结膜有无苍白;③腹部体格检查:有无压痛、移动性浊音,双肾区有无叩击痛。

> **知识点**
>
> **贫血的定义及分度**
>
> 贫血的定义:贫血是指末梢血中单位容积内红细胞数或血红蛋白量低于正常。海平面地区,成年男性血红蛋白 <120g/L,成年女性(非妊娠)血红蛋白 <110g/L,孕妇血红蛋白 <100g/L 即为贫血。
>
> 贫血分度:根据外周血红蛋白或红细胞数可将贫血分为轻、中、重、极重四度,血红蛋白从正常下限~<90g/L 属轻度,60~90g/L 为中度,30~<60g/L 为重度,<30g/L 为极重度。

门诊体格检查记录

体温 36.5℃,血压 120/80mmHg,一般状况尚可,神志清晰,颜面部无水肿,结膜略苍白,咽充血,双侧扁桃体不大。双肺呼吸音清晰,未闻及干、湿啰音。心率 84 次 /min,律齐,心脏各瓣膜区无杂音。下腹部饱满,肝脾未触及,双肾区叩痛(+),双下肢对称性中度凹陷性水肿。

【问题 7】根据目前病史和体格检查结果,该患者最可能患哪方面疾病?

思路 老年患者,食欲下降伴乏力 3 个月,渐出现双下肢水肿、尿量减少、尿频、排尿困难等症状,体格检查发现下腹部饱满及双肾区叩痛,心肺体格检查未见异常,因此,考虑梗阻性肾病可能性大。

【问题 8】为明确诊断应在门诊进一步实施哪些检查?

思路 为进一步明确诊断,该患者应进行尿常规、血常规、肾功能、电解质、泌尿系统彩超检查。

门诊检查

尿常规:隐血(+),蛋白(+/-),尿比重 1.006,pH 5.0,红细胞(-),白细胞(-)。

血常规:白细胞计数 7.59×10^9/L,中性粒细胞百分比 81.3%,淋巴细胞百分比 9.9%,血红蛋白 102g/L,血小板计数 180×10^9/L

肾功能:尿素氮 28.60mmol/L,血肌酐 539μmol/L,尿酸 531μmol/L。

电解质:钾 3.8mmol/L,钠 142mmol/L,氯 103mmol/L,钙 1.78mmol/L,磷 1.77mmol/L。

泌尿系统超声(图 6-0-1):左肾集合系统分离,范围 111mm×59mm,左侧输尿管扩张,上段宽约 41mm,下段宽约 15mm;右肾集合系统分离,范围 201mm×134mm,右侧皮髓质结构及右侧输尿管上段显示不清,右侧输尿管下段宽约 6mm;前列腺大小为 68mm×63mm×56mm,向膀胱内凸入,内部回声尚均匀,余尿量 808ml。检查提示:双肾积水(重度)、双输尿管扩张,前列腺增生,尿潴留。

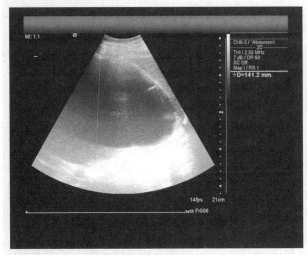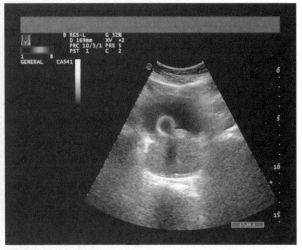

图 6-0-1　双肾彩超

【问题 9】如何判读该患的肾功能?

思路　患者血肌酐值远远超过正常范围,已经达到肾衰竭水平。但要鉴别是 AKI 还是慢性肾衰竭,需要进一步根据病史、血红蛋白水平、双肾大小来确定。患者轻度贫血、低钙高磷血症、少量蛋白尿、低比重尿、双肾重度积水,故应考虑慢性肾衰竭。

知识点

AKI 和慢性肾衰竭的鉴别要点(表 6-0-1)。

表 6-0-1　急性肾损伤和慢性肾衰竭的鉴别要点

鉴别要点	急性肾损伤	慢性肾衰竭
既往史	无明确肾脏病史	存在 CKD 病史
起病情况	较急	缓慢
诱因	明确	不明确
临床表现	较重	可不明显
实验室检查	一般无贫血、低钙、高磷;PTH 正常	贫血、低钙、高磷、PTH 升高
影像学检查	肾脏正常或偏大	肾脏萎缩
预后	及时治疗预后较好	需长期肾脏替代治疗

注:CKD,慢性肾脏病;PTH,甲状旁腺激素。

知识点

AKI 的定义及分期

2012 年,KDIGO 将 AKI 定义为:①在 48h 内血肌酐升高 ≥ 26.5μmol/L(0.3mg/dl);②在 7d 之内血肌酐升高超过基础值的 1.5 倍及以上;③尿量减少[<0.5ml/(kg·h)]且持续时间在 6h 以上。

AKI 分期标准见表 6-0-2。

表 6-0-2　急性肾损伤分期标准

分期	肾小球功能指标（血肌酐）	尿量指标
1 期	升高 ≥ 26.5μmol/L（0.3mg/dl） 或升高为基线的 1.5~1.9 倍	<0.5ml/（kg·h），时间 6~12h
2 期	升高为基线的 2.0~2.9 倍	<0.5ml/（kg·h），时间 ≥ 12h
3 期	升高为基线的 3 倍以上 或升高 ≥ 353.6μmol/L（4mg/dl） 或开始肾脏替代治疗 或患者 <18 岁且 eGFR<35ml/（min·1.73m^2）	<0.3ml/（kg·h），时间 ≥ 24h 或无尿 ≥ 12h

注：eGFR，估算的肾小球滤过率。

知识点

肾功能的评估

肾功能包括肾小球滤过功能、肾小管重吸收功能和肾脏内分泌功能。临床上所说的肾功能常指肾小球滤过功能。肾小球滤过功能的评估指标有血尿素氮、血肌酐、血胱抑素 C 及 eGFR。计算 eGFR 的公式很多，常用的有 CKD-EPI 公式、MDRD 公式、CG 公式。

【问题 10】如何判读该患者的泌尿系彩超？

思路　患者双肾集合系统分离，双侧输尿管扩张，前列腺增大，向膀胱内突入，残余尿量808ml（图6-0-1）。从彩超结果推断：患者膀胱残余尿量远远大于最大容量，但患者没有尿意，这表明膀胱尿潴留是缓慢发生的，长期的尿潴留逐渐导致双输尿管扩张、双肾积水。尿潴留原因是增大的前列腺压迫膀胱和尿道。

知识点

双肾积水的机制

肾积水的严重程度取决于梗阻的时间、部位和堵塞程度。各种原因引起尿路梗阻时，肾盂内压明显增高，超过肾盂静水压，引起排尿受阻。一方面使肾小球囊内压增高，另一方面使肾小球毛细血管内压力降低，由此肾小球的有效滤过压降低直至停止滤过，尿液的反压力使肾小管远端扩张，近端变性，由于肾小球囊压增加使血管受压，尤其是肾小球的出球动脉受压后，肾组织营养发生障碍，肾乳头退化萎缩，由凸形变凹形，肾小管系统退化而使肾实质变薄，最后萎缩成纤维组织囊状。输尿管收缩的节律失调，尿液滞留也同样可以形成梗阻，这就是部分肾积水患者肾盂输尿管连接部管腔虽然通畅但仍可发生梗阻的原因。

【问题 11】该患者如何诊断？

思路　肾脏的结石、肿瘤、炎症、结核、先天性疾病、创伤后瘢痕形成等均可造成梗阻。肾盂输尿管连接部的先天性狭窄、肾盏憩室造成的出口狭窄，常常因引流不畅形成梗阻。肾下垂有时也会造成梗阻。

输尿管细长，有三个狭窄部位。输尿管本身的病变和周围疾病对输尿管压迫均引起梗阻。本身的病变包括结石、肿瘤、炎症、结核性膀胱挛缩、异位输尿管开口等先天性疾病。周围病变包括妇科肿瘤、结肠肿瘤、直肠肿瘤、腹膜后纤维化、腹膜后肿瘤等可压迫侵犯输尿管。盆腔肿瘤放疗、盆腔手术也可损伤输尿管引起梗阻。正常妊娠有时也会造成梗阻。

膀胱的梗阻分为机械性梗阻和动力性梗阻。机械性梗阻最常见的部位是膀胱颈梗阻。良性前列腺增生症是男性患者膀胱颈梗阻最常见的原因,膀胱颈纤维化是女性患者膀胱颈梗阻的主要原因。膀胱结石、膀胱肿瘤、前列腺肿瘤和膀胱周围病变的压迫也可以导致梗阻。动力性梗阻的发生机制是由于支配膀胱的神经功能障碍,使膀胱逼尿肌不能收缩或收缩力减弱或膀胱括约肌不能松弛。常见的原因是截瘫、糖尿病神经源性膀胱或应用某些药物如抗胆碱制剂、抗组胺制剂、麻黄碱等。

尿道梗阻最常见的原因是尿道狭窄。尿道的任何部位都可以因为炎症创伤造成狭窄。此外,尿道结石、肿瘤、结核、憩室和异物等也可引起梗阻。

结合该病例临床症状、体征、实验室辅助检查和泌尿系彩超,可诊断为梗阻性肾病,病因为前列腺增生症。

【问题 12】如何确定该患者治疗的地点?是选择门诊还是住院治疗?

思路　决定患者治疗的地点,主要是取决于肾功能不全的严重程度。目前患者已经达到肾衰竭程度,应该住院治疗,最大限度地挽救肾功能。另外,前列腺增生的原因,以及如何进一步治疗也需要住院处理。

【问题 13】住院后还需要进行哪些检查?

思路　患者住院后应立即做心电图、胸部正位片,结合门诊检查结果评估患者的基本情况,还应该做泌尿系统(双肾、输尿管、前列腺、膀胱)CT、肿瘤标志物检查,明确梗阻原因,排除前列腺肿瘤。做泌尿系磁共振水成像明确梗阻部位及原因。检测 PTH,有助于判断急慢性肾衰竭。做心脏彩超评估室间隔和左室后壁厚度。

【问题 14】如何判读这些检查?

思路　泌尿系统 CT(图 6-0-2)示双肾皮质明显变薄、双肾及双输尿管明显扩张,膀胱壁厚,充盈良好,膀胱结石,膀胱憩室,前列腺增生钙化。泌尿系磁共振(图 6-0-3)示双侧肾盏肾盂明显扩张积水,肾实质受压变薄,输尿管扩张,膀胱充盈,膀胱多发憩室。泌尿系统 CT 和磁共振水成像检查结果双肾皮质明显变薄,表明肾积水时间较长,梗阻部位在前列腺。泌尿系统 CT 和泌尿系统彩超均未发现除前列腺增大以外的其他引

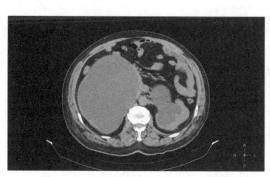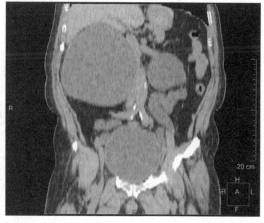

图 6-0-2　泌尿系 CT

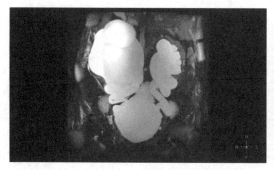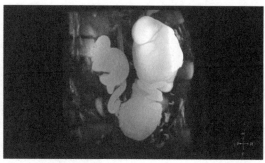

图 6-0-3　磁共振水成像

起尿路梗阻的病因。

肿瘤标志物：AFP 2.37IU/ml，CEA 3.79μg/L，CA19-9 17.95IU/ml，CA12-5 25.35IU/ml，总前列腺特异性抗原（tPSA）13.11μg/L，游离前列腺特异性抗原（fPSA）3.81μg/L，游离与总 PSA 比值（fPSA/tPSA）0.291。该患者总 PSA13.11μg/L，超过正常范围，应警惕前列腺肿瘤，可进一步行前列腺穿刺活检以明确。结合泌尿系统CT 和磁共振，未发现前列腺恶性病变的影像学表现。考虑良性前列腺增生可能性大。

PTH 413.30ng/L。PTH 水平升高，表明肾功能不全时间较长，支持慢性肾衰竭诊断。心脏彩超示室间隔和左室后壁厚度在正常范围，表明高血压没有对靶器官心脏造成损害。

知识点

前列腺特异性抗原

前列腺特异性抗原（prostate specific antigen，PSA）由前列腺上皮细胞分泌产生，属激肽酶家族蛋白，存在于前列腺组织和精液中。正常人前列腺组织对高水平的 PSA 起到屏障作用，因此血清中含量极微。PSA 在血液中可以与血浆蛋白结合而存在，也可以以游离形式存在。血清 PSA 水平可用于前列腺癌的筛查，游离前列腺特异性抗原（fPSA）和总前列腺特异性抗原（tPSA）同时检测。一般认为tPSA>10μg/L，则前列腺癌的风险提高，tPSA ≥ 4μg/L，fPSA/tPSA<0.15 要注意前列腺癌可能。当血清 tPSA 为 4~10μg/L，fPSA 水平与前列腺癌的发生率呈负相关。研究表明如患者 tPSA 为 4~10μg/L，fPSA/tPSA<0.1，则该患者发生前列腺癌的可能性高达 56%；相反，fPSA/tPSA>0.25，发生前列腺癌的可能性只有 8%。

【问题 15】本例患者如何治疗？

思路

1. 立即解除梗阻 入院后，立即导尿，逐步排出膀胱内的尿液，解除肾积水。对前列腺增生症应用坦索罗辛和非那雄胺治疗，并请泌尿外科会诊决定能否手术治疗。

2. 抗感染 感染是肾功能恶化的加重因素，控制感染后肾功能可能会部分恢复。本例患者入院诊断为急性上呼吸道感染，应首先选用针对革兰氏阳性球菌的抗生素经验治疗。

3. 延缓肾脏病进展 由于患者已经达到慢性肾衰竭阶段，肾功能不可能恢复正常。治疗上应按照延缓 CKD 进展方案进行。①营养治疗：低蛋白饮食联合复方 α- 酮酸；②纠正慢性肾脏病 - 矿物质和骨异常（CKD-MBD）：1,25- 二羟维生素 D_3 联合钙剂，降磷药物（磷结合剂）；③纠正贫血：EPO 联合铁剂、叶酸；④控制血压：钙通道阻滞剂联合 β 受体阻滞剂；⑤中药制剂。

知识点

慢性肾脏病 - 矿物质和骨异常（CKD-MBD）定义

是由于慢性肾脏病导致的矿物质及骨代谢异常综合征，临床上出现以下一项或多项表现：钙、磷、PTH 或维生素 D 代谢异常；骨转化、矿化，骨量，骨线性生长或骨强度异常；血管或其他软组织钙化。

【问题 16】梗阻性肾病的预后如何？该患者的肾功能是否能完全恢复？

思路 完全性梗阻 1 周内解除，肾脏可以完全恢复功能。完全性梗阻超过 2 周，解除梗阻后 3~4 个月内，GFR 恢复至 70%。4 周的完全性梗阻解除后，GFR 仅恢复至 30%。完全性梗阻时间超过 8 周，则肾功能几乎完全丧失。该患者尿量一直未见明显减少，为不完全梗阻，肾功能可能会恢复一部分。

【问题 17】患者会一直带导尿管吗？

思路 患者的病因是前列腺增生。对前列腺增生应用药物治疗无效的话，需手术治疗。泌尿外科医生会根据患者的基础疾病、恢复的肾功能水平等来决定是否手术或采用哪种术式。

知识点

如何预防导尿管相关的尿路感染

由于导尿管使用而引起的尿路感染是医源性尿路感染的最常见的原因。防止导尿管相关感染的原则：必要时才使用，且宜尽早拔除；插管前 3d 预防性给予抗生素，插管时无菌操作，系统无菌封闭，避免开放；尿袋在膀胱水平以下，引流通畅；留置导尿管时每日无菌生理盐水冲洗；有泌尿道感染症状应及时拔除或更换导尿管。

（林洪丽）

推荐阅读文献

［1］王海燕 . 肾脏病学 . 3 版 . 北京：人民卫生出版社，2008.

［2］CHISHOLM G D. Pathophysiology of obstructive uropathy//CHISHOLM G D, FAIR W R. Scientific foundation of urology. 3rd ed. Oxford: Heineman Medical Books, 1990: 59-66.

［3］NASH A F, MELEZINEK I. The role of prostate specific antigen measurement in the detection and management of prostate cancer. Endocr Relat Cancer, 2000, 7 (1): 37-51.

第七章 尿路感染

尿路感染（urinary tract infection，UTI）是指各种病原微生物在尿路中生长、繁殖而引起的感染性疾病，多见于育龄期妇女、老年人、免疫力低下及尿路畸形者。除婴儿和老年人外，女性尿路感染发病率明显高于男性。多种病原体如细菌、真菌、支原体、衣原体、病毒、寄生虫等均可导致尿路感染，而革兰氏阴性杆菌是尿路感染最常见的致病菌，其中以大肠埃希菌最常见，其次为克雷伯菌、变形杆菌、柠檬酸杆菌属等。尿路感染的发生还与细菌致病力有关，并非所有菌株都能引起症状性尿路感染。

根据感染发生部位可分为上尿路感染和下尿路感染，前者系指肾盂肾炎（pyelonephritis），后者包括膀胱炎（cystitis）和尿道炎（urethritis）。根据有无尿路结构或功能的异常，又可分为复杂性和非复杂性尿路感染。复杂性尿路感染（complicated urinary tract infection）是指伴有尿路引流不畅、结石、畸形、膀胱输尿管反流等结构或功能的异常，或在慢性肾实质性疾病基础上发生的尿路感染。不伴有上述情况者称为非复杂性尿路感染（non complicated urinary tract infection）。留置导尿管或拔除导尿管 48h 内发生的感染称为导管相关性尿路感染（catheter-associated urinary tract infection）。

尿路感染常见的临床表现是尿频、尿急、尿痛、排尿不适、腰痛、下腹部疼痛等，发生上尿路感染时可出现全身症状，如发热、寒战、头痛、全身酸痛、恶心、呕吐等。体格检查可有一侧或两侧肋脊角及输尿管点压痛，肾区压痛和叩击痛。严重病例可发生肾乳头坏死、肾周围脓肿、感染性结石等并发症。

尿路感染的诊断：典型的尿路感染有尿路刺激征、感染中毒症状、腰部不适等，结合尿常规检查白细胞增多和尿细菌学检查阳性，可以诊断。凡是有真性细菌尿（清洁中段尿细菌定量培养 $\geqslant 10^5$/ml 或耻骨上膀胱穿刺尿细菌学培养有细菌生长）者，可诊断为尿路感染；如临床上无尿路感染症状，则要求做两次中段尿细菌培养，细菌数均 $\geqslant 10^5$/ml，且为同一菌种，也可诊断尿路感染。当女性有明显尿频、尿急、尿痛，尿白细胞增多，尿细菌定量培养 $\geqslant 10^2$/ml，并为常见致病菌时，可拟诊为尿路感染。

尿路感染的定位诊断：真性菌尿的存在表明有尿路感染，但不能判定是上尿路或下尿路感染，需进行定位诊断。

根据临床表现定位：上尿路感染（肾盂肾炎）常有发热、寒战，甚至出现毒血症症状，伴明显腰痛，输尿管点和／或肋脊点压痛、肾区叩击痛等。而下尿路感染（膀胱炎），常以膀胱刺激征为突出表现，一般少有发热、腰痛等。

根据实验室检查定位，出现下列情况提示上尿路感染：①膀胱冲洗后尿培养阳性；②尿沉渣镜检有白细胞管型，并排除间质性肾炎、狼疮性肾炎等疾病；③尿 NAG 升高、尿 β_2 微球蛋白升高；④尿渗透压降低。

尿路感染的治疗包括一般治疗和抗感染治疗。急性期应注意休息，多饮水，勤排尿。发热者给予易消化、高热量、富含维生素饮食。膀胱刺激征和血尿明显者，可口服碳酸氢钠 1g，3 次/d，以碱化尿液、缓解症状、抑制细菌生长、避免形成血凝块，对应用磺胺类抗生素者还可以增强药物的抗菌活性并避免尿路结晶形成。选择致病菌敏感、在尿和肾内的浓度高、肾毒性小、副作用少的抗生素，并根据尿路感染的类型决定疗程的长短。急性肾盂肾炎的疗程一般为 10~14d，急性膀胱炎的疗程为 3~7d。尿路感染反复发作者应积极寻找病因，及时去除诱发因素。

门诊病历摘要

患者，女性，66 岁，因"反复尿频、尿急、尿痛 40 年，夜尿增多 6 个月"就诊。患者 40 年前劳累后出现尿频、尿急、尿痛，伴腰痛、发热，就诊于当地卫生院，诊为"尿路感染"，给予增效磺胺片口服 3d，症状消失。患者 35 年前妊娠期间再次出现尿频、尿急、尿痛，伴有腰痛、高热，于当地医院就诊，诊断为"急性肾盂肾炎"，收入院给予"氨苄青霉素"输液治疗,2周后好转出院。此后患者每遇劳累、经期或性生活后即反复发作尿频、尿急、尿痛症状,严重时伴有高热,体温最高可达 39.8℃,每次复发均服用"抗生素"如磺胺、呋喃妥因、四环素等,其症状均能缓解。15 年前患者绝经后上述症状发作频繁,多次尿液检查白细胞增加,有时尿细菌培养阳性,曾服用诺氟沙星、头孢羟氨苄、阿莫西林、氧氟沙星等药物,症状可减轻。6 个月前患者无明显诱因出现夜尿增多,每晚 2~3 次,尿量约 1 000ml。自发病以来,患者饮食睡眠可,无腹部绞痛、血尿。

糖尿病病史 15 年,饮食控制并口服降糖药物治疗,血糖控制不理想。10 年前体检发现双肾结石,未予治疗。无高血压病史,否认肝炎、结核等传染病病史,无外伤及手术史。无食物及药物过敏史。孕 5 产 5,均顺产,子女体健。久居原籍,无毒物接触史。无家族遗传性疾病史。

【问题 1】门诊接诊尿频、尿急、尿痛患者,问诊要点包括哪些?

思路 尿频是指单位时间内排尿次数增多,正常成人白天排尿 4~6 次,夜间 0~2 次;尿急指患者一有尿意即迫不及待需要排尿,难以控制;尿痛指患者排尿时感觉耻骨上区、会阴部和尿道内疼痛或烧灼感。

1. **问诊要点**

(1)尿频程度:如排尿次数、每次排尿间隔时间及尿量。

(2)尿频是否伴有尿急和尿痛:伴有尿急和尿痛时称为膀胱刺激征,多由感染引起,单纯尿频应分析其原因。

(3)尿痛的部位和时间:排尿时耻骨上区痛多为膀胱炎;排尿结束时尿道内或尿道口疼痛多为尿道炎。

(4)其他伴随症状:膀胱刺激征存在但不剧烈,伴有双侧腰痛可见于肾盂肾炎;伴有会阴部、腹股沟和睾丸胀痛可见于急性前列腺炎;尿频、尿急伴有血尿、午后低热、乏力、盗汗可见于泌尿系结核;尿频、尿急伴无痛性血尿、尿线变细及进行性排尿困难可见于膀胱癌;老年男性尿频伴有尿线变细及进行性排尿困难可见于前列腺增生;伴有排尿时尿流突然中断,可见于膀胱结石堵住出口或后尿道结石嵌顿。

(5)出现尿频、尿急、尿痛前是否有明显原因:如劳累、受凉或月经期,是否接受导尿、尿路器械检查或流产术,这些常为尿路感染的诱因。

(6)有无慢性病病史:如结核病、糖尿病、肾炎和尿路结石,这些疾病本身可以出现尿路刺激症状,也是尿路感染的易发和难治的因素。

(7)有无尿路感的反复发作史:发作间隔有多长,是否做过尿培养,如尿培养阳性,细菌种类有哪些及药物使用的种类和疗程。

2. **单纯尿频的鉴别**

(1)生理性尿频:多因饮水过多、精神紧张或气候寒冷导致的尿频,特点是每次尿量不少,也不伴随尿痛、尿急等其他症状。

(2)多尿性尿频:尿频伴多尿,见于糖尿病、尿崩症或急性肾衰竭的多尿期。

(3)神经性尿频:见于中枢及周围神经病变,如癔症、神经源性膀胱。

(4)膀胱容量减少性尿频:表现为持续性尿频,药物治疗难以缓解,每次尿量少。见于膀胱占位性病变;妊娠子宫增大或卵巢囊肿等压迫膀胱;膀胱结核引起膀胱纤维性缩窄。

(5)尿道口周围及邻近器官病变导致尿频:见于尿道口息肉、处女膜伞、尿道旁腺囊肿及阴道炎症等病变。

【问题 2】膀胱刺激征患者的体格检查要点包括哪些?

思路 体格检查包括体温、血压测量,肾脏和膀胱触诊及叩诊,输尿管压痛点、肋脊角及肋腰点压痛点等检查。

1. **体温、血压测量** 体温升高有助于尿路感染的诊断,特别是上尿路感染。慢性肾盂肾炎时,患者可出现高血压,特别是病史较长的中年患者更应测量血压,如血压升高需积极处理。

2. **肾脏、膀胱触诊和叩诊** 急性肾盂肾炎可单侧或双侧肾脏受累,表现为局限或广泛的肾盂肾盏黏膜充血、水肿,表面有脓性分泌物,黏膜下可有细小脓肿,病灶内可见不同程度的肾小管上皮细胞肿胀、坏死、脱落,肾小管腔中有脓性分泌物;肾间质水肿,内有白细胞浸润和小脓肿形成。急性炎症期肾脏触诊时可有触痛,叩诊时可出现患侧肾区叩击痛。膀胱触诊可以发现膀胱潴留情况,对于寻找尿路感染的诱因有帮助。

3. **肋脊点、肋腰点和季肋点触诊** 急性肾盂肾炎和慢性肾盂肾炎急性发作时,肋脊点(背部第 12 肋骨与脊柱交角的顶点)、肋腰点(背部第 12 肋骨与腰肌外缘夹角的顶点)和季肋点(前肾点,第 10 肋骨前端,相当于肾盂位置)可有压痛。

4. 输尿管点触诊　肾结石或输尿管结石容易嵌顿在输尿管生理性狭窄处,结石和尿路感染常互为诱因,尿路感染反复发作易促发尿路结石,尿路结石形成后又容易引起尿路感染。当输尿管炎症或结石嵌顿时输尿管触诊可出现压痛点。上输尿管点在脐水平腹直肌外缘,中输尿管点在髂前上棘水平腹直肌外缘,相当于输尿管第二狭窄处。

【问题3】依据采集到的病史及体格检查,患者可能患的疾病是什么?

思路　根据患者慢性病程,尿频、尿急、尿痛反复发作,有时伴有腰痛及发热,伴夜尿增多6个月,结合既往病史拟诊为慢性肾盂肾炎、肾结石、2型糖尿病。

知识点

尿路感染的诊断

凡是有真性细菌尿(清洁中段尿细菌定量培养 $\geq 10^5$/ml 或耻骨上膀胱穿刺尿细菌定性培养有细菌生长)者,均可诊断为尿路感染;如临床上无尿路感染症状,则要求做两次中段尿细菌培养,细菌数均 $\geq 10^5$/ml,且为同一菌种,也可诊断尿路感染。对于留置导尿管的患者出现典型的尿路感染症状、体征,且无其他原因可以解释,尿标本细菌培养菌落计数 $>10^3$/ml 时,应考虑导管相关性尿路感染。

慢性肾盂肾炎临床表现较为复杂,全身及泌尿系统局部表现均可不典型。约50%以上患者可有急性肾盂肾炎病史,后出现程度不同的低热、间歇性尿频、排尿不适、腰部酸痛及肾小管功能受损表现,如夜尿增多、低比重尿等。病情持续可发展为慢性肾衰竭。急性发作时患者症状明显,类似急性肾盂肾炎。

慢性肾盂肾炎的诊断除根据反复发作尿路感染病史之外,尚需结合影像学及肾功能检查:

(1)肾外形凹凸不平,且双肾大小不等。

(2)静脉肾盂造影可见肾盂肾盏变形、缩窄。

(3)持续性肾小管功能损害如夜尿增多、低比重尿、尿 NAG 和 β_2 微球蛋白升高。具备上述第(1)和(2)条的任何一项再加第(3)条即可诊断慢性肾盂肾炎。

【问题4】本例患者需要行哪些相关检查进一步明确诊断?

思路　尿液常规检查、尿白细胞排泄率、尿渗透压测定、尿细菌检查、尿 NAG 及 β_2 微球蛋白检查,血液检查如血常规、血糖、肾功能等,肾脏彩超检查。

门诊检查结果

尿常规:pH 6.0,比重 1.011,白细胞(+++),蛋白(±),葡萄糖(+),隐血(−),亚硝酸盐(+)。1h 尿细胞排泄率:白细胞 3.5×10^5/h,红细胞 0.3×10^5/h。禁水 8h 尿渗透压 500mOsm/(kg·H$_2$O)。尿细菌培养大肠埃希菌生长,计数 $>3 \times 10^5$/ml。尿 NAG 30IU/L,尿 β_2 微球蛋白 1.2mg/L。血常规:白细胞计数 10.1×10^9/L,中性粒细胞百分比72%,红细胞计数 4.5×10^{12}/L,血红蛋白 126g/L,血小板计数 150×10^9/L。空腹血糖 7.8mmol/L。肾功能:尿素氮 5.6mmol/L,肌酐 75μmol/L,尿酸 361μmol/L。双肾彩超:双肾表面不光滑,肾实质回声增强,左肾大小 103mm×58mm×38mm,皮质厚度 1.5cm,右肾大小 95mm×37mm×30mm,皮质厚度 1.3cm。双肾盏内可见多个点状强回声,0.2~0.3cm。

知识点

尿路感染常用的实验室及辅助检查

1. 尿渗透压测定　反映肾小管浓缩和稀释功能,参考值为 600~1 000mOsm/(kg·H$_2$O)。禁水 8h 后尿渗量 <600mOsm/(kg·H$_2$O) 表明肾小管浓缩功能障碍,见于慢性肾盂肾炎、多囊肾病、尿酸性肾病等慢性间质性病变,也可见于急、慢性肾衰竭累及肾小管 - 间质时。

2. 尿 NAG 及 β_2 微球蛋白　尿 NAG 是肾小管损伤的标志物,其水平上升见于各种原因引起的肾小管损伤;尿 β_2 微球蛋白是一种低分子蛋白质,正常可以通过肾小球滤过,但99%以上经肾小管重吸收。尿 β_2 微球蛋白升高提示肾小管重吸收功能受损,可以用于鉴别上、下尿路感染。在急、慢性肾盂肾炎时因肾小管受损,尿 NAG 及 β_2 微球蛋白可增高,膀胱炎时尿 NAG 多正常,少数膀胱炎患者的尿 β_2 微球蛋白也可能升高。有资料显示,肾盂肾炎时尿 β_2 微球蛋白阳性率82%,而膀胱炎时仅为9%。

3. 硝酸盐还原试验 其原理为大肠埃希菌等革兰氏阴性细菌可使尿内硝酸盐还原为亚硝酸盐,此法诊断尿路感染的敏感性为70%以上,特异性为90%以上,但应满足致病菌含硝酸盐还原酶,尿液中有适量硝酸盐存在,尿液在膀胱内有足够的停留时间(>4h)等条件,否则易出现假阴性。该方法可作为尿路感染的过筛试验。

4. 肾脏彩超检查 超声是一项无创性检查方法,患者依从性好。超声可以观察肾脏大小、外形、内部结构及血流情况,还可了解肾脏有无结石、囊肿及肿瘤等病变。慢性肾盂肾炎时,可见肾外形凹凸不平,或双肾大小不等。

5. 腹部 X 线片、静脉肾盂造影、排尿期膀胱输尿管反流造影、逆行性肾盂造影 可了解尿路情况,及时发现有无尿路结石、梗阻、反流、畸形等导致尿路感染反复发作的因素。对于反复发作的尿路感染或急性尿路感染治疗7~10d无效的女性应行静脉肾盂造影。男性患者无论首发还是复发,在排除前列腺炎和前列腺肥大之后均应行尿路 X 线检查,以排除尿路解剖和功能上的异常。但尿路感染急性期不宜做静脉肾盂造影,可做超声检查。

【问题5】依据患者临床表现、实验室及辅助检查,确切的诊断是什么?是否需要入院进一步治疗?

思路 根据患者尿路感染反复发作呈慢性经过,尿渗透压低,尿 NAG 及 β_2 微球蛋白升高,空腹血糖增高,尿糖阳性,彩超显示双肾表面不光滑,右肾缩小,双肾盏内见多个点状强回声,可诊为慢性肾盂肾炎、双肾结石、2 型糖尿病。为进一步寻找诱发因素,观察治疗效果,应收入院治疗。

【问题6】尿路感染需与哪些疾病鉴别?

思路 需与尿道综合征、肾结核、慢性肾小球肾炎、全身感染性疾病等相鉴别。

1. 尿道综合征 常见于女性,患者有尿路刺激症状,但多次检查均无真性细菌尿。部分可能由膀胱逼尿肌与括约肌功能不协调、妇科或肛周疾病、神经焦虑等引起,也可能是衣原体等非细菌感染造成。

2. 肾结核 膀胱刺激症状明显,一般抗生素治疗无效,尿沉渣可找到抗酸杆菌,尿培养结核分枝杆菌阳性,而普通细菌培养为阴性。尿结核分枝杆菌 DNA 的 PCR 检测、尿结核菌素 IgG 测定等快速诊断方法已逐渐用于临床,但尚需改进和完善。静脉肾盂造影可发现肾实质虫蚀样缺损等表现。部分患者伴有肾外结核,抗结核治疗有效,可资鉴别。但要注意肾结核常可能与尿路感染并存,尿路感染经抗生素治疗后,仍残留有尿路感染症状或尿沉渣异常者,应高度注意肾结核的可能性。

3. 慢性肾小球肾炎 慢性肾盂肾炎当出现肾功能减退、高血压时,应与慢性肾小球肾炎相鉴别。后者多为双侧肾脏受累,且肾小球功能受损较肾小管功能受损明显,并有蛋白尿、血尿和水肿病史;而慢性肾盂肾炎常有尿路刺激征,细菌学检查阳性,影像学检查可表现为双肾不对称性缩小。

住院诊断及治疗经过

患者入院后进行了尿常规、24h 尿蛋白定量、尿蛋白电泳、尿细菌学培养、血糖、肾功能、静脉肾盂造影、心电图、胸部 X 线检查。

尿常规:pH 5.7,比重 1.012,白细胞(++),蛋白(±),葡萄糖(+),隐血(−),亚硝酸盐(+)。24h 尿蛋白定量0.2g。尿蛋白电泳显示肾小管性蛋白尿。尿细菌培养大肠埃希菌生长,菌落计数 >10^5/ml。空腹血糖 8.0mmol/L。血肌酐、血尿素氮正常。静脉肾盂造影提示右肾缩小,肾盂、肾盏变形、缩窄,双肾结石。心电图:窦性心律,正常心电图。胸部 X 线检查:两肺纹理稍增多,其他无异常。

【问题7】患者病情反复发作、慢性进展,可能的原因有哪些?

思路 ①患者早期尿路感染反复发作,其原因可能为患者处于育龄期,与经期免疫力下降、性生活活跃、妊娠期胀大子宫压迫输尿管使尿液排出不畅有关;②后期尿路感染反复发作,与患者绝经后机体免疫力下降,同时合并糖尿病、肾结石有密切关系。

知识点

尿路感染的发生机制

1. **机体防御功能** 正常情况下,进入膀胱的细菌很快被清除,是否发生尿路感染除与细菌的数量、毒力有关外,还取决于机体的防御功能。机体的防御机制:①排尿的冲刷作用;②尿道和膀胱黏膜的抗菌能力;③尿液中高浓度尿素、高渗透压和低pH等;④前列腺分泌物中含有的抗菌成分;⑤感染出现后,白细胞很快进入膀胱上皮组织和尿液中,起清除细菌的作用;⑥输尿管膀胱连接处的活瓣具有防止尿液、细菌进入输尿管的功能;⑦女性阴道的乳酸杆菌菌群对限制致病病原体的繁殖有重要作用。以上各项防御能力减弱或丧失时,患者易发生尿路感染。

2. **易感因素**

(1)尿路梗阻:见于泌尿系结石、前列腺增生、尿道狭窄、泌尿系肿瘤等。

(2)膀胱输尿管反流:指输尿管壁内段及膀胱开口处的黏膜屏障结构或功能异常。

(3)机体免疫力低下:见于长期使用免疫抑制剂、糖尿病、长期卧床、严重的慢性疾病和艾滋病等患者。

(4)神经源性膀胱:支配膀胱的神经功能障碍,见于脊髓损伤、糖尿病、多发性硬化等疾病。

(5)妊娠:孕期输尿管蠕动功能减弱、暂时性膀胱输尿管活瓣关闭不全及妊娠后期子宫增大致尿液引流不畅。性别和性活动:女性因尿道短(约4cm)而宽,距离肛门较近,开口位于阴唇下方,性生活时可将尿道口周围的细菌挤压入膀胱,易引起尿路感染。前列腺增生导致的尿路梗阻是中老年男性尿路感染的一个重要原因。男性包茎、包皮过长是发生尿路感染的常见原因。

(6)医源性因素:见于导尿或留置导尿管、膀胱镜或输尿管镜检查、逆行性尿路造影等致尿路黏膜损伤时。

(7)其他:泌尿系统结构异常如肾发育不良、肾盂及输尿管畸形,移植肾、多囊肾等;某些基因异常如编码Toll样受体、IL-8受体的宿主应答基因突变;中性粒细胞表面IL-8受体CXCR1表达减少也与尿路感染的发生有关。

【问题8】尿路感染常见的致病菌有哪些?

思路 革兰氏阴性杆菌为尿路感染最常见的致病菌,其中以大肠埃希菌最为常见,约占全部尿路感染的85%,其次为克雷伯菌、变形杆菌、柠檬酸杆菌属等。5%~15%的尿路感染由革兰氏阳性细菌引起,主要是肠球菌和凝固酶阴性的葡萄球菌。大肠埃希菌最常见于无症状性细菌尿、非复杂性尿路感染,或首次发生的尿路感染。医院内感染、复杂性或复发性尿路感染、尿路器械检查后发生的尿路感染,则多为肠球菌、变形杆菌、克雷伯菌和铜绿假单胞菌所致。其中变形杆菌常见于伴有尿路结石者,铜绿假单胞菌多见于尿路器械检查后,金黄色葡萄球菌则常见于血源性尿路感染。腺病毒可以在儿童和一些年轻人中引起急性出血性膀胱炎,甚至引起流行。此外,结核分枝杆菌、衣原体、真菌等也可导致尿路感染。近年来,由于抗生素和免疫抑制剂的广泛应用,革兰氏阳性菌和真菌性尿路感染增多,耐药甚至耐多药现象呈增加趋势。

【问题9】病原微生物导致尿路感染的途径有哪些?

思路

1. **上行感染** 病原菌经由尿道上行至膀胱,甚至输尿管、肾盂而引起的感染称为上行感染,约占尿路感染的95%。正常情况下前尿道和尿道口周围定居着少量细菌,如链球菌、乳酸菌、葡萄球菌和类白喉杆菌等,但不致病。某些因素如性生活、尿路梗阻、医源性操作、生殖器感染等可导致上行感染的发生。

2. **血行感染** 指病原菌通过血运到达肾脏和尿路其他部位引起的感染。此种感染途径少见,不足2%。多发生于患有慢性疾病或接受免疫抑制剂治疗的患者。常见的病原菌有金黄色葡萄球菌、沙门菌属、假单胞菌属和白念珠菌属等。

3. **直接感染** 泌尿系统周围器官、组织发生感染时,病原菌偶可直接侵入到泌尿系统导致感染。

4. **淋巴道感染** 盆腔和下腹部的器官感染时,病原菌可从淋巴道感染泌尿系统,但罕见。

【问题10】尿路感染可能出现哪些并发症?

思路 尿路感染如能及时治疗,并发症很少;但伴有糖尿病和/或存在复杂因素的肾盂肾炎未及时治疗或治疗不当可出现某些并发症,如肾乳头坏死、肾周围脓肿、肾结石等。

知识点

尿路感染并发症

1. 肾乳头坏死 指肾乳头及其邻近肾髓质缺血性坏死,常发生于伴有糖尿病或尿路梗阻的肾盂肾炎患者,主要表现为寒战、高热、剧烈腰痛或腹痛和血尿等,当有坏死组织脱落从尿中排出,阻塞输尿管时,可发生肾绞痛。静脉肾盂造影可见肾乳头区有特征性"环形征"。

2. 肾周围脓肿 由严重肾盂肾炎直接扩展而致,多有糖尿病、尿路结石等易感因素,常出现明显的单侧腰痛,且在向健侧弯腰时疼痛加剧。超声、腹部 X 线片、CT、MRI 等检查有助于诊断。

3. 感染性结石 变形杆菌等含尿素酶的细菌能引起感染性肾结石,常为双肾受累。这种结石的成分以磷酸铵镁为主,由于尿素酶可分解尿中的尿素,尿中氨、重碳酸盐、碳酸盐含量增加,使尿呈碱性,而磷酸盐在碱性尿中的溶解度明显降低,易产生沉淀而形成磷酸铵镁和磷灰石性结石。常呈大鹿角形,多为双侧性,结石的小裂隙内常藏有致病菌。因抗菌药不易到达该处,易导致尿路感染治疗失败。感染合并尿路梗阻,导致肾积液、反流性肾病等,加速肾实质破坏,肾功能受损。

4. 革兰氏阴性杆菌败血症 尿路感染是革兰氏阴性杆菌败血症的主要原因之一。多见于复杂性尿路感染患者,尤其是接受膀胱镜检查或长期留置导尿管后。病情凶险,突起寒战、高热及休克,死亡率高达 50%。

【问题 11】该患者出现夜尿增多,考虑与何因素有关?

思路 考虑与反复慢性炎症刺激及肾结石导致的梗阻进一步加重病变进展,最终造成肾小管功能受损有关。

【问题 12】尿路感染需与哪些疾病鉴别?

思路 尿道综合征、肾结核、慢性肾小球肾炎、肾盂肾炎并发感染性结石等。

【问题 13】该患者目前诊断为慢性肾盂肾炎、肾结石、2 型糖尿病,应给予何种治疗?

思路 ①急性发作期注意休息,多饮水,勤排尿;②给予易消化、富含维生素的糖尿病饮食;③口服碳酸氢钠片 1g,3 次 /d,以碱化尿液、缓解膀胱刺激症状;④选用降糖药物,尽量将血糖控制在较理想水平;⑤保持充足尿量,适当体育活动,以促进肾结石的排出;⑥急性发作时,给予抗感染治疗(根据尿细菌培养药敏试验选用抗生素)。

【问题 14】尿路感染患者应如何选择抗生素?

思路 ①选用致病菌敏感的抗生素:无病原学结果前,一般首选对革兰氏阴性杆菌有效的抗生素。治疗3d 症状无改善,应按药敏试验结果调整用药;②选择尿和肾内浓度高的抗生素;③选用肾毒性小,副作用少的抗生素;④单一药物治疗失败、严重感染、混合感染、耐药菌株出现时应联合用药。

【问题 15】抗感染治疗的疗程多长?

思路 视尿路感染的临床类型而定。

1. **急性膀胱炎**

(1)单剂量疗法:常用磺胺甲基异噁唑 2.0g、甲氧苄啶 0.4g、碳酸氢钠 1.0g,1 次顿服(简称"STS 单剂");氧氟沙星 0.4g,1 次顿服;阿莫西林 3.0g,1 次顿服。

(2)短疗程疗法:目前更推荐此法,与单剂量疗法相比,短疗程疗法更有效;耐药性并无增高;可减少复发,增加治愈率。可选用磺胺类、喹诺酮类、半合成青霉素或头孢类等抗生素,任选一种药物,连用 3d,约 90% 的患者可治愈。

停服抗生素 7d 后,需进行尿细菌定量培养。如结果阴性表示急性细菌性膀胱炎已治愈;如仍有真性细菌尿,应继续给予 2 周抗生素治疗。对于妊娠妇女、老年患者、糖尿病患者、机体免疫力低下及男性患者不宜使用单剂量及短程疗法,应采用较长疗程。

2. **肾盂肾炎** 首次发生的急性肾盂肾炎的致病菌 80% 为大肠埃希菌,在留取尿细菌检查标本后应立即开始治疗,首选对革兰氏阴性杆菌有效的药物。72h 显效者无须换药;否则应按药敏试验结果更改抗生素。

(1)病情较轻者:可在门诊口服药物治疗,疗程 10~14d。常用药物有喹诺酮类(如氧氟沙星 0.2g,2 次 /d;环丙沙星 0.25g,2 次 /d)、半合成青霉素类(如阿莫西林 0.5g,3 次 /d)、头孢菌素类(如头孢呋辛 0.25g,2 次 /d)等。

治疗 14d 后,通常 90% 可治愈。如尿菌仍阳性,应参考药敏试验结果选用有效抗生素继续治疗 4~6 周。

(2)严重感染全身中毒症状明显者:需住院治疗,应静脉给药。常用药物如氨苄西林 1.0~2.0g,6 次 /d;头孢噻肟钠 2.0g,3 次 /d;头孢曲松钠 1.0~2.0g,2 次 /d;左氧氟沙星 0.2g,2 次 /d。必要时联合用药。氨基糖苷类抗生素肾毒性较大,应慎用。经过上述治疗若好转,可于热退后继续用药 3d 再改为口服抗生素,完成 2 周疗程。治疗 72h 无好转,应按药敏试验结果更换抗生素,疗程 ≥ 2 周。经此治疗,仍有持续发热者,应注意肾盂肾炎并发症,如肾盂积脓、肾周脓肿、感染中毒症等。

慢性肾盂肾炎治疗的关键是积极寻找并去除易感因素。急性发作时治疗同急性肾盂肾炎。

【问题 16】如何治疗再发性和其他类型的尿路感染?

思路

1. 再发性尿路感染

(1)重新感染:治疗后症状消失,尿菌阴性,但在停药 6 周后再次出现真性细菌尿,菌株与上次不同,称为重新感染。多数病例有尿路感染症状,治疗方法与首次发作相同。对半年内发生 2 次以上者,可用长程低剂量抑菌治疗,即每晚临睡前排尿后服用小剂量抗生素 1 次,如复方磺胺异噁唑 1~2 片或呋喃妥因 50~100mg 或氧氟沙星 200mg,每 7~10d 更换药物一次,连用半年。

(2)复发:治疗后症状消失,尿菌阴转后在 6 周内再出现菌尿,菌种与上次相同(菌种相同且为同一血清型),称为复发。复发且为肾盂肾炎者,特别是复杂性肾盂肾炎,在去除诱发因素(如结石、梗阻、尿路异常等)的基础上,应按药敏试验结果,选择强有力的杀菌性抗生素,疗程 ≥ 6 周。反复发作者,给予长程低剂量抑菌疗法。

2. 无症状性菌尿 是否治疗目前有争议,一般认为有下述情况者应予治疗:①妊娠期无症状性菌尿;②学龄前儿童;③曾出现有症状感染者;④肾移植、尿路梗阻及其他尿路有复杂情况者。根据药敏试验结果选择有效抗生素,主张短疗程用药,如治疗后复发,可选长程低剂量抑菌疗法。

3. 妊娠期尿路感染 宜选用毒性小的抗菌药物,如阿莫西林、呋喃妥因或头孢菌素类等。孕妇的急性膀胱炎治疗时间一般为 3~7d。孕妇急性肾盂肾炎应静脉滴注抗生素治疗,可用半合成广谱青霉素或第三代头孢菌素,疗程为 2 周。反复发生尿路感染者,可用呋喃妥因行长程低剂量抑菌治疗。

4. 导管相关性尿路感染 全身应用抗生素、膀胱冲洗、局部应用消毒剂等均不能将导管生物被膜上定植的细菌清除,最有效的减少导管相关性感染的方式是避免不必要的导尿管留置,并尽早拔出导尿管。如伴有明显的全身症状如寒战、发热,则按复杂性尿路感染治疗。

【问题 17】给予以上治疗后,如何评定患者治疗效果?如何预防?

思路 ①治愈:症状消失,尿菌阴性,疗程结束后 2 周、6 周复查尿菌仍阴性;②治疗失败:治疗后尿菌仍阳性,或治疗后尿菌阴性,但 2 周或 6 周复查尿菌转为阳性,且为同一种菌种 / 株。

预防措施:①注意休息、避免劳累、适当运动,提高免疫力;②多饮水,勤排尿,禁忌憋尿;③保持大便通畅;④去除诱因,治疗糖尿病及肾结石;⑤注意会阴部清洁。

【尿路感染诊断及治疗流程】(图 7-0-1)

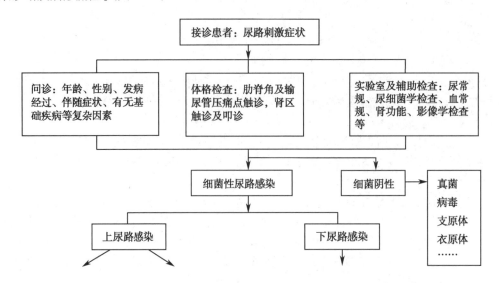

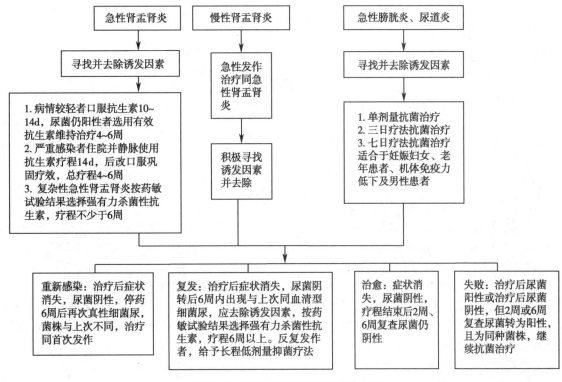

图 7-0-1　尿路感染诊断及治疗流程图

（胡　昭）

推荐阅读文献

［1］ADLER H, LAMBERT J S. Clinicalfocus: infections in pregnancy. Hosp Pract, 2014, 42 (2): 108-124.

［2］FÜNFSTÜCK R, WAGENLEHNER F M, OLSCHLAGER T, et al. Urinary tract infections: cystitis, pyelonephritis, urosepsis. Dtsch Med Wochenschr, 2012, 137 (5): 198-201.

［3］LANE D R, TAKHAR S S. Diagnosis and management of uncomplicated urinary tract infections. Emerg Med Clin North Am, 2011, 29 (3): 539-552.

［4］LANE D R, TAKHAR S S. Diagnosis and management of urinary tract infection and pyelonephritis. Emerg Med Clin North Am, 2011, 29 (3): 539-552.

［5］LO E, NICOLLE L E, COFFIN S E, et al. Strategies to prevent catheter-associated urinary tract infections in acute care hospitals: 2014 update. Infect Control Hosp Epidemiol, 2014, 35 (5): 464-479.

［6］MAGISTRO G. Complicated urinary tract infections: investigate the cause. MMW Fortschr Med, 2013, 1 (1): 71.

［7］MODY L, JUTHANI-MEHTA M. Prevention of urinary tract infection. JAMA, 2014, 311 (8): 844-854.

［8］OOTON T M. Clinical practice. Uncomplicated urinary tract infection. N Engl J Med, 2012, 366 (11): 1028-1037.

［9］RAFAT C, DEBRIX I, HERTIG A. Levofloxacin for the treatment of pyelonephritis. Expert Opin Pharmacother, 2013, 14 (9): 1241-1253.

［10］RAHN D D. Urinary tract infections: contemporary management. Urol Nurs, 2008, 28 (5): 333-41; quiz 342.

第八章　肾血管疾病

第一节　肾动脉狭窄

肾动脉狭窄（renal artery stenosis，RAS）是指肾动脉主干和/或分支直径减少 ≥ 50%，狭窄两端收缩压差 ≥ 20mmHg（1mmHg=0.133kPa）或平均压差 ≥ 10mmHg。可发生在肾动脉起始部位、主干或其主要分支。本病起病较隐匿，常由动脉粥样硬化、纤维肌性发育不良、大动脉炎引起。

肾动脉狭窄的临床表现主要包括肾血管性高血压和缺血性肾脏病。肾血管性高血压是继发性高血压的常见原因之一，特点如下：血压正常者出现高血压后迅速进展；原有高血压者血压近期迅速恶化，舒张压明显升高，重症患者可出现恶性高血压，部分患者反复发作急性肺水肿。15% 的患者因血浆醛固酮增多，可出现低钾血症。缺血性肾脏病主要临床表现为肾功能进行性减退，首先出现夜尿增多、尿比重及渗透压降低，而后出现血清肌酐增高，尿常规表现为轻度蛋白尿，可出现少量红细胞及管型；后期肾脏体积缩小、两肾大小常不对称；可伴或不伴肾血管性高血压。

肾动脉狭窄的诊断应包括病因诊断、解剖诊断和病理生理诊断。病因诊断分为动脉粥样硬化性和非动脉粥样硬化性。非动脉粥样硬化性肾动脉狭窄包括大动脉炎、纤维肌性发育不良（fibromuscular dysplasia，FMD）、血栓、栓塞等，以大动脉炎和纤维肌性发育不良最为常见。解剖诊断在于阐明狭窄的解剖特征，有助于血管重建方法的选择。病理生理诊断是决定能否进行血管重建的主要依据。肾动脉狭窄诊断主要依靠彩色多普勒超声、螺旋 CT 血管成像、磁共振血管成像和肾动脉血管造影诊断，尤其肾动脉造影被认为是诊断的"金标准"。

肾动脉狭窄治疗主要目标是纠正肾动脉狭窄，降低血压及其防治并发症，防止或延缓肾功能不全进展，避免演变为终末期肾病。对于肾动脉狭窄在 50%~70% 的患者，有明确的血流动力学依据，可给予肾动脉支架植入术；对于肾动脉内膜增生引起的纺锤形狭窄、多个分支狭窄或动脉瘤远端狭窄，不宜行介入治疗，应行外科手术；对于肾动脉狭窄 <50% 的患者可给予药物治疗，如高血压不能控制，必要时也可行介入治疗。常用降压药物包括钙通道阻滞剂、ACEI 或 ARB 类药物（肾功能不全未透析及双侧肾动脉狭窄患者禁用），β 受体阻滞剂或利尿剂也可应用，此外对于动脉粥样硬化患者还应给予降脂、抗血小板等对症治疗，大动脉炎者长期糖皮质激素治疗可能稳定甚至逆转肾动脉狭窄。

门诊病历摘要

患者，男性，44 岁，发现高血压 20d 医院就诊。该患者 20d 前出现头痛、头晕，以运动后为甚，偶有恶心。就诊后发现血压升高达 180/80mmHg。肾血管彩超：左肾动脉起始部血流速度轻度加快，左肾动脉狭窄待排除，遂收入院。否认糖尿病、结核及肝炎病史，无外伤及手术史，无食物及药物过敏史，吸烟 20 年，每日 20 支。父母均患有冠心病。

【问题 1】对于高血压患者，问诊时应注意哪些方面？

思路　问诊应注意询问高血压的初次发现时间，起病急缓，最高血压，服药后血压可否恢复正常，血压升高时有无肾炎、贫血史及肌无力、发作性弛缓性瘫痪；头痛、心悸、多汗、恶心、视物模糊、腹痛、肢体瘫痪等伴随症状。父母有无高血压病史等。

【问题 2】高血压患者体格检查要点是什么？

思路　测量血压、脉搏、体重指数、腰围及臀围；观察有无库欣面容、神经纤维瘤性皮肤斑、突眼征或下肢水肿；听诊颈动脉、胸主动脉、腹主动脉、肾动脉和股动脉有无杂音；触诊甲状腺，全面心肺检查，检查腹部有无肾脏增大(多囊肾)或肿块,检查四肢动脉搏动和神经系统体征。

知识点

高血压患者体格检查的要点

长期高血压患者可出现心尖区抬举性搏动,心脏浊音界向左下增大,主动脉瓣区第二心音可增强。上腹部或脐两侧可闻及血管杂音,为粗糙的收缩期杂音或双期杂音。大动脉炎或严重动脉粥样硬化时可出现双上肢动脉差增大(收缩压相差 15mmHg),四肢末端皮温降低,动脉搏动减弱甚至消失,患者可感觉肢体发冷、麻木等。库欣综合征患者会出现满月脸、水牛背、多血质及皮肤紫纹等改变。

【问题 3】根据患者病史及体格检查,初步诊断是什么?

思路　该患者为中年,血压较高,无高血压家族史,双上肢血压差在误差范围内,四肢肢端皮温正常,无满月脸、水牛背,皮肤未见紫纹,但脐左侧可闻及收缩期血管杂音。肾血管彩超:左肾动脉起始部血流速度轻度加快。初步判断该患者原发性高血压可能性较小,继发性高血压可能性大。考虑肾动脉狭窄引起的高血压可能性较大。

知识点

肾动脉狭窄的临床表现

1. 高血压　通常表现为突然发生的中等或严重的高血压,进展迅速,一般降压药物治疗效果欠佳。
2. 腹部杂音　部分患者可于上腹部或脐两侧处闻及粗糙收缩期杂音或双期杂音。
3. 原发病表现　心绞痛、心肌梗死等冠状动脉粥样硬化的表现,大动脉炎会表现为上肢收缩压明显高于下肢,肢体缺血引起肢体发冷、麻木、酸痛或间歇性跛行,动脉搏动减弱。
4. 眼底改变　可出现眼底动脉硬化,起病急骤者可有视网膜出血、渗出或视神经盘水肿。
5. 肾脏改变　可表现为轻度蛋白尿、血尿,一侧肾脏缩小,狭窄侧肾静脉肾素水平明显高于健侧、肾功能不全,严重者可达尿毒症期。
6. 部分患者还可因醛固酮增多出现低钾血症、肢体瘫痪或心律失常。

【问题 4】为明确诊断,该患者需做哪些实验室检查及辅助检查?

思路　该患者需行血生化、血常规、尿液分析、心电图、超声心动图、颈动脉超声、口服葡萄糖耐量试验、糖化血红蛋白、血高敏 C 反应蛋白、尿白蛋白/肌酐比值、尿蛋白定量、眼底、胸部 X 线片、脉搏波传导速度及踝臂血压指数、血和尿醛固酮、血和尿质醇、血游离甲氧基肾上腺素及甲氧基去甲肾上腺素、血或尿儿茶酚胺、肾和肾上腺超声、CT 或 MRI、肾上腺静脉采血。

知识点

怀疑肾动脉狭窄患者需做的辅助检查

1. 实验室检查　尿常规、肾功能;检测血浆肾素活性或肾素浓度。
2. 辅助检查
(1)肾脏彩超如发现一侧肾脏长径小于正常侧 1.5cm 以上,考虑可能为单侧肾动脉狭窄所致;此外肾脏彩超间接判断有无肾动脉狭窄。
(2)放射性核素检查:卡托普利肾显像试验(服用卡托普利 25~50mg,比较服药前后肾显像结果)。
(3)螺旋 CT 血管成像:敏感性及特异性高达 95%,造影剂肾病风险较大。因此临床应用偏少。
(4)肾动脉造影:诊断肾动脉狭窄的"金标准",明确肾动脉狭窄的部位及程度。

住院诊断及诊疗经过

入院后完善相关检查：血常规无明显异常，尿蛋白(-)，血尿素氮、血肌酐均正常，血脂正常，血钾 3.56mmol/L，血浆醛固酮浓度为 137.5ng/L，血浆肾素活性为 2.42μg/(L·h)；血浆皮质醇及促肾上腺皮质激素(ACTH)未见明显异常，血浆 17-羟孕酮、睾酮、肾动脉 CTA 检查，显示左肾动脉管壁见软斑及混合斑影，管腔重度狭窄(图 8-1-1)，行肾动脉造影显示左肾动脉狭窄(图 8-1-2)。

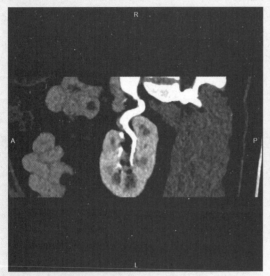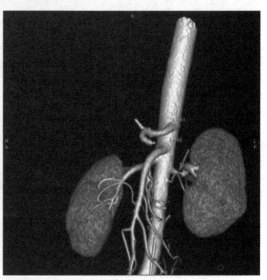

图 8-1-1　肾脏动脉 CT 血管造影显示左肾动脉管壁软斑及混合斑形成，管腔重度狭窄

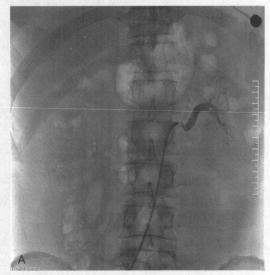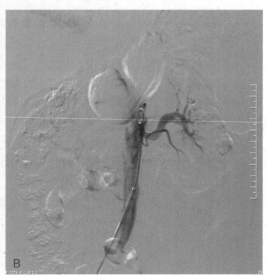

图 8-1-2　左肾动脉狭窄(A)及左肾动脉支架植入术后(B)

【问题 5】根据上述检查该患者最终的诊断是什么？

思路　最终诊断为肾动脉狭窄(左侧)。因患者 CTA 显示腹主动脉、双侧髂动脉管壁散在粥样硬化斑块形成，腹主动脉有小溃疡形成，左肾动脉管壁软斑及混合斑形成，遂考虑该患者动脉粥样硬化引起狭窄的可能性大。

【问题 6】诊断肾动脉狭窄的临床线索包括哪几个方面？

思路

1. 持续高血压达 2 级或以上，伴有明确的冠心病、四肢动脉狭窄、颈动脉狭窄等。

2. 高血压合并持续的轻度低血钾。

3. 脐周血管杂音伴有高血压。

4. 既往高血压突然血压难以控制。

5. 顽固性或恶性高血压。

6. 重度高血压患者左心室射血分数正常,但反复出现一过性肺水肿。

7. 难以用其他原因解释的肾功能不全或非对称性肾萎缩。

8. 服用 ACEI 或 ARB 类药物后出现血肌酐明显升高或伴有血压显著下降。

【问题 7】肾动脉狭窄最常见的病因为动脉粥样硬化及纤维肌性发育不良,哪些临床线索有助于两种病因的鉴别?

思路

1. 出现以下情况应考虑到粥样硬化导致肾动脉狭窄的可能。

(1) 55 岁以后发生的高血压;且血压明显增高,>200/120mmHg。

(2) 既往控制良好的血压突然升高且难以控制。

(3) 有冠状动脉粥样硬化、脑动脉硬化或其他动脉粥样硬化的证据。

(4) 上腹部或肋脊角处可闻及粗糙收缩期血管杂音。

(5) 难以用其他原因解释的或 ACEI/ARB 类药物诱发的氮质血症。

(6) 肾动脉造影显示双侧肾动脉狭窄。

2. 出现以下情况应考虑到纤维肌性发育不良的可能。

(1) 青年人特别是青年女性发生的高血压。

(2) 血压较高,且常规降压药物难以控制。

(3) 上腹部或肋脊角可闻及粗糙收缩期杂音。

(4) 肾动脉造影以单侧为主,特别是以右侧肾动脉狭窄为主,且血管呈串珠样改变。

【问题 8】确诊为肾动脉狭窄应如何治疗?

思路

1. 药物治疗

(1) 不同病因的药物治疗:戒烟、降脂、控制血压,抗血小板和降糖治疗等。大动脉炎推荐初始治疗用糖皮质激素。

(2) 肾血管性高血压的药物降压治疗:可选用的药物有 ACEI/ARB、钙通道阻滞剂、β 受体阻滞剂等,ACEI/ARB 类药物双侧肾动脉狭窄慎用。

2. 血管重建治疗

(1) 血管重建指征:最小阈值为直径狭窄 50%。但对于肾动脉直径狭窄 50%~70% 的患者,一般要求跨病变收缩压差 >20mmHg 或平均压 >10mmHg 为准。直径狭窄 >70% 是比较有力的解剖学指征。

(2) 血管重建方法:经皮介入治疗为肾动脉血管重建的首选方法,包括经皮球囊成形术和支架植入术。血管外科直视手术仅适用于病变不适合行介入治疗,病变肾动脉附近腹主动脉需要外科重建,介入治疗失败的补救措施,对比剂严重过敏,服用抗血小板药物有禁忌等。

3. 透析治疗　对于肾动脉狭窄已导致不可逆的肾功能损害者,必要时需行透析治疗。

【问题 9】所有肾动脉狭窄患者都适合行介入手术吗?

思路　任何介入手术都有其适应证及禁忌证,不是所有患者都可行介入手术。

知识点

1. 介入手术的适应证　一侧或双侧肾动脉狭窄,程度≥70%,并伴有以下情况之一者:①难以用药物控制的高血压;②无其他明确原因所致的轻、中度肾损害;③非因心肌缺血所致的反复发作的慢性心力衰竭或肺水肿。

2. 禁忌证　①已发生慢性缺血性肾病而需透析者;②肾动脉病变过于弥漫或严重钙化者;③因肢体动脉狭窄而难以施行介入手术者;④合并其他不能治愈的疾病,一般状态较差而生存时间有限者。

【问题 10】介入治疗的并发症有哪些?

思路 肾动脉介入术是一个相对安全的手术,并发症主要包括肾动脉穿孔、肾动脉栓塞、肾动脉主干夹层或闭塞、肾动脉破裂、对比剂肾病(CIN)。

随 访

该患者行右肾动脉支架植入术后两周,在只服用β受体阻滞剂及阿司匹林的情况下血压维持(130~140)/(80~90)mmHg,血钾正常,血浆肾素活性及醛固酮水平恢复正常。复查肾脏彩超提示左肾动脉血流通畅,血流速度峰值在正常范围内。

【问题 11】该病例预后如何?

思路 因该患者为中年,是动脉粥样硬化导致的肾动脉狭窄,血肌酐正常,肾动脉显像示双肾血流灌注及功能基本正常,发现及时,行左肾动脉支架植入,术后彩超显示双肾动脉主干血流通畅,流速正常,肾脏预后良好。但该病例心脏超声显示室间隔及左室壁增厚,心电图示部分导联 T 波低平,应积极预防心血管并发症。

> 知识点
>
> 肾动脉狭窄的预后
>
> 对于纤维肌性发育不良患者,或年龄较轻,不伴有严重的基础疾病,高血压病程较短的患者,行肾动脉支架植入术后往往预后良好。对于老年人,严重动脉粥样硬化,伴有其他靶器官的损伤及严重基础疾病,并出现不可逆性肾损害的患者预后不良。

【肾动脉狭窄诊断及治疗流程】(图 8-1-3)

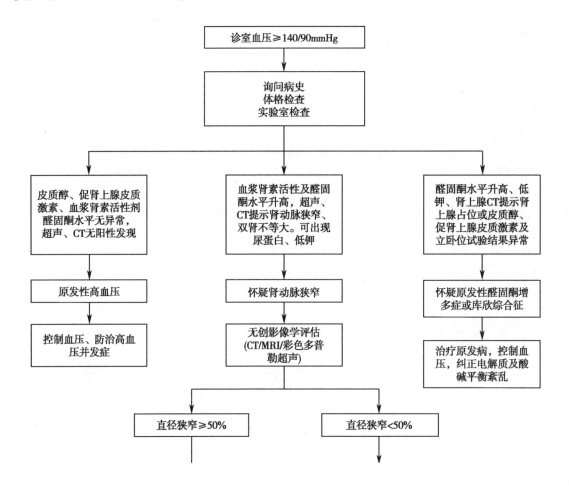

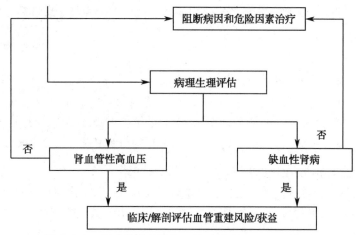

图 8-1-3　肾动脉狭窄诊断及治疗流程

（刘章锁）

推荐阅读文献

［1］陈香美.临床诊疗指南：肾脏病学分册.北京：人民卫生出版社，2011：101.

［2］王海燕.肾脏病学.3 版.北京：人民卫生出版社，2008：1638.

［3］中国医疗保健国际交流促进会血管疾病高血压分会专家共识起草组.肾动脉狭窄的诊断和处理中国专家共识.中国循环杂志，2017, 32 (9)：835-844.

［4］BAUMGARTNER I, LERMAN L O. Renovascular hypertension: screening and modern management. Eur Heart J, 2011, 32 (13): 1590-1598.

［5］BUSO R, RATTAZZI M, LEONI M, et al. An unusual case of fibromuscular dysplasia with bilateral renal macroaneurysm: three-year outcome after endovascular treatment. Open Cardiovasc Med J, 2013, 7 (1): 50-53.

［6］GEALETE O, CLLIN C, CROITORU M, et al. Fibromuscular dysplasia-a rare cause of renovascularhypertension case study and overview of the literature data. J Med Life, 2012, 5 (3): 316-320.

［7］OGAWA O, WATANABE R, SHIMIZU H, et al. Focal renal arteria fibromuscular dysplasia demonstrated via intravascular ultrasound image. Ann Vasc Dis, 2011, 4 (3): 256-259.

第二节　高血压肾损害

　　高血压肾损害也称高血压肾硬化症（hypertension nephrosclerosis），是导致终末期肾病的第 2 位原因。高血压肾损害病变主要累及入球小动脉、小叶间动脉和弓状动脉，故又被称为小动脉性肾硬化症。分为良性小动脉性肾硬化症（benign arteriolar nephrosclerosis）和恶性小动脉性肾硬化症（malignant arteriolar nephrosclerosis），其中良性小动脉性肾硬化症较常见。

　　良性小动脉性肾硬化症主要表现为肾脏小动脉硬化和继发性肾实质缺血性病变，病理特点为入球小动脉玻璃样变，小叶间动脉及弓状动脉肌内膜增厚，继发缺血性肾实质损害，致肾小球硬化、肾小管萎缩及肾间质纤维化。本病多见于 50 岁以上的中老年人，有长期缓慢进展的高血压病史。故早期以夜尿增多、低比重尿及低渗透压尿等远端肾小管浓缩功能受损为主要临床表现。合并缺血性肾小球病变时，尿常规可有少量蛋白、红细胞及管型。晚期可出现肾小球滤过功能下降，并逐渐进展至终末期肾病，同时伴高血压其他靶器官（心、脑等）损害及眼底病变。积极稳妥地控制高血压是治疗良性小动脉性肾硬化症的关键。

　　恶性小动脉性肾硬化症是恶性高血压引起的肾损害，从而导致肾功能急剧恶化。恶性高血压肾实质病变进展迅速，很快导致肾小球硬化、肾小管萎缩及肾间质纤维化。临床表现为肉眼血尿或镜下血尿、大量蛋白尿、管型尿及无菌性白细胞尿，肾功能急剧恶化，常于发病数周至数月进入终末期肾病。眼底检查可见视神经盘水肿，同时伴有中枢神经系统受损和心脏病变，甚至出现微血管病性溶血性贫血。治疗过程中应避免血压下降过快,以免心、脑、肾等重要器官供血不足。血压不能控制的恶性高血压患者,预后极差,已发生肾衰竭的患者应及时透析治疗。

门诊病历摘要

患者,女性,65 岁。因"发现血压增高 17 年,尿蛋白阳性半个月"就医。17 年前体检时发现高血压,当时测血压为 180/92mmHg,未进一步就诊和治疗。5 年前因"头痛"于当地医院就诊,测血压 200/110mmHg,规律服用药物治疗。半年前出现夜尿增多,每晚排尿 2~3 次,1 个月前发现尿中泡沫增多,现为进一步诊治来院。既往史、个人史:无特殊。家族史:父母已亡,具体死因不详,1 兄患高血压,1 妹体健。

【问题 1】门诊见一高血压患者,问诊要点包括哪些?

思路　问诊应注意询问高血压的初次发现时间,起病急缓,最高血压,服药后血压可否恢复正常,血压升高时有无肾炎、贫血史及肌无力、发作性弛缓性瘫痪;头痛、心悸、多汗、恶心、视物模糊、腹痛、肢体瘫痪等伴随症状。父母有无高血压病史等。

> **知识点**
>
> ### 高血压的分类
>
> 高血压分为原发性高血压及继发性高血压。原发性高血压又称高血压病;继发性高血压包括肾动脉狭窄、主动脉狭窄引起的高血压,肾实质性高血压,阻塞性睡眠呼吸暂停综合征及原发性醛固酮增多症、嗜铬细胞瘤/副神经节瘤、库欣综合征等内分泌因素引起的高血压,药物性高血压,单基因遗传性高血压。

> **知识点**
>
> ### 高血压患者出现蛋白尿的临床意义
>
> 高血压患者可出现相应的靶器官损害,包括心、脑、肾或血管等。蛋白尿是肾脏损害重要标志,一般在 1g/d 左右,但不超过 3.5g/d。评价高血压患者蛋白尿以 24h 尿白蛋白排泄量或晨尿白蛋白/肌酐比值为最佳,随机尿白蛋白/肌酐比值也可接受。

【问题 2】高血压患者的体格检查要点包括哪些?

思路　体格检查要点包括测量血压和心率,必要时测定立卧位血压和四肢血压;测量体重指数、腰围及臀围;观察有无库欣面容、神经纤维瘤性皮肤斑、甲状腺功能亢进性突眼征或下肢水肿;听诊颈动脉、胸主动脉、腹部动脉和股动脉有无杂音;触诊甲状腺;全面的心肺检查;检查腹部有无肾脏增大(多囊肾)或肿块,检查四肢动脉搏动和神经系统体征;必要时检查视力和眼底。

体格检查记录

脉搏 69 次/min,血压 174/94mmHg,身高 155cm,体重 73kg。发育正常,双眼睑无水肿,巩膜无黄染,结膜无充血,颈静脉无怒张。甲状腺无肿大,两肺呼吸音粗,未闻及干、湿啰音,心率 69 次/min,心律齐,各瓣膜听诊区未闻及杂音。腹平软,肝、脾肋下未触及,未触及肿块,未闻及血管杂音。双下肢无水肿,四肢关节无畸形,巴宾斯基征阴性。

【问题 3】根据目前病史和体格检查结果,该患者可能患的是哪个系统的疾病?

思路　患者有长期高血压病史和明确的高血压家族史,且血压控制不良,有夜尿增多和蛋白尿的临床表现,无肾炎等相关疾病史,因此考虑高血压引起肾损害的可能性较大。

【问题 4】该病例目前需要做哪些实验室检查?

思路　尿液分析(尿蛋白和尿沉渣镜检)、尿白蛋白/肌酐比值、血生化(肌酐、尿素氮、尿酸、血钾、空腹血糖和血脂)、血常规、肾脏超声、心电图。

　　尿常规:蛋白(+),尿红细胞2个/μl;血肌酐85μmol/L,血尿素氮6.8mmol/L,血尿酸333μmol/L,血钾4.16mmol/L,空腹血糖5.8mmol/L,总胆固醇5.43mmol/L,高密度脂蛋白1.44mmol/L,甘油三酯0.93mmol/L;双肾超声:双肾形态大小正常,左肾102mm×43mm×45mm,右肾110mm×42mm×43mm;心电图提示:窦性心动过缓,左心室高电压。

　　【问题5】根据患者的临床表现和实验室检查结果,该患者可能的诊断是什么? 是否需要入院进一步诊断及治疗?

　　思路　该病例符合高血压肾损害的临床诊断标准。患者需要住院以进一步明确诊断、进行病情评估和制订治疗方案。

住院诊断及治疗经过

　　心脏彩超:左心室增大、室间隔增厚;颈动脉超声:双侧颈动脉及右侧锁骨下动脉斑块形成;双侧肾上腺超声未发现异常;餐后2h血糖9.1mmol/L;尿白蛋白/肌酐387.4mg/g;24h尿蛋白定量0.69g;眼底检查见视网膜动脉变细、反光增强及交叉压迫征;胸片见主动脉弓迂曲,心影向左下扩大。血浆肾素活性、血和尿醛固酮、血和尿皮质醇、血游离甲氧基肾上腺素及甲氧基去甲肾上腺素、血和尿儿茶酚胺均在正常值范围。

　　肾脏病理检查结果见图8-2-1。

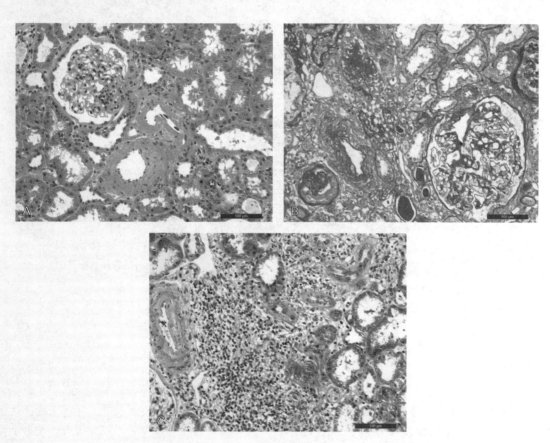

图8-2-1　肾脏病理检查结果

A. 入球动脉玻璃样变性(HE染色,×100);B. 肾小球缺血(PAS染色,×200);
C. 肾间质单核、淋巴细胞浸润伴纤维化(Masson染色,×200)。

　　【问题6】根据上述检查结果,该病例最终的诊断是什么?

　　思路　患者诊断为高血压良性小动脉性肾硬化症。

　　【问题7】高血压良性小动脉性肾硬化症需与哪些疾病鉴别?

　　思路　主要与高血压恶性小动脉性肾硬化症和肾实质性高血压鉴别。

知识点

恶性小动脉性肾硬化症的病理表现

入球动脉、小叶间动脉及弓状动脉纤维素样坏死,小叶间动脉和弓状动脉高度内膜增厚,增生的基质及细胞呈同心圆排列,使血管切面呈"洋葱皮"样外观,动脉管腔高度狭窄乃至闭塞。肾实质弥漫萎缩,灶性坏死(图8-2-2),部分患者肾小球可出现微血栓及新月体。

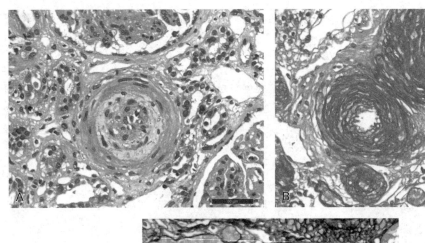

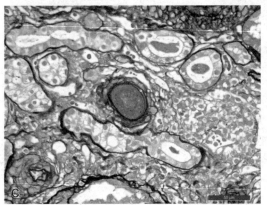

图 8-2-2　恶性小动脉性肾硬化症病理改变特征

A. 小叶间动脉黏液样变(HE 染色,×400);B. 小叶间动脉内膜增厚葱皮样变(PAS 染色,×400);
C. 小叶间动脉内膜增厚葱皮样变伴血栓形成(PAS+Masson 染色,×400)。

知识点

原发性高血压肾损害与肾实质性高血压的鉴别

原发性高血压肾损害患者高血压病史常长于肾脏病病史,出现蛋白尿前一般有 5 年以上的持续性高血压;持续型蛋白尿(24h 定量常 <2g),镜检时有形成分少;肾功能检查提示肾小管损害大于或先于肾小球损害;肾活检符合高血压引起的小动脉硬化。而肾实质性高血压往往在发现血压升高时已经有蛋白尿、血尿和贫血,GFR 下降;此外,肾实质性高血压的血压水平较高且较难控制。如果条件允许,肾活检病理检查有助于明确诊断,如与 FSGS、原发性 IgA 肾病等原发肾小球疾病相鉴别。

【问题 8】根据临床表现和肾脏病理检查,患者明确诊断为高血压良性小动脉性肾硬化症,如何治疗?
　　思路　积极稳妥地控制血压是治疗小动脉性肾硬化的关键。具体措施包括:①减轻体重;②饮食控制;③戒烟、限制饮酒;④增加运动;⑤口服降压药。

CKD 高血压患者降压治疗的目标值

CKD 合并高血压患者收缩压 ≥ 140mmHg 或舒张压 ≥ 90mmHg 时开始药物降压治疗。降压治疗的靶目标在白蛋白尿 <30mg/d 时为 <140/90mmHg，在白蛋白尿 30~300mg/d 或更高时为 <130/80mmHg。透析患者透析后收缩压理想靶目标为 120~140mmHg。

60~79 岁老年 CKD 患者血压目标值 <150/90mmHg；如能够耐受，血压目标 <140/90mmHg。≥ 80 岁老年人血压目标值 <150/90mmHg，如果可以耐受，可以降至更低，但避免血压 <130/60mmHg。

知识点

CKD 高血压患者降压药物的选择

1. ACEI/ARB、钙通道阻滞剂、α 受体阻滞剂、β 受体阻滞剂、利尿剂都可以作为初始选择药物。

2. ACEI/ARB　不但具有降压作用，还能降低蛋白尿，延缓肾功能减退，改善 CKD 患者的肾脏预后。初始降压治疗应包括一种 ACEI 或 ARB，单独或联合其他降压药，但不建议两药联合应用。用药后血肌酐较基础值升高 <30% 时仍可谨慎使用，超过 30% 时可考虑减量或停药。

3. 二氢吡啶类和非二氢吡啶类钙通道阻滞剂　二者都可以应用，其肾脏保护能力主要依赖其降压作用。

4. GFR>30ml/(min·1.73m^2)（CKD 1~3 期）患者，噻嗪类利尿剂有效；GFR<30ml/(min·1.73m^2)（CKD 4~5 期）患者可用袢利尿剂。

5. β 受体阻滞剂　可以对抗交感神经系统的过度激活而发挥降压作用，β 受体阻滞剂具有较好的优势，发挥心肾保护作用，可应用于不同时期 CKD 患者的降压治疗。

【问题 9】如患者在疾病发展过程中出现恶性小动脉性肾硬化症表现时，应如何治疗？

思路　及时控制严重高血压，治疗初期常需静脉使用降压药，如出现肾衰竭，应及时进行透析治疗。

随　访

入院后经过两周治疗后，血压降至 135/85mmHg，尿蛋白(+)，24h 尿蛋白定量 0.53g，患者出院。治疗 6 个月后随访，血压降至 130/75mmHg，尿蛋白阴性；24h 尿蛋白定量 0.26g；血肌酐 68μmol/L；血尿素氮 7.9mmol/L。

【问题 10】该病例的预后如何？

思路　经 6 个月治疗，患者血压控制能达标，高血脂也得到改善，未出现新发糖尿病，蛋白尿明显减少，说明心血管预后较好。此外，经 6 个月治疗患者尿蛋白明显下降，说明肾脏预后良好。

知识点

高血压肾损害常用的临床诊断指标

高血压肾脏损害临床上主要根据血清肌酐升高、eGFR 降低或尿白蛋白排泄量增加来诊断。eGFR 是一项判断肾脏滤过功能简便而且敏感的指标，可采用 CKD-EPI 公式。如 eGFR<60ml/(min·1.73m^2) 或出现微量白蛋白尿（24h 尿蛋白定量 30~300mg 或白蛋白/肌酐 ≥ 30mg/g）即可认为出现高血压肾损害。

【高血压肾损害诊断及治疗流程】(图 8-2-3)

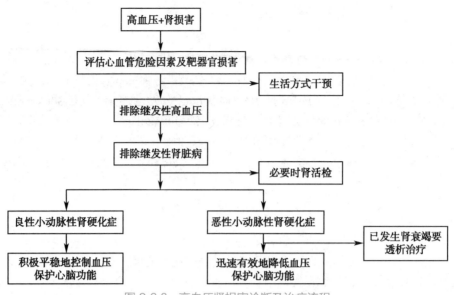

图 8-2-3　高血压肾损害诊断及治疗流程

（刘章锁）

推荐阅读文献

［1］中国高血压防治指南修订委员会, 高血压联盟 (中国), 中华医学会心血管病学分会, 等 . 中国高血压防治指南 (2018 年修订版). 中国心血管杂志 , 2019, 24 (1): 24-56.

［2］中国医师协会肾脏内科医师分会 , 中国中西医结合学会肾脏疾病专业委员会 . 中国肾性高血压管理指南 2016 (简版). 中华医学杂志 , 2017, 97 (20): 1547-1555.

［3］JAMES P A, OPARIL S, CARTER B L, et al. 2014 evidence-based guideline for the management of high blood pressure in adults: report from the panel members appointed to the eighth joint national committee (JNC8). JAMA, 2014, 311 (5): 507-520.

［4］TALER S J, AGARWAL R, BAKRIS G L, et al. KDOQI US commentary on the 2012 KDIGO clinical practice guideline for management of blood pressure in CKD. Am J Kidney Dis, 2013, 62 (2): 201-213.

［5］WILLIAMS B, MANCIA G, SPIERING W, et al. 2018 ESH/ESC guidelines for the management of arterial hypertension. Euro Heart J, 2018, 39 (33): 3021-3104.

第九章　遗传性肾脏疾病

第一节　Alport 综合征

奥尔波特（Alport）综合征（Alport syndrome，AS），又称遗传性肾炎、眼 - 耳 - 肾综合征，是一常见的临床以血尿、蛋白尿、进行性肾衰竭伴感音性耳聋、眼病变为特征的遗传性肾脏疾病。国际文献报道儿童肾穿刺标本中符合 AS 诊断者高达 11%，在我国儿童肾活检 AS 患病率为 0.6%~1.2%。本病的发生与基底膜重要组成成分之一的Ⅳ型胶原 α3~α6 链的编码基因 COL4A3~COL4A6 发生突变有关，因此也有研究者称其为Ⅳ型胶原相关肾病。

AS 临床表现多样，X 伴性遗传 Alport 综合征（X-linked Alport syndrome，XLAS）男性患者和所有常染色体隐性 Alport 综合征（autosomal recessive Alport syndrome，ARAS）患者发病早、病情重、临床表现典型，而 XLAS 女性患者和常染色体显性遗传 Alport 综合征（autosomal dominant Alport syndrome，ADAS）患者则多较轻，临床表现常不典型，易漏诊。肾脏是 AS 最常见的受累器官，此外听力、眼亦常累及，少数患者可同时合并平滑肌瘤、血液系统异常和甲状腺疾病等。

AS 诊断需结合临床表现、详细的家系调查、肾脏病理、Ⅳ型胶原不同 α 链检测及基因筛查综合判断。AS 需与其他有血尿表现、有家族史的疾病鉴别，最主要是薄基底膜病（TBMN）、家族性 IgA 肾病和家族性 FSGS 等。

目前尚无针对 AS 的特异性治疗，以对症支持治疗为主。激素和免疫抑制剂无效。对于进展至终末期肾病的患者建议行透析或肾移植治疗。

门诊病历摘要

患者，男性，18 岁，因"泡沫尿 2 个月"收住院。患者入院前 2 个月无明显诱因下出现阵发性下腹痛，伴发热（体温不详）、泡沫尿、尿色加深，无恶心、呕吐、腹泻，无水肿、尿频、尿急、尿痛，就诊于当地医院查血压 130/90mmHg，尿蛋白（++++），红细胞（+++），予抗感染治疗后腹痛好转但血尿、蛋白尿持续存在，为此转诊。自患病以来，饮食、睡眠正常，尿量未见明显减少。否认糖尿病、高血压等病史。否认结核、肝炎等传染病病史，无外伤及手术史。否认食物及药物过敏史。此外，患者有明显的肾脏病家族史。

【问题 1】门诊见一血尿、蛋白尿合并肾脏病家族史患者，问诊要点包括哪些？

思路　问诊要点包括两方面。

1. 患者本身　除了肾脏疾病相关症状，如水肿及尿色、尿量情况，同时需询问肾外情况，如有无听力下降、视力或其他眼科异常、皮疹、肢端疼痛等。

2. 家族史　需详细进行家系调查。

【问题 2】如何进行详细家系调查？

思路　家族中（图 9-1-1），其兄和一舅舅分别于 29 岁及 23 岁死于尿毒症，母亲有高血压史，尿检示镜下血尿。

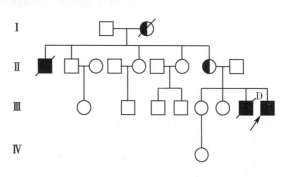

　□ 正常男性　　○ 正常女性　　◑ 已死亡女性基因携带者

　■ 已死亡男性患者　　■ 男性先证者

图 9-1-1　家谱图

> **知识点**
>
> ### 家　系　调　查
>
> 详细的家系调查有助于遗传方式的判断,因此需调查所有与患者有血缘关系的家族成员,无论健在还是死亡。初次就诊患者家族信息的获得主要通过问诊,获得的信息则通过绘制家谱图的方式来体现。对于家族中已知的患者,需详细询问其病史及治疗情况。

【问题 3】血尿、蛋白尿合并家族史患者的体格检查要点包括哪些?

思路　体格检查要点包括有无水肿、水肿特性及程度,有无皮疹、皮疹的特性和部位,脸型,面色等。

体格检查记录

神清,自主体位,脉搏 76 次/min,心律齐。血压 135/95mmHg。全身浅表淋巴结未及肿大,全身皮肤黏膜无黄染,未见瘀点、瘀斑,无贫血貌。颜面部无水肿。心肺及腹部(-)。双下肢未及水肿。

【问题 4】根据目前病史和体格检查结果,该患者最可能患的是哪个系统的疾病?

思路　患者有泡沫尿、尿色加深,尿常规示尿蛋白(++++)、红细胞(+++),心、肺、腹部检查阴性,无相关疾病史,因此,考虑肾脏疾病的可能性大。患者有明确的肾脏病家族史,因此需考虑家族遗传性肾脏疾病的可能大。

【问题 5】该患者目前最需要的检查有哪些?

思路　24h 尿蛋白定量、血常规、肝肾功能、肾脏超声、血压。

门诊检查结果

血压 140/100mmHg;24h 尿蛋白定量 918mg;血常规:血红蛋白 137g/L,血小板计数 139×10^9/L;肾功能:肌酐 77μmol/L,尿素氮 6.2mmol/L;白蛋白 38g/L;超声:双肾形态大小正常,左肾 98mm×40mm,右肾 99mm×40mm。

【问题 6】根据患者的临床表现和实验室检查结果,该患者最可能的诊断是什么? 是否需要入院诊断及治疗?

思路　该患者符合慢性肾小球肾炎诊断,遗传性可能,需要住院进一步诊断和治疗。

住院诊断及治疗经过

患者入院后进行了系统检查,包括实验室检测及特殊检查。为确定是否为遗传性肾小球疾病,患者还进行了以下检查:听力检测、眼科检查、皮肤Ⅳ型胶原不同 α 链检测、心脏超声。为明确病理类型,检查出凝血功能无异常后,进行了肾活检。

血和便常规正常;尿常规:蛋白(+++)、红细胞(++);24h 尿蛋白定量 1 078~2 851mg;空腹血糖:4.3mmol/L;ALT、AST、γ-谷氨酰转移酶、碱性磷酸酶、总胆红素均在正常范围;白蛋白 36g/L;肌酐 85μmol/L〔EPI-GFR 115ml/(min·1.73m^2)〕,尿素氮 4.6mmol/L,尿酸 398μmol/L,总胆固醇 6.86mmol/L,甘油三酯 1.86mmol/L;乙型肝炎表面抗体(HBsAb)(+),乙型肝炎病毒、人类免疫缺陷病毒相关检查均阴性;免疫球蛋白及补体:IgG 5.4g/L,余免疫球蛋白及补体均在正常范围,抗链球菌溶血素 O 在正常范围;血清蛋白电泳:正常;尿蛋白电泳:肾小球性蛋白尿。

心电图:正常。胸片:两肺未见明显病变。腹部超声:肝、胆、胰、脾、肾未见明显异常。动态血压:正常,昼夜节律存在。听力检查:高频听力下降(>2kHz)。眼科检查:晶体基本正常,眼底黄斑区周围视网膜色素异常。皮肤Ⅳ型胶原不同 α 链免疫荧光检测:α1 链在表皮基底膜阳性连续沉积,α5 链免疫荧光阴性(图 9-1-2)。

肾脏病理检查结果见图 9-1-3、图 9-1-4。光镜检查:肾小球 9 个,1 个肾小球节段硬化伴足细胞增生肿胀,余肾小球节段系膜基质轻度增多,个别伴系膜细胞轻度增生。肾间质轻度灶性纤维增生,少许单核、淋巴细胞浸润,肾小管轻度小灶性萎缩,间质可见泡沫细胞。小血管未见明显病变。免疫荧光:4 个肾小球,IgA、IgG、IgM、C3、C4、C1q、纤维连接蛋白均阴性;Ⅳ型胶原不同 α 链:α1 链在所有肾脏基底膜沉积,α3 链在 GBM、远端肾小管基底膜及 α5 链在 GBM、肾小囊、远端肾小管基底膜均未见沉积,免疫荧光阴性。电镜:GBM 弥漫厚薄不均、分层,足突部分融合,肾间质可见泡沫细胞。

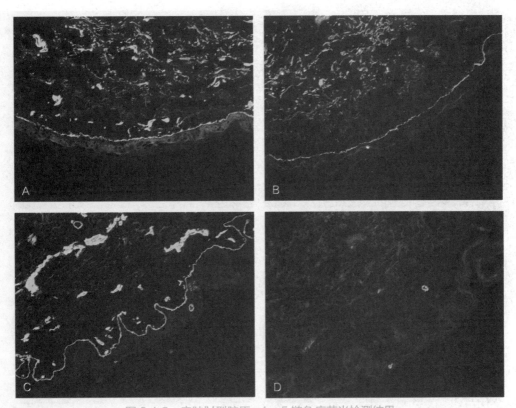

图 9-1-2 皮肤Ⅳ型胶原 α1、α5 链免疫荧光检测结果

A、B 均为正常皮肤组织（×200）：α1（Ⅳ）链（A）、α5（Ⅳ）链（B）在表皮基底膜连续沉积；C、D 为患者组织（×200）：α1（Ⅳ）链在表皮基底膜连续沉积（C），α5（Ⅳ）链在表皮基底膜无沉积（D）。

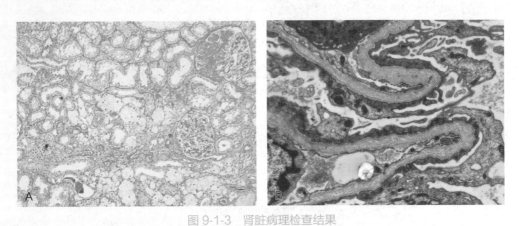

图 9-1-3 肾脏病理检查结果

A. 光镜下可见肾小球节段硬化，间质可见泡沫细胞（PAS 染色，×200）；
B. 电镜下肾小球基底膜弥漫厚薄不均、分层（×13500）。

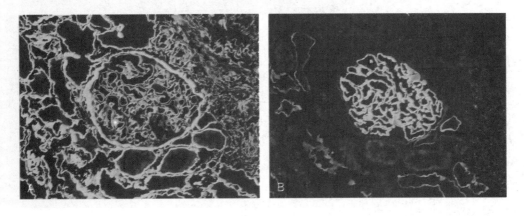

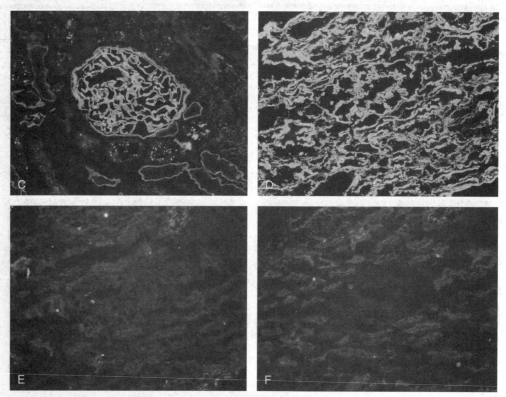

图 9-1-4　肾组织Ⅳ型胶原不同 α 链检测结果

A、B、C 均为正常肾组织（×400）：A. α1（Ⅳ）链在正常肾组织所有基底膜沉积；B. α3（Ⅳ）链在 GBM、远端肾小管基底膜沉积；C. α5（Ⅳ）链在 GBM、肾小囊、远端肾小管基底膜沉积。D、E、F 为患者肾组织（×400）：D. α1（Ⅳ）链在肾组织所有基底膜沉积；E. α3（Ⅳ）链未见在 GBM、远端肾小管基底膜沉积；F. α5（Ⅳ）链未见在 GBM、肾小囊、远端肾小管基底膜沉积。

【问题 7】根据上述检查结果，该患者最终诊断是什么？

思路　患者最终诊断为 AS。

知识点

AS 诊断

AS 诊断必须结合临床表现、肾脏病理、家系调查、Ⅳ型胶原不同 α 链检测及基因筛查综合判断，其中肾组织电镜检查、皮肤/肾组织Ⅳ型胶原不同 α 链检测及基因筛查具重要诊断价值。

AS 临床表现多样。肾脏病变早期表现为镜下血尿，部分患者可伴发作性肉眼血尿，往往由劳累、感染等诱发，随病程进展，可出现蛋白尿，严重者可达到肾病综合征水平，多数 XLAS 男性患者、ARAS 患者和少数 XLAS 女性患者、ADAS 患者可出现肾功能受累，前者多最终进展至终末期肾病，大多患者可合并高血压。听力改变表现为感音性耳聋，常累及 2~8kHz，病变以双侧为主，早期阶段主要是高频区受损，需测听仪才能检测出来，严重者随病程进展，可累及低频区听力，出现明显听力下降，甚至需借助助听器。眼病变主要表现为晶体形状改变，以前锥形晶体最具特征性，其他改变有球形晶体、后锥形晶体等，眼底黄斑周围视网膜色素异常被认为是另一较为特异的眼部改变。50%~70% 患者可出现听力损害，仅 15%~30% 的患者表现出特征性眼部病变。在少数 XLAS 患者中可在食管、气管支气管、生殖系统合并平滑肌瘤。其他包括肌发育不良、甲状腺疾病、AMME 综合征（AS 伴精神发育迟缓、面中部发育不良及椭圆形红细胞增多症等）等。

肾脏病理检查对诊断 AS 十分重要。光镜下 AS 肾脏病理改变无特异性，疾病早期，肾小球可基本正常或病变很轻，随疾病的进展可发展为局灶节段硬化或弥漫系膜增生，部分标本可见较多间质泡沫细胞。

免疫荧光多为阴性,少数标本可有免疫球蛋白、补体沉积。少数标本可见 IgA 弥漫系膜区沉积,并被误诊为 IgA 肾病,因此病理见 IgA 弥漫沉积而患者有明显肾脏病家族史者,仍需注意排除 AS。电镜对诊断 AS 具有重要价值,典型呈弥漫性 GBM 厚薄不均、分层或网状改变,甚至可有 GBM 断裂,XLAS 男性患者及 ARAS 患者多表现为典型改变。在部分女性或儿童患者中可表现为弥漫 GBM 变薄。因此对于弥漫 GBM 变薄的患者,需注意排除不典型 AS。

皮肤及肾组织Ⅳ型胶原不同 α 链免疫荧光检测是 AS 具特异性的诊断方法。正常情况下,抗 α5(Ⅳ)链抗体在表皮基膜、GBM、肾小囊及远端肾小管基底膜沉积,抗 α3(Ⅳ)链在 GBM、远端肾小管基底膜上沉积,荧光显微镜下呈连续亮染。而 XLAS 及 ARAS 中,其沉积方式不同(表 9-1-1),该检测方法具有重要诊断意义,且有助于 AS 遗传方式的确定。但以上改变可发现于约 75% XLAS 男性患者和 50% XLAS 女性患者及 ARAS 患者,故检测结果正常不能完全排除 AS 可能。

表 9-1-1　AS 患者Ⅳ型胶原不同 α 链免疫荧光检测结果

患者类型	GBM	BC	dTBM	EBM
XLAS 男性患者				
α3(Ⅳ)、α4(Ⅳ)链	阴性	正常缺失	阴性	正常缺失
α5(Ⅳ)链	阴性	阴性	阴性	阴性
XLAS 女性患者				
α3(Ⅳ)、α4(Ⅳ)链	阳性,不连续	正常缺失	阳性,不连续	正常缺失
α5(Ⅳ)链	阳性,不连续	阳性,不连续	阳性,不连续	阳性,不连续
ARAS 患者				
α3(Ⅳ)、α4(Ⅳ)链	阴性	正常缺失	阴性	正常缺失
α5(Ⅳ)链	阴性	阳性	阳性	阳性

注:AS,Alport 综合征;GBM,肾小球基底膜;BC,肾小囊;dTBM,远曲小管基底膜;EBM,表皮基底膜;XLAS,X 伴性遗传 Alport 综合征;ARAS,常染色体隐性 Alport 综合征。

对于已排除其他原因所致的血尿患者或年轻不明原因肾衰竭患者应常规行电测听、眼科检查,仔细调查家族史。对于高度怀疑 AS 患者,需行皮肤Ⅳ型胶原不同 α 链检测,必要时行肾脏病理及肾组织Ⅳ型胶原不同 α 链检测。结合皮肤和/或肾组织Ⅳ型胶原不同 α 链及肾组织电镜检查,多数 XLAS 及 ARAS 患者可确诊,但 ADAS 和少数 XLAS 及 ARAS 患者则需依靠基因检测方可明确。

【问题 8】患者明确诊断为 AS,遗传方式如何?
　思路　该患者的遗传方式符合 X 伴性显性遗传方式。

知识点

AS 遗传呈异质性,报道的有 3 种遗传方式:X 伴性遗传(XLAS)、常染色体隐性(ARAS)和常染色体显性遗传(ADAS)。XLAS 相关致病基因为位于 X 染色体编码Ⅳ型胶原 α5 及 α6 链的基因 COL4A5/COL4A6,而与常染色体遗传有关的是位于 2 号常染色体编码Ⅳ型胶原 α3 及 α4 链的基因 COL4A3/COL4A4。以往报道 XLAS 最为常见,占 80%~85%,其次为 ARAS,但随着近年来基因检测的广泛开展,发现 ADAS 多被漏诊,因此 ADAS 可能仅次于 XLAS,远多于 ARAS。此外,近年有报道 AS 患者同时发现双基因突变(COL4A3、COL4A4 或 COL4A5 中任何两个基因同时发现杂合突变),COL4A3 和 COL4A4 双基因突变遗传方式同常染色体隐性遗传,但 COL4A5 与 COL4A3 或 COL4A4 基因突变,其遗传方式与目前的任何遗传方式均不符。

X伴性遗传特点：男性临床表现多典型，并较女性重，女性临床表现可多种多样，因而易被漏诊或误诊。男性患者只将异常基因传递给女儿，而不会传递给儿子，而女性患者其子女不论男女获得异常基因的概率均为50%。

常染色体无论隐性还是显性遗传，均不存在男女差异，男女患者将异常基因传给其子女的概率均为50%。在常染色体隐性遗传的家系中，患者可以是纯合子或携带复合杂合突变、双基因突变，病情均较典型，基因为纯合子的患者父母多为近亲婚配，而复合杂合突变、双基因突变患者多为散发人群，父母可无临床症状或临床表现较轻如镜下血尿、少量蛋白尿，因此往往在家系中呈现隔代遗传的现象。而常染色体显性遗传的家系中，患者多为杂合子，临床表现相对较轻，家族中基本每一代可发现患者。

综上所述，不同遗传方式有其不同的表现，因此详细调查家族史，有助于明确遗传方式。

此外，5%~10%的患者可为新发突变，这些患者的后代可遗传这一异常，但之前家族中无患同类疾病的人。对于此类患者，Ⅳ型胶原不同α链检测及基因筛查尤为重要，并可帮助临床医师判断是哪一种遗传方式。

【问题9】患者明确诊断为XLAS，需与哪些疾病鉴别？

思路 AS需与其他有血尿表现、有家族史的疾病鉴别，其中以薄基底膜病（TBMN）、家族性IgA肾病、家族性FSGS最为重要。

知识点

AS的鉴别诊断

1. 薄基底膜病（thin basement membrane nephropathy，TBMN） 因GBM超微结构呈弥漫性变薄而得名，可发生于任何年龄，男女比例为1:(2~3)，几乎所有患者有血尿，多数呈持续镜下血尿，蛋白尿多无或为轻度，血压大多正常，<20%成人患者可有轻度高血压，肾功能长期维持在正常范围，少数患者可出现肾功能受累，通常无眼、耳损害，皮肤及肾组织Ⅳ型胶原不同α链检测均为正常。约40%的TBMN患者有家族史，其遗传方式以常染色体显性为主，近年多项研究报道在部分TBMN患者中发现*COL4A3*或*COL4A4*基因突变，最近国际Alport研究专家组将这部分TBMN归入AS。明确TBMN是否为不典型AS，目前仅能依靠基因检测。

2. 家族性IgA肾病 IgA肾病临床亦以血尿、蛋白尿、缓慢进展的肾功能不全为表现，与AS相似，近年研究显示约30%的IgA肾病有家族发病倾向，遗传方式符合常染色体显性遗传方式，而少部分AS亦可有IgA弥漫系膜区沉积，确存在误诊的现象。与AS不同，家族性IgA肾病多无眼、耳改变，更为重要的是无AS特征性超微结构改变和Ⅳ型胶原异常，基因筛查可有助于两者的鉴别。

3. 家族性FSGS 多因足细胞相关蛋白基因异常导致，临床以不同程度蛋白尿伴或不伴血尿，部分患者可出现肾功能受累，肾脏病理以FSGS为主要特征，遗传方式为常染色体显性或隐性遗传。而成年AS患者肾脏病理表现以FSGS最为常见，因此根据临床及光镜肾脏病理很难区分两者，电镜检查和皮肤、肾组织Ⅳ型胶原不同α链检测有助于区分典型的XLAS和ARAS患者，而对于ADAS和少数XLAS/ARAS患者，仅能依靠基因筛查鉴别。

【问题10】患者明确诊断为XLAS，如何治疗？

思路 对症治疗，可选用ACEI或ARB减少尿蛋白。

知识点

AS到目前为止仍缺乏特异性治疗

对尚未进入终末期肾病者，以综合对症治疗为主：①减少蛋白摄入；②控制高血压；③纠正贫血、水电解质酸碱紊乱；④积极查找和去除感染灶；⑤避免肾毒性药物。

对于出现蛋白尿患者,目前建议给予 ACEI 或 ARB,近年的研究显示及早应用有助于延缓疾病进展。

激素和免疫抑制剂对 AS 进程有弊无利。有报道环孢素 A 治疗 AS 患者大量蛋白尿方面有积极而持久的作用,并能延缓肾功能的进展,且在这些患者中低剂量长时间维持环孢素 A 未发现明显的毒副作用,但也有学者持不同意见。因此目前使用环孢素 A 治疗 AS 应谨慎,严密监测有无肾毒性,同时需增加样本数和治疗期限进行临床试验进一步观察。

慢性肾功能不全非透析治疗应注意饮食控制,提倡低优质蛋白饮食,纠正肾性贫血、水电解质酸碱失衡等。对于进入终末期肾病者,可行透析或移植。移植效果较好,据报道 3%~4% 患者可并发移植后抗 GBM 抗体性肾炎,此类患者再移植效果差。

现在许多研究者将目光集中于 AS 的基因治疗研究上,近来基因治疗研究取得一定进展,但仍存在许多问题,因此,基因治疗还未成熟。

【问题 11】该患者的预后如何?

思路　该患者为 XLAS,男性,18 岁;尿蛋白最高达 2 851mg,有听力下降,眼部异常,皮肤及肾组织Ⅳ型胶原 α3、α5 链完全缺失,肾脏超微结构显示典型的 GBM 改变,家族中多个男性患尿毒症,提示该患者预后不良。

知识点

预后不良的因素有:XLAS 男性患者或 ARAS 患者、大量蛋白尿或肾病综合征、前锥形晶体、进行性听力下降且累及听力范围逐渐扩大、30 岁之前进入终末期肾病或家族中其他成员很早进入终末期肾病、Ⅳ型胶原 α 链缺失程度大或完全缺失、肾脏超微结构显示典型 GBM 改变。

【AS 的诊治流程】(图 9-1-5)

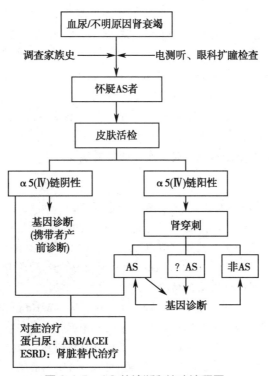

图 9-1-5　AS 的诊断和治疗流程图

AS. Alport 综合征;ARB. 血管紧张素Ⅱ受体阻滞剂;
ACEI. 血管紧张素转化酶抑制剂;ESRD. 终末期肾病。

(陈晓农)

推荐阅读文献

［1］陈楠，潘晓霞，任红，等. Alport 综合征临床病理研究及基底膜Ⅳ型胶原检测. 中华肾脏病杂志，2000, 16 (04): 222-226

［2］潘晓霞，陈楠，任红，等. Alport 综合征基膜Ⅳ型胶原 α 链表达异常的临床意义. 肾脏病与透析肾移植杂志，2001, 10 (3): 201-204.

［3］ABREU-VELEZ A M, HOWARD M S. Collagen Ⅳ in normal skin and in pathological processes. N Am J Med Sci, 2012, 4 (1): 1-8.

［4］CHEN N, PAN X X, REN H, et al. A clinicopathological study of Alport syndrome and detection of type Ⅳ collagen chains in Alport patients. J Chin Med, 1998, 111 (9): 797-802.

［5］GUBLER M C, KNEBELMANN B, BEZIAU A, et al. Autosomal recessive Alport syndrome: immunohistochemical study of type Ⅳ collagen chain distribution. Kidney Int, 1995, 47 (4): 1142-1147.

［6］KASHTAN C E. Alport syndrome and thin glomerular basement membrane disease. J Am Soc Nephrol, 1998, 9 (9): 1736-1750.

［7］KASHTAN C E, DING J, GAROSI G, et al. Alport syndrome: a unified classification of genetic disorders of collagen Ⅳ a345: a position paper of the Alport Syndrome Classification Working Group. Kidney Int, 2018, 93 (5): 1045-1051.

［8］MA J, PAN X, WANG Z, et al. Twenty-one novel mutations identified in the COL4A5 gene in Chinese patients with X-linked Alport's syndrome confirmed by skin biopsy. Nephrol Dial Transplant, 2011, 26 (12): 4003-4010.

［9］SAVIGE J, GREGORY M, GROSS O, et al. Expert guidelines for the management of Alport syndrome and thin basement membrane nephropathy. J Am Soc Nephrol, 2013, 24 (3): 364-375.

［10］XIE J, WU X, REN H, et al. COL4A3 mutations cause focal segmental glomerulosclerosis. J Mol Cell Biol, 2014, 6 (6): 498-505.

［11］ZHANG Y, WANG F, DING J, et al. Genotype-phenotype correlations in 17 Chinese patients with autosomal recessive Alport syndrome. Am J Med Genet A, 2012, 158A (9): 2188-2193.

第二节 常染色体显性多囊肾病

常染色体显性多囊肾病（autosomal dominant polycystic kidney disease，ADPKD）是常见的遗传性肾脏病，发病率 1/1 000~1/400，主要特征是双侧肾脏形成无数囊肿，且进行性生长，最终破坏肾脏的正常结构和功能。60 岁 ADPKD 患者中，50% 以上进入终末期肾病，ADPKD 是导致终末期肾病的第四大病因。ADPKD 由 *PKD1* 或 *PKD2* 基因突变引起，前者突变约占 ADPKD 的 85%，后者约占 15%。ADPKD 是一种全身性疾病，除累及肾脏外，还可引起肝、胰、心瓣膜和脑动脉等多系统脏器病变。

门诊病历摘要

患者，男性，70 岁，因"反复腰酸 40 余年，发现肾功能异常 20 余日"就诊。40 余年前劳累或弯腰后出现腰酸不适，疼痛不向他处放射，休息后好转，无畏寒、发热、恶心、呕吐、咳嗽、咳痰、胸闷、心悸、腹痛、腹泻、尿频、尿急、尿痛、血尿等不适。近 2 个月患者感腰酸不适加重，伴腹胀，20d 前查肾功能提示血肌酐轻度升高，肾脏彩超提示多囊肾，最大囊肿直径约 10cm。既往高血压病史 20 年，最高血压 180/110mmHg，现口服硝苯地平缓释片（Ⅰ）10mg，2 次/d。否认糖尿病、心脏病病史。

体格检查：体温 36.4℃，脉搏 60 次/min，呼吸 17 次/min，血压 171/106mmHg，神志清楚，精神尚可，浅表淋巴结未及肿大，皮肤未见明显出血点，两肺呼吸音清，未闻及明显干、湿啰音，心率 60 次/min，律齐，未闻及杂音。腹隆，腹软，全腹无压痛及反跳痛，肝脾肋下未及，双侧腰肋部可扪及实性肿物，质韧，表面不平整，无压痛，肿物可随呼吸上下移动，腹部移动性浊音阴性。双下肢无水肿，四肢关节无肿胀，神经反射正常。

【问题 1】患者主诉反复腰酸和肌酐升高，下一步应该做哪些检查来明确腰酸病因？

思路 血常规、肾功能、尿常规和泌尿系统影学检查（可选用 B 型超声、CT、MRI、尿路造影等影像学检查手段）。

患者血肌酐 125μmol/l，尿酸 472μmol/l，EPI-eGFR 52.6ml/（min·1.73m²）。尿常规显示：红细胞 0/HP，白细胞 0/HP，尿蛋白阴性；24h 尿蛋白 110~170mg。血常规白细胞和血红蛋白在正常范围。泌尿系超声显示：左肾 209mm×87mm，右肾 236mm×106mm，双肾体积增大，布满大小不等无回声灶，右侧较大者之一直径 79mm，左侧之一直径约 81mm。彩色多普勒血流显像（color Doppler flow imaging，CDFI）：双肾血流灌注差。诊断为双侧多囊肾。CT：两肾增大，形态失常，见多发囊状低密度影，较大者直径约 10cm，部分囊性灶囊壁钙化；肝脏形态大小正常，肝内见多发大小不一囊状低密度影，较大者直径约 4.3cm。结论为双侧多囊肾、多囊肝（图 9-2-1）。

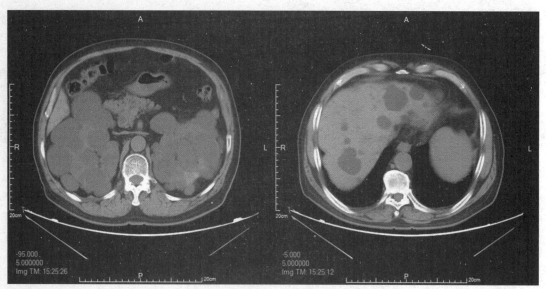

图 9-2-1　CT 显示多囊肾、多囊肝

【问题 2】典型的多囊肾病在影像学上有哪些表现？

思路　典型的多囊肾病影像学表现为肾脏体积明显增大，肾内多个大小不等的囊肿。

知识点

多囊肾病患者典型的肾脏影像学表现

1. 超声检查　为首选诊断方法，可见肾体积明显增大、肾内多个大小不等囊肿、肾实质回声增强。囊肿内出血时声像图变化较多，囊肿内高回声或回声不均匀，形态多变，后方回声增强不明显。彩色多普勒超声显示各囊壁间有花色血流，分布杂乱。肾动脉血流下降与肾实质血供减少。多普勒血流频谱检测出阻力指数增高。

2. CT 与 MRI　双侧肾脏增大呈分叶状，肾实质内充满大小不等囊肿，囊肿间隔厚薄不一，互不相通，肾盂受压变形，增强后囊肿间隔强化明显。囊肿内容物 CT 值为 8~20HU，MRI 下多呈长 T_1 和长 T_2 信号，也有短 T_1、T_2 信号。如囊肿内容不均一，囊壁不规则增厚则提示囊肿内出血或伴发感染。部分患者可见肝、胰等部位伴发多处囊肿。

3. 静脉尿路造影（intravenous urography，IVU）与逆行肾盂造影（retrograde pyelography，RU）　IVU 见双侧肾盏移位、延长、分开和变形，呈"蜘蛛样"形状，而肾盂形态和轮廓改变可能不明显。当肾功能损害严重时 IVU 显影不佳，可做 RU，显示的是肾囊肿导致肾盏、肾盂移位变形的间接影像。

【问题 3】根据目前的病史、体征及辅助检查结果，该患者应考虑什么诊断？

思路　老年男性，反复腰酸 40 余年，发现肾功能异常 20 余日入院。既往高血压病史。泌尿系统影像学检查提示多囊肾和多囊肝,排除泌尿系统肿瘤,该患者诊断为"多囊肾病,CKD 2 期,高血压",收入院进一步诊治。完善入院常规检查,X 线胸片显示双肺未见异常,心影稍增宽;心电图示一度房室传导阻滞,$V_1R/S>1$,ST-T 改变;肝功能全套正常,血糖正常;血脂正常;免疫指标和肿瘤标志物正常。

【问题 4】要进一步确定诊断,需要补充哪些证据?

思路　该患者肾脏呈现典型多囊肾病改变,对其家系询问病史,并完善了家系成员肾功能、肾脏超声、血压测定等相关检查。结果显示,家系中多位直系家属的肾脏为多囊肾病改变,且均伴有高血压(图 9-2-2)。如需明确 PKD 基因突变情况可借助基因连锁分析、全外显子测序、直接基因突变分析等分子诊断手段。

结合患者家族史和患者临床表现,诊断:ADPKD,CKD 2 期,高血压。

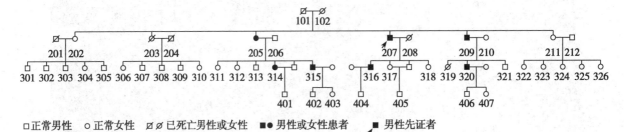

图 9-2-2　家系图

对于有 ADPKD 家族史,但没有出现临床症状的个体,需结合超声检查结果来辅助诊断,必要时需进行 PKD 突变基因检测。与年龄相关的 ADPKD 超声诊断标准(成人):有基因未知的阳性家族或家族中有 PKD2 突变,15~39 岁,至少 3 个单侧或双侧肾囊肿;40~59 岁,每侧肾脏至少 2 个囊肿;年龄≥ 60 岁,每侧肾脏囊肿≥ 4 个。排除标准为 40 岁以上,无肾脏囊肿,即可以排除。肾囊肿的新生儿或儿童可能合并其他常见或罕见病。在无家族史但临床拟诊的患者应考虑对其父母和 / 或祖父母进行超声筛查,并推荐其进行基因检测并转诊肾囊肿性疾病专科医师。而有 PKD1 阳性家族史的个体有下列情况要考虑 ADPKD 诊断(Ravine 标准):30 岁以下患者单侧或双侧有两个囊肿;30~59 岁患者双侧肾脏囊肿至少各 2 个;60 岁以上患者双侧肾脏囊肿至少各 4 个;如果同时具有其他 ADPKD 表现,如肝囊肿等,肾脏诊断标准可适当放宽。另外,对于少数确实无 ADPKD 家族史、但有多囊肾病肾脏影像学表现的患者,PKD 基因突变检测对于确定诊断非常重要。

【问题 5】ADPKD 需要与哪些疾病进行鉴别?

思路　需要与非遗传性和遗传性肾囊肿疾病进行鉴别。

1. 非遗传性肾囊肿性疾病

(1)单纯性肾囊肿:发病率随年龄上升,一般无症状,呈良性经过,多不需要治疗。典型单纯性肾囊肿为单腔,位于皮质,囊肿周围通常无小囊肿分布,无肾外表现。

(2)获得性肾囊肿:见于肾衰竭长期透析患者,透析时间 10 年以上者 90% 并发肾囊肿,无家族史,一般无临床症状。需警惕获得性肾囊肿并发恶性肿瘤。

(3)多囊性肾发育不良:为婴儿常见的肾囊肿性疾病。双侧病变的婴儿不能存活。患侧肾脏布满囊肿,无泌尿功能,对侧肾脏常代偿性肥大或因输尿管梗阻而出现肾盂积水。

2. 遗传性肾囊肿性疾病

(1)常染色体隐性多囊肾病:多在婴幼儿期发病,合并先天性肝纤维化,导致门静脉高压、胆道发育不良等。

(2)髓质囊性肾病:致病基因为 MCKD 基因,常染色体显性遗传,发病率较低。多于成年起病,肾脏囊肿仅限于髓质,肾脏体积缩小,超声、CT 检查有助诊断。

(3)结节性硬化症:为常染色体显性遗传性疾病,致病基因为 TSC1 和 TSC2。除双肾和肝脏囊肿外,还出现皮肤及中枢神经系统的损害,如血管平滑肌脂肪瘤等。临床主要表现为惊厥、反应迟钝等。

(4)希佩尔 - 林道综合征(von Hippel-Lindau disease):常染色体显性遗传病,双肾多发囊肿。常伴肾脏实体瘤、视神经和中枢神经肿瘤。不伴实体瘤的患者与 ADPKD 症状相似,需行基因检测。

(5)Ⅰ型口 - 面 - 指综合征:常见的 X 连锁显性疾病。男性不能存活,女性患者肾脏表现与 ADPKD 很难区分,但肾外表现可供鉴别。患者有口腔异常、舌带增宽、舌裂、腭裂、唇裂、牙齿排列紊乱、面部异常及手指异常。

【问题6】根据多囊肾病的常见临床表现,患者需要进一步完善哪些方面的检查和评估?

思路　由于ADPKD累及全身多个系统,故需进一步完善检查和评估,包括动态血压监测、心脏彩超、肾脏总体积、基因测序等。近年来认为,ADPKD快速进展的评估标准包括直接证据和间接证据。直接证据包括GFR下降速率(1年下降≥5ml/(min·1.73m²)或连续5年每年下降≥2.5ml/(min·1.73m²)、肾脏总体积(total kidney volume,TKV)每年增加≥5%。间接证据包括遗传因素(*PKD1*突变中节段变异进展较快,而*PKD1*进展较*PKD2*快)、肾脏大小/梅奥分期、PRO-PKD评分(>6分提示60岁前进展至终末期肾病)、高血压、男性、泌尿系统并发症等。

此患者动态血压显示日间平均血压140/75mmHg,夜间平均血压135/70mmHg,血压昼夜节律消失。基因突变检测发现家系中患者*PKD2*基因突变,且与疾病共分离。通过以上多方面评估,暂不考虑该患者为快速进展。

知识点

ADPKD患者的肾脏表现

1. 肾囊肿　双侧肾脏皮髓质多发性大小不等的液性囊肿,其大小、数目随病程进展而逐渐增加,肾脏的体积也随之增大,可在腹部扪及,触诊质地较坚实,表面可呈结节状,随呼吸而移动,合并感染时可伴压痛。肾脏大小与患者的肾功能成反比。

2. 疼痛　背部或肋腹部疼痛(60%)较为常见。急性疼痛或疼痛突然加剧常提示囊肿破裂出血、结石或血块引起的尿路梗阻或合并感染。

3. 出血　30%~50%可出现肉眼血尿或镜下血尿。血尿多为自发性,也可发生于剧烈运动或创伤后,原因可为囊肿壁血管破裂、结石、感染或癌变等。

4. 感染　泌尿道和肾囊肿感染为多囊肾病患者发热的重要病因,女性较男性多见,包括膀胱炎、肾盂肾炎、囊肿感染和肾周脓肿。致病菌多为大肠埃希菌、克雷伯菌、金黄色葡萄球菌和其他肠球菌,逆行感染为主。

5. 结石　8%~36% ADPKD合并肾结石,其中大多数结石成分是尿酸和/或草酸钙。

6. 蛋白尿　一般为持续型,且24h尿蛋白定量<1g,为ADPKD恶化的一个重要危险因素。

7. 高血压　早期表现之一。血压的高低与肾脏大小、囊肿多少成正比,且随年龄增大上升。

8. 慢性肾衰竭。

知识点

ADPKD患者的肾外表现

1. 囊性病变　累及肝、胰腺、脾、卵巢、蛛网膜及松果体等器官,以肝囊肿发生率最高。

2. 非囊性病变　包括心脏瓣膜异常(二尖瓣脱垂、主动脉瓣和二尖瓣黏液瘤样变性)、结肠憩室、颅内动脉瘤等。颅内动脉瘤是ADPKD肾外表现中危害大、导致患者早期死亡的主要病因。

【问题7】下一步应该给患者怎样的长期诊疗建议和生活指导?

思路　结合此患者的病史和辅助检查的结果,给患者提供生活指导。①低盐低磷饮食,多饮水,不喝含咖啡因的饮料,避免应用肾毒性药物;②适量运动,但应避免剧烈体力活动和腹部撞击。

治疗上,该患者血压明显升高,首选ACEI/ARB。患者目前血压达标,继续予目前治疗方案。同时监测血压、电解质、尿蛋白和肾功能情况及肾脏囊肿生长情况。

知识点

ADPKD患者对症治疗

1. 疼痛　急性疼痛首先针对病因进行治疗,剧烈疼痛需用麻醉止痛剂。慢性疼痛予保守治疗,必要时选用非阿片类镇痛药,避免长期使用。如果疼痛严重,可考虑囊肿穿刺硬化治疗、囊肿去顶减压术甚至肾脏切除术。

2. 囊肿出血和血尿出现　表现为季肋部疼痛,也可出现肉眼血尿。囊肿出血多为自限性,多予保守治疗。保守治疗无效且出血量较大的患者经CT检查或血管造影后,行选择性肾动脉栓塞治疗或肾脏切除。

3. 高血压　对于18~50岁,eGFR>60ml/(min·1.73m^2)的ADPKD患者,目标值为≤110/75mmHg,其余为130/85mmHg。早期应限盐,保持适当体重,适量运动;药物治疗首选ACEI/ARB,若药物不能控制,可考虑囊肿去顶减压术或肾脏切除术。

4. 控制血脂　首先予饮食控制、适量锻炼,必要时予他汀类药物。

5. 泌尿道和囊肿感染　对发热、季肋部疼痛,影像学检查提示囊肿感染的患者,应在超声或CT引导下行囊肿穿刺术;药物选择上,联用亲脂性和亲水性抗生素,以实现较强的组织穿透力;对顽固性囊肿感染,应行感染囊肿引流术。

6. 结石治疗　鼓励患者多饮水,如有症状可采取体外震波碎石、微创或经皮肾切开取石术。

7. 多囊肝病　多数情况下肝囊肿无症状,无须治疗。

8. 颅内动脉瘤　注意询问有无动脉瘤破裂和蛛网膜下腔出血家族史,如怀疑其存在,磁共振血管成像可明确诊断,有指征时需要行手术或介入治疗。

知识点

延缓ADPKD进展的药物

托伐普坦是高度选择性的血管升压素V$_2$受体拮抗剂。已经在多国获批上市用于治疗ADPKD;也有指南推荐应用于ADPKD,在18~50岁,eGFR>30ml/(min·1.73m^2),梅奥分期1C、1D或1E的患者,尤其是考虑快速进展的患者,建议使用托伐普坦。托伐普坦可延缓肾脏增长和eGFR下降,延缓疼痛、减少血尿、结石和尿路感染、降低血压,但有多尿、尿频、口渴、尿酸增高、肝毒性、昂贵等缺点。其他如生长抑素和生长抑素类似物如奥曲肽可减少多囊肾病患者肾脏和肝脏囊肿液体蓄积,一些潜在的药物如西罗莫司(雷帕霉素)、二甲双胍、酪氨酸激酶抑制剂等可能可延缓进展,但大部分药物仍在临床试验阶段。

【问题8】影响ADPKD患者肾脏预后的因素有哪些?

思路　影响ADPKD患者预后的因素包括前述的基因型、性别、年龄、发病时间、高血压、血尿、蛋白尿、尿路感染、肾脏及囊肿大小、妊娠、成纤维细胞生长因子、出生体重、激素等。对于可变因素应积极预防、治疗,同时辅以饮食、支持治疗,预防和处理各种并发症,从而延缓病程发展,改善患者预后。

出院后随访

经治疗后出院。出院2周后随访,患者口服氯沙坦100mg,1次/d,硝苯地平30mg,1次/d,患者血压在125/78mmHg;复查肾功能稳定。

【ADPKD临床诊断流程】(图9-2-3)

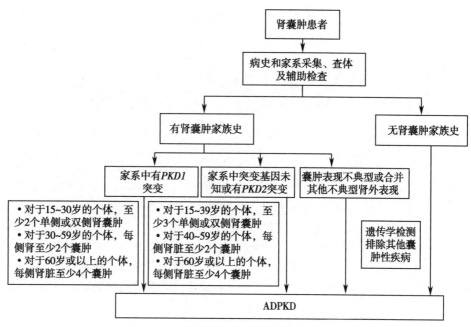

图 9-2-3 ADPKD 临床诊断流程

ADPKD. 常染色体显性多囊肾病；PKD. 多囊肾病。

(陈晓农)

推荐阅读文献

［1］ CHEBIB F T, PERRONE R D, CHAPMAN A B, et al. A practical guide for treatment of rapidly progressive ADPKD with tolvaptan. JASN, 2018, 29 (10) 2458-2470.

［2］ CHEBIB F T, TORRES V E. Recent advances in the management of autosomal dominant polycystic kidney disease. Clin J Am Soc Nephrol, 2018, 13 (11): 1765-1776.

［3］ CORNEC-LE GALL E, ALAM A, PERRONE R D. Autosomal dominant polycystic kidney disease. Lancet, 2019, 393 (10174): 919-935.

［4］ JOHNSON R J, FEEHALLY J, FLOEGE J, et al. Comprehensive clinical nephrology. 6th ed. Philadelphia: Elsevier Elsevier, 2018: 532.

第十章 妊娠与肾脏疾病

随着慢性肾脏病(CKD)发病率的增长,妊娠相关肾脏病(renal disease in pregnancy)的发生率亦逐年上升。其主要包括两方面:一是妊娠合并 CKD,主要表现为对蛋白尿、肾功能和血压等的影响;二是妊娠中肾脏疾病,如尿路感染、妊娠期高血压或子痫前期、妊娠期急性肾损伤(AKI)等。肾脏疾病与妊娠是相互影响的,肾脏疾病可能会带来不良妊娠结局,妊娠在某种程度上也会加重肾脏负担。随着国家全面放开两孩政策,许多高龄母亲将步入分娩行列,高龄母亲妊娠并发症多,导致母婴的不良结局概率增加。因此,肾脏内科和产科医师需要规范评估 CKD 患者妊娠风险、确定妊娠最佳时机、加强妊娠管理,以提高妊娠成功率、减少妊娠并发症、提高母婴存活率。

门诊病历摘要

患者,女性,34 岁,因"孕 12 周,发现蛋白尿 1 周"门诊就诊。初步的病史采集如下:

患者孕 12 周于外院例行产前检查时发现尿蛋白(++),镜下红细胞 15~20 个 /HP,血肌酐 80μmol/L,血压 126/78mmHg,产科以"妊娠并发肾小球肾炎"建议来肾脏内科诊治。患者病来无水肿和肉眼血尿;不伴尿频、尿急、尿痛;无脱发、口腔溃疡、光过敏及关节痛;无皮肤紫癜等。

【问题 1】妊娠相关肾脏病患者的问诊要点有哪些?

思路 ①肾脏病变出现的时间与孕周的关系,如蛋白尿出现在孕前或妊娠早、中、晚期。②询问伴随症状,如有无水肿、肉眼血尿、尿路刺激征、瘀点、瘀斑、紫癜及皮疹、脱发、口腔溃疡、关节痛及高血压等。③既往史,应了解患者有无高血压、肾脏病、糖尿病等慢性病病史及既往体格检查结果。④详细了解患者的生育史,有无妊娠期高血压疾病病史及反复自然流产史。

既往史:否认高血压、糖尿病病史,否认肾脏病史,无肝炎等传染病病史。平素体健,从不体检。月经史与生育史:末次月经 2017 年 10 月 16 日,已育一子,10 岁,当时孕期正常,足月自然分娩。

体格检查:神清,体温 36.5℃,血压 125/75mmHg。眼睑无水肿,全身浅表淋巴结未触及,皮肤未见皮疹、紫癜。双肺呼吸音清,心率 90 次 /min,心律齐。腹部隆起,宫底耻骨联合上方 2 指。双下肢无水肿。

【问题 2】应进一步完善哪些辅助检查项目?

思路 包括尿常规、24h 尿蛋白定量、尿微量蛋白、尿肌酐、新鲜尿沉渣相差显微镜检查、尿本周蛋白、血常规、肝功、肾功、电解质、血脂、血尿酸、血糖、凝血指标、病毒学指标、血清蛋白电泳、自身免疫性疾病相关指标(免疫球蛋白、补体、ANA、抗 ENA 抗体、抗 dsDNA 抗体、ANCA、类风湿因子、抗链球菌溶血素 O、抗心磷脂抗体等)、双肾超声,并对胎儿发育情况进行监测。

实验室检查结果

尿蛋白(+++),红细胞 30~40 个 /HP,白细胞 0/HP,上皮细胞 0/HP,管型(-),24h 尿蛋白定量 2 413mg。血清总蛋白 55g/L,白蛋白 29g/L,ALT 21IU/L,γ- 谷氨酰转肽酶 45IU/L,尿素氮 2.8mmol/L,肌酐 82μmol/L,血清胱抑素 C 0.48mg/L,血红蛋白 104g/L,血小板计数 $182×10^9$/L,尿酸 340μmol/L,其他免疫指标等均正常。超声:右肾 11.2cm×5.18cm×5.05cm,左肾 10.8cm×4.88cm×4.9cm,双肾实质回声略增强,右肾盂扩张 0.6mm×0.8mm,左肾盂(-),双侧输尿管未见扩张。

【问题 3】根据已有的检查结果,对该患者应作出何种诊断?是生理性蛋白尿,还是妊娠合并原发性肾小球肾炎,抑或是继发性肾脏病?

思路　该患者妊娠早期(孕12周)出现较大量蛋白尿,不考虑生理性蛋白尿;既往无明确肾脏病病史,无高血压、糖尿病等慢性病病史,实验室检查未发现继发因素,因此考虑患者临床诊断为"妊娠合并原发性肾小球肾炎"。

知识点

妊娠期蛋白尿特点

由于妊娠期GFR增加,同时脊柱前凸使下腔静脉受压,增大的子宫压迫肾静脉导致肾静脉压升高,所以正常妊娠妇女可以有少量尿蛋白滤过,以白蛋白尿为主,但24h尿蛋白排出量<300mg。这种生理性改变可在妊娠后1个月出现,一直持续到终止妊娠后12周才回到基线水平。但若24h尿蛋白定量≥500mg,应考虑病理性因素所致。孕前已有蛋白尿或孕20周前出现病理性蛋白尿者,慢性肾小球肾炎可能性大;妊娠晚期(孕周≥28周)合并高血压时,妊娠期高血压可能性较大。

【问题4】是否能继续妊娠?是否须行肾穿刺活检明确诊断?

思路1　患者目前中等量尿蛋白、血浆白蛋白正常、轻度肾功能异常、血压正常,可以继续妊娠。应密切随访尿蛋白定量、血浆白蛋白、血肌酐及血压变化;产科随访胎儿生长发育情况,如胎心、双顶径等。

思路2　目前不必急于肾活检,因为妊娠期间肾活检风险较大,可能对胎儿造成刺激,引发流产、早产。

知识点

CKD患者妊娠时机

CKD早期血压正常、24h尿蛋白定量<0.5g及肾功能良好的患者大多可以耐受妊娠,但仍需认识到妊娠的风险。

以下CKD患者不推荐妊娠:

(1)CKD 3~5期患者。

(2)高血压难以控制的患者,建议暂缓妊娠,直至血压控制正常后。

(3)伴有蛋白尿的患者,建议暂缓妊娠,直至治疗控制24h尿蛋白定量<1g,至少6个月。

(4)活动性狼疮性肾炎患者,不推荐妊娠,直至疾病治疗达完全缓解状态或病情稳定接近完全缓解状态至少6个月。

(5)伴中重度肾功能损害的糖尿病肾病患者,不推荐妊娠。

(6)狼疮性肾炎和糖尿病肾病等系统性疾病的肾外损害经评估不适合妊娠者。

以上情况CKD患者如仍有强烈妊娠意愿,需要肾脏病医师和高危妊娠产科医师密切随访。

知识点

妊娠相关肾脏病患者能否行肾活检

CKD的病理类型及病变轻重与妊娠过程的顺利与否密切相关,明确病理诊断可以指导治疗、判断预后。理论上孕30周前肾活检是安全的,但妊娠期肾活检还应慎重。一般主张,孕前已有慢性肾炎者建议妊娠前做肾活检;既往无病史者建议产后4~6个月待子宫恢复后做肾活检。

【问题5】继续妊娠可能存在哪些风险?

思路　随着孕期的增加,可能出现大量蛋白尿、血肌酐进一步升高,出现妊娠期高血压甚至子痫前期。如合并尿路感染等可加重肾功能损伤,导致流产、早产、胎儿发育迟缓等,应向患者及家属充分说明、沟通。

> 知识点
>
> ### 妊娠对 CKD 患者的影响
>
> 1. 蛋白尿增加　慢性肾炎患者妊娠后尿蛋白几乎都会加重,约 25% 可达到肾病综合征。
> 2. 肾功能损害加重　孕前已有肾功能中至重度损伤者,产后发展至不可逆肾衰的风险增加。
> 3. 妊娠期高血压、子痫前期发生率高。
> 4. 胎儿方面　大部分 CKD 患者妊娠的成功率可达 90%,但胎儿发育迟缓、早产儿、低体重儿发生率高达 50%~60%。

【问题 6】孕期重点评估内容是哪些? 如何评估肾功能?

　　思路　对妊娠相关肾脏病患者的评估重点主要包括肾功能、血压、尿蛋白、血浆白蛋白、有无合并尿路感染等和胎儿的生长发育情况(如双顶径)。

> 知识点
>
> ### 妊娠期肾功能的评估
>
> 　　由于妊娠期 GFR 增加,导致血液中肌酐和尿素氮水平降低。肾功能检查时血肌酐常低于正常参考值范围,一般较平时下降 44μmol/L 左右。因此,在孕期产检时如果发现血肌酐 >80μmol/L 即提示可能存在肾脏疾病,需进一步检查和随访。血清胱抑素 C(cystatin C)可能较血肌酐更加敏感。MDRD 公式和 CKD-EPI 公式均可能低估孕期肾功能,而肌酐清除率是最有效、准确的评估肾功能方法。
>
> 　　24h Ccr = 尿肌酐(mg/dl)×24h 尿量(L)
>
> 　　血肌酐(mg/dl)矫正清除率 =1.73m^2/ 实际体表面积 ×0.78(常数)× 矫正数 ×24h Ccr
>
> 　　[矫正数 =0.06× 身高(cm)+0.012 8× 体重(kg)−0.152]

> 知识点
>
> ### 妊娠期高血压疾病的五种类型
>
> 　　1. 妊娠期高血压　妊娠 20 周后血压 ≥ 140/90mmHg,无蛋白尿和其他子痫前期症状,一般产后 12 周内恢复正常。
> 　　2. 子痫前期　妊娠 20 周后血压 ≥ 140/90mmHg,尿蛋白 ≥ 300mg/24h。重度子痫前期,血压 ≥ 160/110mmHg,24h 尿蛋白 ≥ 2 000mg,血清肌酐 ≥ 106μmol/L,严重时可出现溶血、转氨酶升高和血小板减少(HELLP)综合征。
> 　　3. 子痫　指在子痫前期基础上出现抽搐发作甚至昏迷。
> 　　4. 高血压合并子痫前期　患者妊娠 20 周后出现子痫前期/子痫或妊娠 20 周后尿白蛋白突然增加。
> 　　5. 高血压　妊娠前有明确高血压病史或妊娠期出现高血压表现并持续至产后 12 周仍未恢复。

妊娠期随访情况

　　孕 26 周随访时,患者血压 143/91mmHg,出现双下肢水肿,尿量 1 200~1 400ml/d。

　　实验室检查:尿蛋白(++++),24h 尿蛋白 4 389mg,总蛋白 50g/L,白蛋白 20g/L,ALT 24IU/L,γ- 谷氨酰转肽酶 46IU/L,尿素氮 5.6mmol/L,肌酐 112μmol/L,血清胱抑素 C 1.14mg/L,血红蛋白 108g/L,血小板计数 210×10^9/L,尿酸 380μmol/L,免疫指标正常。胎儿监测:超声提示单胎,胎心好,双顶径 6.05cm。

【问题 7】该患者肾脏病是否需要治疗? 如何治疗?

　　思路　随着孕期增加,患者出现大量蛋白尿、低白蛋白血症,影响胎儿生长发育(超声显示双顶径略小于孕期）。由于尚处于妊娠中期,肾功能、血压轻度异常,继续妊娠需予以积极治疗以减少蛋白尿、保证胎儿生长发育、防止肾功能恶化。予以醋酸泼尼松 25mg,1 次 /d,口服;辅以保护胃黏膜、补钙、抗凝治疗及对症输注人血白蛋白。

知识点

妊娠合并肾脏病治疗的注意事项

1. 建议正常蛋白质饮食,以保证胎儿的生长发育。除非有严重高血压,即使是轻中度高血压,一般也应正常盐饮食,切勿低盐饮食以免影响胎儿生长发育。随孕期正常补充孕妇所需的铁、钙、叶酸及维生素等制剂,并应注意锌、镁等微量元素的补充。

2. 一般中等量以下蛋白尿者,孕期不需要特殊治疗。如果大量蛋白尿合并严重低白蛋白血症时,可选用小剂量糖皮质激素维持治疗并严密监测,推荐剂量泼尼松 $0.5mg/(kg \cdot d)$,一般 20~30mg/d,但应监测血糖、血压并注意水钠潴留等副作用。

3. 免疫抑制剂　在妊娠期不能使用甲氨蝶呤(MTX)、MMF、CTX 和来氟米特,且备孕前三个月停用 MTX,至少前 6 周停用 MMF。CTX 致畸且具有生殖毒性,仅在危及母亲生命情况下考虑使用。若病情需要,妊娠期可以使用 ≤ $2mg/(kg \cdot d)$ 的 AZA 或最低有效剂量的环孢素 A 或他克莫司,注意不良反应。由于生物制剂存在进入胎盘的危险,并不建议使用。

4. 抗凝治疗　妊娠期应慎重抗凝,若合并肾病综合征、高凝状态,可考虑使用低分子肝素或小剂量阿司匹林。香豆素类抗凝剂如华法林可影响胎儿器官发育,应避免使用。不推荐使用氯吡格雷。

5. 降脂治疗　降脂药可能会导致胎儿中枢神经系统畸形,应避免使用。

6. 输注人血白蛋白　在严重低白蛋白血症时,可适当输注人血白蛋白,使血浆白蛋白水平维持在 25g/L 以上,维持胎儿生长发育需要。

7. 利尿剂的使用　妊娠期应减少利尿剂使用,不主张使用袢利尿剂,以免引起血容量不足造成胎盘供血不足、胎儿发育迟缓、电解质紊乱和新生儿黄疸的发生。

产前随访情况

孕 29 周随访:仍有下肢水肿,血压 146/92mmHg,24h 尿蛋白 2 770mg,白蛋白 28g/L,肌酐 114μmol/L。超声:胎心、胎动正常,双顶径 6.6cm,小于孕期。加用拉贝洛尔 50mg,2 次 /d,口服,控制血压。

孕 32 周随访:血压 150/100mmHg,加用氨氯地平 5mg,1 次 /d,口服,后血压控制于 130/85mmHg。

患者孕 37 周时剖宫产下一女婴,体重 2 450g,Apgar 评分 10 分—10 分—10 分。

知识点

CKD 患者妊娠期随访

妊娠初期每月、妊娠中后期每 1~2 周随访 1 次;随访内容包括监测孕妇血压、水肿情况、尿常规、24h 尿蛋白定量、肾功能、肝功能、血尿酸、血小板计数、血糖、中段尿培养及胎儿情况等。

【问题 8】该患者何时使用降压药? 妊娠期哪些降压药较安全?

思路　患者孕 29 周时血压中度升高,应予以降压治疗,可首先选用安全性较高的拉贝洛尔口服降压,从小剂量开始,因为过度降压会造成胎盘供血不足。孕 32 周随访时发现血压控制不理想,为防止子痫前期发生,加用氨氯地平口服,使血压控制于 130/85mmHg。

知识点

妊娠期高血压的治疗

1. 治疗的时机及控制目标　妊娠期周围血管阻力下降,血压较平时可下降 20~25mmHg。如果孕妇血压在 130/80mmHg,或较孕前收缩压增加≥ 30mmHg 和 / 或舒张压≥ 15mmHg 时应警惕妊娠期高血压的发生。轻度高血压一般不需药物治疗,应注意休息;中到重度高血压(收缩压 >150mmHg 或舒张压 >100mmHg)应予以降压处理,一般将舒张压控制在 90~95mmHg,不主张降压过快、过低,以免胎盘灌注不足。

2. 降压药选择　首选甲基多巴、拉贝洛尔、长效硝苯地平。其他 β 受体阻滞剂和钙通道阻滞剂仅在孕妇不能耐受上述推荐的降压药时替代使用。另外,β 受体阻滞剂可通过胎盘致胎儿心率减慢、胎儿发育迟缓等,只建议在妊娠晚期应用。

3. 妊娠期不宜使用的降压药　ACEI、ARB、袢利尿剂。ACEI 和 ARB 都具有致胎儿畸形的作用,CKD 女性患者在应用这两类药物期间应避孕。当确认怀孕,这些药物应当停用。ACEI/ARB 类药物在哺乳期也应避免使用。

患者预后及后续治疗情况

产后 2 个月随访,患者水肿消退,血压 130/85mmHg。实验室检查:尿蛋白(+++),红细胞 10~15 个 /HP,24h 尿蛋白 2 424mg,白蛋白 32g/L,肌酐 104μmol/L,免疫指标正常。

产后治疗,患者分娩后逐渐停用激素。因未予哺乳,产后 2 个月开始 ARB 治疗,氯沙坦钾 50mg/d 口服,逐渐增加至 100mg/d 口服。

产后 6 个月,24h 尿蛋白 2 035mg,肌酐 121μmol/L,血压 140/90mmHg。入院行肾穿刺活检。

病理报告(图 10-0-1、图 10-0-2,图 10-0-3):

光镜:19 个肾小球,9 个球性硬化。系膜细胞及系膜基质轻至中度增生,可见节段性管内增生。多见球囊粘连,未见明显新月体形成。可见肾小管上皮细胞颗粒、空泡变性。肾小管多灶性(25%~50%)变性萎缩、管腔狭窄。管腔内可见蛋白管型。未见明显肾间质水肿,多灶性(25%~50%)轻至中度纤维化,多灶性(25%~50%)单个核细胞浸润。肾小动脉管壁增厚、可见玻璃样变性,管腔狭窄。

免疫荧光:IgA(+++)、IgG(+)、C3(+++)团块状沉积于系膜区、IgM(+)、纤维蛋白原(-)、C1q(-)。

病理学诊断:系膜增殖性肾小球肾炎。

免疫病理学诊断:IgA 肾病 Lee 分级Ⅳ(牛津分型 M1E1S1T1-C0)。

电镜检查:肾小球系膜区可见团块状电子致密物沉积,系膜细胞增生、系膜区略增宽,少数区域足细胞足突融合、消失。GBM 厚度较均一。

电镜病理学诊断:结合免疫荧光表现,符合 IgA 肾病。

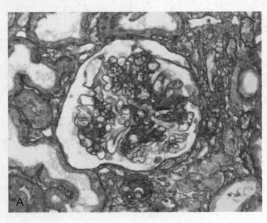
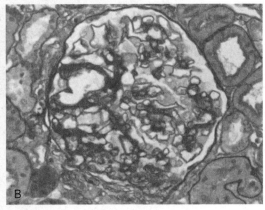

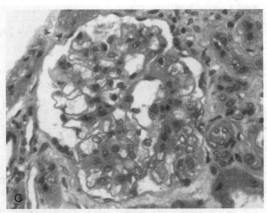

图 10-0-1　肾病病理检查光镜检查结果（×400）

A. Masson 染色；B. PAS 染色；C. HE 染色。

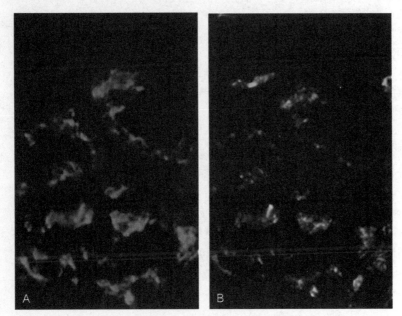

图 10-0-2　肾病病理检查免疫荧光检查结果（×400）

A. IgA；B. C3。

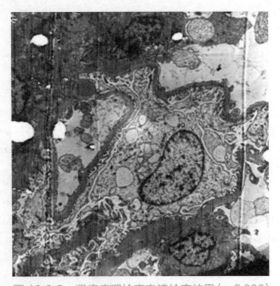

图 10-0-3　肾病病理检查电镜检查结果（×5 000）

【问题9】该患者最终的诊断是什么？

思路　根据产后肾活检病理,该患者的最终诊断是:IgA 肾病 Lee 分级Ⅳ(牛津分型 M1E1S1T1-C0),CKD 3a 期。

治疗方案:以激素为主的综合治疗。

【知识扩展】

【问题1】糖尿病肾病(diabetic nephropathy,DN)患者的妊娠时机是什么？

思路　糖尿病肾病患者在无微量白蛋白尿或 GFR 及血压正常的微量白蛋白尿期时妊娠,是生育的较好时机。

【问题2】糖尿病肾病患者终止妊娠指征有哪些？

思路

1. 孕妇糖尿病肾病进展且治疗无效(血肌酐 >176μmol/L、有严重高血压、尿蛋白 >3g/d 或合并心血管疾病者)。

2. 糖尿病肾病患者妊娠期出现重症高血压、眼底动脉硬化、严重肝肾功能损害、羊水过多。

3. 合并子痫及高血糖酮症酸中毒。

4. 合并低血糖昏迷时间较长,危及母子安全。

5. 存在胎儿宫内发育停滞或畸形等情况。

6. 母体患有营养不良、冠状动脉硬化性心脏病、恶性增殖性视网膜病变。

7. 孕妇合并严重的呼吸道、尿路、皮肤感染。

【问题3】狼疮性肾炎患者的妊娠时机是什么？

思路

1. 无 SLE 所致严重器官病变(如心、肺、中枢神经系统等),病情长期稳定(1~2 年)。

2. 糖皮质激素维持剂量小(泼尼松 <15mg/d),妊娠前未用免疫抑制剂或停用半年以上,无糖皮质激素严重不良反应。

3. 肾功能稳定(血肌酐 ≤ 140μmol/L),血压正常,24h 尿蛋白 ≤ 300mg。

4. 抗 dsDNA 抗体阴性,补体 C3、C4 正常,至少 6 个月。

5. 抗磷脂抗体阳性者,需在抗体转阴 3 个月以上方可妊娠,以减少流产的发生。

6. 发病 2 年内不宜妊娠。

【问题4】狼疮性肾炎患者终止妊娠指征有哪些？

思路

1. 妊娠后首发 SLE。

2. 怀孕时 SLE 病情明显活动。

3. 妊娠早期发生高血压及氮质血症。

4. 存在高效价抗磷脂抗体。

(姚　丽)

推荐阅读文献

[1] 南京总医院,国家肾脏疾病临床医学研究中心.慢性肾脏病患者妊娠管理指南.中华医学杂志,2017,97(46):3604-3611.

[2] GONZALEZ SUAREZ M L, KATTAH A, GRANDE J P, et al. Renal disorders in pregnancy: core curriculum 2019. Am J Kidney Dis, 2019, 73 (1): 119-130.

[3] PICCOLI G B, CABIDDU G, ATTINI R, et al. Risk of adverse pregnancy outcomes in women with CKD. J Am Soc Nephrol, 2015, 26 (8): 2011-2022.

[4] PICCOLI G B, ZAKHAROVA E, ATTINI R, et al. Pregnancy in chronic kidney disease: need for higher awareness. A pragmatic review focused on what could be improved in the different CKD stages and phases. J Clin Med, 2018, 7 (11): 415.

[5] WEBSTER P, LIGHTSTONE L, MCKAY D B, et al. Pregnancy in chronic kidney disease and kidney transplantation. Kidney Int, 2017, 91 (5): 1047-1056.

第十一章　急性肾损伤

急性肾损伤(acute kidney injury, AKI)是指由多种病因引起的短时间内(几小时至几日)肾功能突然下降而出现的临床综合征。可发生在原来无肾脏疾病的患者,也可发生在原有慢性肾脏病(CKD)的基础上。

常见的致AKI危险因素包括毒血症、各种严重疾病状态、急性循环障碍、烧伤、创伤、心脏手术、非心脏大手术、肾毒性药物、放射对比剂和动植物毒素。易感因素包括高龄,女性,CKD,慢性心、肺、肝疾病,糖尿病,癌症,容量不足,贫血。

根据病因不同,AKI可分为肾前性、肾性和肾后性。肾性AKI又可分为小管性、间质性、血管性和小球性。其中以急性肾小管坏死(acute tubular necrosis, ATN)最为常见,临床病程也最具代表性。典型急性肾小管坏死可分为起始期、维持期(少尿期)和恢复期(多尿期)。

根据原发病因,肾功能急性进行性减退,结合相应临床表现和实验室检查,一般不难作出AKI诊断。确立诊断后,应根据血肌酐和尿量做进一步分期,明确病情严重程度,必要时可行肾穿刺病理活检。结合病史、尿检、肾脏超声、病理等结果,可与CKD等鉴别。

治疗主要包括尽早识别并纠正可逆病因、维持内环境稳定、营养支持、防治并发症及肾脏替代治疗等方面。

AKI预后与病因及并发症严重程度有关。积极防控AKI危险因素,尽早识别和治疗可显著改善AKI预后。2012年KDIGO指南中,AKI定义为肾功能在不超过7d或更短时间内急性下降,CKD则定义为肾脏损害持续存在超过90d。AKI有时持续存在并进展至CKD,是同一疾病的连续进程,而从AKI过渡到CKD的阶段,定义为急性肾脏病(acute kidney disease, AKD)。

【诊疗要点】

1. 详细询问患者的相关病史及症状学特征。

2. 进行体格检查,但AKI缺少特异性体格检查异常。

3. AKI的首次诊断往往是基于实验室检查异常,特别是血肌酐水平绝对或相对升高,而不是基于临床症状与体征。

4. 患者确诊AKI后,需了解其病因并评估病情严重程度及是否需行肾穿刺活检术,选择治疗地点:门诊、病房或监护室。

5. 排除肾前性和肾后性病因后,拟诊肾性AKI但不能明确病因,是肾穿刺活检指征。

6. 结合患者病情制订治疗方案,需在合适的时机选择肾脏替代治疗。确定是否需行肾脏替代治疗及判断何时行肾脏替代治疗是诊治要点及难点。

7. 确定治疗结束的时间、出院随访日期,以及出院后的注意事项。

门诊病历摘要

患者,男性,32岁。因恶心、呕吐伴乏力3d,发现血肌酐升高半日来医院门诊。患者3d前进食海鲜后出现恶心、呕吐,呕吐多量胃内容物,腹泻2次,为水样便,伴全身乏力、畏寒。来院急诊,测体温37.3℃,中上腹有压痛,血常规示白细胞计数16.8×10^9/L,中性粒细胞百分比88.9%,血钾3.2mmol/L,血、尿淀粉酶及腹部超声等检查未见异常,诊断为"急性胃肠炎",予"头孢拉定""环丙沙星"抗感染及补液、补钾治疗3d,患者畏寒、腹泻等症状缓解,但仍时有恶心、呕吐及乏力,伴腰痛,无肉眼血尿,无皮疹、关节痛。复查血钾3.8mmol/L,血肌酐430.2μmol/L。自患病以来,食欲差,睡眠一般,尿量无明显减少,体重减轻2kg。

既往体健,否认高血压、糖尿病、冠心病病史,否认结核、肝炎等传染病病史,无外伤及手术史,2个月前体检肾功能正常。否认食物及药物过敏史。久居原籍,否认疫水及有毒、放射性物质接触史。无烟酒嗜好。父母体健,否认家族性遗传性疾病。

【问题 1】根据目前临床表现和实验室检查结果,该患者可能患的是哪种肾脏疾病?

思路 患者血肌酐短期内迅速升高,有恶心、乏力等临床表现,考虑 AKI 的可能性较大。按照 2012 年 KDIGO 标准,根据血肌酐水平和尿量进一步分期,初步诊断为急性肾损伤 3 期(AKI-3)。

知识点

AKI 的定义和分期

1. 定义

(1)48h 内血肌酐增高 ≥ 26.5μmol/L(0.3mg/dl),或

(2)血肌酐增高 ≥ 基础值的 1.5 倍,且是已知或经推断发生在 7d 之内的基础值;或

(3)持续 6h 尿量 <0.5ml/(kg·h)。

2. 分期 血肌酐和尿量。

(1)1 期:血肌酐升高 ≥ 26.5μmol/L(0.3mg/dl)或升高 1.5~1.9 倍,或尿量 <0.5ml/(kg·h),持续 6~12h。

(2)2 期:血肌酐升高 2.0~2.9 倍,或尿量 <0.5ml/(kg·h),持续 6~12h。

(3)3 期:血肌酐升高 ≥ 353.6μmol/L(4.0mg/dl);或需要启动肾脏替代治疗;或患者 <18 岁,但估计 eGFR 下降至 <35ml/(min·1.73m²);或血肌酐升高 3 倍;或尿量 <0.3ml/(kg·h),持续 ≥ 24h;或无尿 ≥ 12h。

【问题 2】根据目前病史,患者可能为哪一类 AKI?

思路 患者有呕吐、腹泻等引起血容量不足的诱因,需考虑肾前性 AKI 及肾缺血所致急性肾小管坏死(肾性 AKI);患者还有感染史、抗生素使用史,也要考虑肾毒性物质引起的急性肾小管坏死、药物过敏性及感染 - 免疫相关性 AIN。

知识点

AKI 病因和分类

根据病因不同 AKI 可分为三种:肾前性、肾性和肾后性。

1. 肾前性 AKI 常见病因包括血容量减少(如各种原因的液体丢失和出血)、心输出量减少、全身血管扩张和肾内血流动力学改变等。

2. 肾后性 AKI 特征是急性尿路梗阻,梗阻可发生在肾盂到尿道的任一水平。

3. 肾性 AKI 常见的是肾缺血或肾毒性物质(包括外源性毒素,如生物毒素、化学毒素、抗菌药物、造影剂等和内源性毒素,如血红蛋白、肌红蛋白等)损伤肾小管上皮细胞,如急性肾小管坏死。这一类也包括肾小球病、血管病和小管间质病导致的损伤。

【问题 3】该患者可能出现的并发症和临床表现有哪些?是否需要入院进一步诊断及治疗?

思路

1. AKI 的全身并发症

(1)消化系统症状:食欲减退、恶心、呕吐、腹胀、腹泻等,严重者可发生消化道出血。

(2)呼吸系统症状:除感染外,主要是由容量负荷过多导致的急性肺水肿,表现为呼吸困难、咳嗽、憋气等症状。

(3)循环系统症状:多因尿少和未控制饮水,导致体液过多,出现高血压及心力衰竭表现;因毒素蓄积、电解质紊乱、贫血及酸中毒引起各种心律失常及心肌病变。

(4)神经系统症状:出现意识障碍、躁动、谵妄、抽搐、昏迷等尿毒症脑病症状。

(5)血液系统症状:可有出血倾向和轻度贫血表现。

需要指出的是,感染是 AKI 常见而严重的并发症。在 AKI 同时或在疾病发展过程中还可合并多个脏器

衰竭,死亡率很高。

2. 水、电解质和酸碱平衡紊乱 可表现为代谢性酸中毒、高钾血症、低钠血症、低钙、高磷血症。

患者需立即住院行进一步诊断和治疗。

住院诊断及治疗经过

患者入院后进行了系统检查,包括血、尿、便常规,肝肾功能、电解质、凝血功能测定,24h 尿蛋白定量,X 线胸片,心电图和腹部超声检查。为排除继发性肾小球疾病所致 AKI,患者还进行了免疫球蛋白、补体及自身抗体检查。

实验室检查结果:便常规正常。血常规:白细胞计数 $8.6×10^9$/L,中性粒细胞百分比 70.4%,血红蛋白 118g/L。尿常规:蛋白(±),尿红细胞 11.4 个 /μl,尿白细胞 22.2 个 /μl,尿比重 1.015。24h 尿蛋白定量 0.51g。血浆白蛋白 33g/L。肾功能:尿素氮 27.8mmol/L,尿酸 544μmol/L,血清肌酐 412μmol/L。血电解质:碳酸氢根 17mmol/L。凝血指标无异常。免疫学指标:ANA(-),抗 dsDNA 抗体(-),抗 ENA 抗体(-),ANCA(-),抗 GBM 抗体(-)。免疫球蛋白未见异常。心电图:窦性心律,正常心电图。胸部 X 线:两肺纹理稍增多。腹部超声:双肾形态正常,左肾 112mm×59mm,右肾 110mm×59mm。实质回声稍强,皮髓质界限清晰,肾盂无分离。

【问题 4】该患者是否需要行肾穿刺活检术?

思路 该患者不能排除 AIN,符合肾活检指征,应行肾穿刺活检术。

知识点

AKI 肾活检指征

1. 急进性肾小球肾炎。
2. 临床怀疑肾微小血管、肾小球或肾间质病变。
3. 少尿 >4 周肾功能未见恢复。
4. AKI 与 CKD 难以鉴别(如肾脏无明显萎缩)。
5. 肾移植术后发生 AKI。
6. 临床无法明确 AKI 病因。

肾脏病理检查结果见图 11-0-1。光镜检查:13 个肾小球,未见小球硬化。肾小球细胞数 80~100 个 / 小球。系膜细胞 2~3 个 / 系膜区,系膜基质无明显增生。基底膜不厚,无球囊粘连和囊周纤维化,毛细血管袢开放佳。小管间质重度病变,小管结构不清,弥漫性小管上皮细胞肿胀变性、坏死脱落,间质区可见小灶状炎细胞浸润,小动脉壁不厚,动脉壁未见透明样变性。管腔内未见血栓形成,管壁未见炎细胞浸润。免疫荧光:阴性。

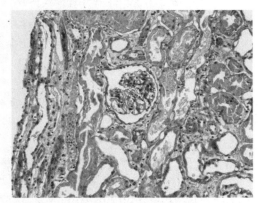

图 11-0-1 肾脏病理检查结果(HE 染色,×100)

【问题 5】根据上述检查结果,该病例最终诊断是什么?

思路 患者诊断为急性肾损伤(AKI-3),急性肾小管坏死。

【问题 6】缺血性急性肾小管坏死与肾前性 AKI 有何区别与联系?

思路 缺血性急性肾小管坏死与肾前性 AKI 有相同的致病因素,即肾脏低灌注。两者区别在于前者在持续缺血缺氧的作用下,发生了肾小管的结构和功能的损害。而后者由于肾小管结构和功能的完整性,在去除致病因素、及时扩容纠正肾脏低灌注后,肾小球滤过功能可以很快恢复。

【问题7】急性肾小管坏死应如何鉴别诊断？

思路　首先应排除 CKD 基础上的 AKI；双侧肾脏缩小、显著贫血、尿毒症面容、肾性骨病和神经病变等提示 CKD。其次应除外肾前性和肾后性原因。在确定为肾性 AKI 后，尚应鉴别是肾小球、肾血管还是肾间质病变所致。

知识点

急性肾小管坏死的鉴别诊断

1. 急性肾小管坏死与肾前性少尿鉴别（表 11-0-1）

(1)补液试验。

(2)尿液分析。

表 11-0-1　鉴别肾前性及急性肾小管坏死的尿液诊断指标

诊断指标	肾前性	急性肾小管坏死
尿沉渣	透明管型	棕色颗粒管型
尿比重	>1.020	<1.010
尿渗透压 / $[\text{mOsm} \cdot (\text{kg} \cdot \text{H}_2\text{O})^{-1}]$	>500	<350
血尿素氮 / 血肌酐	>20	10~15
尿肌酐 / 血肌酐	>40	<20
尿钠浓度 /$(\text{mmol} \cdot \text{L}^{-1})$	<20	>40
肾衰指数[①]	<1	>1
钠排泄分数 /%	<1	>1

注：[①]肾衰指数 $= \dfrac{\text{尿钠}}{\text{尿肌酐}/\text{血肌酐}}$　钠排泄分数 $= \dfrac{\text{尿钠}/\text{血钠}}{\text{尿肌酐}/\text{血肌酐}} \times 100\%$。

2. 急性肾小管坏死与肾后性尿路梗阻鉴别　有结石、肿瘤或前列腺肥大病史患者，突发完全无尿或间歇性无尿；肾绞痛，胁腹或下腹部疼痛；肾区叩击痛阳性；如膀胱出口处梗阻，则膀胱区因积尿而膨胀，叩诊呈浊音均提示存在尿路梗阻的可能。超声显像和 X 线检查等可帮助确诊。

3. 急性肾小管坏死与其他肾性 AKI 鉴别　肾性 AKI 可见于急进性肾小球肾炎、AIN 等，以及全身性疾病的肾损害如狼疮性肾炎、过敏性紫癜性肾炎等。肾病综合征有时亦可引起 AKI。此外，系统性血管炎、血栓性微血管病、恶性高血压等也会引起 AKI。通常根据各种疾病所具有的特殊病史、临床表现、实验室检查及对药物治疗的反应可作出鉴别诊断。肾活检可帮助鉴别。

【问题8】根据临床表现和实验室检查，患者明确诊断为急性肾小管坏死，如何治疗？

思路　治疗主要包括尽早识别并纠正可逆病因、维持内环境稳定、营养支持、防治并发症等方面。

1. 尽早纠正可逆病因　停用可能造成肾小管损伤的抗生素等肾毒性药物。

2. 维持体液平衡　监测患者每日尿量和体重，每日液体入量可按前一日尿量加 500ml 估算。

3. 饮食和营养　补给充足能量，主要由碳水化合物和脂肪供应；蛋白质的摄入量应限制在 0.8g/（kg·d），减少钠、钾、氯的摄入量。

4. 并发症的治疗

(1)容量过负荷：急性肾小管坏死少尿患者在病程早期且合并容量过负荷时，可谨慎短期试用利尿剂，以连续静脉滴注或缓慢推注为宜，利尿无反应且有透析指征时应早期透析。

(2)高钾血症：是临床危急情况，血钾超过 6.5mmol/L，心电图表现为 T 波高尖等明显异常时，应予以紧急处理，以血液透析或腹膜透析最为有效。其他：

①去除致高钾的因素：停用高钾食物、含钾药物、保钾利尿剂、ACEI/ARB 类药物,避免输注库存血等。②对抗钾：10% 葡萄糖酸钙 10ml 静脉注射,以拮抗钾离子对心肌的毒性作用(1~3min 起效,作用持续 30~60min)。③转移钾：5% 碳酸氢钠注射液静脉注射通过 H^+-Na^+ 交换促进钾离子转运至细胞内,50% 葡萄糖注射液 50ml 加胰岛素 6~8IU 可促使葡萄糖和钾离子转运至细胞内合成糖原。④排泄钾：阳离子交换树脂,通过离子交换作用,增加粪便排泄钾离子。但离子交换树脂作用较慢,不能作为紧急降血钾的措施。非少尿患者还可以加用袢利尿剂,作用于亨氏袢升支,促使肾脏排钾。

(3)代谢性酸中毒：当血浆实际碳酸氢根低于 15mmol/L,应予 5% 碳酸氢钠 100~250ml 静脉滴注,需监测心功能。严重酸中毒,如碳酸氢根 <12mmol/L 或动脉血 pH<7.15 时,应立即开始透析。

(4)急性左心衰竭：药物治疗以扩血管为主,减轻心脏后负荷。AKI 并发心力衰竭时对利尿药和洋地黄制剂疗效差,再加上肾脏排泄减少及合并电解质紊乱,易发生洋地黄中毒。通过透析清除水分,治疗容量负荷过重所致心力衰竭最为有效。

(5)感染：是 AKI 常见并发症及少尿期主要死因。多为肺部、尿路、胆道等部位感染和败血症,应尽早根据细菌培养和药敏试验结果合理选用对肾脏无毒性的抗生素,并注意调整药物剂量。

5. 监测肾功能、电解质。

6. 肾脏替代治疗。

【问题 9】AKI 营养治疗应注意哪些事项?

思路 AKI 患者的营养支持首选肠内营养途径。每日所需能量应为 1.3 倍基础能耗量(BEE),即 147kJ/(kg·d) [35kcal/(kg·d)],主要由碳水化合物和脂肪供应。蛋白质摄入：非高分解代谢、非透析 AKI 患者为 0.8~1.0g/(kg·d),透析患者为 1.0~1.5g/(kg·d),连续肾脏替代疗法和高分解代谢的 AKI 患者蛋白质摄入量可高达 1.7g/(kg·d)。

【问题 10】该患者是否需要肾脏替代治疗(renal replacement therapy,RRT)?

思路 AKI 时由于肾功能在短时间内快速减退,机体无法产生足够代偿反应,因此肾脏替代治疗指征与终末期肾病时有很大区别。AKI 患者存在危及生命的水、电解质及酸碱紊乱时,应紧急开始肾脏替代治疗。此外,不应仅根据血尿素氮、血清肌酐阈值决定是否开始肾脏替代治疗,而应综合考虑整体病情,是否存在可通过肾脏替代治疗改善的异常指标,尤其需关注病情包括实验室检查结果的变化趋势,预测容量过负荷或内环境紊乱将进行性加重,保守治疗可能无效时,应适当提早开始肾脏替代治疗。该患者是否需要肾脏替代治疗取决于疾病的进展情况,若肾功能有恢复的早期迹象可暂缓肾脏替代治疗,若病情进行性加重,出现严重氮质血症、少尿、急性肺水肿、严重水、电解质及酸碱紊乱等,则应考虑肾脏替代治疗。

知识点

AKI 的肾脏替代治疗

1. 开始时机 单纯 AKI 患者达 AKI 3 期;重症 AKI 患者达 AKI 2 期,即可行肾脏替代治疗。对于脓毒血症、急性重症胰腺炎、多器官功能障碍综合征、急性呼吸窘迫综合征等危重病患者应及早开始。如导致 AKI 的基础疾病改善或者肾功能有恢复的早期迹象可暂缓肾脏替代治疗。

2. 紧急肾脏替代治疗指征 严重并发症,经药物治疗等不能有效控制者:①容量过多,如急性心力衰竭;②电解质紊乱,如高钾血症(血钾 >6.5mmol/L);③代谢性酸中毒,血气分析 pH<7.15。

3. 治疗模式 ①间歇性血液透析(IHD):适于存在高分解代谢、血流动力学尚稳定的患者;②腹膜透析:适于无高分解代谢、无严重容量超负荷、血流动力学不稳定、血管通路建立困难、全身抗凝禁忌、老年及小儿患者及无血液透析设备的单位;③连续性肾脏替代治疗(CRRT):适于血流动力学不稳定、需要大量清除液体、脓毒症、颅内损伤、多器官衰竭等需要清除大量炎症介质的患者。

提示终止肾脏替代治疗的指征包括:①肾功能明显恢复,24h 尿量 ≥ 1 000ml,出入液量平衡,无相对尿量不足。血清肌酐 ≤ 265μmol/L(3mg/dl),或血肌酐恢复至基础水平。②电解质紊乱、酸碱失衡得到有效控制。③肾损伤病因包括原发疾病得到控制,预计肾功能不再恶化。④肾外脏器功能无严重受损等。

该病例住院治疗 3d 后尿量明显增加,由 1 000ml/d 增加至 2 500~3 000ml/d,定期复查血肌酐逐渐下降,住院 1 周后已下降至 244μmol/L,2 周后下降至 162μmol/L,血电解质等无明显异常。患者恶心、乏力等症状逐渐消失。

【问题 11】此时患者治疗有哪些注意事项?

思路　该患者病程中无明显少尿期,多尿期亦不十分典型,治疗仍应以维持水、电解质和酸碱平衡,控制氮质血症和防止各种并发症为主。随着血肌酐和尿素氮水平逐渐下降,饮食中蛋白质摄入量可逐步增加。注意定期随访肾功能,避免使用对肾有损害的药物。

知识点

急性肾小管坏死的临床病程

典型急性肾小管坏死临床病程可分为三期:起始期、维持期和恢复期。其中维持期又称少尿期。该期一般持续 7~14d,患者可出现少尿(<400ml/d)和无尿(<100ml/d)。但也有些患者尿量在 400ml/d 以上,称为非少尿型 AKI,其病情大多较轻。恢复期又称多尿期,少尿型患者开始出现利尿,每日尿量可达 3 000~5 000ml。通常持续 1~3 周,继而逐渐恢复。

随　访

治疗 1 个月后随访,患者一般情况良好,血压 120/70mmHg,血常规血红蛋白 130g/L。尿常规:蛋白(−),红细胞 5 个 /μl,尿比重 1.020;血白蛋白 37g/L,尿素氮 9.4mmol/L,肌酐 105μmol/L,血钾 4.0mmol/L。治疗 2个月后复查尿常规:蛋白(−),红细胞 4 个 /μl;血白蛋白 42g/L,尿素氮 5.7mmol/L,肌酐 72μmol/L。

【问题 12】该病例的预后如何?

思考:该病例为青年男性,无基础疾病,表现为非少尿型 AKI,考虑肾前性因素可能性较大,病理上表现为典型的急性肾小管坏死,诊断和治疗及时,肾功能恢复良好。故该病例预后良好。

知识点

AKI 的预后

AKI 预后与病因及并发症严重程度相关。肾前性因素导致的 AKI,如能早期诊断和治疗,肾功能多可恢复至基础水平,死亡率 <10%。肾后性 AKI 如果能及时解除梗阻,肾功能也大多恢复良好。肾性AKI 预后存在较大差异,无并发症者死亡率在 10%~30%,合并多脏器衰竭时死亡率达 30%~80%。部分AKI 患者肾功能不能完全恢复,进入急性肾脏病。急性肾脏病分期见表 11-0-2。

表 11-0-2　急性肾脏病分期

分期	定义
0[①]	A 不满足 B 或 C
	B 持续的肾脏损害、修复和 / 或再生的证据,或肾小球、肾小管储备功能下降
	C 血肌酐水平比基线水平升高,但小于基线血肌酐水平 1.5 倍
	B/C 血肌酐水平比基线水平升高,但小于基线血肌酐水平 1.5 倍和持续的肾脏损害、修复和 / 或再生的证据
1	血肌酐水平是基线水平 1.5~1.9 倍
2	血肌酐水平是基线水平 2.0~2.9 倍
3	血肌酐水平是基线水平 3.0 倍,或血肌酐水平 ≥ 353.6μmol/L(4.0mg/dl)[②]或正在需要肾脏替代治疗

注:①在急性肾损伤后,即使肾脏没有遗留明显损害,但是肾脏仍处于易损期;②假设基线血肌酐水平 <353.6μmol/L(4.0mg/dl)并已发生急性肾损伤。

【问题 13】AKI 该如何预防?

思考:AKI 发病率及死亡率居高不下,预防极为重要。积极治疗原发病,及时发现导致 AKI 的危险因素并去除,是 AKI 预防的关键。AKI 防治应遵循分期处理原则:高危患者即将或已伴有潜在 AKI 病因时,应酌情采取针对性预防措施,使用 AKI 标志物如中性粒细胞明胶酶脂质运载蛋白(NGAL)、肾损伤分子 -1(KIM-1)评价有无 AKI 并需动态监测肾功能变化。

【AKI 诊断及治疗流程】(图 11-0-2、图 11-0-3)

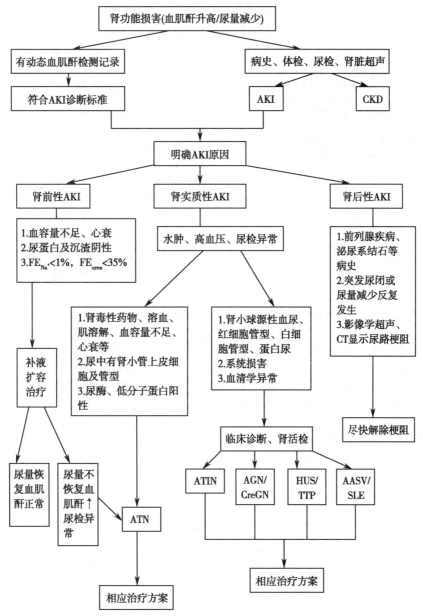

图 11-0-2 AKI 诊断流程

AKI. 急性肾损伤;CKD. 慢性肾脏病;FE. 排泄分数;ATN. 急性肾小管坏死;ATIN. 过敏性急性小管间质性肾炎;AGN. 急性肾小球肾炎;CreGN. 新月体性肾小球肾炎;HUS. 溶血尿毒症综合征;TTP. 血栓性血小板减少性紫癜;AASV. 抗中性粒细胞胞质抗体相关小血管炎;SLE. 系统性红斑狼疮。

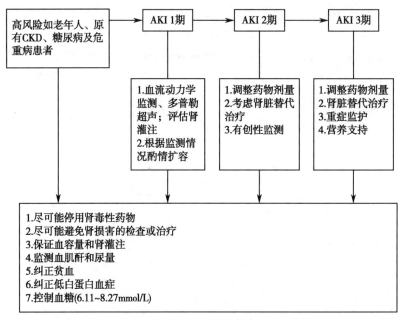

图 11-0-3 AKI 治疗流程

AKI. 急性肾损伤；CKD. 慢性肾脏病。

（徐 钢）

推荐阅读文献

［1］葛均波，徐永健. 内科学. 8 版. 北京：人民卫生出版社，2013.

［2］梅长林. 肾内科临床实践（习）导引与图解. 北京：人民卫生出版社，2013.

［3］孙伏友，孙林. 临床肾脏病学. 北京：人民卫生出版社，2019.

［4］CHAWLA LS, BELLOMO R, BIHORAC A, et al. Acute kidney disease and renal recovery: consensus report of the Acute Disease Quality Initiative (ADQI) 16 Workgroup. Nat Rev Nephrol, 2017, 13 (4): 241-257.

［5］FLOEGE J. Comprehensive clinical nephrology. 4th ed. Missouri: Elsevier, 2010: 797-867.

［6］GOLDMAN L, SCHAFER A I. Goldman's Cecil medicine. 24th ed. Philadelphia: Elsevier, 2011: 756-760.

［7］Kidney Disease: Improving Global Outcomes (KDIGO) Acute Kidney Injury Work Group. KDIGO Clinical Practice Guideline for Acute Kidney Injury. Kidney Int, 2012, 2 (1): 1-138.

第十二章 特殊类型急性肾损伤

第一节 对比剂肾病

随着造影检查在临床的广泛开展,越来越多的患者需要使用对比剂进行影像学诊断或通过影像学进行治疗,而对比剂可以导致急性肾损伤(acute kidney injury,AKI),称为对比剂肾病(contrast-induced nephropathy,CIN)。急性肾损伤网络工作组(Acute Kidney Injury Network,AKIN)提出对比剂诱导的急性肾损伤(contrast-induced acute kidney injury,CI-AKI)概念,但目前非肾科专家更加熟悉 CIN 称谓,故本节仍然使用 CIN 代表对比剂所引起的 AKI。

目前普遍接受 2008 年欧洲泌尿生殖放射协会(European Society of Urogenital Radiology,ESUR)给出的 CIN 定义:血管内注射碘对比剂后 3d 内血清肌酐升高 ≥ 0.5mg/d(44.2μmol/L)或较基础值升高 ≥ 25%,并且能排除其他病因所导致的 AKI。对照 KDIGO 2012 对于 AKI 的定义:48h 内血清肌酐增高 ≥ 26.5μmol/L(0.3mg/dl);或较基线血清肌酐增高 ≥ 50%;且明确或经推断其发生在之前 7d 之内;或持续 6h 尿量 <0.5ml/(kg·h)。可以看出 CIN 要求的较基础值血清肌酐升高 ≥ 25% 比较敏感,远未达到 AKI 要求的上升 ≥ 50% 的水平,但 3d 内血清肌酐升高 ≥ 0.5mg/dl 却高于 AKI 定义的血清肌酐绝对值升高的标准,说明心脏病、放射科医师既注意较基础值血清肌酐升高 25% 的灵敏性,又兼顾血清肌酐绝对值升高的确定意义。CIN 定义没有尿量的指标,因 CIN 尿量减少并不突出,通常表现为非少尿性 AKI,即使发生少尿,持续时间也较短,通常 2~5d 恢复尿量。AKIN 提出的 CI-AKI 标准为 48h 内血清肌酐水平 > 0.3mg/dl 或 7d 内升高 ≥ 50%,更加符合肾脏病医师对于 AKI 的诊断标准,但并未得到非肾科医师的广泛认可。

会诊病历摘要

患者,男性,68 岁,因"间歇性左侧胸部闷痛 3 周,加重 1d"来医院就诊。3 周前无明显诱因于活动间歇出现左侧胸部闷痛,每次持续 5min 左右,休息后缓解,心电图及心肌酶谱检查未见异常,给予扩张心肌血管药物治疗后好转。1d 前睡眠中突发左侧胸痛,伴有恶心、呕吐,疼痛症状较前加重,持续不缓解。急诊检查:肌钙蛋白 T 0.113 5μg/L,心电图显示 I、aVL 导联 T 波低平,胸部 CT、肝胆胰脾未见异常,肾脏超声报告双肾偏小,回声增强。血清肌酐 137μmol/L。尿常规阴性。既往高血压病史 7 年,目前厄贝沙坦联合氨氯地平将血压控制在 135/85mmHg 左右。

有 CKD 病史 1 年。否认糖尿病病史,无结核、肝炎等传染病病史,无外伤及手术史。否认食物及药物过敏史。久居原籍,否认疫水及有毒、放射性物质接触史。无烟酒嗜好。门诊以"急性冠脉综合征,高血压(2 级,极高危),高血压肾病,慢性肾功能不全"收入心内科,拟择期冠脉造影。因同时有 CKD 病史,故请肾脏科会诊。

【问题 1】患者是否具有发生 CIN 的危险因素?此外 CIN 还有哪些危险因素?

思路 有学者认为几乎所有使用对比剂的患者,都有轻度而短暂的 GFR 下降。是否发展成 AKI 主要在于是否存在一定的危险因素。本例患者具有的 CIN 危险因素为基础肾脏疾病。CIN 的其他危险因素包括糖尿病、慢性心功能不全、对比剂用量的增加、有效血容量减少(如脱水、肾病综合征、肝硬化等),或者同时使用肾毒性药物(如非甾体抗炎药、氨基糖苷类药物等)。

知识点

CIN 的发病机制

目前 CIN 发病机制的研究大多来自动物实验。研究表明，急性肾小管坏死可能是 CIN 的重要病理改变，但其机制尚未阐明。目前主要有两种理论：其一即肾血管收缩导致髓质缺氧引起急性肾小管坏死，这可能由于一氧化氮（NO）、内皮素、腺苷等释放的改变引起；另一种理论认为对比剂的细胞毒作用直接导致急性肾小管坏死。

然而与其他原因引起的急性肾小管坏死不同，CIN 的特点为肾功能恢复相对迅速。CIN 导致的急性肾小管坏死，其肾功能恢复通常仅需数日，而其他原因引起的急性肾小管坏死肾功能恢复则需 3 周左右，其机制尚未完全阐明。目前至少有两种理论对这一现象做解释：

1. 对比剂引起的肾小管坏死较其他原因引起的肾小管坏死程度轻。

2. 对比剂引起的 eGFR 下降是由于肾小管上皮细胞功能改变而非肾小管上皮细胞坏死引起。这一现象类似于"心肌顿抑"的缺血后细胞功能障碍，可能与细胞膜转运蛋白由基底侧转移至细胞腔侧的重新分布有关。此外，肾前性因素和肾小管阻塞也可能与 CIN 的发病机制有关。

【问题 2】CIN 应与哪些疾病鉴别？

思路　CIN 的鉴别诊断包括缺血性急性肾小管坏死、AIN、肾血管栓塞及使用对比剂后增加或调整利尿剂、ACEI/ARB 类药物的剂量引起肾前性肾损伤。其中，缺血性急性肾小管坏死常合并低血压、血容量不足等因素，可以根据病史进行排除。

血管造影后发生 AKI 需对 CIN 和肾血管栓塞进行鉴别。肾血管栓塞的特点：①其他部位出现栓塞（如远端足趾栓塞）或网状青斑；②一过性嗜酸性粒细胞增多或低补体血症；③造影后数日至数周才发生的 AKI；④肾功能恢复差。

【问题 3】根据临床表现和实验室检查，患者诊断为 CIN，应如何预防和治疗？

思路　CIN 预防及治疗中有 5 个基本概念：①水化；②对比剂种类的选择和用量；③造影前后的药物保护；④血液透析和血液滤过；⑤操作后监护。

【问题 4】如何合理进行水化？

思路　在操作开始前 3~12h，以 1~2ml（kg·h）的速度开始静脉输注等渗晶体液。水化目标是使尿量达到 75~125ml/h，同时需要静脉补充更多液体补偿尿液的丢失。有学者认为，造影后至少以 150ml/h 的速度输液 6~24h，当达到理想的尿量后，CIN 的发生率可下降 50%。

【问题 5】对比剂的种类和剂量如何选择？

思路　一般认为，对比剂离子强度和渗透压越低，使用的剂量越小，肾毒性就越小。目前国内上市的常用含碘对比剂明细见表 12-1-1。

1. 20 世纪 50 年代使用离子型单体对比剂，由于其渗透压是血浆的 5~8 倍，被称为高渗性对比剂。这类对比剂包括泛影葡胺类和碘酞酸盐等，目前只用于血管外科造影。

2. 20 世纪 80 年代开始使用非离子型单体对比剂，如碘帕醇（碘必乐）、碘海醇（欧乃派克）和碘佛醇（安射力）、离子型二聚体碘克酸（海赛显），由于其渗透压只有血浆 2~3 倍，被称为低渗对比剂。

3. 20 世纪 90 年代开发出非离子型二聚体碘克沙醇（iodixanol，威视派克），其渗透压与血浆相等，被称为等渗对比剂。

4. 高渗对比剂的渗透压是引起其副作用的主要原因，所以对于拟行血管造影的 CKD 和糖尿病患者，建议选择等渗和低渗对比剂可以减少 CIN 的发生。

5. 推荐最大对比剂用量 =5ml× 体重（kg）/ 基础血清肌酐（mg/dl），对于存在危险因素的患者应限制对比剂用量，通常对比剂总量不应超过基础 GFR 数值的两倍，最好 <100ml。对比剂应预热到 37℃，减小黏度。

6. 如果必须再次使用对比剂，在监测肾功能无明显变化后，建议两次造影时间最好间隔 2 周，可以降低 CIN 的发生率。

表 12-1-1　国内上市的常用含碘对比剂明细

通用名	类别	分子量	浓度 /（mg·ml⁻¹）	渗透压 /[mOsm·(kg·H₂O)⁻¹]	黏度 /(mPa·s)（37℃）
碘普罗胺	非离子低渗单体	791	300	590	4.7
			370	774	10.0
碘海醇	非离子低渗单体	821	300	672	6.3
			350	844	10.4
碘帕醇	非离子低渗单体	777	300	616	4.7
			370	796	9.4
碘佛醇	非离子低渗单体	807	320	702	5.8
			350	792	9.0
碘克酸	离子低渗二聚体	1 270	320	600	7.5
碘克沙醇	非离子等渗二聚体	1 550	320	290	11.8

【问题 6】是否可通过药物预防 CIN？

思路　目前没有发现对预防 CIN 有明确疗效的药物。针对 N- 乙酰半胱氨酸防治 CIN 的研究较多,但其作用还不能肯定,不支持常规使用 N- 乙酰半胱氨酸预防 CIN。

【问题 7】该患者具有 CKD 病史,是否可以通过术前预防性血液净化治疗预防 CIN 的发生?

思路　血液净化治疗预防 CIN 的效果存在争议。有研究表明,对于血清肌酐 >176μmol/L 的患者,特别是合并心功能不全难以接受水化的,可以考虑在术前数小时和术后即刻进行血液滤过或连续性肾脏替代治疗(CRRT),能够显著降低 CIN 风险。但其疗效仍有待高质量证据进一步证实。

【问题 8】如何进行操作后监护?

思路　对于存在高危因素的患者,应在使用对比剂后 24~48h 复查肾功能。一般来说,用对比剂后 24~48h 内血肌酐升高 0.5mg/dl 的患者,较易发展成严重 CIN。

【问题 9】CIN 的预后如何?

思路　CIN 通常预后良好。大多数情况下,血肌酐在 3~7d 内开始下降,肾功能接近或恢复至基线水平。CIN 较少需要透析。然而,即使是肌酐恢复至基线水平的患者,其肾功能仍受到影响。尤其是合并 CKD 的患者发生 AKI 后,远期 CKD 进展的风险增加。

【CIN 防治流程】(图 12-1-1)

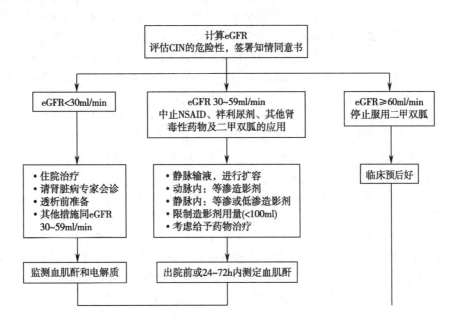

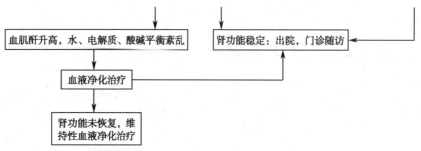

图 12-1-1　CIN 防治流程

eGFR. 估算的肾小球滤过率；CIN. 对比剂肾病；NSAID. 非甾体抗炎药。

（倪兆慧）

推荐阅读文献

［1］陈韵岱，陈纪言，傅国胜，等.碘对比剂血管造影应用相关不良反应中国专家共识.中国介入心脏病学杂志，2014，22 (6): 341-348.

［2］CHALIKIA G, DROSOS I, TZIAKAS D N. Contrast-induced acute kidney injury: an update. Cardiovasc Drugs Ther, 2016, 30: 215.

［3］SATO A, AONUMA K, WATANABE M, et al. Association of contrast-induced nephropathy with risk of adverse clinical outcomes in patients with cardiac catheterization: From the CINC-J study. Int J Cardiol, 2017, 227: 424.

［4］SHEN J, WANG L, JIANG N, et al. NLRP3 inflammasome mediates contrast media-induced acute kidney injury by regulating cell apoptosis. Sci Rep, 2016, 10 (6): 34682.

第二节　横纹肌溶解综合征

横纹肌溶解综合征（rhabdomyolysis，RM），也称横纹肌溶解症，是指肌肉受到创伤、缺血、炎症、代谢异常或全身中毒等因素损伤时，横纹肌细胞膜完整性破坏，细胞内容物漏出，包括肌红蛋白（myoglobin，Mb）、肌酸激酶（creatine kinase，CK）等酶类及离子和小分子毒性物质释放入血，从而引起一组临床综合征，常伴有威胁生命的 AKI。

RM 的病因包括创伤性和非创伤性。在创伤性因素中，人体四肢或躯干肌肉部位受到长时间持续挤压，发生肌肉缺血、缺氧、肌肉坏死、溶解。程度轻的不发生明显的功能障碍，程度较重的，特别是前臂和小腿肌肉被致密的筋膜和骨间膜包绕，解除外力压迫后缺血组织血流再灌注可发生高度肿胀，再次产生较高压力而发生肌肉组织坏死，这种情况又称骨筋膜室综合征（osteofascial compartment syndrome）。如果坏死的肌肉组织溶解成分进入血液，可发生肌红蛋白尿，继而并发 AKI，死亡率较高。目前认为，仅有肌肉挤压伤而没有发生肌红蛋白尿和 AKI 称为挤压伤（crush injury）；如果挤压伤合并有大量细胞内容物特别是肌红蛋白释放入血并从尿排泄，发生以肢体肿胀、坏死、高钾血症、肌红蛋白尿及 AKI 为特点的临床综合征，则称为挤压综合征（crush syndrome）。挤压综合征是 RM 中病因清楚的一种类型，强烈地震、山体滑坡、矿难、塌方、飓石流、飓风、战争等都可能集中出现大量挤压伤和挤压综合征患者。引起 RM 的非创伤性因素包括感染、中毒、低钾血症、药物、遗传性病因、缺血 - 代谢异常、极端体温等。

RM 的治疗：尽早补液纠正低血容量和肾脏缺血，促进肌红蛋白从肾脏排出，防治高钾血症，预防 AKI；生命体征稳定后尽快去除病因，处理其他多脏器损伤，经补液治疗 AKI 无明显好转时，应给予血液净化治疗，同时注意营养治疗。

RM 的预后：非创伤性 RM 预后依据肌肉溶解程度及 AKI 程度，无严重 AKI 患者预后较好，大部分 AKI 患者肾功能可以恢复。但挤压综合征患者通常肾功能损害严重，进展迅速，极易出现严重的高钾血症、酸中毒、低血容量休克及心力衰竭，常合并多脏器功能不全和严重感染。如处理不及时，预后较差，死亡率高。

门诊病历摘要

　　患者,女性,27 岁。3d 前于健身房健身 5h 后出现双下肢疼痛,未予重视。后症状进行性加重,伴尿色加深,遂来院就诊。既往体健,否认高血压、糖尿病、冠心病病史,否认结核、肝炎等传染病病史,无外伤及手术史。否认食物及药物过敏史。居于原籍,否认疫水及有毒、放射性物质接触史。无婚史及生育史,月经史正常。体格检查:体温 37.6℃,脉搏 110 次/min,呼吸 26 次/min,血压 90/60mmHg,指氧饱和度 99%(未吸氧)。心肺检查未见明显异常;腹软,无压痛反跳痛;双侧大腿压痛显著。辅助检查:肌酐 187μmol/L,肌酸激酶 16 589IU/L。

【问题 1】尿色加深的诊断思路是什么?

　　思路　患者剧烈运动 5h 后出现尿色加深,伴有双下肢疼痛,首先考虑 RM。尿色加深的诊断思路见图 12-2-1。

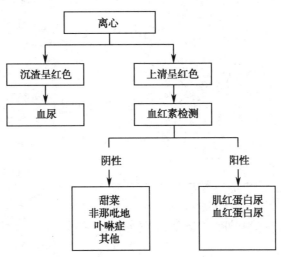

图 12-2-1　尿色加深的诊断思路

【问题 2】患者发生 RM 的病因是什么? RM 的常见病因还有哪些?

患者发生 RM 的病因是剧烈运动。RM 的常见病因见表 12-2-1。

表 12-2-1　RM 的常见病因

分类		病因
创伤性	重物长时间挤压	自然灾害
		工程
		交通事故
	假挤压伤	拷打
		自虐
		被虐
	高压电流损伤	电除颤或电复律
	机体自身压迫	高位断肢再植
		昏迷
	医源性	止血带使用时间过长
		包扎固定过紧
	剧烈运动及癫痫发作或抽搐	军训
		长跑
		持续癫痫
		破伤风(长时间肌阵挛)

分类		病因
非创伤性	感染	上呼吸道及胃肠道病毒感染
		革兰氏阴性杆菌败血症
		伤寒
		志贺杆菌痢
		落基山斑点热
	中毒	一氧化碳
		海洛因
		中毒
	低钾血症	
	药物	降脂药(贝特类和他汀类)
		两性霉素 B
		甘草
		甘珀酸钠

【问题 3】该病例需要进行哪些紧急检查?

思路　还需立即完善肝功能、肾功能、电解质、血气分析、血常规、尿常规、肌红蛋白、肌酸激酶、泌尿系统超声、心电图等检查。

急诊检查结果

血常规:白细胞计数 9.6×10^9/L,中性粒细胞百分比 70.8%,血红蛋白 117g/L,血小板计数 167×10^9/L;肝功能:ALT 298IU/L,AST 729IU/L,总蛋白 71.1g/L,白蛋白 39g/L;肾功能:尿素氮 22.1mmol/L,尿酸 912μmol/L,肌酐 348μmol/L,电解质:钾 6.49mmol/L,钠 135mmol/L,氯 105mmol/L;血气分析:pH 7.34,碳酸氢根 18.5mmol/L,血肌红蛋白 >1 000μg/L,肌酸激酶 15 238IU/L;尿常规:尿隐血(++++),尿蛋白(++),镜检无红细胞;凝血功能正常。泌尿系统超声:双肾体积稍增大,左肾 123mm×48mm×22mm,右肾 10mm×47mm×21mm,实质回声正常。心电图:窦性心律,T 波高尖。

【问题 4】根据患者的临床表现和实验室检查结果,该患者的诊断是什么? 是否需要入院进一步诊断及治疗?

思路　该病例符合 RM,伴有 AKI、高钾血症、代谢性酸中毒、肝功能损害,需要尽快收住院进一步诊断和治疗。

知识点

RM 的临床表现和诊断标准

RM 的临床表现包括尿色异常,少尿,受累肌肉肿胀、疼痛、压痛及低血容量休克等;实验室检查包括肌红蛋白尿、血肌红蛋白升高、血肌酸激酶显著增高,合并 AKI 时血清肌酐升高、电解质及酸碱平衡紊乱等。

RM 的诊断标准:有创伤性或非创伤性导致肌肉损伤的病史;持续少尿或无尿,或者出现茶褐色、红褐色或酱油色的肌红蛋白尿;尿中出现蛋白、管型;血清肌红蛋白、肌酸激酶、乳酸脱氢酶水平升高;有 AKI 的证据。肌肉活检可见横纹肌组织部分肌纤维消失,间质炎细胞浸润;肾活检:远端肾单位有肌红蛋白管型形成,近端急性肾小管坏死,上皮细胞及 GBM 脱落。

【问题 5】该病例否需要行肾穿刺活检？

思路　本病例中 RM 合并 AKI 的诊断比较明确,肾脏急性损伤的病因也非常清楚,所以临床诊断不需要依赖肾穿刺活检的帮助。但当病因不明确,肌红蛋白尿及血中肌红蛋白水平为一过性或不显著时,为寻找肾损伤的病因,从而帮助诊断、指导治疗、判断预后,则肾穿刺活检是非常必要的。

【问题 6】RM 的治疗方案是什么？

思路

1. 重症监护治疗　挤压综合征病情复杂,变化快,有条件的推荐早期进入重症监护病房监护治疗,强调进行生命体征监测、血容量管理、电解质和酸碱平衡管理、尿尿量监测、呼吸功能支持、防治继发性脑功能障碍、抑酸药物预防消化道应激性溃疡、积极防治感染。

2. 适时的血液净化治疗。

3. 营养治疗　肠内营养为主,摄入充足的热量、脂肪、蛋白质、维生素。

知识点

RM 血液净化治疗开始和停止的时机

RM 血液净化治疗开始时机:患者出现少尿、无尿、氮质血症、高钾血症、酸中毒,经补液治疗无明显好转;或者补液 3L 以上仍无尿,合并容量超负荷者,应尽早开始血液净化治疗。

RM 血液净化治疗停止时机:①生命体征和病情稳定;②血清肌红蛋白、肌酸激酶水平基本恢复正常;③水、电解质和酸碱平衡紊乱纠正;④尿量 >1 500ml/d 或肾功能基本恢复正常。如患者肾功能不能恢复,可长期血液透析或腹膜透析维持。

【问题 7】RM 的预后如何？

思路　RM 的预后取决于病因和是否合并严重的并发症。早期多学科联合参与疾病诊治能够有效提高患者存存活率。

【RM 的诊断和治疗流程】(图 12-2-2)

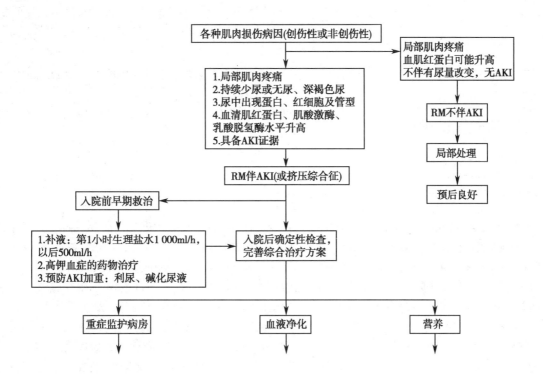

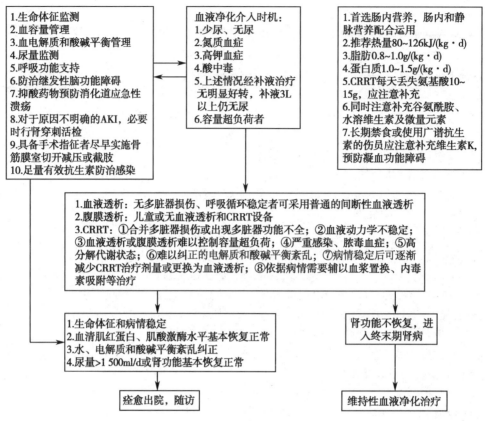

图 12-2-2　RM 的诊断和治疗流程

AKI. 急性肾损伤；RM. 横纹肌溶解综合征；CRRT. 连续性肾脏替代治疗。

（倪兆慧）

推荐阅读文献

［1］挤压综合征急性肾损伤诊治协作组 . 挤压综合征急性肾损伤诊治的专家共识 . 中华医学杂志 , 2013, 93 (17): 1297-1300.
［2］PETEJOVA N, MARTINEK A. Acute kidney injury due to rhabdomyolysis and renal replacement therapy: a critical review. Crit Care, 2014, 18 (3): 224.

第三节　微血管病肾损伤

血栓性微血管病（thrombotic microangiopathy, TMA）是一组急性临床病理综合征，主要表现为微血管病性溶血性贫血、血小板减少及微血管内血栓形成，肾脏受累时多引起 AKI。经典的 TMA 主要指溶血尿毒症综合征（hemolytic uremic syndrome, HUS）和血栓性血小板减少性紫癜（thrombotic thrombocytopenic purpura, TTP）。HUS 分为典型和非典型，一般以儿童起病为主，肾功能损害明显；而 TTP 主要发生在成人，分为遗传性和获得性，神经系统症状更为突出。部分 TTP 和 HUS 病例临床表现重叠，区分较难。其他引起 TMA 的原因还包括恶性高血压、硬皮病肾脏危象、妊娠相关肾损害、器官移植（肾、肺及造血干细胞移植）、药物（环孢素 A、奎宁及氯吡格雷等）、严重感染或肿瘤。因 *ADAMTS13* 缺乏（IgG 抗体或遗传因素）导致大的 vWF 因子（血管性假血友病因子）产生、补体通路异常（突变和 / 或特异性抗体产生）及内皮损伤是 TMA 产生的病理机制。遗传性和获得性 TTP 的首要原因是 *ADAMTS13* 缺乏，非典型 HUS 常由于补体缺陷、毒物、药物、免疫复合物和其他因素引起内皮损伤，常多种因素重叠。因 TMA 可导致严重的器官损伤甚至死亡，从临床特征和病理生理表现尽快诊断并制订理想的治疗方案非常重要,补充血浆、抑制补体、免疫抑制和支持疗法是主要的治疗手段,治疗手段的提高降低了病死率。

一、HUS

HUS 是一种以微血管病性溶血性贫血、AKI、血小板减少三联征为主要特点的一组综合征,起病大多急骤,病情严重,病死率高。典型 HUS 发病主要与产志贺毒素的大肠埃希菌感染有关,非典型 HUS 与补体 H 因子相关蛋白 -1 缺乏、补体 H 因子相关蛋白 -3 缺乏及自身抗体等有关。典型 HUS 占 HUS 的80%~90%,主要发生在儿童,与产生志贺毒素的大肠埃希菌引起的腹泻有关,以大肠埃希菌 O157-H7 血清型为主。志贺毒素经过胃肠黏膜进入循环后,引起内皮细胞损伤,启动凝血系统,促进肾脏微血管内血栓形成,血小板聚集消耗使血小板减少,机械性损伤引起微血管病性溶血性贫血。肾脏病理表现为肾小球毛细血管和小动脉内血栓形成,内皮细胞肿胀,小动脉内血栓形成引起肾小球缺血性改变。临床表现为镜下或肉眼血尿,尿蛋白多低于 2g/d,出现 AKI。患者可因中枢神经系统病变、心肺功能衰竭、高钾血症和肾衰竭等原因死亡。

HUS 的治疗主要有支持疗法、血浆输注、透析治疗和血浆置换。其他如输注血小板、应用激素或免疫抑制剂等存在争议。大肠埃希杆菌感染引起者若症状轻微通常仅给予维持水、电解质平衡治疗,抗生素使细菌死亡释放更多的毒素会加重临床症状应慎用,高血压患者应积极控制血压,当出现无尿、尿素氮水平迅速升高、高血钾或伴有水肿、心力衰竭和顽固性高血压时,应进行血液透析或腹膜透析治疗,腹膜透析不需全身肝素化故不加重出血倾向,对血流动力学影响小,适用于儿童或婴幼儿。输注血浆和血浆置换是治疗 HUS 的有效方法,提高患者的生存率。一般婴幼儿预后好,男性较女性好,流行型较散发型好,而肾损害重伴中枢神经系统受累者预后差,反复发作及有家族倾向者预后差。早期诊断、尽早输注血浆、血浆置换和血液透析是降低急性期病死率的关键,部分患者可进展为慢性肾功能不全,需长期肾脏替代治疗。

二、TTP

TTP 临床特征为经典的五联征,即血小板减少、微血管病性溶血性贫血、神经系统症状、肾脏损害和发热。遗传性 TTP 是因 9 号染色体 q34 编码的金属蛋白酶 *ADAMTS13* 基因的缺陷,导致其合成或分泌异常,活性严重缺乏,无法降解高黏附性的超大分子量 vWF 因子,引起微血管内血栓。获得性 TTP 可由感染、药物、自身免疫性疾病、肿瘤、器官移植和妊娠等引起。遗传性 TTP 患者可以检测到抗 ADAMTS13 的自身抗体,43%~66% 获得性 TTP 患者也可检测到。TTP 患者肾脏病理可见小动脉和毛细血管内血栓形成,电镜下可见肾小球和小动脉内血栓和毛细血管壁内皮疏松层增厚。一旦诊断 TTP 就要针对发病原因进行治疗,急性TTP 的主要治疗是血浆置换,最好在发病 24h 内实施,其他治疗包括激素和红细胞输注等,免疫抑制剂 CTX或环孢素 A 等可用于严重难治性 TTP 和反复发作性 TTP。

急诊病历摘要

患者,男性,56 岁。主诉"恶心、少尿伴发热 1 周"入院。患者 1 周前无明显诱因出现恶心、上腹部疼痛,伴发热、咳嗽,少量咳白痰,体温 38.5℃,尿量减少,乏力,食欲缺乏,自服"感冒药"(具体不详)。后患者症状进行性加重,伴皮肤巩膜黄染,遂于急诊就诊。既往史:否认高血压、糖尿病、CKD 等病史。体格检查:神清,气平,精神萎,皮肤可见散在瘀点。血压 129/89mmHg。双肺呼吸音低,散在湿啰音。心率 80 次 /min,心律齐,无杂音。双下肢轻度水肿。

血常规:白细胞计数 5.66×10⁹/L,中性粒细胞百分比 47.6%,血红蛋白 115g/L,血小板计数 23×10⁹/L,C反应蛋白 62.34mg/L,降钙素原 7.02μg/L,肌酐 757.7μmol/L,钾 3.3mmol/L,pH 7.379,碳酸氢根 25.7mmol/L,ALT 57IU/L,总胆红素 150.8μmol/L,淀粉酶 89IU/L,尿蛋白(+++),尿红细胞 1 330 个 /HP。泌尿系统超声未见异常。胸部 CT:两肺多发条索灶伴少许渗出。

【问题 1】患者目前的诊断是什么? 还应进行哪方面体格检查? 还应进行哪些辅助检查?

思路 患者目前诊断为 AKI,血小板减少,肺部感染。应补充神经系统体格检查。还应进行网织红细胞、外周血涂片、Coombs 试验、ADAMST13、ANA、抗 dsDNA 抗体、补体、免疫球蛋白等检查。

诊 治 经 过

急诊予头孢曲松钠抗感染、呋塞米利尿、预约血小板,当日补液量 1 500ml/d。至次日患者尿量 100ml,并出现发作性谵妄。复查血红蛋白 89g/L,血小板计数 37×10⁹/L,网织红细胞百分比 2.1%,外周血涂片见破碎的红细胞,肌酐 888μmol/L,钾 3.8mmol/L,pH 7.360,碳酸氢根 23.7mmol/L,白蛋白 22.2g/L,前白蛋白 109mg/L,ALT 55IU/L,AST 79IU/L,总胆红素 129.6μmol/L,Coombs(−),ADAMST13 活性下降。急诊请肾内科会诊。

【问题 2】患者目前的诊断和诊断依据是什么?

思路　诊断为 TTP。患者存在微血管病性溶血性贫血、血小板减少、神经精神症状、发热和肾脏受累等,ADAMST13 活性下降,故诊断为 TTP。

知识点

TTP 的临床表现

TTP 的临床特征为经典的五联征,即血小板减少、微血管病性溶血性贫血、神经系统症状、肾脏损害和发热。常起病凶险,神经系统症状多样,包括头痛、行为异常、一过性脑缺血发作、癫痫和昏迷等。出现典型五联征者仅占 20%~40%,且多为病程的晚期,多数患者仅表现为血小板减少性出血、微血管病性溶血性贫血和神经精神症状三联症。主要临床表现见表 12-3-1。

表 12-3-1　血栓性血小板减少性紫癜的主要临床表现

临床表现	具体描述
出血	以皮肤、黏膜为主,严重者可有内脏或颅内出血
微血管病性溶血性贫血	多为轻中度贫血,可伴黄疸,反复发作者可有脾大
神经精神症状	表现为意识紊乱、头痛、失语、惊厥、视力障碍、谵妄、偏瘫及局灶性感觉或运动障碍等,以发作性、多变性为特点
肾脏损害	可出现蛋白尿、血尿、管型尿,血尿素氮及肌酐升高。严重者可发生急性肾衰竭
发热	

【问题 3】该病例应如何治疗?

思路　本病病情凶险,病死率高。在诊断明确或高度怀疑本病时,不论轻型或重型都应尽快开始积极治疗。首选血浆置换治疗,其次可选用新鲜/新鲜冰冻血浆输注和药物治疗。对高度疑似和确诊病例,输注血小板应十分谨慎,仅在出现危及生命的严重出血时才考虑使用。治疗方案:

1. **血浆置换疗法**　为首选治疗,采用新鲜血浆、新鲜冰冻血浆;血浆置换量推荐为每次 2 000ml(或为 40~60ml/kg),1~2 次/d,直至症状缓解、血小板计数及乳酸脱氢酶恢复正常,以后可逐渐延长置换间隔。对暂时无条件行血浆置换治疗或遗传性 TTP 患者,可输注新鲜血浆或新鲜冰冻血浆,推荐剂量为 20~40ml/(kg·d),注意液体量平衡。该患者合并 AKI,具有透析指征,应与血液透析联合应用。对继发性 TTP 患者血浆置换疗法常无效。

2. **免疫抑制治疗**　发作期 TTP 患者辅助使用甲泼尼龙(200mg/d)或地塞米松(10~15mg/d)静脉输注 3~5d,后过渡至泼尼松[1mg/(kg·d)],病情缓解后减量至停用。伴抑制物的特发性 TTP 患者也可加用长春新碱或其他免疫抑制剂,减少自身抗体产生。有学者认为,复发和难治性(或高效价抑制物)特发性 TTP 患者也可加用抗 CD20 单克隆抗体,清除患者体内抗 ADAMTS13 自身抗体,减少复发。推荐剂量为抗 CD20 单抗每周 375mg/m²,连续应用 4 周。

3. **静脉滴注免疫球蛋白**　效果不及血浆置换疗法,适用于血浆置换无效或多次复发的病例。

4. **输注红细胞**　贫血症状严重者可以输注红细胞。

5. **抗血小板药物**　病情稳定后可选用潘生丁和/或阿司匹林,对减少复发有一定作用。

【TMA 诊断流程】(图 12-3-1)

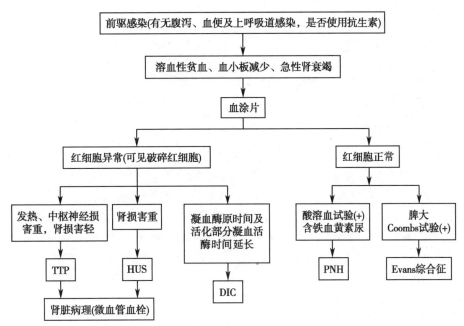

图 12-3-1　血栓性微血管病诊断流程

TTP. 血栓性血小板减少性紫癜；HUS. 溶血尿毒症综合征；DIC. 弥散性血管
内凝血；PNH. 阵发性睡眠性血红蛋白尿症。

（倪兆慧）

推荐阅读文献

［1］中华医学会血液学分会血栓与止血学组．血栓性血小板减少性紫癜诊断与治疗中国专家共识(2012 年版)．中国血液学杂志，2012, 11, 33 (11): 983-984.

［2］GEORGE J N, COBALAMIN C. Deficiency-associated thrombotic microangiopathy: uncommon or unrecognized？Lancet, 2015 (9997), 386: 1012.

［3］GEORGE J N, NESTER C M. Syndromes of thrombotic microangiopathy. N Engl J Med, 2014, 371 (7): 654.

第十三章 慢性肾脏病

慢性肾脏病(chronic kidney disease,CKD)是指各种原因引起的肾脏结构或功能障碍≥3个月,包括 GFR 正常和不正常的病理损伤、血液或尿液成分异常,以及影像学检查异常;或不明原因的 GFR 下降(<60ml/ min)超过 3 个月。肾脏损伤的标志:白蛋白尿[尿白蛋白排泄率(urinary albumin excretion rate,UAER) >30mg/24h,尿白蛋白/肌酐 >30mg/g 或 >3mg/mmol];尿沉渣异常;小管功能障碍导致的电解质或其他异常;组织学检测异常;影像学检查异常;有肾移植史;GFR<60ml/(min·1.73m²),有或无肾脏损害。应当指出,单纯 GFR 下降[60~89ml/(min·1.73m²)]而无肾损害其他表现者,不能认为存在 CKD;只有当 GFR<60ml/ (min·1.73m²)时,才按 CKD 3 期对待。该定义 2002 年由美国肾脏病基金会提出,2004、2006、2012 年经过 KDIGO 再次修改而确认,目前已逐渐取代"慢性肾衰竭"等名称。

慢性肾衰竭(chronic renal failure,CRF)是指 CKD 引起的 GFR 下降及与此相关的代谢紊乱和临床症状组成的综合征。CKD 涵盖了疾病的整个发展过程,而 CRF 则代表了 CKD 的失代偿阶段,主要为 CKD 4~5 期,是 CKD 持续进展的结果。终末期肾病(end stage renal disease,ESRD)则为晚期 CRF,为 CKD 5 期,即 GFR<15ml/(min·1.73m²)或透析。

根据美国肾脏病基金会指南建议,CKD 根据病因、GFR 级别及白蛋白尿级别(CGA)进行分级。根据病因,CKD 分为原发性与继发性两大类,每类又分为肾小球疾病、肾小管间质疾病、血管疾病、囊肿性和先天性疾病;根据 GFR 分为 1~5 期,其中 CKD 3 期被细化为 3a 和 3b 期(表 13-0-1);根据白蛋白尿级别分为 A1~A3 级(表 13-0-2)。

表 13-0-1 慢性肾脏病的分期标准

分期	特征	肾小球滤过率/[ml/(min·1.73m²)]
G1	肾小球滤过率正常或升高	≥90
G2	肾小球滤过率轻度下降	60~89
G3a	肾小球滤过率轻到中度下降	45~59
G3b	肾小球滤过率中到重度下降	30~44
G4	肾小球滤过率重度下降	15~29
G5	终末期肾病	<15 或透析

表 13-0-2 慢性肾脏病尿白蛋白分级

分级	尿白蛋白排泄率/(mg·24h⁻¹)	尿白蛋白/肌酐		描述
		mg/mmol	mg/g	
A1	<30	<3	<30	正常或轻度增加
A2	30~300	3~30	30~300	中度增加
A3	>300	>30	>300	重度增加

CKD 一旦形成,常常以不同速度进展,直到终末期肾病。我国成年人中 CKD 患病率为 10.8%。据估计,我国现有成年 CKD 患者 1.2 亿,但其知晓率只有 12.5%。CKD 高危人群主要包括糖尿病、高血压、65 岁以

上老年人、长期服用肾毒性药物者及高脂血症患者、有 CKD 家族史者。针对这些高危人群进行 CKD 筛查可有效检出大部分 CKD 患者,进行早期预防及治疗。目前国际公认的筛查项目:①尿蛋白;②血肌酐;③其他如高血压、血糖、血脂等;④尿红细胞位相。

【诊疗要点】

CKD 的诊疗过程经常需要注意以下几点:

1. 详细询问病史,认真仔细地进行体格检查,反复多次进行尿液及肾功能的检查。

2. 根据 CKD 的定义及内涵,明确 CKD、CRF、终末期肾病三者之间的区别与联系,确诊 CKD 并进行分级。

3. 针对可能的病因进行进一步的检查,排除继发性因素。

4. 分析是否存在 CKD 的进展性因素及急性加重的因素。

5. 为保护肾功能、延缓 CKD 进展、防治并发症、降低心血管疾病风险,进行 CKD 一体化治疗。

6. CKD 患者随访管理。

门诊病历摘要

患者,女性,45 岁,因"反复双下肢水肿 10 年,发现血肌酐升高 5 个月"来诊。10 年前患者无意中发现双下肢水肿,劳累后明显,休息可减轻,未予重视及诊治。此后水肿反复出现,休息均可缓解。5 个月前体检发现血肌酐 245μmol/L,无头痛,无肉眼血尿,无畏寒、发热,无皮疹及关节痛等。为进一步明确诊治来院。自患病以来,饮食、睡眠正常,尿量未见明显减少,夜晚尿量多于白天,每晚排尿 3~4 次。患者既往体检一次曾有尿蛋白(+);高血压病史 4 年,最高 150/110mmHg,不规律服药,血压控制不详。否认糖尿病、冠心病病史,否认结核、肝炎等传染病病史,无外伤及手术史。否认食物及药物过敏史。父母亲健在,有"高血压"病史。

初步采集病史后,发现患者临床表现为水肿、高血压、肾功能异常,临床首先考虑为 CKD、CRF。对于此类患者,临床首先需要考虑以下几个问题。

【问题 1】水肿患者问诊要点、诊断及鉴别诊断有哪些?

思路 问诊要点包括水肿部位、起止时间、持续时间、加重与否、缓解情况、伴随症状(包括肝大、呼吸困难、消瘦、与月经周期的关系、血压偏低)。诊断主要靠体格检查,包括眼睑及双下肢是否有可凹性水肿。水肿的鉴别诊断:①全身性水肿,包括心源性水肿、肾源性水肿、肝源性水肿、内分泌性水肿、营养不良性水肿、妊娠性水肿、经前期紧张综合征、特发性水肿及功能性水肿。鉴别主要靠伴随症状及必要的检查,如心源性水肿往往伴有心力衰竭的症状。②局部性水肿,包括炎症性水肿、淋巴回流障碍性水肿、静脉回流障碍性水肿、血管神经性水肿、神经源性水肿及局部黏液性水肿。鉴别主要依据问诊及体格检查,是否存在局部性水肿。

【问题 2】血肌酐升高患者,问诊要点有哪些?

思路 问诊要点包括既往有无肾病史,有无高血压、糖尿病等病史,尿量情况,有无水肿,有无消化道症状,有无特殊服药史。

【问题 3】该患者的体格检查要点包括哪些?

思路 门诊遇此类患者,首先应该做简单体格检查,如血压、脉搏、面容(有无贫血)、水肿情况、肝脾及全身淋巴结有无肿大。

门诊体格检查记录

体温 36.7℃,脉搏 85 次/min,血压 160/110mmHg,一般状况尚可,全身浅表淋巴结未触及。双肺呼吸音清晰,未闻及干、湿啰音。心率 85 次/min,心脏无杂音。双下肢轻度对称可凹性水肿。

【问题 4】对于血肌酐升高患者,需做哪些实验室检查?

思路 应给予血常规、尿常规、血碳酸氢盐浓度(或血气分析)、电解质检查、心肌酶谱、泌尿系统彩超等检查。

门诊辅助检查

该患者血红蛋白 88g/L,尿蛋白(++),心肌酶谱未见异常,血肌酐 265μmol/L,血钾 4.5mmol/L,血碳酸氢盐 18mmol/L。泌尿系统彩超显示左肾 8.5cm×4.7cm,右肾 8.7cm×5.2cm,双肾包膜欠光滑,皮质回声增高,皮髓质交界不清,输尿管及膀胱未见异常。

【问题5】根据患者的临床表现和实验室结果,该患者可能的诊断是什么?是否需要入院诊断及治疗?

思路 该患者符合 CKD 的诊断,需要住院明确病因诊断和进一步制订治疗方案。

知识点

CKD 的临床表现

CKD 患者病因不同,起病各不相同,临床表现各异。CKD 1~3 期患者可以无任何临床症状,或仅表现为乏力、腰酸、夜尿增多等轻度不适。进入 CKD 4 期以后,上述症状更趋明显。到 CKD 5 期,即终末期肾病时,可出现急性左心衰竭、严重高钾血症、消化道出血、中枢神经系统障碍等,甚至危及生命。具体表现如下:

1. 消化系统 是最常见的症状,可出现厌食、恶心、呕吐、腹胀,甚至消化性溃疡、出血。

2. 循环系统 早期就出现高血压,后期出现心脏扩大、心功能不全,少数患者出现心包炎、动脉粥样硬化和血管钙化。

3. 神经系统 周围神经病变,对温度痛觉反应迟钝,呃逆,不安腿综合征;中枢神经系统包括嗜睡、反应迟钝、注意力不集中、记忆力减退、癫痫等尿毒症脑病。

4. 骨骼系统 肾衰竭时出现低钙血症、高磷血症、继发性甲状旁腺功能亢进症,1,25-二羟维生素 D_3 缺乏等可导致骨骼系统异常,包括纤维囊性骨炎、骨软化病、混合性骨病,统称为肾性骨病。患者可出现骨折、骨痛等症状。

5. 呼吸系统 可出现胸膜炎、肺炎、支气管炎。

6. 皮肤 可出现色素沉着、皮肤瘙痒、皮肤钙化。

7. 内分泌系统 患者可出现胰岛素受体障碍、胰高血糖素,继发性甲状旁腺功能亢进症、性腺功能障碍,部分患者闭经不育。

8. 血液系统 可出现与肾衰竭相平行的贫血、凝血障碍、出血倾向。

CKD 的诊断:根据 CKD 的定义,每一例符合 CKD 诊断指标的患者,均应在 3 个月后复查,确认符合诊断。确诊 CKD 患者应进一步作出以下几项诊断:①引起 CKD 的肾脏病的诊断,如 IgA 肾病、间质性肾炎等;②肾功能的评估,即 CKD 分期;③与肾功能水平相关的并发症,如肾性高血压、肾性贫血等;④合并症,如心血管疾病、糖尿病等。此外,还应针对肾功能丧失的危险因素、心血管合并症的危险因素作出评估。

诊断 CKD 时需注意以下问题:①鉴别 CKD 和 AKI,可根据病史、肾功能、尿常规、双肾大小、指甲肌酐测定、高血压、贫血和肾活检进行;②明确 CKD 的原发疾病;③分析 CKD 分级;④寻找引起 CKD 进展的可逆因素;⑤明确有无并发症。

住院诊断及治疗经过

患者入院后进行了系统检查,包括血、尿、便常规,肝肾功能、血糖、铁代谢评估,血清维生素 B_{12}、叶酸水平、电解质、血脂测定,胸片、心电图、腹部彩超检查。为排除继发性肾病,患者还进行了以下检查:免疫球蛋白、补体及自身抗体等;肿瘤标志物 AFP、CEA、CA19-9、CA12-5 等;血浆蛋白电泳,尿本周蛋白;病毒指标如乙型肝炎病毒、丙型肝炎病毒抗体等。

实验室检查结果:便常规正常;血红蛋白 88g/L,尿常规蛋白(+++),24h 尿蛋白定量 2.6g;血肌酐 265μmol/L,eGFR(CKD-EPI 公式)18ml/(min·1.73m²);血钾 4.5mmol/L,血胆固醇 7.1mmol/L,血甘油三酯 3.1mmol/L,血低密度脂蛋白 C 4.1mmol/L,高密度脂蛋白 C 2.4mmol/L,空腹血糖 4.6mmol/L;血清铁 10μmol/L,铁蛋白 250μg/L,总铁结合力 65μmol/L,血磷 2.12mmol/L,血钙 1.9mmol/L,全段 PTH 112ng/L(10~65ng/L)。免疫学指标:ANA 阴性,抗 dsDNA 抗体阴性,抗 ENA 抗体阴性,ANCA 阴性,抗 GBM 抗体阴性;免疫球蛋白:IgG 5.2g/L,IgA 0.8g/L,IgM 0.9g/L,C3 1.3g/L,C4 0.4g/L;血清叶酸、维生素 B_{12}、EPO 水平正常,肿瘤标志物均正常;尿本周蛋白、乙肝五项及丙肝抗体均阴性。心电图正常。X 线胸片:两肺纹理增多。泌尿系统彩超显示:左肾 8.5cm×4.7cm,右肾 8.7cm×5.2cm,双肾包膜欠光滑,皮质回声增高,皮髓质交界不清,输尿管及膀胱未见异常。

【问题6】如何评估该 CKD 患者的 GFR？

思路 ①GFR 是指单位时间（每分钟）经双肾小球滤过的血浆量。GFR 不能直接测定，只能通过某种标志物的清除率而推测。测定 GFR 的标志物有两大类：外源性标志物如菊粉、放射性核素 ^{51}Cr-EDTA、非放射性造影剂碘海醇等；内源性标志物如肌酐、尿素、胱抑素 C 等。菊粉清除率是检测 GFR 的公认标准，放射性核素是临床的"参考标准"。目前常用的是基于血清肌酐估测 GFR，常用的公式有 Cockcroft 公式、MDRD 公式和 CKD-EPI 公式。CKD-EPI 公式为改良的 MDRD 公式，与我国人民更为接近。采用公式估算的 GFR，简称 eGFR。②2013 年 KDIGO 制定的 CKD 指南中，推荐用血清肌酐和 GFR 估算公式作为最初评估。用血肌酐计算得出的 eGFR 评估，而不是单纯依赖于血肌酐浓度。并建议成人 eGFR 应用 2009 年 CKD-EPI 公式进行评估。

使用 CKD-EPI 公式估算该患者 eGFR 为 18ml/（min·1.73m^2）。

【问题7】根据患者的临床表现和实验室结果，能否鉴别 AKI 和 CRF？

思路 该患者曾有水肿、尿检异常病史，且病史时间大于 3 个月，因此 CKD 诊断成立。同时患者首次发现肾功能异常，需除外 AKI。该患者有夜尿增多，有贫血，彩超检查提示双肾偏小，首先考虑 CRF。急、慢性肾衰竭的鉴别诊断要点见表 13-0-3。

知识点

急、慢性肾衰竭的鉴别要点中，病史最重要，需仔细询问有无既往肾病史及既往的体检报告。其次，超声检查对诊断意义较大，除肾脏大小外，肾脏皮质厚度、包膜光整度及皮髓质分界情况等肾脏结构变化都比较重要，需要有经验的彩超医师仔细鉴别。贫血在 AIN、ANCA 相关小血管炎，往往比较重；人体的钙磷代谢异常发展非常快，临床上很多 AKI 都发现有低钙高磷血症及血 PTH 升高（表 13-0-3）。

表 13-0-3 急、慢性肾衰竭的鉴别诊断要点

鉴别要点	急性	慢性
病史	短（数日到数周）	长（数月到数年）
血红蛋白	正常	低
肾脏大小	正常	缩小
肾性骨病	无	常伴有低钙、高磷血症与血甲状旁腺激素升高
血清肌酐	急性升高，部分可逆	慢性升高，一般不可逆
尿量	多伴有尿量减少	无明显尿量减少，常伴夜尿增多

【问题8】该患者为 CKD，其肾功能与蛋白尿分期如何？

思路 根据 CKD 患者评估的 GFR 及尿蛋白定量进行分期，该患者为 CKD G4A3 期。

知识点

根据 CKD 肾功能及蛋白尿分期标准对 CKD 的诊断应包括以下几方面：①病因诊断；②肾功能的评估；③蛋白尿程度。最新 CKD 指南推荐基于病因（C）、GFR（G）和白蛋白尿（A）进行分类（CGA 分类）。

【问题9】该患者引起 CKD 的病因是什么？

思路 CKD 病因主要有糖尿病肾病、高血压肾小动脉硬化、原发性与继发性肾小球肾炎、肾小管间质疾病（CIN、慢性肾盂肾炎、尿酸性肾病、梗阻性肾病等）、肾血管疾病、遗传性肾病（多囊肾病、Alport 综合征）等。在发达国家，糖尿病肾病、高血压肾小动脉硬化已成为 CRF 的主要病因；包括中国在内的发展中国家，这两

种疾病在 CRF 病因中仍位居原发性肾小球肾炎之后,但近年也有明显增高趋势,尤其在老年人群。

【问题 10】该患者是否存在 CRF 进展的因素?

思路 CKD 患者至少每年评估一次 GFR 和白蛋白尿。有进展高风险的个体,和 / 或测量结果将影响治疗决策时,需要更积极地评估 GFR 和白蛋白尿。CKD 进展指 GFR 分级的下降,伴 GFR 较基线下降 25% 或以上;快速进展指 eGFR 持续每年下降超过 $5ml/(min \cdot 1.73m^2)$。该患者为初诊患者,需定期评估 GFR 和白蛋白尿,观察有无进展。但是,该患者入院检查发现血压较高,推测可能为其进展的因素之一。

需要注意的是 GFR 小的波动很常见,不一定表示疾病进展。CKD 进展的可信度随着血清肌酐测定次数增加和随访时间的延长而增加。

知识点

CKD 4~5 期(CRF)进展机制及危险因素

CRF 进展机制目前尚未阐明。有几种学说认为肾单位高滤过和高代谢、肾组织上皮细胞表型转化、细胞因子和生长因子的作用及细胞凋亡等可能参与其进展。

CRF 通常进展缓慢,但在某些诱因下短期内可急性加重。因此临床上一方面需要积极控制缓慢进展的危险因素,延缓病情进展;另一方面也要注意急性加重的诱因,以期消除可逆性诱因,争取肾功能在一定程度上有所好转。

CRF 缓慢进展的危险因素:高血压、高血糖、蛋白尿(包括微量白蛋白尿)、低蛋白血症、吸烟等。此外,贫血、高脂血症、高同型半胱氨酸血症、老年、营养不良、尿毒症毒素蓄积等,在 CRF 的进展中也有一定的作用。

CRF 急性加重的危险因素:①累及肾脏的疾病(原发性肾小球肾炎、高血压、糖尿病等)复发和加重;②有效血容量不足;③肾脏局部血供急剧减少;④严重高血压未能控制;⑤肾毒性药物;⑥泌尿道梗阻;⑦其他,如严重感染、高钙血症、肝衰竭、心力衰竭等。在 CRF 中出现的肾功能急剧恶化,如处理得当,可使病情在一定程度上有所好转;如处理不当,延误诊治,或这种加重极为严重,则病情呈不可逆进展。

CKD 进展因素与 CRF 略有不同,CKD 患者进展因素:CKD 病因、GFR 水平、白蛋白尿水平、年龄、性别、种族、血压、血糖、血脂、是否吸烟、有无肥胖、心血管病史、是否正在使用肾毒性药物等。

【问题 11】该患者是否存在 CKD 急性加重的因素?

思路 分析该病例可能存在以下加重因素:血压控制不佳、原发疾病进展等。上述因素如能及时发现并得到控制,往往可以使肾功能有所好转,临床上应加以重视。

知识点

CKD 患者急性加重的危险因素

1. 肾前性因素 血容量不足(低血压、脱水、休克等);肾脏局部血供急剧减少(如肾动脉狭窄患者应用 ACEI、ARB 等药物);组织创伤或大出血;严重感染;其他器官功能衰竭如严重心力衰竭、严重肝衰竭等。

2. 肾性因素 累及肾脏的疾病复发或加重、严重高血压、高钙血症、肾毒性药物(如具有肾毒性的抗生素、造影剂、前列腺素合成抑制剂、非甾体抗炎药、不适当使用 ACEI 或 ARB、不适当使用环孢素 A 和他克莫司等)或其他理化因素致肾损伤等。

3. 肾后性因素 泌尿道梗阻如肾内尿酸盐结晶、尿路结石、前列腺增生肥大、严重肾病综合征引起的水肿压迫肾小管、糖尿病肾乳头坏死等。

【问题 12】何为 CKD 患者的一体化治疗?

思路 CKD 一体化治疗(图 13-0-1)是一个系统工程,必须对患者进行终身的全面监测、指导和治疗。这一过程应在肾脏专科医师的指导下,由各相关学科(如心血管、营养、康复)医师及基层医师共同参加,患者及其家属共同努力才能完成。

一体化治疗目的:①延缓肾功能损害的进展;②减少心血管并发症;③提高 CKD 患者血压、血红蛋白、血钙、磷、血脂、白蛋白的治疗达标率,减少其他合并症(如营养不良、贫血、高血压、骨病等)。通过一系列的努力,最终提高 CKD 患者的生存率、生活质量及社会重返率。

知识点

CKD 患者一体化治疗见图 13-0-1。

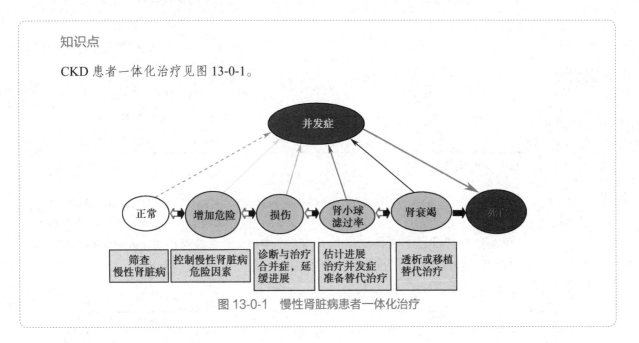

图 13-0-1 慢性肾脏病患者一体化治疗

【问题 13】该 CKD 患者如何进行一般治疗和对症治疗?

思路 治疗包括一般治疗、对症治疗、并发症防治。

1. 一般治疗

(1)休息:轻体力劳动,避免剧烈运动。

(2)饮食治疗:低盐饮食(<3g/d),适量优质低蛋白饮食 0.8g/(kg·d),低磷饮食。

2. 降压及降蛋白尿治疗 首选 ACEI 或 ARB,血压控制不佳,加用钙通道阻滞剂等其他降压药物。贝那普利 10mg/d,口服;非洛地平 5mg/d,口服。待患者血压稳定后,贝那普利可逐渐加到 20mg/d,并减少非洛地平,服用贝那普利及加量过程中需要密切注意患者有无高血钾及血肌酐是否超过基线的 30% 以上。如患者出现高钾血症,血肌酐短期升高超过基线的 30% 以上,给予减量或停药。

3. 并发症处理 ①纠正贫血:多糖铁复合物胶囊(力蜚能)150mg/d 口服,叶酸 5mg,3 次/d 口服,EPO 3 000IU,皮下注射,3 次/周;②纠正代谢性酸中毒:碳酸氢钠 1 000mg,3 次/d,口服;③调脂治疗:阿托伐他汀 10mg/d,口服。

知识点

CKD 的一体化治疗

CKD 的一体化治疗强调对疾病有一个合理、有效的整体计划,包括生活方式的调整、饮食和营养治疗、原发疾病的治疗、并发症的处理和肾脏替代治疗。包括:一级预防,增强健康意识,改变生活方式,定期筛查,早期诊断;去除诱因;治疗原发病,包括药物治疗、外科手术治疗和介入治疗;治疗并发症和合并症;肾脏替代治疗。

临床治疗中需注意以下问题:

1. CKD 早期防治的重点应落实在高危人群及患者群的长期追踪、医疗管理和指导。

2. CKD 的防治以其发生、发展的过程为根据。

3. 由于原发病、CKD 分期、合并症及并发症不同,CKD 防治措施需个体化。

根据 CKD 发生、发展的过程,CKD 的防治目标及措施有所不同(表 13-0-4)。

表 13-0-4　CKD 不同分期的防治

分期	GFR/[ml/(min·1.73m^2)]	防治目标及措施
G1	≥ 90	CKD 诊治;缓解症状;保护肾功能
G2	60~89	评估、延缓 CKD 进展;降低心血管疾病风险
G3a	45~59	延缓 CKD 进展;评估治疗并发症
G3b	30~44	延缓 CKD 进展;评估治疗并发症
G4	15~29	综合治疗;透析前准备
终末期肾病	<15 或透析	如出现尿毒症,需肾脏替代治疗

注:CKD,慢性肾脏病;GFR,肾小球滤过率。

4. 早期诊断、有效治疗原发病和去除导致肾功能恶化的因素,是 CKD 防治的基础,也是延缓 CKD 进展的关键所在。其基本对策是:①坚持病因治疗,如对高血压、糖尿病、慢性肾小球肾炎等的长期合理治疗;②避免和消除肾功能急剧恶化的危险因素;③阻断和抑制肾功能渐近性进展的各种因素。尽可能将患者血压、血糖、尿蛋白定量、GFR 下降幅度等控制在"理想范围"(表 13-0-5)。

表 13-0-5　CKD 患者各项指标控制目标

项目	控制目标
血压	
CKD 1~4 期(GFR ≥ 15ml/min)	<130/80mmHg
终末期肾病(GFR<15ml/min)	<140/90mmHg
血糖(糖尿病患者)/(mmol·L^{-1})	空腹 5.0~7.2,睡前 6.1~8.3
糖化血红蛋白(糖尿病患者)	<7%
蛋白尿	<0.5g/24h
GFR 下降速度	<4ml/(min·年)
血肌酐升高速度	<50μmol/(L·年)

注:CKD,慢性肾脏病;GFR,肾小球滤过率。

【问题 14】该患者贫血病因是什么? 应监测哪些指标?

思路　CKD 患者的贫血,首先考虑是肾功能下降导致的肾性贫血,同时也应除外其他原因所致的贫血。该患者入院检查血红蛋白 88g/L,贫血诊断成立。结合病史中无月经量多、无偏食、消瘦等情况,初步考虑为肾性贫血。

知识点

CKD 患者贫血的管理

肾性贫血是各种肾脏病致肾功能下降时,肾脏 EPO 生成减少及血浆中一些毒性物质干扰红细胞生成并缩短其寿命而导致的贫血。肾性贫血一般出现于 CKD 3 期以后,随着 GFR 的下降而逐渐加重,终末期肾病患者贫血普遍存在。

肾性贫血的原因:EPO 缺乏是最常见的肾性贫血的原因,但是一定要注意 EPO 之外的其他因素。包括:①EPO 相对缺乏;②红细胞寿命缩短;③尿毒症毒素、继发性甲状旁腺功能亢进症及红细胞抑制因子等影响骨髓造血;④铁缺乏;⑤慢性失血;⑥铝中毒抑制铁的利用;⑦急慢性感染、溶血、营养不良、EPO 抗体等其他因素。

　　不同患者评估肾性贫血的频率不同。①未开始接受透析治疗的患者:无贫血者,CKD 1~3 期至少每年测量血红蛋白 1 次,CKD4~5 期(CRF)至少每 6 个月测量血红蛋白 1 次;有贫血者,至少每 3 个月测量血红蛋白 1 次。②使用 EPO 治疗的患者:初始治疗阶段,至少每月测量血红蛋白 1 次;维持治疗阶段,终末期肾病患者,至少每 3 个月测量血红蛋白 1 次。

　　肾性贫血诊断标准:世界卫生组织推荐,居住于海平面水平地区的成年人,男性血红蛋白 <130g/L,非妊娠女性血红蛋白 <120g/L,妊娠女性 <110g/L,即可诊断为贫血。在诊断肾性贫血时,需酌情考虑居住地海拔高度对血红蛋白的影响。

　　评估肾性贫血的实验室指标:①血细胞计数,包括血红蛋白浓度、红细胞计数及相关指标检测(包括平均红细胞体积、平均红细胞血红蛋白量及平均红细胞血红蛋白浓度)、白细胞计数和分类及血小板计数;②网织红细胞计数;③铁储备和铁利用指标,包括血清铁蛋白浓度、转铁蛋白饱和度;④未能明确贫血病因时,尚应检验血清叶酸、维生素 B_{12}、粪便隐血,并做骨髓穿刺检查等。

　　肾性贫血开始治疗时机为血红蛋白 <100g/L,首先补充原料,贫血纠正不良时加用红细胞生成刺激剂(erythropoiesis-stimulating agent,ESA)。治疗目标为血红蛋白 ≥ 115g/L,但不推荐 >130g/L。铁剂的应用根据血清铁饱和度和血清铁蛋白,非透析终末期肾病患者建议首选口服铁剂治疗。

　　肾性贫血 ESA 治疗:ESA 的治疗根据贫血程度、治疗反应等决定。所有患者应在血红蛋白 <100g/L 时启动 ESA 治疗。ESA 治疗目标值为血红蛋白 ≥ 115g/L,但不推荐 >130g/L。

　　输血治疗:原则上在病情允许的情况下应尽量避免输注红细胞,尤其是准备肾移植患者,血红蛋白 ≥ 100g/L 时,不推荐输血。出现下列情况时可进行红细胞成分输血治疗:① ESA 治疗无效(如血红蛋白病、骨髓衰竭、ESA 耐药);② ESA 治疗的风险超过其治疗获益(如既往或现在患有恶性肿瘤,既往有卒中史);③血红蛋白 <70g/L,血容量基本正常或低血容量已被纠正,需要提高血液携氧能力时应考虑输血;④血红蛋白 <60g/L,并伴有缺氧症状时可考虑输血;⑤患者不能耐受贫血所带来的心肌缺氧或心力衰竭,安静时心率 >100 次/min,活动后心率 >120 次/min 或出现奔马律时可考虑输血;⑥高危患者(年龄 >65 岁,合并心血管或呼吸道疾病患者)对贫血耐受性差,血红蛋白 <80g/L 时可考虑输血;术前需要快速纠正血红蛋白水平、急性出血时,可考虑输注红细胞治疗。

【问题 15】如何评估 CKD 贫血患者铁代谢状况? 如何治疗?

　　思路　肾性贫血患者在使用 ESA 治疗之前,应评估铁状态,以保证有充足的可利用铁和铁储备。临床上常用血清铁蛋白(serum ferritin,SF)作为铁储存状态指标,转铁蛋白饱和度(transferin saturation,TSAT)作为铁利用状态指标。CKD 贫血患者,TSAT ≤ 20% 和/或铁蛋白 ≤ 100μg/L 时需要补铁。该患者 TSAT 为 15.4%,铁蛋白为 250μg/L,说明体内相对铁缺乏,可用 EPO 治疗,同时需要补充铁剂。

　　非透析患者的补铁途径取决于铁缺乏/贫血的严重程度、静脉通道的建立、口服补铁的治疗反应、口服铁剂或静脉铁剂的治疗耐受性及患者依从度等。可尝试进行为期 1~3 个月的口服铁剂治疗,若无效或不耐受可以改用静脉铁剂治疗。

知识点

补 铁 治 疗

分为初始治疗阶段和维持治疗阶段。

1. 铁剂治疗的目标值范围　非透析 CKD 患者的目标值范围:TSAT 20%~50%,且血清铁蛋白 100~500μg/L。血液透析患者的目标值范围:TSAT 20%~50%,且血清铁蛋白 200~500μg/L。

2. 口服补铁　每日应予元素铁 200mg,1~3 个月后评价铁状态。

3. 静脉补铁　①初始治疗阶段:一个疗程的蔗糖铁或右旋糖酐铁的剂量常为 1 000mg(如 100mg/次,每周 3 次)。一个疗程完成后,铁状态尚未达标,可以再重复治疗一个疗程。②维持治疗阶段:根据评价指标调整,一般为 50mg/周。

【问题 16】该 CKD 贫血患者是否需要 EPO 治疗？是否需要输血？

思路 对于非透析的 CKD 患者,应在血红蛋白 <100g/L 时启动 ESA 治疗。该患者入院检查血红蛋白 88g/L,需要给予 ESA 治疗。目前患者不具备输血指征,不需要输血治疗。

ESA 治疗靶目标:血红蛋白治疗目标值为 ≥ 115g/L(常为 110~120g/L),但不推荐 >130g/L。

知识点

ESA 初始剂量及用量调整

1. 初始剂量建议为 100~150IU/(kg·周),分 2~3 次注射,或 10 000IU,每周 1 次,非血液透析患者一般用皮下注射。

2. 初始 ESA 治疗的目标是血红蛋白每月增加 10~20g/L,应避免 1 个月内血红蛋白增幅超过 20g/L。

3. ESA 初始治疗期间应每月至少监测血红蛋白水平 1 次。

4. 根据患者的血红蛋白水平、血红蛋白变化速度、目前 ESA 的使用剂量、ESA 治疗反应及临床情况等多种因素调整 ESA 剂量。ESA 治疗 1 个月后再调整剂量。

5. 如果血红蛋白升高未达目标值,可将 EPO 的剂量增加,每次增加 20IU/kg,每周 3 次;或 10 000IU,每 2 周 3 次。

6. 如果血红蛋白升高且接近 130g/L 时,或在任意 4 周内血红蛋白水平升高超过 20g/L,应将剂量降低约 25%。

7. 当血红蛋白水平达到目标值范围时,应减少 ESA 剂量,但不应完全停止给药。

【问题 17】CKD 患者低钙、高磷及全段 PTH 升高是否需要治疗？如何治疗？

思路 根据 2017 年 KDIGO 指南建议:CKD 3~5 期患者,建议将升高的血磷降至正常范围内且避免高钙血症。而最佳 PTH 水平目前尚不清楚,全段 PTH 水平进行性升高或持续高于正常上限的患者,建议评估是否存在以下可干预因素,包括高磷血症、低钙血症、高磷摄入、维生素 D 缺乏,并纠正。

该患者为 CKD 4 期患者,血磷 2.12mmol/L,血钙 1.9mmol/L,全段 PTH 112ng/L(10~65ng/L),因此需要降磷治疗,全段 PTH 升高可暂不处理。同时每 3~6 个月检查血清钙、磷水平;每 6~12 个月检查 PTH 水平。

降磷治疗包括低磷饮食、同时给予磷结合剂治疗。

知识点

CKD 患者的慢性肾脏病 - 矿物质和骨异常(CKD-MBD)管理

1. CKD-MBD 管理包含三个层次,首先是钙、磷、PTH 或维生素 D 代谢异常管理;其次是骨转化、骨矿化、骨量、骨线性生长或骨强度异常管理;最后是血管或其他软组织钙化管理。

2. CKD 3 期后开始监测 CKD-MBD 相关指标,注意监测频度及项目。

3. CKD-MBD 的预防和治疗 包括降低高血磷,维持正常血钙、继发性甲状旁腺亢进及血管钙化的防治。

4. 注意预防和治疗骨质疏松。

5. CKD-MBD 的诊断 从 CKD 3a 期开始监测血清钙、磷、PTH 和碱性磷酸酶活性。监测项目及间隔见表 13-0-6。

表 13-0-6 慢性肾脏病 - 矿物质和骨异常的监测及项目

分期	钙磷检测间隔	甲状旁腺激素检测间隔	碱性磷酸酶活性	骨病的诊断	血管钙化
G3a~G3b	6~12 个月	必要时		骨密度检查结果影响治疗决定时行骨密度检查;判断骨营养不良类型时可行骨活检检查	侧位腹部 X 线片检测血管钙化;超声心动图检测心脏瓣膜钙化
G4	3~6 个月	6~12 个月	12 个月		
终末期肾病	1~3 个月	3~6 个月	12 个月		

6. CKD-MBD 的治疗 治疗目标为维持正常血钙、降低过高血磷、全段 PTH 水平维持在正常值上限的 2~9 倍及骨病的治疗。

(1) 低磷饮食:磷的摄入量一般要 <800mg/d;在制订饮食方案时应考虑磷的来源(如肉类、添加剂等)。

(2) 磷结合剂治疗:CKD 3 期以后的高磷血症需要加用磷结合剂治疗。常用的有碳酸钙(含钙40%)、醋酸钙(含钙 25%)、司维拉姆、碳酸镧等。需要注意:①限制含钙磷结合剂用量,避免高钙血症;②避免长期使用含铝的磷结合剂;③对于已行血液透析的患者,增加透析对磷的清除。

(3)CKD-MBD 中 PTH 水平异常的治疗。

1) 非透析 CKD 3a~5 期成人患者,不建议常规使用骨化三醇和维生素 D 类似物。合并严重、进行性甲状旁腺功能亢进症的 CKD 4~5 期患者,可使用骨化三醇和维生素 D 类似物。儿童患者可考虑使用骨化三醇和维生素 D 类似物,以维持患儿血清钙在相应年龄的正常范围内。

2) 透析患者,建议将全段 PTH 水平维持在正常值上限的 2~9 倍。降 PTH 的治疗为拟钙剂、骨化三醇或维生素 D 类似物,或拟钙剂和骨化三醇或维生素 D 类似物联合治疗。

3) 严重甲状旁腺功能亢进的 CKD 3a~5 期患者,如果临床或药物治疗失败,建议进行甲状旁腺切除术。

【问题 18】该患者如何调脂治疗?

思路 CKD 非透析患者合并高脂血症时,应给予他汀类降脂药。但在治疗中应注意他汀类药物引起的横纹肌溶解,需要定期复查血清肌酶及其他肌酶。该患者血胆固醇 7.1mmol/L,血甘油三酯 3.1mmol/L,血低密度脂蛋白胆固醇 4.1mmol/L,高密度脂蛋白胆固醇 2.4mmol/L,均高于目标值,且合并高血压,需要降脂治疗。但是由于患者已进展至CKD 4 期,建议中等度降脂药物小剂量开始治疗,并严密监测并发症及血脂水平。

知识点

CKD 患者的血脂管理

脂代谢紊乱是 CKD 患者常见的合并疾病,不仅是心血管疾病的独立危险因素,也有直接的肾脏毒性作用。临床上血脂检测的基本项目为血清总胆固醇、甘油三酯、低密度脂蛋白胆固醇和高密度脂蛋白胆固醇,此外还有利用公式计算的非高密度脂蛋白胆固醇、极低密度脂蛋白胆固醇。临床上降低低密度脂蛋白胆固醇水平为防控动脉粥样硬化性心血管疾病(ASCVD)危险的首要干预靶点,非高密度脂蛋白胆固醇为次要干预靶点。

CKD 患者应每 3~6 个月测定 1 次血脂。因 ASCVD 住院患者,应在入院时或入院 24 h 内检测血脂。

根据《中国成人血脂异常防治指南》推荐,血脂治疗目标:轻、中度 CKD 者,低密度脂蛋白胆固醇 <2.6mmol/L,非高密度脂蛋白胆固醇 <3.4mmol/L;终末期肾病、CKD 合并高血压或糖尿病者,低密度脂蛋白胆固醇 <1.8mmol/L,非高密度脂蛋白胆固醇 <2.6mmoL/L。

根据《中国成人血脂异常防治指南》推荐,CKD 常伴随血脂代谢异常并促进 ASCVD 的发生。在可耐受的前提下,推荐 CKD 患者应接受他汀治疗;终末期肾病和血液透析患者,需仔细评估降胆固醇治疗的风险和获益,建议药物选择和低密度脂蛋白胆固醇目标个体化。

推荐中等强度他汀治疗,低密度脂蛋白胆固醇不能达标时,推荐联合应用依折麦布。不推荐用贝特类治疗。在治疗过程中需密切监测肌病的发生,尤其是在 GFR<30ml/(min·1.73m^2) 时。

非高密度脂蛋白胆固醇是指除高密度脂蛋白以外其他脂蛋白中含有的胆固醇总和,计算公式如下:非高密度脂蛋白胆固醇 = 总胆固醇 – 高密度脂蛋白胆固醇。非高密度脂蛋白胆固醇作为 ASCVD 及其高危人群防治时调脂治疗的次要目标,适用于甘油三酯水平在 2.3~5.6mmol/L(200~500mg/dl)时,低密度脂蛋白胆固醇不高或已达治疗目标的个体。国际上有血脂指南建议将非高密度脂蛋白胆固醇列为 ASCVD 一级预防和二级预防的首要目标。

【问题 19】CKD 患者的降压目标是多少？

思路 该患者为 CKD 高血压患者，其 24h 尿白蛋白排泄 ≥ 30mg，应当使用降压药控制血压 ≤ 130/80mmHg。

知识点

CKD 患者的高血压管理

1. 高血压是 CKD 常见并发症，在 CKD 进展过程中 80%~85% 患者发生高血压。并随着 GFR 下降呈线性升高。高血压不仅是引起 CKD 进展的重要危险因素之一，而且是 CKD 患者发生心脑血管并发症的危险因素，因此是 CKD 一体化治疗的重要靶目标之一。

2. 肾性高血压与原发性高血压相比，存在以下特点：①血压难控制，容易发展至恶性高血压；②心血管并发症发生率高，而且对心血管疾病影响具有自身特点；③加速肾脏病进展。

3. CKD 高血压患者降压靶目标 ①高血压合并糖尿病的 CKD 患者，或 24h 尿白蛋白排泄 <30mg，血压控制在 <140/90mmHg；如果患者能够耐受，血压目标值可以再适当降低为 <130/80mmHg。24h 尿白蛋白排泄 ≥ 30mg 时血压控制在 ≤ 130/80mmHg。②老年患者：60~79 岁高血压合并 CKD 患者血压目标值 <150/90mmHg，如果患者能够耐受，可进一步降为 <140/90mmHg。≥ 80 岁高血压合并 CKD 患者血压目标值 <150/90mmHg，如果患者能够耐受，可以降至更低，但应避免血压 <130/60mmHg。③透析患者：我国建议，血液透析患者透析前收缩压 <160mmHg（含药物治疗状态下）。腹膜透析患者血压目标值 <140/90mmHg，年龄 >60 岁患者血压控制目标可放宽至 <150/90mmHg。

4. 2017 年美国新版《高血压指南》将高血压定义为 ≥ 130/80mmHg，而不是 140/90mmHg，同时将血压目标值控制为 <130/80mmHg。对高血压的治疗，降压不是目的，保护人体靶器官免受损害才是规范降压治疗的关键。

5. 肾性高血压降压原则及药物选择

降压原则：①限制盐的摄入；②降压首选肾素 - 血管紧张素 - 醛固酮抑制剂；③往往需多种降压药物联合治疗。

药物选择：①对于伴有蛋白尿的患者，首选 ACEI/ARB；对于不伴有蛋白尿的糖尿病患者，ACEI/ARB 是否可以延缓疾病进展尚无证据；对于不伴有蛋白尿的非糖尿病肾病患者，ACEI/ARB 不一定首选。②利尿剂建议用于存在水负荷过多或盐摄入控制不良的患者。③钙通道阻滞剂的降压作用强，不受食盐摄入量的影响，在肾性高血压中应用较广。其中非二氢吡啶类钙通道阻滞剂可更有效地降低蛋白尿。推荐在 ACEI/ARB 和利尿剂应用后血压不达标，或血压达标但蛋白尿不达标的患者加用此类药物。④α 受体阻滞剂和 β 受体阻滞剂没有降压作用以外的降低尿蛋白的作用，但是可抑制交感神经的作用，可能对患者长期预后有益。

【问题 20】如何选用抗高血压药物治疗 CKD 患者？

思路 该患者入院血压 160/110mmHg，血肌酐 265μmol/L，24h 尿蛋白定量 2.6g，给予硝苯地平 30mg/d+ 贝拉普利 5mg/d，治疗 1 周后，血压控制于 145/85mmHg 左右，复查血肌酐 270μmol/L，血钾 4.5μmol/L，患者出院。嘱贝拉普利 10mg/d，监测血压，2 周复查血钾、肾功能。

知识点

CKD 高血压患者降压药物的选择

可选择的药物主要包括 ACEI、ARB、钙通道阻滞剂、噻嗪类利尿剂、袢利尿剂、αβ 受体阻滞剂等。肾性高血压往往需要联合使用 2 种或 2 种以上降压药物。联合治疗策略是大势所趋，受到各大指南推荐，大量临床数据也证实了联合治疗具有更多获益。使用原则：① ACEI 或 ARB 为首选药物，血肌酐水平 ≥ 265μmol/L（3mg/dl）者慎用；②在 CKD 1~3 期高血压患者使用单药不能达标时，常采

用以肾素 - 血管紧张素 - 醛固酮系统抑制剂为基础的联合治疗方案,常规的联合降压药物为 ACEI/ARB+ 二氢吡啶类钙通道阻滞剂;③血压控制不良时,加用噻嗪类利尿剂;④仍不能达标的难治性高血压患者,第 4 种降压药可加用 αβ 受体阻滞剂、α 受体阻滞剂、β 受体阻滞剂、中枢性降压药等。

注意事项:①αβ 受体阻滞剂可以用于任何分期的 CKD 合并高血压患者,且不易被透析清除;②应用 ACEI、ARB、利尿剂的患者(24h 尿白蛋白 >30mg),需监测血肌酐和血钾水平;③妊娠期女性禁用 ACEI、ARB;④不建议 ACEI 和 ARB 联用治疗高血压;⑤单侧肾动脉狭窄患者使用 ARB 应注意患侧及健侧肾功能变化。

【问题 21】该 CKD 患者出院后的注意事项有哪些?

思路　继续 CKD 一体化治疗,包括饮食、一般治疗及并发症的治疗等,同时注意复查。该患者出院时加大贝拉普利用量,需监测血压,2 周复查血肌酐、血钾。

该患者 2 周后复查,血压 125/70mmHg,尿检蛋白(++);血红蛋白 90g/L,血肌酐 358μmol/L;血钾 4.5μmol/L。将贝拉普利剂量改为 5mg/d。1 个月后复查,血压 135/75mmHg,尿检蛋白(++);血红蛋白 95g/L,血肌酐 288μmol/L;血钾 4.6μmol/L。

知识点

CKD 患者的营养治疗

CKD 患者的营养治疗是患者出院后需要注意的问题,CKD 患者的营养管理包括低蛋白饮食、低盐饮食、低磷饮食、低嘌呤饮食等。

1. 低蛋白饮食　非糖尿病肾病患者在 CKD 1~2 期推荐蛋白入量 0.8g/(kg·d),从 CKD 3 期起应开始低蛋白饮食治疗,推荐蛋白入量 0.6g/(kg·d)。糖尿病肾病患者从出现显性蛋白尿起就应该限制蛋白摄入,推荐蛋白入量 0.8g/(kg·d)。一旦出现 GFR 下降,蛋白入量降至 0.6g/(kg·d)。在低蛋白饮食中,建议 50% 的蛋白为高生物价蛋白,如蛋、瘦肉、鱼、牛奶等。如有条件,在低蛋白饮食的基础上,同时补充 0.1~0.2g/(kg·d) 的必需氨基酸或 α- 酮酸。

2. 低盐饮食　每日饮食盐的摄入量 5g/d(相当于钠 2g),有严重水肿、高血压者,盐摄入量 2.5~5g/d(相当于钠 1~2g)。

3. 热量的摄入　无论哪期的 CKD 患者,必须摄入足够的热量,一般 30~35kcal/(kg·d)。

4. 低嘌呤饮食　在有或无高尿酸血症症状的 CKD 患者,没有足够的证据来支持或反对使用药物降低血清尿酸浓度以延缓 CKD 进展。

鼓励 CKD 患者进行与其心血管健康状况和耐受性相适应的体力活动(目标为至少 30min,每周 5 次),达到健康体重(体重指数 20~25kg/m²),并停止吸烟。

【问题 22】该 CKD 患者的预后如何?

思路　CKD 一体化治疗只能延缓 CKD 的进展,但不能逆转。该患者 eGFR 18ml/(min·1.73m²)已属 CKD 4 期,预后不佳,一般会进展至终末期肾病,需要维持性透析治疗或肾移植。

该病例 3 个月后因受凉出现发热、咳嗽、咳痰,加重且夜间不能平卧 2d,门诊就诊。

【问题 23】门诊需要做哪些检查?目前需要做哪些实验室检查?

思路　该患者可能出现感染,诱发急性左心衰竭,因此检查及实验室检查应该从这两方面开始考虑。

门诊体格检查

体温 37.7℃,心率 91 次/min,血压 150/90mmHg,双肺呼吸音清晰,双下肺可闻及湿啰音。心率 98 次/min,心脏无杂音。双下肢轻度对称性可凹性水肿。

门诊实验室检查

血常规：白细胞计数 $11.1×10^9/L$，中性粒细胞百分比 87.5%，红细胞计数 $2.71×10^{12}/L$，血红蛋白 98g/L；尿常规：比重 1.010，蛋白(++)；便常规：隐血(++)；血清白蛋白 36g/L；血糖 6.5mmol/L；肾功能：尿素氮 24.01mmol/L，血清肌酐 463μmol/L，尿酸 510μmol/L；动脉血气：pH 7.20，氧分压(PO_2) 50mmHg，PCO_2 25mmHg，碳酸氢根 16mmol/L，碱剩余 −10mmol/L，血钙 2.14mmol/L，血磷 3.01mmol/L，血钾 5.3mmol/L。心肌酶：肌酸激酶 185IU/L，肌酸激酶同工酶 13.4IU/L，肌红蛋白 102.3μg/L，超敏肌钙蛋白 0.03μg/L，B 型钠尿肽 1 734.24μg/L。胸部 CT：双下肺炎性改变。出凝血系列、心电图正常范围。

【问题 24】根据患者的临床表现和实验室检查结果，该患者初步的诊断是什么？目前需给予哪些治疗？

思路　患者目前发热，血常规提示白细胞增高，胸部 CT 提示炎性改变，结合临床表现及体格检查结果，考虑肺部感染；目前肌酐短期内明显升高，采用 CKD-EPI 公式计算 eGFR 4.1ml/(min·1.73m²)，伴有心力衰竭的临床表现。因此，该病例初步诊断是 CKD 急性加重，合并慢性心力衰竭。

建议患者住院治疗。首先，需要治疗慢性心力衰竭，给予卧床休息，持续低流量吸氧，必要时利尿剂及正性肌力药物使用。其次，治疗肺部感染，肺部感染是此次心力衰竭的诱因，需积极选用适当的抗感染治疗。最后，对症治疗，碳酸氢钠纠正酸中毒。

【问题 25】该病例是否存在 CKD 急性加重的危险因素？

思路　该病例存在肺部感染，心力衰竭及在此基础上的血压控制不佳等加重因素。

【问题 26】该患者心血管疾病的预防与治疗有哪些？

思路　该患者出现心力衰竭的表现，提示可能有心血管疾病风险。因此，建议感染控制后增加运动，加用 β 受体阻滞剂，积极控制贫血、感染、钙磷代谢紊乱，必要时小剂量阿司匹林(80~100mg/d)口服。

知识点

心血管疾病是影响 CKD 患者预后的主要因素。CKD 患者发生心血管疾病或死于心血管疾病的风险均增加，被认为是心血管事件的高危人群。

CKD 时心血管疾病的特点：① CKD 早期，心血管病的患病率明显高于同龄、高危因素匹配的人群；②肾功能中等度下降，心血管疾病死亡率明显增加。

CKD 时心血管疾病的治疗：治疗原则同普通患者。但是 CKD 患者需要注意：①利尿剂在肾功能下降患者作用减弱，袢利尿剂仍有一定的作用。对大多数透析患者无效，应慎用或不用。② ACEI/ARB 在肾功能下降的患者中使用时，注意防止高钾血症，加重肾功能恶化。③ CKD 晚期地高辛不能降低死亡率，反而有一定的风险，需酌情谨慎使用。④出现心绞痛时，采用正规抗心绞痛治疗以缓解症状。⑤心肌梗死时，如果患者能耐受，可使用 β 受体阻滞剂；阿司匹林不作为预防用药，但可以作为治疗用药。⑥周围血管病变重在预防，建议患者戒烟并适当增加运动。

CKD 时心血管疾病危险因素的干预：传统危险因素如控制高血压、纠正脂质代谢异常等。非传统危险因素的干预包括贫血、炎症、钙磷代谢紊乱的干预，对于有明显心血管疾病的 CKD 患者，服用小剂量阿司匹林(80~100mg/d)可能减少心血管事件。

【问题 27】该患者是否合并上消化道出血？该如何处理？

思路　该患者便常规隐血(++)，可能有上消化道出血。追问病史，近 2 个月开始口服铁剂治疗，提示可能为口服铁剂所致的假阳性。建议患者停用铁剂，禁用动物内脏等含铁饮食，3d 后复查便隐血。观察期间注意血压、心率及血红蛋白的变化。

3d 后复查便隐血(−)。

> 知识点
>
> ### CKD 患者的粪隐血阳性诊断及处理中的注意事项
>
> ① CKD 患者经常服用铁剂等治疗,便隐血阳性可能为口服铁剂所致,需进一步鉴别;② CKD 晚期患者消化道出血也较常见,多是由胃黏膜糜烂或消化道溃疡所致;③消化道出血的处理原则与普通患者大致相同,但应注意 CKD 患者凝血功能欠佳、部分药物代谢异常等因素。

(李荣山)

推荐阅读文献

［1］国家卫生计生委合理用药专家委员会 , 中国医师协会高血压专业委员会 . 高血压合理用药指南 (第 2 版). 中国医学前沿杂志 (电子版), 2017, 9 (7): 28-126.

［2］王海燕 . 肾脏病学 . 3 版 . 北京 : 人民卫生出版社 , 2008.

［3］中国成人血脂异常防治指南修订联合委员会 . 中国成人血脂异常防治指南 (2016 年修订版). 中华心血管病杂志 , 2016, 44 (10): 833-853.

［4］中华医学会肾脏病学分会肾性贫血诊断和治疗共识专家组 . 肾性贫血诊断与治疗中国专家共识 (2018 修订版). 中华肾脏病杂志 , 2018, 34 (11): 860-866.

［5］DRÜEKE T B, PARFREY P S. Summary of the KDIGO guideline on anemia and comment: reading between the guidelines. Kidney Int, 2012, 82 (9): 952-960.

［6］KETTELER M, BLOCK G A, EVENEPOEL P, et al. Executive summary of the 2017 KDIGO Chronic Kidney Disease-Mineral and Bone Disorder (CKD-MBD) Guideline update: what's changed and why it matters. Kidney Int, 2017, 92 (1): 26-36.

［7］Kidney Disease: Improving Global Outcomes (KDIGO) CKD-MBD Work Group. KDIGO clinical practice guideline for the diagnosis, evaluation, prevention, and treatment of chronic kidney disease-mineral and bone disorder (CKD-MBD). Kidney Int Suppl, 2009, 113 (113): 1-130.

［8］Kidney Disease: Improving Global Outcomes (KDIGO) CKD Work Group. KDIGO 2012 clinical practice guideline for the evaluation and management of chronic kidney disease. Kidney Int Suppl, 2013, 3 (1): 1-150.

［9］TONELLI M, WANNER C. Kidney Disease: Improving Global Outcomes Lipid Guideline Development Work Group Members. Lipid management in chronic kidney disease: synopsis of the Kidney Disease: Improving Global Outcomes 2013 clinical practice guideline. Ann Intern Med, 2014, 160 (3): 182.

第十四章 血液净化治疗

第一节 血 液 透 析

血液透析(hemodialysis,HD)是血液净化治疗常用的方式之一,也是终末期肾病患者肾脏替代治疗的主要方式之一。其主要利用半透膜原理,通过弥散及对流使血液与透析液中的溶质进行交换,清除血液中的废物,通过超滤清除体内潴留的水分,并同时纠正酸碱及电解质失衡,使患者体内内环境接近正常。血液透析能够清除血液中氮源性及其他源性代谢废物,纠正与肾衰竭相关的水、电解质及酸碱平衡紊乱,但无法纠正肾衰竭导致的内分泌紊乱。

简单地说,血液透析就是由透析机分别驱动血液和透析液通过透析器来完成透析和超滤的,主要包括的装置:透析器、透析溶液、输送血液及透析液的通路、提供动力并监测透析过程的设备。

透析器(简称滤器)是由聚氨基甲酸乙酯外壳和透析膜构成的。目前透析膜材料主要是改良纤维素膜和合成膜。临床上常用的中空纤维型透析器中,血流流经毛细管内,透析液流经毛细管外,两者呈逆向流动。根据膜对水和溶质的通透性不同,将透析膜分为低通透性和高通透性。透析液是由纯净水、钠、钾、镁、钙、氯、葡萄糖及碳酸氢盐或醋酸盐组成。目前多用碳酸氢盐缓冲液。透析液的成分包含在透析浓缩液中,碳酸氢盐单独保存,在使用时由透析机按一定比例混合纯净水、浓缩透析液及碳酸氢盐配制成透析液。透析用水的纯度对于透析质量至关重要,是由水处理系统实现的。透析机还有泵控制、压力和流量监测、漏气监测、血压监测器等组件,具备调整透析液组成、监测血液生化、通路流量、透析剂量等功能。

现代的血液透析技术设备不断改进和完善,血液透析治疗不仅仅能挽救终末期肾病患者的生命,更能提高患者生存质量,延长患者寿命。

住院病历摘要

患者,男性,45岁,因"间断双下肢水肿8个月,加重伴胸闷、气促1周"入院。患者入院前8个月出现间断双下肢水肿,以午后为重,晨起可消退,自觉尿中泡沫增多,无肉眼血尿,无心慌、气紧,无恶心、呕吐,无尿量改变等不适。患者未做进一步检查及治疗。入院前1周,患者受凉后出现咳嗽、咳痰,同时出现双下肢水肿加重,持续无缓解,活动感心慌不适,伴尿量减少,每日约500ml。2d前出现恶心不适,心慌、气紧加重,夜间阵发呼吸困难,喜高枕位,到当地医院就诊。检查血常规提示:白细胞计数11.78×10^9/L,中性粒细胞百分比78%,血红蛋白92g/L,血小板计数103×10^9/L;肾功能:尿素氮38.34μmol/L,肌酐1 049μmol/L。患者为进一步治疗入院。患病以来,精神欠佳,食欲下降,尿如上述,粪便正常,体重增长5kg。

体格检查:体温36.1℃,脉搏115次/min,呼吸25次/min,血压168/110mmHg。被动体位,高枕卧位,呼吸稍促,颜面轻度水肿,睑结膜轻度苍白,颈静脉充盈,肝颈征阴性,双肺下部呼吸音降低,双肺下部较多细湿鸣。心界向左扩大,心尖搏动点位于第5肋间左锁骨中线上,心率约115次/min,心律齐,瓣膜区未闻及杂音。腹软,无压痛及反跳痛,肝脾未扪及,移动性浊音阴性。双下肢中度凹陷性水肿。

【问题1】针对该患者,入院后临床医师应积极为患者完善哪些检查,以助诊断和进一步治疗?

思路 从患者病史及外院的初步检查,应考虑患者存在肾衰竭。需要明确:①肾衰竭是急性还是慢性;②肾衰竭的病因;③肾衰竭是否导致了系统并发症,包括慢性并发症和急性并发症;④是否有需要紧急透析处理的危及生命的并发症,如高钾血症,严重的电解质、酸碱平衡紊乱,尿毒症心包炎等。因此患者入院后应积极完成血常规、肝肾功能、电解质、血气分析、凝血功能、脑钠肽、尿常规、尿蛋白定量,胸部CT、心脏及肾脏彩超,并完善贫血代谢物、PTH、传染病标志物及继发性肾脏疾病相关指标筛查。

住院诊断及治疗经过

血常规:白细胞计数 8.98×10^9/L,中性粒细胞百分比 78.5%,血红蛋白 82g/L,血小板计数 225×10^9/L,C 反应蛋白 17.16mg/L。血生化:尿素氮 30.5μmol/L,肌酐 1 030.6μmol/L,eGFR 4.65ml/(min·1.73m²),血钾 5.19mmol/L,二氧化碳结合力 15.6mmol/L,血钙 2.05mmol/L,血磷 2.02mmol/L。脑钠肽 2 097.1ng/L。血气分析提示:pH 7.31,碱剩余 –6mmol/L,碳酸氢根 20mmol/L。尿常规:蛋白(+++),隐血(+++),尿比重 1.012;24h 尿蛋白定量 2.3g;凝血功能正常。PTH 650ng/L。体液免疫、ENA 抗体谱、ANCA、血尿游离轻链、免疫固定电泳、乙肝标志物、丙肝标志物、HIV 及梅毒血清学检查阴性。

胸部 CT:双肺多发磨玻璃影,双侧胸腔少至中量积液,邻近肺叶压迫性不张,考虑肺水肿可能。心脏不大,心包少量积液。头颅 CT 未见明显异常。

心脏彩超:左室肥大,左房增大,收缩功能重度降低,射血分数 28%,心包未见液性暗区。

双肾彩超:双肾轮廓欠清,右肾大小约 7.5cm×3.4cm,左肾大小约 8.2cm×3.7cm,实质回声增强,皮髓质分界欠清,双肾血流灌注差。

【问题 2】根据患者目前的病史及实验室检查结果,初步诊断考虑什么?

思路　患者肾功能检查提示肌酐明显升高,结合病程 8 个月,双肾彩超提示肾脏缩小改变,应考虑慢性肾衰竭。继发性肾脏疾病筛查无阳性发现。患者伴有贫血、高血压、继发性甲状旁腺功能亢进的慢性并发症。患者有心慌、气紧,夜间阵发性呼吸困难,尿量减少表现。体格检查:双肺闻及湿啰音,双下肢凹陷性水肿,胸部 CT 有肺水肿表现,应考虑合并急性左心衰竭。因此诊断:慢性肾小球肾炎,慢性肾衰竭(CKD 5 期)肾性贫血,肾性高血压,继发性甲状旁腺功能亢进,急性左心衰竭。

【问题 3】患者入院后给予利尿、扩张血管等纠正心功能不全治疗,入院 12h 尿量仅 300ml,仍感心累、气紧不适,不能平卧,双肺闻及较多湿啰音。目前急需进行的治疗是什么?

思路　患者目前 eGFR 4.65ml/(min·1.73m²),处于 CKD 5 期,且伴有明显水钠潴留致左心功能不全表现。经过内科药物治疗,患者心功能改善不明显,尿量明显减少。因此要改善患者水钠潴留,心功能不全状况,需要立即行血液透析治疗。

知识点

慢性肾衰竭患者开始肾脏替代治疗的指征

1. 对于达到 CKD 4 期[eGFR<30ml/(min·1.73m²)]的患者,包括首次就诊时立即需要维持透析治疗的患者,应接受肾衰竭及治疗选择的教育,治疗选择包括肾移植、腹膜透析、家庭或透析中心血液透析及保守治疗。患者的家属及护理人员也应该接受上述肾衰竭治疗选择的教育。

2. 对于选择透析治疗的患者,其开始维持性透析的决定应当主要基于对尿毒症相关症状和/或体征的评价,包括蛋白质能量消耗的证据、代谢性异常和/或容量负荷过重的情况能否通过药物治疗进行安全纠正,而不是在缺乏症状和体征时仅依据特定的肾功能水平就作出决定。对于没有症状和体征的慢性肾衰竭患者,大多数肾脏病学专家认为 eGFR<5ml/(min·1.73m²)应开始透析,不建议 eGFR<2ml/(min·1.73m²)再进行透析。

3. 当患者存在以下情况之一,应考虑紧急透析:①尿毒症心包炎;②尿毒症脑病;③难治性代谢性酸中毒;④难治性高钾血症,或出现高钾血症导致的心律失常;⑤持续或难治性的水负荷增加致肺水肿。

【问题 4】患者是否有进行血液透析治疗的禁忌?

思路　依据患者目前的 CKD 分期合并容量负荷过重表现,有开始行血液透析治疗的指征。患者无活动性出血表现,凝血指标及血小板检测正常;神志清楚配合治疗,生命体征平稳,无合并其他系统疾病。因此没有血液透析的禁忌证。

知识点

血液透析治疗的适应证及禁忌证

1. 适应证

(1)终末期肾病(具体同上述)。

(2)AKI:当出现下列任一情况时应进行透析治疗。①无尿 48h 以上;②血尿素氮 ≥ 21.4mmol/L;③血肌酐 ≥ 442μmol/L;④血钾 ≥ 6.5mmol/L;⑤血碳酸氢钠 <15mmol/L,二氧化碳结合力 <13.4mmol/L;⑥有明显水负荷增加,恶心、呕吐或意识障碍。

(3)药物或毒物中毒。

(4)严重水、电解质和酸碱平衡紊乱。

(5)其他,如严重高热,低体温等。

2. 禁忌证　无绝对禁忌证,但下列情况应慎用。

(1)颅内出血或颅内压增高。

(2)药物难以纠正的严重休克。

(3)严重心肌病变并有难治性心力衰竭。

(4)活动性出血。

(5)精神障碍不能配合血液透析治疗。

【问题5】患者要进行血液透析目前应选择何种透析通路?

思路　患者目前因心功能不全需要进行紧急血液透析治疗,尚未提前建立供长期血液透析用的动静脉内瘘,因此需进行中心静脉临时导管置入。由于患者心慌、气紧明显,无法取平卧位,选择右侧股静脉置入临时导管。

股静脉临时血液透析管置入术(视频)

知识点

血液透析用中心静脉导管置入的适应证和禁忌证

血液透析使用的中心静脉导管目前分为无隧道无涤纶套导管(临时导管)和带隧道带涤纶套导管(长期导管)。

1. 无隧道无涤纶套导管(临时导管)的适应证

(1)AKI 需要透析治疗。

(2)慢性肾衰竭患者内瘘成熟前需急诊透析治疗。

(3)维持性血液透析患者的通路丧失功能,需临时过渡。

(4)腹膜透析患者因病情需要临时血液透析。

(5)自身免疫性疾病需短期血液净化治疗。

(6)急性药物或毒物的血液净化治疗。

(7)其他:如顽固性心力衰竭需要单纯超滤治疗,人工肝的血液净化治疗等。

2. 带隧道带涤纶套导管(长期导管)的适应证

(1)慢性肾衰竭患者动静脉内瘘尚在成熟期,需要等待 4 周以上者,或拟行动静脉内瘘,但因病情需要尽快进入血液透析的患者。

(2)半年到 1 年内即可行肾移植的过渡期患者。

(3)部分生命有限的患者,尤其是合并晚期肿瘤的患者。

(4)不能建立动静脉内瘘不能肾移植的患者。

(5)患有严重动脉血管病的患者。

(6)低血压而不能维持动脉血流量的患者。

(7)反复心力衰竭发作,制作动静脉内瘘可能加重或诱发心力衰竭的患者。

3.禁忌证　无绝对禁忌证,以下皆为相对禁忌证。

(1)广泛腔静脉系统血栓形成。

(2)穿刺局部有感染。

(3)凝血功能障碍。

(4)患者不合作。

4.置管前的评估及准备

(1)患者是否配合。

(2)充分了解患者的病情:是否有心力衰竭、严重心律失常、休克、呼吸困难等危重情况。

(3)患者既往中心静脉置管史。

(4)根据条件选择合适的体位及置管部位,置管选择的顺序通常依次是:①右颈内静脉;②左颈内静脉;③右股静脉;④左股静脉;⑤锁骨下静脉。大多数患者优先选择右颈内静脉,心力衰竭患者可首选右股静脉。尽量不要在内瘘侧肢体或计划制作内瘘侧肢体留置锁骨下静脉导管。

(5)建议采用超声定位或超声波引导下穿刺。

(6)建议穿刺时配备心电监护仪、除颤仪及抢救药品和设备。

【问题6】患者开始首次血液透析治疗,透析治疗处方制订应包括哪些方面?

思路　患者首次接受血液透析治疗,透析治疗的处方应包括透析时长、血液流速、透析器的选择、体外抗凝方式、透析液流速、透析液配方及液体清除量。

知识点

透析处方制订

1.血流速度　首次透析血流速一般在150~200ml/min。以后可根据患者体重逐渐增加,血流量可至200~400ml/min。

2.透析时长　首次透析要求血尿素氮下降不超过30%,以免导致透析失衡综合征。因此首次透析时间以2h比较恰当。通常第2次透析时间为3h,第3次透析为3.5~4h,如果第2或3日透析前血尿素氮浓度仍然很高,同样需要缩短透析时间。但应注意,如果患者存在严重代谢紊乱,需要适当增加透析时间。以后进入规律透析,每周3次,每次至少4h透析。

3.透析器选择　首次透析选择相对膜面积小的透析器,如果使用高效透析器,需缩短透析时间,降低血流量,尽量使用膜生物相容性好的透析器。

4.液体清除量　首次透析超滤量不应超过2L。对于容量负荷重和肺水肿的患者可以用单纯超滤来清除额外水分。一般单次透析脱水量最大不超过干体重的6%,液体清除速率以15ml/(kg·h)或更低为宜。在1~3个月内逐步使患者透后体重达到理想的干体重。

5.透析液流速　一般保持在500ml/min。

6.透析液配方　通常使用碳酸氢盐透析液。透析液钠浓度是可以调节的,对于血浆钠低于130mmol/L的患者,应当保持透析液钠浓度高于透析前血浆钠15~20mmol/L以内。对于高钠血症的患者,透析液钠浓度应等于或略高于血浆钠浓度。透析液钾浓度一般为0~3mmol/L。

7.抗凝方式　首次透析,尤其进行了深静脉置管的患者,建议采用无肝素透析。若患者无出血性疾病,凝血功能正常,无近期手术需求或手术创伤史,可以使用抗凝剂进行透析。目前常用的抗凝剂有普通肝素、低分子肝素、枸橼酸、阿加曲班等。

【问题7】患者在第一次透析结束后,感到恶心、呕吐、头痛。体格检查:血压150/90mmHg,神志清楚,无颈部阻抗,四肢肌力及肌张力正常,病理征阴性。应考虑什么原因?

思路　首先应注意排除脑血管意外,但患者神志清楚,无神经系统阳性体征,不支持。高血压急症如高血压脑病、高血压危象也可引起该症状,但患者血压无明显升高,不支持。需要考虑到透析相关的并发症——失衡综合征。

知识点

失衡综合征的定义、机制及防治

1. 定义 失衡综合征指透析过程中或透析结束后不久,出现以神经系统表现为主的症状,如烦躁、头痛、呕吐、血压升高,严重时嗜睡、癫痫样大发作、昏迷,甚至死亡,无神经系统定位体征。

2. 发病机制 血液透析清除血液中小分子物质引起血浆渗透压降低,由于血脑屏障限制,脑组织渗透压高于血浆渗透压,细胞膜内外渗透压失去平衡,低渗液体进入脑组织,引起继发性脑水肿。

3. 预防 首次透析采用低血流量、短时间,增加透析频次,可以明显减少透析失衡的发生。对于严重水肿、酸中毒、血尿素氮过高的患者不选用膜面积大或高效透析器。

4. 治疗 轻症患者可静脉推注高渗葡萄糖或高渗盐水,严重者应停止透析,静脉滴注 20% 甘露醇。癫痫样发作时可静脉注射地西泮,或使用苯巴比妥类药物。

【问题8】患者上机血压155/85mmHg,患者透析计划超滤3.5kg,透析3h患者出现心慌、耳鸣、视物模糊、出汗不适,测血压 100/60mmHg,心率约 110 次/min。考虑患者出现透析中低血压发生,导致透析低血压的原因是什么？应如何防治？

思路 该患者体重约 50kg,透析超滤 3.5kg,单位时间超滤超过 15ml/(kg·h),超滤过多。该患者心脏彩超提示左室增大,心脏收缩功能差,合并心脏疾病,因此患者的心脏输出功能会影响患者血管充盈率,导致患者出现低血压。

考虑患者出现低血压的原因主要为超滤过多,处理主要以减少或停止超滤,适当补充盐溶液为主,同时可以放低患者头部,必要时可给予 20% 甘露醇 50ml 或白蛋白溶液提升血容量。

知识点

1. 透析中低血压的定义及常见的原因

透析中低血压的定义:透析中收缩压下降 >20mmHg 或平均动脉压降低 10mmHg 以上,并有低血压症状。

常见的原因:①患者自身的因素,如糖尿病、自主神经功能紊乱、心脏储备功能下降、心律失常、体重增加过多、透析过程中进食、贫血等;②治疗相关因素,如超滤速度过快、使用降压药物、血浆渗透压下降过快、透析液温度高、低钠透析液、低渗透析液、使用醋酸盐、透析器过敏反应等。

2. 透析中低血压的预防和处理

(1)若患者反复出现低血压发作,应首先评估常见的导致患者低血压的因素。

1)干体重是否设置太低？ 处理:提升干体重。

2)在透析前使用短效降压药？ 处理:建议改为透析后服用,长效降压药可不做调整。

3)透析间期的患者体重增加是否太多？ 处理:限制患者水、电解质摄入,并寻找有无隐性液体摄入。

4)透析液钠含量？ 处理:保持高于血浆钠水平。

5)透析液温度高？ 处理:降低透析液温度至 34~36℃。

6)严重贫血？ 处理:明确血红蛋白水平,寻找致重度贫血原因,纠正贫血。

7)透析中进食？ 处理:尽量避免。

(2)低血压处理:大多数低血压是由于超滤过多引起的,可快速纠正。但如果患者经过补液处理仍不能恢复,应注意排除其他原因,如心脏疾病、消化道大出血、败血症等。

(3)透析中低血压处理的紧急措施

1)放低患者头部。

2) 降低超滤率至零。

3) 输入生理盐水 100ml, 或 20% 甘露醇 50ml 或白蛋白溶液。

(4) 上述处理后, 若血压不能很快恢复, 可继续补充盐溶液。

3. 干体重的评估

(1) 定义: 临床上通过透析超滤能够达到的最大限度的体液减少, 且不发生低血压时的体重, 即采用血液透析缓慢超滤至出现低血压时的体重。此时患者体内基本无多余水分潴留, 也不缺水, 达到感觉舒适的理想体重。

(2) 评估干体重的方法: ①透析过程中无明显的低血压。②透析前血压得到有效控制。③临床无水肿表现。④胸部 X 线检查: 无肺淤血征象; 心胸比值: 男性 <50%, 女性 <53%。⑤超声评价: 了解下腔静脉直径和体表面积比。如果比值 >11.5mm/m², 提示水负荷过重; 如果比值 <8mm/m², 提示容量不足。⑥心钠素值评估。⑦有条件者也可以应用生物电阻抗法进行评估。目前没有测定干体重的金标准, 实际工作中, 多采用临床评估方法。

患者于今日透析过程中出现畏寒、发热, 体温最高 39℃, 感右侧下肢置管部位疼痛。患者无咳嗽、咳痰, 无尿频、尿痛, 无腹泻等不适。体格检查: 体温 39℃, 呼吸 22 次/min, 脉搏 115 次/min, 血压 105/65mmhg, 双肺呼吸音清晰, 未闻及干、湿啰音, 心律齐, 瓣膜区未闻及杂音, 腹软, 无压痛及反跳痛, 右下肢置管处可见皮肤发红, 有触痛, 可见脓性分泌物。急查血常规: 白细胞计数 15.6×10^9/L, 中性粒细胞百分比 90%, 血红蛋白 90g/L, 血小板计数 130×10^9/L, C 反应蛋白 112mg/L, 降钙素原 5.6μg/L。

【问题 9】考虑患者发热原因是什么? 需要进一步完善什么检查?

思路 患者于透析中出现发热, 体格检查发现右下肢置管处皮肤发红, 出口部位脓性分泌物, 应考虑存在导管相关感染。目前能确定有导管出口处感染, 但应进一步行分泌物病原学涂片及培养检查, 并抽取导管及外周血培养, 明确有无导管相关败血症。

【问题 10】患者置管处分泌物培养及血培养均报告提示金黄色葡萄球菌感染, 该患者应采取什么治疗方案?

思路 根据目前的检查结果, 患者应考虑诊断导管出口感染及导管相关败血症。患者应拔除股静脉置管, 48h 后再换部位置管, 以选择右侧颈内静脉置管为宜。同时抗感染治疗, 可根据药敏试验选择敏感的抗生素。抗生素治疗应持续至少 3 周, 并复查血培养。应注意观察患者体温变化, 若持续发热, 应注意搜索有无葡萄球菌导致的转移性感染病灶。

知识点

导管相关感染的预防及处理

1. 导管感染 预防导管感染的发生与患者的个人卫生习惯、工作人员的操作及通路的特性有关。

(1) 注意操作过程中的手卫生、皮肤消毒及无菌操作。

(2) 导管护理: 注意检查有无早期感染。管腔不能暴露在空气中, 一旦取下导管"帽"就要接上注射器。取下导管"帽"前, 应使用聚维酮碘消毒。

(3) 置管处敷料应保持干燥。

(4) 如发现早期感染征象, 应尽早局部使用抗生素软膏或抗生素封管。

(5) 可使用莫匹罗星滴鼻消除鼻内携带的葡萄球菌, 60% 的透析患者能够有效降低感染率。

(6) 限制导管留置时间(股静脉 1~2 周, 颈内静脉 3~4 周), 若需较长时间留置导管, 应选用带隧道带涤纶套导管。

(7) 导管只作透析专用, 不作输液、肠外营养等其他用途。

2. 导管相关感染处理 透析患者有不明原因的发热时应作出导管相关性菌血症的推测性诊断。

(1) 出口感染: 抗菌治疗 1~2 周, 若感染持续则拔管。

（2）隧道感染：拔管，抗菌 1~2 周，必要时感染区切开引流。

（3）伴菌血症：拔管，抗菌 2~3 周，若疗效差，应考虑化脓性血栓性静脉炎或转移性感染。

【问题 11】患者已行血液透析治疗超过 3 周，目前无慌累、气紧，血压波动在 130/80mmHg 左右，复查心脏彩超提示患者心功能有改善，射血分数 45%。体温正常 2 周，复查血培养阴性。透析前肾功能复查：肌酐 950μmol/L，尿量约 400ml/d。患者需要接受长期维持血液透析治疗，下一步治疗需要做什么？

思路　该患者诊断慢性肾衰竭（CKD 5 期）需长期维持肾脏替代治疗，患者选择血液透析方式作为长期肾脏替代治疗方式，经前期临时中心静脉置管透析治疗后，患者心力衰竭症状纠正。抗感染治疗已足疗程，复查血培养阴性。患者不能脱离透析，需考虑建立永久性血管通路。以腕部自体动静脉内瘘为首选。

知识点

1. 自体动静脉内瘘手术建立前的评估　在为患者建立自体动静脉内瘘前应对患者进行病史、物理检查及辅助检查的相关评估。

（1）病史评估：应注意以下病史。

1）中心静脉穿刺置管史。

2）外周静脉穿刺置管史。

自体动静脉内瘘成
形术（视频）

3）心脏起搏器植入史。

4）外周血管疾病史。

5）外科手术史，如乳腺根治术，上肢、颈部或胸部手术史。

6）心力衰竭史。

7）糖尿病病史。

8）吸烟史。

9）合并症如肿瘤或其他影响患者预期寿命的疾病史。

10）凝血功能异常史。

（2）物理检查

1）动脉系统：血压和脉搏的对称性，动脉弹性及 Allen 试验。

Allen 试验：压迫患者桡动脉和尺动脉使手苍白，然后分别放开两侧动脉，观察血液能否回流至整只手。如果手部血液没有重新充盈，则禁止前臂行动静脉内瘘端端吻合术。

2）静脉系统：流出静脉的连续性和可扩张性（止血带试验），中心静脉（水肿，侧支循环）。

（3）辅助检查

1）彩色多普勒超声：了解动静脉直径，静脉可扩张性，通畅情况及静脉距皮肤距离。

2）血管造影：必要时可行血管造影，检查动脉及中心静脉。

3）心脏系统评估：通过检查评估心功能，左室射血分数 <30%，暂不宜进行内瘘手术。

2. 手术后的注意事项

（1）手术侧肢体适当抬高减轻肢体水肿。

（2）密切监测血管杂音，伤口有无渗血及肢端有无苍白、发凉等。

（3）手术侧禁止压迫，禁止非透析穿刺，禁止测血压。

（4）一般不常规使用抗生素及抗凝剂。

（5）注意监测血压，避免低血压发生。

（6）术后 24h 尽量避免进行血液透析。

（7）术后 7d 应开始进行握球等肌肉锻炼。

【问题 12】患者已行左前臂自体动静脉内瘘手术近 6 周,目前的中心静脉临时导管流量欠佳,如何确定患者内瘘是否能使用了?

思路　自体动静脉内瘘成熟是指能满足血液透析所需要的血流量。可以通过物理检查判断患者内瘘震颤,走行是否平直,粗细是否均匀,血管弹性及有无足够的穿刺区域等。同时可行检查测定内瘘血流量、内径及距皮深度判断内瘘是否成熟。

知识点

自体动静脉内瘘成熟的判断标准

自体动静脉内瘘成熟是指内瘘透析时易于穿刺,穿刺时渗血风险最小,在整个透析过程中均能提供充足的血流,满足每周 3 次以上的血液透析治疗。

自体动静脉内瘘成熟判断的标准:① 物理检查。吻合口震颤良好,无异常增强,减弱或消失;瘘体段静脉走行平直,粗细均匀,有足够的穿刺区域;瘘体血管弹性良好,能触及震颤。②测定内瘘自然血流速度 >500ml/min,内径 ≥ 5mm,距皮肤距离 <6mm。

【问题 13】患者已使用内瘘规律血液透析治疗近 1 个月,患者目前的透析治疗剂量是否合适,应通过哪些指标进行评价?

思路　使患者达到透析治疗充分,以提高患者生活质量,减少合并症,帮助患者保持生活和工作的能力是透析治疗的目的。因此评估透析充分性应包括患者的身心健康情况、患者的营养状态、超滤充分性、溶质清除率指标、血压控制、贫血、酸中毒及骨病控制情况。

自体动静脉内瘘上
机和回水下机操作
流程(视频)

知识点

血液透析充分性的评价标准

1. 患者自我感觉良好。

2. 透析并发症较少,程度较轻。

3. 患者营养状态良好,血浆白蛋白水平 ≥ 40g/L。

4. 患者血压和容量状态控制良好,透后体重维持干体重,透析前血压 <140/90mmHg,透析后血压 <130/80mmHg。

5. 患者电解质及酸碱水平在正常范围。

6. 血液透析溶质清除达标。血液透析溶质清除的评估常用指标主要是反应小分子溶质清除的指标,包括单室(single-pool,sp)尿素清除指数(Kt/V)、尿素下降率(URR)。建议每周 3 次透析的患者,单次 spKt/V 最低达到 1.2,目标值 1.4。尿素下降率最低达到 65%,目标值 70%。

中分子(如 β_2 微球蛋白)和大分子溶质的清除率没有作为常规检测指标。但有指南推荐透析间期 β_2 微球蛋白的浓度应 <30mg/L,目标为 25mg/L。

透析中血流动力学的稳定及小分子物质的有效清除是血液透析治疗的短期目标,而透析患者的营养状态、生活质量及中大分子物质的有效清除应是血液透析治疗的长期目标。透析剂量的评估应每月进行一次,根据以上指标做相应调整。

(王 莉)

推荐阅读文献

[1] 陈香美 . 血液净化标准操作教程 . 北京 : 人民军医出版社 , 2010.

[2] 王海燕 . 肾脏病学 . 3 版 . 北京 : 人民卫生出版社 , 2008.

[3] 中国医师协会肾脏病医师分会血液透析充分性协作组 . 中国血液透析充分性临床实践指南 . 中华医学杂

志, 2015, 95 (34): 2748-2753.

[4] 中国医院协会血液净化中心管理分会血液净化通路学组. 中国血液透析用血管通路专家共识 (第1版). 中国血液
净化, 2014, 13 (8): 549-558.

[5] KUKITA K, OHIRA S, AMANO I, et al. 2011 update Japanese Society for Dialysis Therapy guidelines of vascular access construction and repair for chronic hemodialysis. Ther Apher Dial, 2015, 19 (1): 1-39.

[6] LEVY J, BROWN E, LAWRENCE A. Oxford handbook of dialysis. 4th ed. Oxford: Oxford university press, 2016.

[7] National Kidney Foundation. KDOQI clinical practice guideline for hemodialysis adequacy: 2015 update. Am J Kidney Dis, 2015, 66 (5): 884-930.

[8] WATANABE Y, KAWANISHI H, SUZUKI K, et al. Japanese Society for Dialysis Therapy clinical guideline for Maintenance hemodialysis: hemodialysis prescriptions. Ther Apher Dial, 2015, 19 (Suppl 1): 67-92.

[9] WATANABE Y, YAMAGATA K, NISHI S, et al. Japanese Society for Dialysis Therapy clinical guideline for hemodialysis initiation for maintenance hemodialysis. Ther Apher Dial, 2015, 19 (1): 93-107.

第二节　腹　膜　透　析

腹膜透析（peritoneal dialysis）的基本原理是利用腹膜作为半透膜,利用重力作用将配制好的透析液经导管灌入患者的腹膜腔,由于腹膜两侧存在溶质的浓度梯度差,高浓度一侧的溶质向低浓度一侧移动(弥散作用);水分则从低渗一侧向高渗一侧移动(渗透作用)。通过腹膜透析液不断地更换,以达到清除体内代谢产物和毒物,纠正水、电解质、酸碱平衡紊乱的目的。

腹膜是腹膜透析的物质基础,它被覆于腹、盆腔壁的内面和腹、盆腔脏器的表面,分为壁腹膜和脏腹膜。一个体表面积为 $1.73m^2$ 的成人,其腹膜的总面积约为 $2.2m^2$。壁腹膜和脏腹膜相互延续、移行共同围成一个不规则的潜在腔隙,即腹膜腔,也称腹膜囊。腹膜结构和功能的完整性是腹膜透析成功的前提条件。腹膜主要由间皮细胞及间皮细胞下结缔组织构成,后者富含大量的细胞成分、淋巴管及小血管。腹膜透析的过程主要是通过毛细血管和毛细血管后小静脉的弥散作用对溶质进行转运,通过渗透超滤原理进行水分清除。近期研究发现,腹腔淋巴回流也是腹膜透析时液体和溶质回流入血的重要途径。

1923 年德国医生 Ganter 最早将腹膜透析用于临床。1976 年 Moncrief 和 Popovich 提出持续性非卧床腹膜透析(continuous ambulatory peritoneal dialysis, CAPD)后,腹膜透析得到了快速的发展。目前不仅成为终末期肾病患者肾脏替代治疗方法之一,也是有效治疗 AKI 的替代治疗方法之一。作为肾脏替代治疗的两种方式,腹膜透析和血液透析各有其优、缺点,在临床应用上互为补充,两种透析方式下患者生存期并无明显差别。与血液透析相比,腹膜透析有其独特的优势:①是一种便捷的居家式透析方式;②能更好地保护残余肾功能;③操作简单,时间、地点灵活,不需要依赖特殊的医疗设备;④对血流动力学影响小,尤其更适合于合并心血管疾病的患者;⑤感染病毒性肝炎、梅毒等血源传染病的危险性低;⑥不需要建立血管通路;⑦生化指标波动小;⑧对中分子物质的清除更为有效。

腹膜透析技术有多种模式,常用的有 CAPD 和自动化腹膜透析(automatic peritoneal dialysis, APD)两种。腹膜透析的模式及剂量应强调个体化。开始腹膜透析时,首先应根据患者体格大小、残余肾功能和临床情况综合考虑制订个体化初始透析处方。接受腹膜透析治疗后,应定期进行透析充分性评估,同时通过腹膜平衡试验(peritoneal equilibration test, PET)评估腹膜转运特性。在溶质清除方面,目前国内外指南均建议透析充分性评估指标每周尿素清除指数(Kt/V) ≥ 1.7,肌酐清除率 ≥ 50L/(周·$1.73m^2$)。在容量清除方面,特别强调容量平衡,结合患者残余尿量、透析超滤量、活动量、血压等因素制订饮食摄入液体量和透析处方,直至达到治疗目标。

在腹膜透析相关的并发症中,腹膜透析相关腹膜炎是腹膜透析患者最常见的急性并发症,也是造成腹膜透析技术失败的主要原因之一。腹膜透析相关腹膜炎会导致住院率上升、治疗费用增加、退出率增高。由于腹膜炎可以导致患者腹膜功能损伤、转血液透析甚至死亡,应给予充分重视、规范诊治,以降低其发生率、改善腹膜透析患者生存率和技术生存率。经过数十年的发展,腹膜透析患者的预后已有明显的改善,这种治疗方式颇适合我国的国情需要,在我国大力开展和推广规范性腹膜透析很有必要。

　　患者,女性,51岁。主因"间断水肿、蛋白尿9年,恶心1个月,加重1周"来医院门诊就诊。患者9年前确诊肾病综合征,肾穿刺活检组织病理学检查提示为"Ⅱ期膜性肾病",曾用泼尼松、环磷酰胺(CTX)及其他免疫抑制剂治疗,但依从性差,不规律复诊,常自行减量或停用药物。3年前复查血肌酐206μmol/L,并伴有血压升高。建议低蛋白饮食,服用复方α酮酸、肠道排毒药物及厄贝沙坦降血压等对症支持治疗。此后多次复查肌酐逐渐升高,1个月前患者开始出现食欲缺乏、恶心,偶伴有呕吐,呕吐物为胃内容物。在当地县医院查血压156/65mmHg,血红蛋白83g/L,尿蛋白(++),血肌酐695μmol/L,双肾超声示左肾80mm×34mm,右肾78mm×32mm,皮髓质分界不清。当地医院给予对症支持治疗,症状无明显改善。近1周恶心、呕吐症状进一步加重,血压控制不佳,高达170/100mmHg,伴有疲乏、下肢水肿,故到上级医院就诊。否认糖尿病、冠心病病史,否认结核、肝炎等传染病病史,无外伤及手术史。否认食物及药物过敏史。久居原籍,否认疫水及有毒、放射性物质接触史。无烟酒嗜好。

　　初步病史采集后,因为患者有CKD病史9年,血肌酐升高3年余,近1个月食欲缺乏、恶心,近1周症状加重,对于此类患者,临床上随之需要考虑以下3个相关问题。

　　【问题1】该患者进一步需做哪些检查?

　　思路　尿常规、24h尿蛋白定量、血常规、肝肾功能、血气分析、电解质、全段PTH、肾脏超声。

　　尿常规:蛋白(++),尿红细胞2个/HP;24h尿蛋白定量0.8g/d;血红蛋白80g/L;血浆白蛋白30g/L;肾功能:血清肌酐753μmol/L,血尿素氮27.2mmol/L,尿酸573μmol/L/;血pH 7.30,碳酸氢根16mmol/L;血钾5.3mmol/L,钙1.52mmol/L,磷1.9mmol/L;全段PTH 336.9ng/L;双肾超声:左肾79mm×34mm,右肾76mm×33mm。

　　【问题2】根据病史及检查结果,该患者的诊断是什么? 是否需要入院进一步治疗?

　　思路　该病例诊断为慢性肾小球肾炎,膜性肾病,慢性肾衰竭(CKD 5期),肾性贫血,肾性高血压,慢性肾脏病-矿物质和骨异常(CKD-MBD),代谢性酸中毒。需要住院进一步治疗。

　　【问题3】该患者如何治疗?

　　思路　①首先积极给予对症治疗,缓解症状;②全面评估患者的临床综合状况及患者的残肾功能,确定患者是否需要肾脏替代治疗;③如果有肾脏替代治疗指征,向患者宣教,介绍血液透析及腹膜透析两种肾脏替代治疗方式的特点,并和患者及家属协商选择透析治疗模式。

　　入院后首先积极给予纠正酸中毒、降血压、纠正贫血等对症处理,并监测血压、24h尿量(尿量1 100ml/d),患者症状有所缓解。同时完善全面体格检查,包括患者身高(162cm)、体重(54kg),以及相关的实验室检查,并根据CKD-EPI公式评估患者的残肾功能[eGFR 4.89ml/(min·1.73m^2)],因此,患者有长期肾脏替代治疗的指征。经宣教后,患者选择腹膜透析治疗模式。

　　知识点

　　1. 腹膜透析的优缺点　①优点:操作简单,可居家操作;对中分子物质的清除更为有效;占用医疗资源少;残肾功能保护较好;对机体内环境、血流动力学影响小;血液传播疾病风险小;社会回归率高。②缺点:需每日透析,由患者或照顾者进行透析操作;需定期到医疗机构购买透析液,并占用一定的空间储备透析用品;由于腹腔与外界相通有发生腹膜炎的风险,尽管随着腹膜透析技术的改进,腹膜炎的发生率已大幅降低;腹腔压力增高相关并发症;透出液中丢失一定量的氨基酸、蛋白质等营养物质等。

2. 血液透析的优缺点　①优点：能快速有效地清除小分子溶质和水分，可短时间内缓解尿毒症的紧急并发症，如高钾、酸中毒、心力衰竭等；家中不必准备透析用品；与医护人员的接触较为频繁。②缺点：每次透析需要行瘘管穿刺；对机体血流动力学影响大；残肾功能丢失较快；血液传播疾病风险相对大；每周需多次往返医院。

3. 腹膜透析和血液透析互为补充，可相互转换，一体化治疗，两种透析方式的患者长期生存率没有明显差别。

患者选择了腹膜透析治疗模式，要考虑随之而来的以下 3 个问题。

【问题 4】腹膜透析的适应证和禁忌证有哪些？

知识点

腹膜透析的适应证和禁忌证

1. 腹膜透析的适应证

(1)慢性肾衰竭：腹膜透析适用于多种原因所致的慢性肾衰竭治疗。下列情况可优先考虑腹膜透析：①老年人、婴幼儿和儿童；②有心、脑血管疾病史或心血管状态不稳定等；③血管条件不佳或反复动静脉造瘘失败；④凝血功能障碍伴明显出血或出血倾向；⑤尚存较好的残余肾功能；⑥偏好居家治疗者；⑦交通不便的患者。

(2)急性肾衰竭或 AKI。

(3)急性药物和毒物中毒，尤其是有血液透析禁忌证或无条件进行血液透析患者，可考虑腹膜透析治疗。

(4)急性肝衰竭、慢性肝脏疾病、肝性脑病、高胆红素血症等肝病的辅助治疗。

(5)其他充血性心力衰竭、水电解质或酸碱平衡紊乱、急性胰腺炎、银屑病、MM 等。

(6)经腹腔给药和营养支持等。

2. 腹膜透析的禁忌证

(1)绝对禁忌证：①慢性或反复发作的腹腔感染；②各种原因导致的腹膜广泛纤维化、粘连，透析面积减少，使腹膜的透析效能降低；③腹壁广泛感染或严重烧伤或其他皮肤病，导致无合适部位置入腹膜透析导管；④难以纠正的器质性问题，如难以修补的疝、腹裂等；⑤严重腹膜缺损；⑥无法自行操作或精神障碍又无合适照顾者的患者。

(2)相对禁忌证：①腹部大手术 3d 内；②腹腔有局限性炎性病灶；③腹腔内有新鲜异物，如腹腔内血管假体术，右室 - 腹腔短路术后 4 个月内；④炎症性或缺血性肠病或反复发作的憩室炎；⑤肠梗阻、腹部疝未修补、严重的椎间盘疾病；⑥严重的全身性血管病变；⑦妊娠晚期、腹内巨大肿瘤及巨大多囊肾病患者；⑧慢性阻塞性肺气肿、严重肺功能不全；⑨高分解代谢、严重营养不良；⑩过度肥胖。

【问题 5】腹膜透析模式有哪些？

思路　腹膜透析模式有多种，最常见的有 CAPD 和 APD。

知识点

腹膜透析模式

1. CAPD 是目前最常用的腹膜透析模式。CAPD 是 1976 年由 Popovich 和 Moncref 在氮平衡的基础上提出来的，为每日 24h 患者腹腔内均留置有腹膜透析液，持续进行溶质交换和超滤的透析方式。一般常规 CAPD 每日交换透析液 3~5 次，每次使用透析液 1.5~2L，透析液白天每次在腹腔内留置 4~6h，晚上留置 10~12h。白天，患者除更换透析液的短暂时间内不能自由活动外，其他时间均可自由活动或从事日常工作。维持性透析的患者大多采用 CAPD 治疗。

2. APD 泛指所有利用腹膜透析机进行腹膜透析液交换的各种腹膜透析模式,包括间歇性腹膜透析(intermittent peritoneal dialysis,IPD)、夜间间歇性腹膜透析(nocturnal intermittentperitoneal dialysis,NIPD)、持续循环式腹膜透析(continuous cycling peritoneal dialysis,CCPD)、潮式腹膜透析(tidal peritoneal dialysis,TPD)。APD 在西方国家的使用近年呈快速增长趋势。APD 最明显的优点在于它是利用机械自动完成腹膜透析过程中的透析液交换,使患者及家属从繁复的手工操作中解脱,并且可在晚上患者休息时进行,尤其适合白天需要工作的患者使用,对调整患者的社会角色更有优势。

【问题 6】腹膜透析液的主要成分是什么?

思路 腹膜透析液是腹膜透析的重要组成部分,主要由三部分构成:渗透剂、缓冲液和电解质。

理想的腹膜透析液应满足以下要求:①渗透剂具有良好的超滤作用(ultrafiltration),能有效清除终末期肾病患者体内蓄积的多余水分;②含有适量的缓冲碱,能有效纠正代谢性酸中毒;③电解质成分与正常人血浆成分相近,能有效纠正电解质紊乱;④具有良好的生物相容性,不损伤腹膜的结构和功能;⑤无菌、无致热源,对人体无害;⑥允许加入适当的药物以满足不同病情的需要;⑦可提供部分营养物质;⑧葡萄糖降解产物少。目前国内临床最常用的仍是葡萄糖腹膜透析液,以葡萄糖为渗透剂,浓度分为 1.5%、2.5% 和 4.25% 三种,渗透压在 346~485mOsm/L,pH 5.2。国外还有艾考糊精腹膜透析液、氨基酸腹膜透析液、碳酸氢盐腹膜透析液等。

知识点

腹膜透析中溶质和水的清除主要依靠弥散(diffusion)和对流(convection)实现。弥散作用主要依赖腹膜毛细血管血液和腹腔内透析液之间溶质的浓度梯度来实现。对流作用主要依赖血液和透析液之间的渗透压差,不受溶质分子量和其浓度梯度差的影响。透析液中含有具有渗透性的物质,因此渗透压高于血液,导致水分从血液向透析液移动,即超滤作用。溶质伴随超滤液一起通过腹膜进行移动,即对流转运。不同的透析液可以将患者体内相应的溶质去除或达到平衡,也可以将一些溶质输入患者体内。因此,腹膜透析液的组成成分是控制弥散、对流及超滤作用的关键,也是实现血液净化、纠正电解质紊乱及维持人体酸碱平衡和体液平衡的关键。

住院治疗经过(二)

经过充分考虑上述几个问题后,患者没有腹膜透析禁忌证,签署知情同意书后,在局麻下给患者置入双袖套腹膜透析导管。考虑到患者病情重,且导管切口未愈合前不能耐受单次灌入剂量过大,术后第 2 日制订透析处方:腹膜透析模式为间歇性腹膜透析,1.5% 葡萄糖浓度腹膜透析液 1L×6 次。术后 1 周制订了初始透析处方:腹膜透析模式为 CAPD,1.5% 葡萄糖腹膜透析液 2L×3 袋。住院期间对患者及家属进行了居家腹膜透析培训。术后 1 周患者出院,嘱患者居家治疗过程中有任何问题均可使用 24h 热线电话与医务人员联系,术后 2 周到腹膜透析中心门诊接受再培训并调整处方。

知识点

居家腹膜透析培训内容:7 步洗手法,居家腹膜透析治疗用物准备,无菌换液操作,出口处护理,水、电解质摄入与饮食指导,腹膜炎的判断与预防,透析日记,出院及门诊随访指导等。

腹膜透析导管置入术(视频)

【问题 7】如何制订腹膜透析初始处方?

思路 根据患者的临床状况、身材大小及残余肾功能制订个体化腹膜透析初始处方。

知识点

腹膜透析初始处方的制订

1. 临床状况 ①根据患者的意愿和生活方式确定透析模式(CAPD 或 APD)。②根据患者容量状态决定透析液的葡萄糖浓度,应遵循保证容量平衡的情况下尽可能使用低浓度葡萄糖透析液的原则。一般首先从 1.5% 葡萄糖腹膜透析液开始,但是在透析初始处方制订后,需密切观察患者腹膜透析超滤量与容量状态的变化,如果容量超负荷不能通过其他方法纠正,可以适当提高腹膜透析液的葡萄糖浓度。

2. 身材大小 一般来说,体表面积大的患者需要较大的透析剂量。

3. 残余肾功能 残余肾功能较好的患者可考虑从较低的透析剂量开始,或者适当缩短透析液的留腹时间。在随访中必须加强对残余肾功能的监测和对透析充分性的评估,及时调整透析处方。

随访(一)

术后 2 周患者到腹膜透析中心门诊就诊,患者食欲明显改善,体重 56kg(增加 2kg),双下肢有水肿,血压 160/95mmHg。腹膜透析模式 CAPD,1.5% 葡萄糖浓度腹膜透析液 2L×3 袋。使用该处方患者腹腔每日负超滤量 –200ml,尿量 1 200ml。

【问题 8】该患者如何调整治疗方案?

思路 1 嘱患者适当限制水盐摄入。

思路 2 调整腹膜透析处方。调整腹膜透析处方为 CAPD,1.5% 葡萄糖浓度腹膜透析液 2L×2 袋,2.5% 葡萄糖浓度腹膜透析液 2L×1 袋,患者腹腔净超滤量 300ml,尿量 1 200ml。预约患者术后 4 周行腹膜平衡试验及透析充分性检查。

随访(二)

术后 4 周患者来门诊随访,水肿渐消退,血压下降至 140/90mmHg。行腹膜平衡试验及透析充分性检查,结果显示 4h 透析液/血液肌酐比值(D/Pcr)0.6(腹膜功能为低平均转运),每周总尿素清除指数 1.8,肌酐清除率 60L/(周·1.73m²)。患者无明显不适主诉。

【问题 9】如何评估腹膜透析患者的腹膜转运功能?

思路 1987 年 Twardowski 提出的标准腹膜平衡试验(standard peritoneal equilibration test,standard PET)是目前临床应用最广泛的评估腹膜功能的试验,是用于评估腹膜转运功能的临床检测方法。其基本原理是根据一定条件下测得的腹膜透析液与血液中肌酐和葡萄糖浓度的比值,来确定患者的腹膜转运类型。

据腹膜平衡试验结果,可将腹膜转运特性分为以下四类:高转运(high transport,H);高平均转运(high average transport,HA);低平均转运(low average transport,LA)和低转运(low transport,L)(表 14-2-1)。

表 14-2-1 腹膜转运功能分类

转运类型	透析液/血清肌酐比	透出液葡萄糖/(mmol·L⁻¹)	腹膜透析液引流量/ml	净超滤量/ml
高转运	0.82~1.03	13~28	1 580~2 084	–470~35
高平均转运	0.66~0.81	28~40	2 085~2 367	35~320
均值	0.65	40	2 368	320
低平均转运	0.50~0.64	40~53	2 369~2 650	320~600
低转运	0.34~0.49	40~53	2 651~3 326	600~127

知识点

腹膜平衡试验包括标准腹膜平衡试验、快速腹膜平衡试验及改良腹膜平衡试验。首次检查腹膜功能时，建议进行标准腹膜平衡试验。标准腹膜平衡试验具体操作如下：试验前夜向腹腔内注入 1 袋(2L) 新的 2.5% 腹膜透析液，留腹 8~12h；次日早晨患者取坐位，在 20min 内引流出过夜的透析液，测定其引流量；患者取仰卧位，将 2L 的 2.5% 的葡萄糖腹膜透析液以 400ml/2min 的速度在 10min 内灌入腹腔内，每放入 400ml 时身体向两侧转动，变换体位；记录灌入完毕的时间，并以此定为 0h；在透析液腹腔保留 0h 和 2h，收集透析液标本；在腹腔保留 2h，同时抽取血标本，测定血糖和肌酐；腹腔保留 4h 后，患者取坐位，在 20min 内将腹腔内透析液全部引流出来，抽取透析液 10ml，测定葡萄糖和肌酐浓度；测定引流量。计算 0h、2h、4h 透析液与血液中肌酐的浓度比值；计算 2h、4h 与 0h 透析液中葡萄糖浓度的比值。

【问题 10】在腹膜透析治疗过程中会出现腹膜透析相关的并发症，在随访过程中要及时诊治，腹膜透析有哪些常见并发症？

思路　腹膜透析相关感染性并发症包括腹膜透析相关性腹膜炎、出口处感染和隧道感染。腹膜透析相关非感染性并发症包括导管功能障碍，如导管移位、导管堵塞等；腹腔内压力增高所导致的疝、渗漏等；糖、脂代谢异常等；腹膜功能衰竭；营养不良、心血管并发症、钙磷代谢紊乱等并发症。

随访(三)

患者腹膜透析治疗 1 年后，突发腹痛伴透出液浑浊，来腹膜透析门诊就诊，透出液常规检查示白细胞计数 11×10^8/L，有核细胞百分比 86%。同时送检透出液细菌涂片和培养。

此时，针对该患者应该考虑以下 2 个问题。

【问题 11】对该患者目前的情况应考虑是什么诊断？

思路　考虑诊断为腹膜透析相关腹膜炎。

知识点

腹膜透析相关腹膜炎的诊断和鉴别诊断

腹膜透析相关腹膜炎是患者在腹膜透析治疗过程中由于接触污染、胃肠道炎症、导管相关感染、医源性操作等原因造成致病原侵入腹腔引起的腹腔内急性感染性炎症。

腹膜透析患者具备以下 3 项中的 2 项或以上可诊断腹膜炎：

1. 腹痛、腹水浑浊，伴或不伴发热。
2. 腹膜透析流出液中白细胞计数 $>100 \times 10^6$/L，有核细胞百分比 >50%。
3. 腹膜透析流出液涂片查见致病菌或培养有病原微生物生长。

【问题 12】该患者诊断为腹膜透析相关性腹膜炎，如何进行经验治疗？

思路　给予腹腔内头孢唑林 0.25g/ 袋(首袋 1.0g)联合头孢拉定 1.0g/ 袋治疗。

知识点

腹膜透析相关腹膜炎的治疗

一旦腹膜透析相关腹膜炎诊断明确，应立即开始抗感染治疗，包括经验性治疗和后续治疗。

1. 经验性抗感染治疗

(1)抗生素的选择：腹膜透析相关腹膜炎经验性抗感染治疗所选择的抗生素应覆盖革兰氏阳性菌和革兰氏阴性菌。针对革兰氏阳性菌可选用第一代头孢菌素或万古霉素；针对革兰氏阴性菌可选用氨基糖苷类药物、头孢他啶、头孢吡肟和碳青霉烯或第三代头孢菌素类等药物。常用的经验性抗感染方案：①第　代头孢菌素＋广谱抗革兰氏阴性菌药物；②万古霉素＋广谱抗革兰氏阴性菌药物。

　　(2)用药途径、用药方式及注意事项：腹膜炎时推荐腹腔内使用抗生素，可采用连续给药(每袋透析液中加药)或间歇给药(每日仅在1袋透析液中加药)的方式。间歇给药时，加入抗生素的腹膜透析液至少留腹6h。如患者仍有残肾功能(尿量>100ml/d)，抗生素应增加25%的剂量。APD患者发生腹膜炎时可延长单次循环时间或暂时将透析模式转变为CAPD，以满足对抗生素留腹时间的要求。

　　通常腹膜炎症状在治疗开始后48h内得到明显改善，治疗过程中应及时复查腹膜透析流出液细胞分类计数。临床症状和流出液细胞分类计数改善不明显的患者应及时获取微生物培养和药敏试验结果，调整治疗方案，必要时可重复进行常规培养、厌氧菌及真菌培养。

　　2. 腹膜透析相关腹膜炎的后续治疗　在获得腹膜透析流出液微生物培养和药敏试验结果后，应立即据此调整抗生素的使用。抗感染疗程至少需要2周，重症感染或特殊菌感染需要3周甚至更长时间。

知识点

1. 腹膜透析相关性腹膜炎的诊断条件3条中满足2条即可诊断。

2. 当腹膜透析患者出现腹痛时首先应排除腹膜透析相关腹膜炎；同时应注意即使在确诊腹膜炎的情况下，也应排除急性胆囊炎、急性胰腺炎、急性阑尾炎、消化道溃疡/穿孔、肠梗阻、肾绞痛等其他可能引起腹痛的疾病。

3. 当出现透出液浑浊时，需与下列情况进行鉴别：①化学性腹膜炎即非细菌引起的腹膜炎；②血性腹水；③嗜酸性粒细胞增多性腹膜炎(少见)；④腹腔内恶性肿瘤(少见)；⑤乳糜性腹水(少见)。

随访(四)

　　患者经上述治疗症状明显改善，透出液培养示表皮葡萄球菌，故停用头孢他啶，继续使用头孢唑林，总疗程3周，患者治愈出院。半年后，患者出现食欲减退，乏力，尿量500ml，评估透析充分性检查，结果显示每周总尿素清除指数1.56、肌酐清除率43L/(周·1.73m²)，考虑存在透析不充分。

　　患者出现了透析不充分，应该考虑以下2个问题。

　　【问题13】腹膜透析的透析充分性标准是什么？

　　思路　充分的透析包含两方面的含义，即溶质的清除和容量的控制。

　　腹膜透析的透析充分性标准：目前公认的透析充分性标准为CAPD每周尿素清除指数(Kt/V)≥1.7，肌酐清除率≥50L/(周·1.73m²)。同时强调容量平衡和营养状况。在此透析剂量时患者死亡率和致病率达到最小，再增加透析剂量死亡率和致病率也不会下降，低于此透析剂量则死亡率和致病率会增高。临床上不能采用单一指标评估透析充分性，应根据临床表现、溶质清除和液体平衡状况等指标进行综合评估。

　　【问题14】该患者透析不充分，如何调整腹膜透析处方？

　　思路　调整葡萄糖腹膜透析液的浓度或者剂量，或者使用其他高渗透析液。

知识点

腹膜透析处方调整的方法

1. CAPD　患者需要增加溶质清除率时，可考虑以下方法：①增加单次交换的腹膜透析液剂量；②延长每次交换的留腹时间；③提高腹膜透析液交换次数；④增加腹膜透析液葡萄糖浓度。

2. APD　患者需要增加溶质清除率时，可考虑以下方法：①增加单次夜间交换的腹膜透析液剂量；②增加每次夜间交换的留腹时间；③增加日间换液次数及留腹剂量；④提高腹膜透析液葡萄糖浓度。

3. 透析处方的调整与水分清除　保持充分的容量平衡十分重要,腹膜透析患者达到容量平衡的控制方法如下:限制水盐摄入、保护残余肾功能,有尿患者可增加袢利尿剂及调整透析处方等。为增加腹膜透析超滤,可酌情采用如下方法:①缩短腹膜透析液的留腹时间;②增加腹膜透析交换次数;③增加高渗透析液;④使用艾考糊精透析液。

随访(五)

患者存在透析不充分,给予增加透析剂量,调整腹膜透析处方为 CAPD,1.5% 葡萄糖浓度腹膜透析液 2L×2 袋 +2.5% 葡萄糖浓度腹膜透析液 2L×2 袋。患者腹腔净超滤量 700ml,尿量 500ml,1 个月后复查尿素清除指数 1.72,肌酐清除率 55L/(周·1.73m^2),水肿减轻,精神及食欲较前改善。

知识点

透析充分性的评估并非仅凭尿素清除指数和肌酐清除率,而是患者主观感受和客观指标的综合衡量。还应包括患者的自我感觉,包括恶心、食欲缺乏、不安腿综合征等尿毒症症状是否改善,是否达到良好的营养状态,代谢性酸中毒是否纠正,血压是否控制达标,贫血及钙磷代谢紊乱的是否得到控制。

腹膜透析导管拔除术(视频)

(陈孟华)

推荐阅读文献

[1] 陈香美. 实用腹膜透析操作教程. 北京:人民军医出版社,2013.

[2] 刘伏友,彭佑铭. 腹膜透析. 北京:人民卫生出版社,2011.

[3] 袁伟杰,刘军. 现代腹膜透析治疗学. 北京:人民卫生出版社,2011.

[4] BENDER F H, BERNARDINI J, PIRAINO B. Prevention of infectious complications in peritoneal dialysis: best demonstrated practices. Kidney Int Suppl, 2006, 70 (103): 44-54.

[5] BERNARDINI J, PRICE V, FIGUEIREDO A. Peritoneal dialysis patient training, 2006. Perit Dial Int, 2006, 26 (6): 625-632.

[6] BERNARDINI J, PRICE V, FIGUEIREDO A, et al. International survey of peritoneal dialysis training programs. Perit Dial Int, 2006, 26 (6): 658-663.

[7] DAVIES S J. Peritoneal dialysis-current status and future challenges. Nat Rev Nephrol, 2013, 9 (7): 399-408.

[8] DELL A R, RONCO C. PD and HD in combination. Nefrologia, 2008, 28 (6): 67-70.

[9] DOMBROS N, DRATWA M, FERIANI M, et al. European best practice guidelines for peritoneal dialysis. 3 Peritoneal access. Nephrol Dial Transplant, 2005, 20 (9): 8-12.

[10] FIGUEIREDO A, GOH BL, JENKINS S, et al. Clinical practice guidelines for peritoneal access. Perit Dial Int, 2010, 30 (4): 424-429.

[11] KDOQI Work group. KDOQI clinical practice guidelines for cardiovascular disease in dialysis patients. Am J Kidney Dis, 2005, 45 (4): 1-153.

[12] KOREVAAR J C, FEITH G W, DEKKER F W, et al. Effect of starting with hemodialysis compared with peritoneal dialysis in patients new on dialysis treatment: a randomized controlled trial. Kidney Int, 2003, 64 (6): 2222-2228.

[13] KREDIET R T, KHANNA R. Nolph and Gokal's textbook of peritoneal dialysis. NewYork: Springer, 2009.

[14] LI P K, SZETO C C, PIRAINO B, et al. International Society for Peritoneal Dialysis. Peritoneal dialysis-related infections recommendations: 2010 update. Perit Dial Int, 2010, 30 (4): 393-423.

[15] RABINDRANATH K S, ADAMS J, ALI T Z, et al. Automated vs continuous ambulatory peritoneal dialysis: a systematic review of randomized con-trolled trials. Nephrol Dial Transplant, 2007, 22 (10): 2991-2998

[16] SRITIPPAYAWAN S, NILWARANGKUR S, AIYASANON N, et al. Practical guidelines for automated peritoneal dialysis. J Med Assoc Thai, 2011, 94 (4): 167-174.

第三节　连续性肾脏替代治疗

连续性肾脏替代治疗(continuous renal replacement therapy,CRRT)是指一组体外血液净化的治疗技术,是所有连续、缓慢清除水分和溶质治疗方式的总称,治疗时间为每日 24h 或接近 24h。相对于间歇性肾脏替代治疗而言,具有血流动力学稳定、有效清除中大分子、改善炎症状态、精确控制容量负荷及调节免疫功能等多项优势,在临床危重症的救治中发挥着重要作用。

广义上讲,凡是需要体外血液净化技术持续清除体内溶质或水分的患者,就具有 CRRT 治疗的指征。CRRT 的治疗指征主要包括重症急慢性肾衰竭及其相关的严重电解质紊乱和酸碱失衡并发症,也可用于急性中毒、多器官功能衰竭、全身炎症反应综合征、脓毒症、挤压综合征、热射病等非肾脏领域的疾病。

CRRT 的治疗模式主要包括连续性静脉 - 静脉血液滤过(continuous veno venous hemofiltration,CVVH)、连续性静脉 - 静脉血液透析滤过(continuous veno venous hemodiafiltration,CVVHDF)、连续性静脉 - 静脉血液透析(continuous veno venous hemodialysis,CVVHD)及缓慢连续单纯超滤(slow continuous simple ultrafiltration,SCUF)等模式。根据患者治疗需求不同,还可杂合应用血浆置换(plasma exchange,PE)、血液灌流(hemoperfusion,HP)、配对血浆滤过吸附(coupled plasma filtration absorption,CPFA)、血浆透析滤过(plasma dialysis filtration,PDF)等新型治疗技术。

CRRT 的治疗剂量一般推荐为滤过率 20~25ml/(kg·h)。若治疗时间未达到每日 24h,可根据治疗时间增加单位时间的治疗剂量,使其满足治疗需求。由于 CRRT 以血液滤过为主要治疗方式,而前稀释的治疗效率低于后稀释,所以采用前稀释的治疗模式时,治疗剂量需增加 5%~10%。当推荐标准剂量不能满足治疗需求时,也可采用"脉冲式"方法在一段时间内加大治疗剂量。

CRRT 的常用抗凝剂包括肝素、低分子肝素、枸橼酸、阿加曲班等,当抗凝剂存在使用禁忌时,也可采用无肝素抗凝的方式。目前推荐局部枸橼酸抗凝作为 CRRT 抗凝的首选方式,具有滤器管路寿命长、出血风险低等多方面的优势。随着近年来膜器材料生物相容性提高,无肝素抗凝下滤器管路寿命亦得到改善。尚未有一种抗凝方式适合所有的 CRRT 治疗人群,应注意个体化地选择抗凝方式。

CRRT 的开始治疗时机及停机标准尚未有明确的界定。2012 年 KDIGO 指南推荐当 AKI 患者出现危及生命的水盐酸碱失衡时,应该启动 CRRT。不同研究对于早期启动 CRRT 是否能改善临床结局尚有争议,但对于重症 AKI 患者目前倾向于早期开始 CRRT。临床上多以肾功能恢复或出现明确的恢复趋势、尿量逐渐增加、在不使用血管活性药物时血流动力学稳定等为 CRRT 的终止治疗时机。2017 年国际急性透析质量创议组织(ADQI)指南将"需求 - 肾脏能力"的平衡作为 CRRT 时机的判断依据,主张实施个体化、动态的 CRRT 处方。

首次住院病历摘要

患者,男性,24 岁,因"上腹痛 3d,加重伴呼吸困难 5h"收入急诊科。否认既往高血压、糖尿病及 CKD 病史。

体格检查:体温 37.5 ℃,心率 144 次/min,呼吸 42 次/min,血压 101/50mmHg,SpO_2 70%~75%。神清懒言,呼吸短促,腹部膨隆,立即给予无创呼吸机辅助通气,SpO_2 上升至 88%~90%。辅助检查显示血清肌酐 63μmol/L,血清淀粉酶 1 245U/L,血清钙 1.6mmol/L,血清脂肪酶 1 453IU/L。腹部 CT 提示急性胰腺炎改变。急诊查血气示:pH 7.15,PO_2 55mmHg,PCO_2 56mmHg,碳酸氢根 13.2mmol/L,碱剩余 -7mmol/L,钾 5.3mmol/L,钙 0.72 mmol/L。血生化提示:总胆红素 15.6μmol/L,白蛋白 21g/L,肌酐 112μmol/L。血常规血红蛋白 149g/L,血小板计数 94×10^9/L,白细胞计数 24.5×10^9/L。凝血功能:PT 12.5s,APTT 32.5s。

6h 后出现呼吸心脏骤停,心肺复苏后气管插管转入重症监护病房继续治疗。入重症监护病房后,立即给予纯氧有创呼吸机 AC 模式辅助通气,入院 8h 补液已达 5 000ml,仍无尿,立即给予静脉快速补液并预备升压药物。虽然采用极大剂量去甲肾上腺素及多巴胺维持血压,患者仍然 1h 内 2 次出现心脏骤停,经心脏按压后心电监护提示心率 40~60 次/min(心电图可见宽大 QRS 波),血压(40~60)/(20~30)mmHg,氧饱和度测不出。测血气 pH 7.05,PO_2 142mmHg,PCO_2 42mmHg,碳酸氢根 7.2mmol/L,乳酸 12mmol/L,碱剩余 -20mmol/L,钾 8.1mmol/L,钙 0.64mmol/L,血红蛋白 142 g/L。

【问题 1】该患者的诊断是什么？

　　思路　结合患者的急腹症、血清淀粉酶异常升高、CT 影像学、低钙血症、多脏器功能衰竭,患者诊断重症急性胰腺炎明确。患者在 72h 内血清肌酐由 63μmol/L 上升至 112μmol/L,无尿时间达 8h,根据 2012 年 KDIGO 制定的 AKI 诊断及分期标准,该患者应诊断为 AKI(1 期)。综上,患者的入院诊断为:①重症急性胰腺炎;②感染性休克,多脏器功能障碍综合征(AKI,呼吸衰竭);③高钾血症;④乳酸酸中毒。

知识点

1. 2012 年 KDIGO 制定的 AKI 诊断标准
符合下述任意一项:
(1)血清肌酐在 48h 内升高 ≥ 26.5μmol/L(0.3mg/dl)。
(2)已知或推测血清肌酐在 7d 内升高达基础值的 1.5 倍或以上。
(3)尿量持续 6h 或以上 <0.5ml/(kg·h)。
2. 2012 年 KDIGO 制定的 AKI 分期标准(表 14-3-1)

表 14-3-1　2012 年 KDIGO AKI 分期标准

分期	血清肌酐	尿量
1	7d 内超过基线值的 1.5~1.9 倍 48h 内升高 ≥ 26.5μmol/L(0.3mg/dl)	<0.5ml/(kg·h)持续 6~12h
2	基线值的 2.0~2.9 倍	<0.5ml/(kg·h)超过 12h
3	基线值的 3 倍及以上 绝对值 ≥ 353.6μmol/L(4.0mg/dl) 已开始肾脏替代治疗 18 岁以下 eGFR<35ml/(min·1.73m^2)	<0.3ml/(kg·h)超过 24h 或无尿超过 12h

注:KDIGO,改善全球肾脏病预后组织;AKI,急性肾损伤;eGFR,估算的肾小球滤过率。

【问题 2】该患者是否具有 CRRT 治疗的适应证及禁忌证？

　　思路　该患者存在重症急性胰腺炎的基础疾病,合并了多脏器功能障碍综合征,为重症 AKI 患者,经过内科的常规补液、抗感染、呼吸机辅助通气等处理后,病情仍进行性加重,已在急诊及重症监护病房先后进行了心肺复苏。目前急需解决的问题:①患者存在严重的高钾血症(钾 8.1mmol/L)及心律失常(心率 40~60 次/min,心电图可见宽大 QRS 波);②患者存在严重的乳酸酸中毒(pH 7.05,乳酸 12mmol/L);③患者存在感染性休克,大量补液后仍无尿,存在严重容量失衡;④患者血流动力学极不稳定,大剂量升压药物维持下血压仅(40~60)/(20~30) mmHg。因此,本例患者需通过 CRRT 纠正患者的高钾血症及乳酸酸中毒,通过超滤精细地调整患者的容量状态,并凭借其对中大分子的清除优势调节患者的炎症状态,最终使患者的内环境得到改善,赢得宝贵的治疗时间。所以该患者具有行 CRRT 治疗的适应证。但与此同时,患者已经存在严重的低血压,在 CRRT 上机过程中,200~350ml 的血液被引至体外循环中,可能会导致患者血压的进一步下降,危及患者生命。因此,患者同时具有 CRRT 治疗的相对禁忌证。

　　综上,虽然该患者具有 CRRT 治疗的相对禁忌证,但考虑到患者目前急需通过 CRRT 改善患者的内环境,具备了 CRRT 治疗的绝对适应证,而且可通过 CRRT 纠正高钾血症及酸中毒,使患者通过心律失常恢复,心输出量增加,血管活性药物的敏感性增加,血管外周阻力增加等方面改善低血压状态及血管活性药物的剂量。因此,应实施 CRRT 治疗。

知识点

2012 年 KDIGO 制定的 AKI 指南中指出,当患者出现危及生命的容量、电解质和酸碱平衡改变时,应紧急开始肾脏替代治疗。

1. CRRT 治疗适应证 当患者具有肾脏替代治疗的指征且合并以下任一情况者,可考虑进行 CRRT 干预。

(1) 重症 AKI。

(2) 血流动力学不稳定。

(3) 存在转运风险。

(4) 不能耐受其他肾脏替代治疗方式(如 IHD 或腹膜透析)。

(5) 需连续清除体内的水分或溶质的肾脏或非肾脏疾病。

2. CRRT 治疗禁忌证 CRRT 无绝对禁忌证,相对禁忌证包括无法建立血管通路、严重低血压及肿瘤晚期恶病质等。

【问题 3】该患者 CRRT 治疗时机该如何判断?

思路 该患者诊断 AKI(1 期)诊断明确,且合并严重的高钾血症及乳酸酸中毒,因此具有 CRRT 的治疗指征。但同时患者在大剂量血管活性药物的支持下血压仍然低于 90/60mmHg,CRRT 上机也存在一定风险。临床医师将面临选择:是选择立即进行 CRRT 治疗? 还是通过内科补液等治疗,待患者血压恢复至 90/60mmHg 以上再进行 CRRT 治疗?

结合患者的病情特点及病情变化,不难看出:虽然患者已经进行了非常积极的补液及对症治疗,但患者外周循环仍然极不稳定,在数小时内已进行心肺复苏 3 次,其突出的原因是严重的高钾血症、心律失常及乳酸酸中毒,也是导致低血压的最主要的原因。由于患者无尿,内科治疗难以在短时间内打破患者病情的恶性循环,如果仍然采用保守的内科治疗,可能会错过 CRRT 的最佳治疗时机。因此对于该位患者,虽然处于 AKI 的 1 期且合并低血压,但已经合并了危及生命的电解质和酸碱平衡紊乱,因此应立即进行 CRRT 干预。

知识点

1. 对于重症 AKI 而言,CRRT 的早期干预能提高患者的生存率及肾脏存活率。

2. 2012 年 KDIGO 制定的 AKI 指南中指出,AKI 进入 2 期就可考虑肾脏替代治疗。

3. 对于出现危及患者生命的容量负荷(超过体重的 10%)、电解质紊乱及酸碱失衡时,应尽早进行肾脏替代治疗。

4. AKI 的 RIFLE 及 AKIN 分期标准及尿量,均可作为 CRRT 时机的判断标准;而血尿素氮及肌酐水平价值不大。

注:RIFLE 为 risk(危险)、injury(损伤)、failure(衰竭)、loss(肾功能丧失)、ESRD(终末期肾病)英文首字母的组合。

【问题 4】该患者 CRRT 上机有哪些注意事项?

思路 CRRT 常规上机过程中,由于 200~350ml 的血液被引至体外循环中,会导致患者的有效血容量下降,可能会导致患者血压的下降,血流动力学的不稳定。因此,对于使用血管活性药物后血流动力学仍不稳定(血压低于 90/60mmHg)的患者,需注意以下事项。

1. 为避免血压进一步的下降,可在 CRRT 上机开始的 0~30min 内,通过外周快速地补充血浆、白蛋白或者胶体溶液(补充速度可通过 CRRT 血泵引血速度进行调整);也可采用血浆、白蛋白或生理盐水预充循环管路。

2. CRRT 上机引血时,血泵的速度应从 30~50ml/min 开始,缓慢的调整至 150~250ml/min。

3. CRRT 开始治疗后应从零超滤开始,待患者血压逐渐稳定后,逐渐加大超滤量至目标水平。

【问题 5】该患者 CRRT 的血管通路该如何建立?

思路 该患者入住重症监护病房后已在右侧颈内静脉置入了中心静脉导管(用于输液及中心静脉压的测定),因此选择右侧股静脉作为穿刺部位。通过床旁彩色血管超声的快速定位,为患者置入了 20cm 的双腔临时透析导管。

知识点

CRRT 的血管通路建立推荐

1. 推荐在超声引导下置入透析导管。

2. 安置临时性血管通路应首选右侧颈内静脉,其次是股静脉,再次是左侧颈内静脉,最后是优势肢体侧的锁骨下静脉。

3. 建议不使用抗生素预防非隧道透析导管的导管相关性感染。

【问题 6】该患者 CRRT 的治疗模式该如何选择?

思路　目前对于 AKI 而言,肾脏替代模式包括 CRRT、IHD、持续缓慢低效血液透析(SLED)及腹膜透析。传统的腹膜透析由于效率低下,对溶质及水分的清除并不能较好地进行精确控制,很少用于重症 AKI 的治疗。IHD 虽然应用广泛,但由于治疗时间短(4h/ 次),对于血流动力学不稳定或波动较大的患者常常导致容量控制不佳,增加了患者的死亡风险。SLED 是介于 IHD 与 CRRT 之间的一种杂合模式,对溶质及容量的控制介于 IHD 与 CRRT 之间,由于技术上的限制,目前尚未广泛开展,其疗效有待进一步评估。相较于上述治疗模式,虽然并没有证据显示 CRRT 能改善患者的生存率,但 CRRT 对重症 AKI 患者溶质及容量的控制是最为精确的。

CRRT 的常见治疗模式包括 CVVH、CVVHDF、CVVHD 及 SCUF。由于不同的治疗模式对溶质及水分的清除效率存在差异,在临床应用中,应根据患者的具体情况进行灵活的选择。SCUF 为单纯超滤,仅能对体内的水分进行清除,不能对溶质进行有效清除;CVVH 以对流的方式清除溶质及水分,常采用前稀释的置换液补充方式,对中大分子有较好的清除效果;CVVHD 以弥散为主的清除模式,对小分子的清除有较好的效果;CVVHDF 则兼顾了 CVVH 及 CVVHD 的优势,对小分子及中大分子均有较好的清除能力。需要注意的是,CVVH、CVVHD、CVVHDF 虽然从溶质清除机制上存在差异,目前尚无确切证据显示其在最终治疗效果方面存在区别。

对于本例患者,血流动力学极不稳定,在大剂量血管活性药物的支持下,血压仍低于 90/60mmHg,因此采用 CRRT 是最为恰当的。其次,炎症介质在重症急性胰腺炎的发生发展中扮演着重要角色,所以对白介素(IL-1、IL-6、IL-8、IL-10 等)、肿瘤坏死因子 -α(tumor necrosis factor-α,TNF-α)等大分子的清除是有需求的。再次,患者目前合并严重的高钾血症及酸中毒,因此在短期内对钾、氢离子等小分子的清除是非常重要的。综上,CVVHDF 是目前治疗该位患者最为恰当的治疗模式。如果患者治疗后高钾血症及酸中毒均得到有效纠正,也可改为 CVVH 的治疗模式,加强对中大分子溶质的清除效率。

知识点

1. CRRT 常见治疗模式(图 14-3-1)

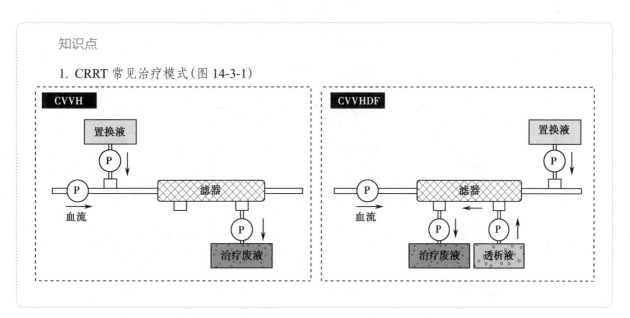

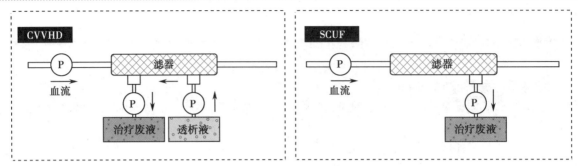

图 14-3-1　CRRT 常见治疗模式示意图

CVVH. 连续性静脉 - 静脉血液滤过；CVVHDF. 连续性静脉 - 静脉血液透析滤过；

CVVHD. 连续性静脉 - 静脉血液透析；SCUF. 缓慢连续单纯超滤；CRRT. 连续性肾脏替代治疗。

2. CRRT 不同模式对溶质的清除效果（表 14-3-2）

表 14-3-2　CRRT 不同模式对溶质的清除效果

模式	对流	弥散	置换液	透析液
SCUF	+	−	0	0
CVVH	+++	−	++++	
CVVHD	+	+++	0	++++
CVVHDF	++	++	++	++

注：CVVH，连续性静脉 - 静脉血液滤过；CVVHDF，连续性静脉 - 静脉血液透析滤过；CVVHD，连续性静脉 - 静脉血液透析；SCUF，缓慢连续单纯超滤；CRRT，连续性肾脏替代治疗。

3. CRRT 基本模式的选择（图 14-3-2）

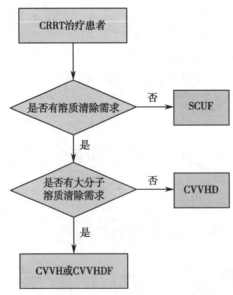

图 14-3-2　CRRT 基本模式的选择

CRRT. 连续性肾脏替代治疗；SCUF. 缓慢连续单纯超滤；CVVHD. 连续性静脉 - 静脉血液透析；

CVVH. 连续性静脉 - 静脉血液滤过；CVVHDF. 连续性静脉 - 静脉血液透析滤过。

【问题 7】该患者 CRRT 的治疗液体如何选择？

思路　目前国内使用的 CRRT 置换液包括商品化的置换液、血液透析滤过机在线生产的 Online 置换液及自行配制的置换液。商品化的置换液临床使用最为广泛,推荐以碳酸盐(而非乳酸盐)缓冲液作为透析液和置换液,常分为 A 液及 B 液(碳酸氢钠),具有溶质成分稳定、保存时间长久(>1 年)、酸碱调节简便等多方面优势,但价格要高于其他两种配液方式。血液透析滤过机在线生产的 Online 置换液生产成本较低,配制速度快,但由于其碱基及电解质不能精确调节、保存时间短(<12h)、配制过程易污染等因素,不推荐常规使用。自行配制的置换液成本是最低的,但存在配制过程繁琐、反复配液导致液体污染、保存时间短、溶质浓度误差较大等较多问题,可根据临床情况酌情使用。对于该患者,采用商品化的碳酸氢盐置换液是最为合适的。

知识点

1. CRRT 所使用的治疗液体应注意以下几点。
(1)可使用商品化的治疗液体作为置换液或透析液使用。
(2)配制治疗液体必须严格无菌操作,配制好的液体的无菌条件必须达到血液净化标准操作规程的相关标准。
(3)建议使用碳酸盐而非乳酸盐缓冲液作为透析液和置换液,特别当患者合并休克、乳酸酸中毒或肝衰竭等情况时。
2. 碳酸氢盐置换液常见成分及浓度(表 14-3-3)

表 14-3-3 碳酸氢盐置换液常见成分及浓度

溶质	浓度 /(mmol·L^{-1})
Na$^+$	135~145
K$^+$	0~4
Cl$^-$	85~120
HCO$_3^-$	30~40
Ca^{2+}	1.25~1.50
Mg^{2+}	0.25~0.75
糖	5.5~11.1(100~200mg/dl)

【问题 8】该患者 CRRT 的治疗剂量该如何设置?

思路 CRRT 的治疗剂量应通过计算滤出液和 / 或透析废液的总和得出。近期较多的临床随机对照试验及荟萃分析均指出大剂量的 CRRT 治疗并不能使重症 AKI 临床获益。在 2012 年 KDIGO 制定的 AKI 指南中 CRRT 的推荐治疗剂量为 20~25ml/(kg·h),但由于治疗过程中常因滤器管路凝血、机器报警处理、外出检查及手术等导致治疗中断,实际完成剂量常低于处方剂量,建议可将处方剂量调整为 25~35ml/(kg·h),特别是采用前稀释治疗模式时。

但对于该患者(体重 75kg),存在严重的高钾血症及乳酸酸中毒,急需通过 CRRT 快速纠正,稳定患者的内环境。如果采用 20~25ml/(kg·h)的常规剂量可能治疗效率有限,不能在短时间完成治疗目标。因此首先采用了 "脉冲式" 的大剂量的治疗模式[50~60ml/(kg·h)]对患者进行 6~12h 干预,待患者高钾血症及酸中毒得到一定程度纠正后再改为标准计量[25~30ml/(kg·h)]进行治疗。

知识点

1. CRRT 的治疗剂量应通过计算滤出液和 / 或透析废液的总和得出,但不仅仅是置换液和 / 或透析液的总和,治疗剂量 = 置换液量 + 透析液量 + 超滤液量 + 其他补充液量(如碳酸氢钠液量及枸橼酸液量)。
2. AKI 患者进行 CRRT 时,推荐治疗剂量为 20~25ml/(kg·h),实际完成剂量常低于处方剂量,建议可将处方剂量调整为 25~35ml/(kg·h),特别是采用前稀释治疗模式时。

3. CRRT 的推荐剂量［20~25ml/(kg·h)］是针对每日 CRRT 治疗时间为 24h 的情况。若患者每日 CRRT 的治疗时间短于 24h(如日间 CRRT 仅为 12~14h)，需根据计算加大治疗剂量。

4. 为保证置换液的有效利用，置换液和 / 或透析液速度之和不应大于血流量的 1/3，例如血流量为 150ml/min，置换液和 / 或透析液速度不应大于 50ml/min。如需加大治疗剂量，血流量也应做相应调整。

5. 在 CRRT 标准剂量的基础上，加大治疗剂量虽然不能改善患者的生存率，但短期内对体内溶质的清除效率肯定是会增加的。当患者存在严重的高钾血症及酸中毒危及患者生命时，可"脉冲式"地在短时间内加大 CRRT 的治疗剂量，可能有助于患者内环境的早期稳定。

【问题 9】该患者 CRRT 的抗凝方式该如何选择？

思路　抗凝是 CRRT 得以顺利进行的关键保证，理想的抗凝剂应该具有抗凝效果稳定、对体内凝血功能影响小、体内不易蓄积、有特异的拮抗剂、价格低廉等特征。目前尚没有一种理想的抗凝剂可以满足所有患者 CRRT 抗凝实施的需要。肝素仍然是全球 CRRT 应用最为广泛的抗凝剂，但它会增加患者的出血风险并可能导致肝素诱导性血小板减少症(HIT)的发生。目前较多的研究及荟萃分析均提示局部枸橼酸抗凝的安全性优于肝素，而抗凝效果不亚于肝素，且可能存在组织相容性佳、提高患者生存率等额外的益处。但因可能发生的代谢并发症及操作复杂，缺乏标准统一的治疗模式等因素限制了其广泛应用。对于高出血风险患者也应该首选局部枸橼酸抗凝，若存在枸橼酸使用禁忌才考虑使用无抗凝剂法。HIT 患者的抗凝治疗选择阿加曲班或者低分子肝素，目前认为选择枸橼酸抗凝也是安全的。对于高凝状态的患者可选用前列环素联合肝素或低分子肝素治疗，也可采用局部枸橼酸抗凝与全身抗凝的结合。总之，CRRT 抗凝方式的选择不应拘泥于一种方式，应根据患者体内的不同抗凝状态进行个体化及动态的调整，从而最大限度地保证抗凝的有效性及安全性。

对于本例患者而言，由于目前存在严重的乳酸酸中毒及低血压，患者存在使用枸橼酸抗凝的禁忌。患者入院时 PT 及 APTT 均在正常范围，血红蛋白也未下降，出血风险较小，因此采用低分子肝素抗凝(首剂 2 500IU，维持量 250IU/h)。常见抗凝方式及优缺点见表 14-3-4。

表 14-3-4　常见抗凝方式的优缺点

抗凝方式	适应证	禁忌证	优点	缺点
普通肝素	常规应用	肝素诱导性血小板减少症	价格便宜	半衰期短、给药次数多
低分子肝素	常规应用	肝素诱导性血小板减少症	给药次数少，生物相容性好	难以被鱼精蛋白中和，检测不便
枸橼酸	常规应用	低钙血症、肝衰竭、低血压、低氧饱和度	出血风险小	操作较繁琐，定期检测血气，需由经验丰富者开展
无肝素抗凝	高出血风险	血液高凝状态	出血风险小	管路寿命短
凝血酶抑制剂	肝素诱导性血小板减少症	药物代谢障碍、药物过敏	抗凝效果满意	价格贵、缺乏拮抗药物
肝素类似物	肝素诱导性血小板减少症	出现肝素交叉致敏	对 X 因子选择性更高，生物相容性好	价格贵、抗凝效果或不及肝素
抗血小板聚集药物	肝素诱导性血小板减少症	血小板功能障碍	抑制血栓形成的初始环节	循证医学证据不足
AN69 ST 膜	高出血风险	肝素诱导性血小板减少症	可减少肝素用量	价格贵、抗凝效果不稳定

知识点

KDIGO 指南关于 CRRT 治疗 AKI 的抗凝推荐

1. 在 AKI 患者进行 CRRT 之前，需评估使用抗凝剂给患者带来的益处及风险。

2. 如果 AKI 患者未合并出血风险及凝血功能障碍，并且未接受系统性抗凝药物治疗，推荐在 CRRT 时使用抗凝药物，选择如下(图 14-3-3)：

（1）只要患者无使用枸橼酸禁忌，建议使用枸橼酸抗凝，而不是肝素。

（2）如果患者存在使用枸橼酸禁忌，建议使用普通肝素或者低分子肝素抗凝，而不是其他药物。

3. 如果 AKI 患者合并出血风险且未接受抗凝药物的治疗，选择如下：

（1）只要患者无使用枸橼酸禁忌，建议使用枸橼酸抗凝，而不是无肝素抗凝。

（2）不建议使用局部肝素化（鱼精蛋白中和）的方式抗凝。

4. 对于合并 HIT 的患者，推荐停用所有的肝素类药物，并推荐使用直接的凝血酶抑制剂（如阿加曲班）或 Xa 因子抑制剂（如达那肝素或磺达肝癸钠），而不是其他抗凝药物或无肝素抗凝方式。

5. 对于合并 HIT 且未出现严重肝衰竭的患者，推荐使用阿加曲班作为抗凝剂，而不是其他凝血酶抑制剂或 Xa 因子抑制剂。

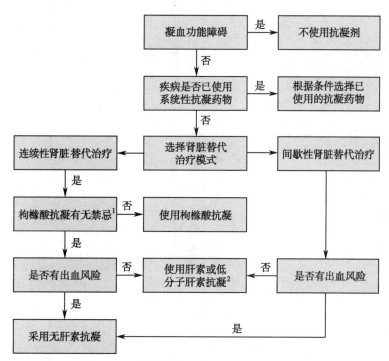

图 14-3-3　肾脏替代治疗患者抗凝模式的选择

1. 枸橼酸抗凝禁忌包括肝衰竭、低氧血症、组织低灌注及乳酸酸中毒等；2. 使用肝素过程中出现肝素诱导性血小板减少症时，需替换为阿加曲班、枸橼酸等抗凝药物。

【问题 10】该患者 CRRT 的治疗处方该如何调整？

思路　CRRT 治疗处方内容包括机器及膜器的选择、模式的选择、治疗剂量的调整、抗凝方式的设定、酸碱及电解质的调整等方面。以金宝 PrismaFlex CRRT 机为例，滤器采用的是 AN69（M150，膜面积 1.5m²），置换液采用商品化的碳酸盐置换液（成都青山利康，4L/ 袋），治疗模式采用的是前稀释的 CVVHDF。如表 14-3-5 所示，由于患者存在严重的高钾血症及酸中毒，在 0h 采用大剂量的前稀释 CVVHDF（置换液 2 000ml/h，透析液 2 000ml/h，治疗剂量为 57ml/（kg·h）进行治疗，采用低分子肝素抗凝，治疗处方见表 14-3-6。同时外周给予快速补液（包括泵入 20% 人血白蛋白 40g），CRRT 治疗 12h 后患者高钾血症及酸中毒均得到明显纠正，血压及血浆白蛋白水平均有所恢复。为防止出血并发症的发生，将 CRRT 抗凝方式调整为枸橼酸（4% 枸橼酸 200ml/h，成都青山利康，200ml/ 袋），治疗剂量调整为标准剂量［29ml/（kg·h）］，并根据血压水平逐步将超滤量调整至 150ml/h。治疗 24h 后考虑到需增加中大分子的清除效率，将模式由 CVVHDF 改为 CVVH。患者经治疗后呼吸机吸氧浓度逐渐下调，氧合指数明显好转，血管活性药物也逐渐撤离。考虑到患者容量负荷逐渐加重，逐步提高 CRRT 的超滤量，使得患者的容量状态趋于平衡。

表 14-3-5 患者开始连续性肾脏替代治疗后的指标变化表

时间 /h	pH	氧分压 / mmHg	二氧化碳分压 / mmHg	碳酸氢根 / (mmol·L⁻¹)	碱剩余 / (mmol·L⁻¹)	血钙 / (mmol·L⁻¹)	血钾 / (mmol·L⁻¹)	乳酸 / (mmol·L⁻¹)	血压 / mmHg	白蛋白 / (g·L⁻¹)	容量负荷 / ml
0	7.05	142	42	7.2	−20	0.64	8.1	12	60/30	21	+6 000
12	7.30	105	48	23.5	−3	0.92	4.1	3.6	105/65	27	+14 000
24	7.37	125	46	26.3	+1	0.95	4.2	0.6	135/82	31	+12 000
48	7.42	117	38	27.4	+2	0.98	3.8	0.5	146/92	30	+7 000
72	7.39	126	36	26.1	−1	1.05	4.1	0.2	134/75	32	+2 000

表 14-3-6 患者 CRRT 处方调整

时间 /h	模式	抗凝	剂量 / [ml/(kg·h)⁻¹]	超滤 / (ml·h⁻¹)	置换液 / (ml·h⁻¹)	透析液 / (ml·h⁻¹)	血流量 / (ml·min⁻¹)	5% 碳酸氢钠 / (ml·h⁻¹)	5% 氯化钾 / (ml·4L⁻¹)
0	CVVHDF	低肝	57	0	2 000	2 000	200	300	0
12	CVVHDF	枸橼酸	29	150	1 000	1 000	150	40	16
24	CVVH	枸橼酸	33	250	2 000	0	150	30	18
48	CVVH	枸橼酸	32	300	2 000	0	150	25	14
72	CVVH	枸橼酸	31	150	2 000	0	150	30	16

注：CRRT，连续性肾脏替代治疗；CVVHDF，连续性静脉-静脉血液透析滤过；CVVH，连续性静脉-静脉血液滤过。

知识点

1. 相对于 IHD,CRRT 处方的调整更为灵活,可根据患者的不同情况对 CRRT 的治疗模式、抗凝方式、治疗剂量、超滤量、酸碱及电解质水平进行调整,以最大限度地适应患者机体的需要。

2. 定时监测患者的动脉血气对 CRRT 处方的调整至关重要。一般情况下,常采用 0h、2h、6h、每 6~8h 的频率来监测血气。当然,也根据病情需要随时调整动脉血气测定的频率。

3. 在枸橼酸抗凝与其他抗凝方式转换时,需注意外周输注的碳酸氢钠也需要进行相应的调整,因为一个分子的枸橼酸可以转化成三个分子的碳酸氢钠,需减少碳酸氢钠的使用剂量。

4. 在特殊情况下,外周静脉血气也可作为 CRRT 处方调整的依据,由于 CRRT 循环管路中液体成分较为复杂,应尽量避免在循环管路中采集血气。

CRRT 持续治疗 7d 后,患者容量负荷基本稳定,意识清楚,血压 145/76mmHg,已改为无创呼吸机辅助通气,补液量 3 500~4 000ml/d,灌肠后排便 1 500ml/d,CRRT 超滤量为 50ml/h,尿量 1 000ml/d(未使用利尿剂),引流液 500ml/d,血肌酐维持在 300~400μmol/L。

【问题 11】患者是否该继续 CRRT 治疗?

思路　CRRT 的停机时机包括两个层面的含义,即 CRRT 何时可转为低强度的肾脏替代治疗模式(如日间 CRRT、SLED 或者 IHD 等),以及肾脏替代治疗何时结束。过早停机常致治疗不充分,易导致不良预后结局;但过度的 CRRT 治疗不仅增加医疗费用,还增加其出血、感染等并发症的发生风险。目前没有指南明确定义 CRRT 停机的最佳时机,不同患者停机时机的选择有很高的异质性。2012 年 AKI 的 KDIGO 指南中指出 CRRT 的停机时机缺乏关注,没有足够的证据支持该何时停止 CRRT 治疗,对于 CRRT 停机的界定非常模糊。目前临床上主要根据患者尿量、血清肌酐及体内稳态平衡综合判断。患者尿量本身并不总是与肾脏清除溶质的能力正相关,如非少尿型 AKI,且尿量受补液及利尿剂使用影响,不能完全反映肾功能。而肌酐在 CRRT 中被清除,其水平亦不能用于直接评价肾功能恢复情况。

对于本例患者,目前患者的尿量已恢复至 1 000ml/d(未使用利尿剂),说明患者的肾功能有一定程度的恢复,但由于患者通过排便及 CRRT 超滤等排出了机体大量水分,现在仍然不能判断患者的肾功能能否满足患者溶质及容量清除的需要。一方面,将 CRRT 改为低强度的日间 CRRT(12h/d)并改为零超滤,可通过 CRRT 停止的间歇期观察患者尿量是否进一步增加;另一方面,由于患者胃肠道功能恢复较好,通过减少灌肠频率减少排便量,进一步观察患者尿量是否能进一步增加。

通过上述措施,患者的尿量明显增加至 3 000ml/d 左右,能维持患者的容量平衡。将日间 CRRT 改为隔日的日间 CRRT 治疗(12h/隔日),并通过 CRRT 的间歇期监测患者的血浆肌酐水平。发现患者的血肌酐水平并没有明显下降,波动于 300~500μmol/L,说明患者的肾功能对体内小分子毒素的清除能力并未完全恢复,因此继续进行隔日的日间 CRRT 治疗。观察 8d 后,患者血肌酐下降至 265μmol/L 以下,判断患者肾功能已可满足患者的容量及溶质清除的要求,遂停止肾脏替代治疗。综上,通过 17d 的肾脏替代治疗,患者的肾功能在住院 23d 后恢复至正常水平,转至消化内科后最终痊愈出院。

知识点

1. CRRT 的停机时机包括两个层面的含义,即 CRRT 何时转为低强度的肾脏替代治疗模式(如日间 CRRT、SLED 或者 IHD 等),以及肾脏替代治疗何时结束。

2. CRRT 的治疗的评估目标包括溶质、容量、酸碱及电解质四个方面。

3. 患者肾功能的恢复主要表现为对机体溶质及容量清除能力恢复这两个方面,其中任何一项功能未恢复均不应轻易停止肾脏替代治疗。

4. 在 CRRT 治疗过程中,血肌酐可通过 CRRT 高效清除,此时血肌酐水平作为停机判断标准并不准确。尿量是目前判断 CRRT 停机时机较为客观的指标,但应避免利尿剂的干扰因素。

5. CRRT 治疗的过程中患者也面临着营养物质的丢失、药物的清除、血细胞的丢失、出血等多方面的治疗风险。因此,临床评估患者病情趋于稳定后应尽快转成间歇性肾脏替代治疗,也有助于患者肾功能恢复的评估。

6. 改为间歇性肾脏替代治疗后,可在间歇期观察患者的肌酐及尿量指标,若患者的尿量超过1 500ml/d 并能维持容量平衡,同时血肌酐逐步下降至 265μmol/L(3mg/dl),可考虑停止肾脏替代治疗。

CRRT 患者停止治疗的时机选择如图 14-3-4 所示。

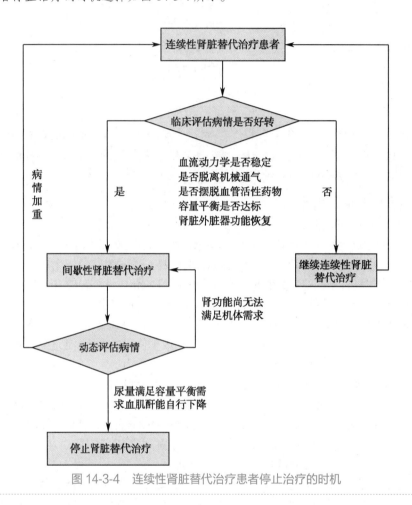

图 14-3-4　连续性肾脏替代治疗患者停止治疗的时机

（付　平）

推荐阅读文献

［1］付平.连续性肾脏替代治疗.北京:人民卫生出版社,2016.

［2］黄蓉双,张凌,付平.精准连续性肾脏替代治疗:2017急性透析质量倡议指南解读.华西医学,2018,33(7):831-834.

［3］张凌,付平.急性肾损伤肾脏替代治疗的新观点与新认识.中华内科杂志,2011,50(12):1-3.

［4］张凌,杨莹莹,付平.连续性肾脏替代治疗急性肾损伤的时机、模式及剂量.中国实用内科杂志,2011,31(4):301-304.

［5］赵宇亮,买红霞,付平.连续性肾脏替代治疗应用于急性肾损伤的时机选择.华西医学,2018,33(7):1-4.

［6］赵宇亮,买红霞,付平.血液净化抗凝方式的选择.临床肾脏病杂志,2018,18(4):196-199.

［7］赵宇亮,张凌,付平.枸橼酸抗凝在肾脏替代治疗中的新进展.中华内科杂志,2013,51(7):1-4.

［8］BAGSHAW S M, CHAKRAVARTHI M R, RICCI Z, et al. Precision continuous renal replacement therapy and solute control. Blood Purif, 2016, 42 (3): 238-247.

［9］BELLOMO R, KELLUM J A, RONCO C. Acute kidney injury. Lancet, 2012, 380 (9843): 756-66.

［10］KELLUM J A, RONCO C. The 17th Acute Disease Quality Initiative International Consensus Conference: introducing precision renal replacement therapy. Blood Purif, 2016, 42 (3): 221-223.

[11] KHWAJA A. KDIGO clinical practice guidelines for acute kidney injury. Nephron Clin Pract, 2012, 120 (4): 179-184.

[12] Kidney Disease: Improving Global Outcomes (KDIGO) Acute Kidney Injury Work Group. KDIGO Clinical Practice Guideline for Acute Kidney Injury. Kidney Int, 2012, 2 (1): 1-138.

[13] LIAO Y J, ZHANG L, ZENG X X, et al. Citrate versus unfractionated heparin for anticoagulation in continuous renal replacement therapy. Chin Med J (Engl), 2013, 126 (7): 1344-1349.

第四节　其他血液净化技术

血液净化技术包括血液透析、腹膜透析及后续衍生的多项技术,如连续性肾脏替代治疗(continuous renal replacement therapy,CRRT)、血液灌流(hemoperfusion,HP)、血浆置换(plasma exchange,PE)、双重滤过血浆置换(double filtration plasmapheresis,DFPP)、配对血浆滤过吸附(coupled plasma filtration absorption,CPFA)、双重血浆分子吸附系统(double plasma molecular absorb system,DPMAS)等新型治疗技术。血液净化技术治疗的疾病范围除了肾脏疾病之外,现已延伸至多种非肾脏疾病,如危重病患者多脏器功能障碍、自身免疫性疾病、药物或毒物中毒、感染性疾病、代谢性疾病等。

血液灌流技术是将患者血液引出后,通过灌流器中吸附剂非特异性吸附毒物、药物及代谢产物,再回输体内,以达到清除这些物质的一种方法。血液灌流常用的吸附剂有活性炭、树脂、高分子的过渡金属络合物及固载氧化 β- 环糊精吸附剂等。血液灌流最主要的适应证是急性药物或毒物中毒,也可用于尿毒症、肝性脑病、免疫性疾病、感染性疾病等的辅助治疗。

血浆置换主要是通过应用血细胞分离机或分离膜,将患者的血液引出体外,分离出血浆和血细胞,弃除血浆或血浆中的病理成分,补充等量的正常血浆或血浆替换液。20 世纪 60 年代研制的血细胞分离机,可将血浆分离出来,70 年代末出现膜式分离装置,血浆置换技术在临床得到越来越广泛的应用,其适应证包括抗中性粒细胞胞质抗体(anti-neutrophil cytoplasmic antibodies,ANCA)相关小血管炎、急进性肾小球肾炎 I 型(抗 GBM 抗体型)、重症狼疮、非典型溶血尿毒综合征(atypical hemolytic uremic syndrome,aHUS)、重症肌无力(myasthenia gravis,MG)、吉兰 - 巴雷综合征(Guillain-Barre syndrome,GBS)等。DFPP 是在血浆分离的基础上发展出的更有选择性的血浆置换方式。其原理是先用孔径较大的膜型血浆分离器将血浆从全血中分离出来,分离出的血浆再经过孔径较小的次级膜,分子直径大于次级膜孔径的分子如抗体、免疫复合物等被截留,白蛋白等相对分子质量较小的血浆成分则通过次级膜再次回到血循环。通过回输血浆成分,DFPP 可以显著减少血浆或血浆替换液的需要量。

CPFA 是血浆分离、血浆吸附、滤过或透析几种血液净化模式的结合。先将血浆从全血中分离,再经过吸附柱,然后血浆回输与血细胞组成全血,后续可串联血液透析或血液滤过柱进一步进行血液净化。这一技术强化了非特异吸附机制对炎性介质、内毒素等的清除,而通过血浆吸附,排除了血细胞与吸附柱直接接触的机会,能有效避免细胞成分损伤和微栓塞,增强生物相容性。通过回输血浆减少了外源性血浆的输入,也就减少了过敏反应、血源传播性疾病感染风险。目前主要应用于脓毒症合并多脏器功能障碍、免疫系统疾病等。

治疗肝衰竭的非生物型人工肝系统也属于血液净化范畴,在血浆置换、血浆灌流 / 胆红素吸附、血液滤过、血液透析等经典治疗方法的基础上,根据病情不同进行不同的组合治疗,形成了技术操作标准化的非生物型人工肝系统。其中最具代表性的是分子吸附再循环系统(molecular adsorbent recirculating system,MARS),它由血液循环、白蛋白再生循环和透析循环回路组成,基本原理为在透析液中加入白蛋白,与血浆白蛋白竞争结合毒素,而达到跨膜清除蛋白结合毒素的目的,再通过蛋白循环中的活性炭和树脂吸附器清除毒性物质,同时通过透析循环清除小分子毒性物质以纠正水、电解质和酸碱紊乱,从而达到净化患者血液的目的,它能部分替代肝脏解毒功能,可用于急性肝衰竭、慢性肝衰竭急性加重、中毒等的支持治疗,为肝脏功能的恢复争取时间或为肝移植提供桥梁的作用。DPMAS 属于人工肝系统的一种,其在血浆胆红素吸附治疗的基础上增加了一个可以吸附中大分子毒素的广谱树脂吸附剂,因此该系统能够吸附胆红素,还能清除部分炎症介质,但要注意白蛋白丢失及 PT 延长的不良反应。目前主要用于伴有高胆红素血症和 / 或全身炎症反应综合征的重症疾病,如胆汁淤积性重型肝病、各种原因导致的肝衰竭、终末期肝病患者肝移植围术期治疗、急性胰腺炎等。

住院病历摘要

患者,女,26 岁。因"发热 1 周,发现肾功能异常 2d"入院。1 周前患者自觉"受凉"后出现发热、寒战,最高体温 39.3℃,伴食欲下降、全身乏力,无咳嗽、咳痰、尿频、尿急、尿痛、腹痛、腹泻等,无皮疹、关节疼痛、脱发等。2d 前出现恶心、呕吐胃内容物、尿量减少,发热症状无改善,于当地医院查血肌酐 423μmol/L,尿常规示镜检红细胞 37 个/HP,为进一步治疗入院。既往史无特殊。

入院体格检查:血压 112/67mmHg,体温正常,轻度贫血貌,心肺及腹部检查无明显异常,双下肢轻度水肿。辅助检查:尿常规示尿蛋白(+),红细胞 15 个/HP;血常规示血红蛋白 84g/L,白细胞计数 15×10⁹/L,中性粒细胞百分比 88.2%;生化示血肌酐 752μmol/L,免疫检查示 ANA 阴性,ANCA 阴性,抗 GBM 抗体阳性,抗体效价 93RU/ml(正常参考值 <20RU/ml);输血前全套示乙肝表面抗体阳性,余均阴性。泌尿系统彩超提示双肾长大。肾穿刺活检示:32 个肾小球中 31 个肾小球见纤维细胞性新月体或环状体形成,1 个肾小球病变轻微。免疫荧光示 IgG 及 C3 沿 GBM 呈线状沉积。考虑病理符合新月体型肾小球肾炎(Ⅰ型)。

【问题 1】该患者的诊断是什么?

思路　该患者血肌酐升高速度达到 2012 年 KDIGO 制定的 AKI 诊断标准(详见第十四章第三节连续性肾脏替代治疗)之一:血清肌酐在 48h 内升高 ≥ 26.5μmol/L(0.3mg/dl),考虑存在 AKI。结合患者为青年女性,短期内出现肾功能进行性恶化、双肾增大,血清抗 GBM 抗体阳性,肾穿刺活检提示 Ⅰ 型新月体型肾小球肾炎,考虑急进性肾小球肾炎 Ⅰ 型(抗 GBM 抗体型)。因此该患者诊断考虑:AKI,急进性肾小球肾炎 Ⅰ 型。

知识点

1. 急进性肾小球肾炎 Ⅰ 型的诊断依据　血清或肾组织免疫荧光检查抗 GBM 抗体阳性和新月体性肾小球肾炎。若合并肺出血,又称为 Goodpasture 病。

2. 急进性肾小球肾炎 Ⅰ 型发病机制在于血清循环抗体,即抗 GBM 抗体靶向攻击 GBM 固有抗原,引起肾小球坏死及新月体形成,抗 GBM 抗体识别的主要靶点是Ⅳ型胶原 α-3 链[α-3(Ⅳ)链]的 NC1 区。

3. 急进性肾小球肾炎 Ⅰ 型是急进性肾小球肾炎(或新月体性肾炎)的 3 种主要形式之一。虽然部分患者表现为相对较轻的肾功能不全,但这种疾病通常会导致严重肾损伤,如果不治疗则短期内快速进展为终末期肾病。

【问题 2】该患者应如何治疗?

思路　该患者存在肾功能不全、血肌酐进行性升高,最高 752μmol/L,且出现尿量减少,每日尿量在 200ml 左右,有行肾脏替代治疗的指征,考虑患者一般情况尚可,血压正常,予临时置管,每周 3 次间断血液透析。

针对原发病急进性肾小球肾炎 Ⅰ 型,采用联合治疗:血浆置换 + 糖皮质激素 +CTX;血浆置换能除去循环中的抗 GBM 抗体和其他炎症介质,而免疫抑制剂能最大限度地减少新抗体的形成。糖皮质激素 1g/d 静脉滴注,3d 后改为 1mg/(kg·d),CTX 2mg/(kg·d)口服。急进性肾小球肾炎 Ⅰ 型的治疗中,快速清除血清致病因子——抗 GBM 抗体是该病治疗的关键,抗体分子量大,血浆置换是快速清除血清中该致病抗体的重要手段,急进性肾小球肾炎 Ⅰ 型一旦确诊即应立即开始血浆置换治疗。在高度疑诊时,在等待确诊过程中也可尽早进行血浆置换。

知识点

血浆置换适应证

1. 血浆置换可作为一线治疗方案的疾病

(1)神经系统:急性炎症性脱髓鞘(多神经根神经病/吉兰-巴雷综合征),慢性炎性脱髓鞘多神经根神经病,N-甲基-D-天冬氨酸受体抗体脑炎,IgG、IgA、IgM 型副蛋白脱髓鞘疾病,那他珠单抗相关的渐行性多灶状脑白质病。

(2)消化系统:急性肝衰竭、ABO 血型不合的肝移植、爆发性的肝豆状核变性。

（3）泌尿系统：活体供者肾移植的脱敏治疗，移植肾 FSGS 复发，抗体介导的肾移植排斥反应，急进性肾小球肾炎 I 型（或 Goodpasture 病），ANCA 相关小血管炎出现肺泡出血、肌酐超过 500μmol/L、合并抗 GBM 抗体阳性。

（4）血液系统：有症状的单克隆丙种球蛋白病引起的高黏滞综合征，H 因子抗体相关的血栓性微血管病，噻氯匹定药物相关的血栓性微血管病，血栓性血小板减少性紫癜。

（5）其他：中度到重度或者胸腺切除术前的重症肌无力患者。

2. 血浆置换可作为二线治疗方案的疾病　重症狼疮、毒蕈中毒、急性视神经脊髓炎谱系障碍、激素抵抗型急性播散性脑脊髓炎、多发性硬化引起的急性中枢神经系统炎性脱髓鞘、桥本脑病、Lambert-Eaton 肌无力综合征、ABO 血型不合的造血干细胞移植、家族性高胆固醇血症、重症冷球蛋白血症、重症抗磷脂抗体综合征、严重冷凝集素引起的自身免疫性溶血性贫血、心脏移植脱敏治疗、骨髓瘤管型肾病等。

血浆置换的应用范围很广，除上述以外，在一些疾病中根据临床病情可适当选用：如产后 HELLP 综合征、纯红细胞再生障碍性贫血、造血干细胞移植 HLA 脱敏治疗、严重肾外表现的过敏性紫癜、新月体性过敏性紫癜性肾炎、高甘油三酯胰腺炎、免疫性血小板减少、重症寻常型天疱疮、输血后紫癜、动物毒素或药物中毒等。

【问题 3】该患者有无进行血浆置换的禁忌证？

思路　血浆置换本身无绝对禁忌证。相对禁忌证：①严重活动性出血，严重凝血障碍者；②对置换器膜材料、管道、血浆、人血白蛋白有严重过敏史；③严重低血压或休克；④非稳定期的心肌梗死、脑梗死；⑤脑出血或重度脑水肿伴疝等濒危状态；⑥精神障碍不能配合者。该患者暂无上述血浆置换相对禁忌证表现，拟立即进行血浆置换治疗。

【问题 4】该患者进行血浆置换治疗的模式、剂量及疗效监测。

思路　该患者血清抗 GBM 抗体效价 93RU/ml（正常参考值 <20RU/ml），每日或隔日进行血浆置换，每次置换剂量以患者血浆容量的 1.0~1.5 倍为宜，或者 60ml/kg 计算，该患者 50kg，每次置换剂量即约为 3 000ml，置换液可用 5% 白蛋白替代，患者肾穿刺 3d 内因出血风险较高，血浆置换会引起凝血因子丢失增加出血风险，所以围术期的血浆置换最好保证一半以上新鲜冰冻血浆。另外，考虑患者血浆置换剂量大，置换频率高，凝血因子丢失过多，出血风险大，故在血源充分的情况下，尽量保证每次置换时具有一定量的新鲜冰冻血浆。对于治疗模式，因单膜血浆置换使用外源性血浆或白蛋白量大，考虑致病因素为抗 GBM 抗体，可考虑选择 DFPP，该模式清除大分子致病抗体的同时，保留患者自身血浆小分子成分如白蛋白，每次置换补充血浆或白蛋白替换液量 600~800ml。因此，在血浆及白蛋白来源受限情况下选择 DFPP，为保证血浆置换的顺利进行，该患者交替采用两种血浆置换模式，每 2~3d 检测血清抗 GBM 抗体水平及透析前肾功能，5 次血浆置换后抗 GBM 抗体效价降至 40RU/ml，透析前血肌酐 423μmol/L。评估治疗有效，继续血浆置换联合免疫抑制治疗。

【问题 5】血浆置换过程中的抗凝选择。

思路　血浆置换过程中的抗凝选择原则见第十四章第三节连续性肾脏替代治疗，抗凝的关键是保障管路通畅、滤膜工作状况良好，肝素、低分子肝素全身抗凝和枸橼酸局部抗凝是最常使用的抗凝方式，对于近期有出血或出血风险高的患者，首选枸橼酸局部抗凝；对于高凝状态患者首选肝素或低分子肝素全身抗凝；临床工作中，也可根据实际情况选择两者联用。对于 DFPP 模式，双膜对抗凝的要求更高，单用枸橼酸堵管概率较高，可采用首剂肝素或低分子肝素联合局部枸橼酸抗凝模式。抗凝剂使用过程中需监测患者出血倾向、凝血指标；对于枸橼酸局部抗凝，存在使用禁忌证，包括肝衰竭、低氧血症、组织低灌注及乳酸酸中毒等；选择时需注意排查，同时在使用过程中，需密切注意患者可能出现的枸橼酸中毒反应如低钙、酸中毒等，并及时处理。

该患者无明显出血倾向，但在肾穿刺手术 3d 内有一定出血风险，因此在肾穿刺术 3d 内采用枸橼酸局部抗凝；后期血浆置换过程根据患者临时血液透析管路情况及上一次置换的管路通畅情况调整抗凝方式及抗凝剂使用剂量，灵活使用低分子肝素抗凝或枸橼酸抗凝，DFPP 模式多数情况下采用低分子肝素抗凝或首剂低分子肝素联合局部枸橼酸抗凝。

【问题6】血浆置换过程中的并发症及处理。

思路 血浆置换过程中的并发症及处理如下。

1. **过敏反应** 血浆置换过程中,需要补充外源性血浆或者人血白蛋白,过敏反应可能性增加,过敏通常表现为寒战、皮疹、瘙痒、发热、呼吸困难、低血压等,为预防,通常在血浆置换前预防性使用糖皮质激素和/或抗组胺药物;在治疗过程中若出现上述反应,需停止泵入可疑的血浆或血浆成分,予以糖皮质激素、抗组胺类药物治疗,出现过敏性休克的按休克进行抢救处理。

2. **出血倾向** 血浆置换过程中使用的全身性抗凝药物、经过管路及滤器后血小板的消耗破坏、血浆置换丢弃大量的血浆成分时同时丢失大量凝血因子(尤其单膜血浆置换模式),这些因素均引起患者出血风险增加,可表现为置管处渗血、皮下出血等。因此,对于短期内多次进行血浆置换、每次置换量很大的患者,不可完全使用人血白蛋白替换液进行置换,而应采用适量的新鲜冰冻血浆以补充凝血因子。另外,治疗过程中根据患者的出凝血状态进行抗凝药物剂量的调整。

3. **低血压** 与低血容量、血管活性药物清除或过敏反应有关,治疗过程中需正确计算需要补充的血浆量,避免丢失过多,治疗开始后血流量宜逐渐增加至目标值,必要时使用血管活性药物。

4. **感染** 与血浆置换引起免疫球蛋白减少,同时使用免疫抑制剂,治疗中留置静脉导管等因素相关。与留置静脉导管相关则需拔除静脉导管,选用敏感的抗生素进行治疗。

5. **枸橼酸蓄积反应** 主要发生在使用枸橼酸抗凝的患者中,老年人更多见,主要表现为低钙反应,多数表现为口周麻木、指/趾麻木、肌肉痉挛。一旦有症状,需立即进行血气分析,从置换器静脉端补充葡萄糖酸钙。另外,在血浆置换前也可预防性使用钙剂,一方面有助于过敏反应的改善,另一方面有助于改善枸橼酸可能引起的低钙反应。

该患者在血浆置换过程中出现一次口周麻木,分析当时为单膜血浆置换上机2h,枸橼酸抗凝,离治疗结束不到半小时,立即查血气分析示离子钙0.8mmol/L,停用枸橼酸,管路静脉端输入20ml 10% 葡萄糖酸钙,患者症状迅速缓解。

【问题7】血浆置换及免疫抑制治疗疗程。

思路 通常情况下抗GBM抗体效价在经过10~14次血浆置换后即会转阴,但本例患者经过14次血浆置换后抗GBM抗体效价仍阳性但处于低效价水平20~30RU/ml,经全科讨论及与患者及家属商量后,予继续进行血浆置换,同时激素逐渐减量,后患者尿量逐渐恢复,经过共计25次血浆置换,患者抗GBM抗体连续两次复查阴性,血肌酐降至290μmol/L,尿量恢复至1 500~2 000ml/d,脱离透析。出院后门诊随访。

门诊随访过程中,激素持续减量,半年后随访血肌酐126μmol/L,抗GBM抗体持续阴性,激素逐渐减停。门诊长期随诊,4年内血肌酐长期波动在107~145μmol/L,无复发。

知识点

急进性肾小球肾炎Ⅰ型治疗疗程

1. 血浆置换 每日血浆置换持续14d或者直至抗GBM抗体阴性。
2. 激素 糖皮质激素逐渐减量,6个月后停用。
3. 细胞毒性药物 CTX口服2mg/(kg·d)共3个月。
4. 急进性肾小球肾炎Ⅰ型通常不需要维持治疗。

(付 平)

推荐阅读文献

[1] 中国医师协会儿科医师分会血液净化专业委员会.儿童血浆置换临床应用专家共识.中华实用儿科临床杂志,2018,33 (15): 1128-1135.

［2］中华医学会感染病学分会肝衰竭与人工肝学组 . 非生物型人工肝治疗肝衰竭指南 (2016 年版). 中华临床感染病杂志 , 2016, 9 (2): 97-103.

［3］Kidney Disease：Improving Global Outcomes（KDIGO）Glomerulonephritis Work Group. KDIGO clinical practice guideline for glomerulonephritis. Kidney Int Suppl, 2012, 2 (2): 139-274.

［4］SCHWARTZ J, PADMANABHAN A, AQUI N, et al. Guidelines on the use of therapeutic apheresis in clinical practice—evidence-based approach from the Writing Committee of the American Society for Apheresis: The Seventh Special Issue. J Clin Apher, 2016, 31 (3): 149-162.

第十五章　肾移植的内科问题

第一节　移植肾急性排斥反应

终末期肾病受者接受了不同遗传背景(供体)的肾脏,由于供、受者移植抗原不同,在不使用免疫抑制剂的情况下,移植肾可能受到体内以淋巴细胞为主的免疫活性细胞和抗体的"攻击",这就是肾移植排斥反应(renal allograft rejection),它是影响移植肾早期存活的主要原因。排斥反应根据发生的时间、机制和移植肾病理有不同的分类方法。根据排斥反应发生的时间,通常可分为超急性、加速性、急性和慢性排斥反应;根据排斥反应发生的机制不同,分为细胞性和体液性排斥反应;根据移植肾病理形态的不同,可分为小管间质性排斥反应和血管性排斥反应。不同排斥反应的临床表现、治疗方法及预后各不相同。随着新型免疫抑制剂不断在临床应用,肾移植术后排斥发生率在逐年下降,国内外主要的移植中心急性排斥反应发生率为10%~25%,但是排斥反应仍然是肾移植术后主要的并发症之一,也是目前导致移植肾失功的主要原因。

虽然移植肾排斥反应的发生机制和详细过程并不完全清楚,但一般认为排斥反应主要是由 T 淋巴细胞介导的免疫应答反应。近十年来,抗体介导的排斥反应越来越受到重视,超急性和加速性排斥反应主要以抗体介导为主,急性和慢性排斥反应除了淋巴细胞以外,抗体也起了重要的作用,尤其对于激素冲击治疗无效的急性排斥反应,抗体往往起了主要的作用。肾移植术后多种原因可以导致血清肌酐升高,但急性排斥仍是引起移植后早期血清肌酐升高的重要原因。

【诊疗要点】

肾移植术后急性排斥反应的诊疗经过通常包括以下环节:

1. 详细询问患者平时血肌酐水平,有无影响肾功能的相关病史,目前用药情况。

2. 重点关注肌酐升高的时间、升高幅度、升高时有无伴随症状,尿量情况,腹泻情况,有无服用 ACEI/ARB 类药物病史,近期免疫抑制剂血药浓度等。

3. 体格检查包括移植肾局部有无肿胀压痛,双下肢有无水肿,患者闭眼时双手有无震颤(排除有无抗排斥药物的神经毒性)。

4. 移植肾超声排除肾后梗阻性肾病。

5. 仍不能明确诊断行移植肾穿刺活检。

6. 根据移植肾病理明确排斥病理类型,进行针对性治疗。

7. 确定治疗结束的时间、出院随访日期,以及出院后的注意事项。

【临床关键点】

1. 肾移植术后急性排斥反应往往表现为血肌酐短期内(数日)急骤升高,可伴有蛋白尿或少尿。

2. 注意抗排斥药物血药浓度可能没有达到治疗靶目标或患者有停药的情况。

3. 重点排除外科梗阻性肾病、排除药物及腹泻等原因引起的肾功能不全。

4. 重点关注有无穿刺禁忌证,尽可能通过移植肾活检明确急性排斥反应的类型。

5. 明确急性排斥病理类型后,针对病因进行抗排斥药物治疗。

6. 根据治疗反应决定治疗药物的疗程和治疗方法。

首次门诊病历摘要

患者,男性,30 岁。因"肾移植术后 1 个月,血肌酐升高 1 周"来医院就诊。患者 1 个月前因终末期肾病行亲属活体肾移植手术,术后服用泼尼松联合环孢素 A 及麦考酚钠肠溶片三联抗排斥治疗,同时予以地尔硫草拮抗环孢素A肾毒性,术后肾功能稳定下降,血肌酐稳定在122μmol/L左右。1周前复查血肌酐151μmol/L,此后,血肌酐进行性升高至355μmol/L。无发热,无胸闷气急,无尿量减少,无尿路刺激症状,无移植肾区疼痛。既往确诊IgA肾病5年,行血液透析治疗2年。否认有糖尿病、冠心病病史,否认有结核、肝炎等传染病病史,无外伤及其他手术病史。否认食物及药物过敏史。无烟酒不良嗜好。父母健在,母亲为捐肾供体。

【问题1】门诊见1例肾移植以后肌酐升高的患者,问诊要点包括哪些?

思路　问诊要点包括肌酐升高的时间、升高幅度、升高时有无伴随症状,尿量情况,腹泻情况,近期免疫抑制剂血药浓度等。

知识点

肾移植肾功能异常的常见原因

肾移植以后血肌酐升高是比较常见的现象,也是需要积极明确原因处理的并发症。血肌酐升高需要排除:①假性血肌酐升高,如实验误差等原因导致的血肌酐升高。②外科原因,如漏尿、输尿管狭窄、血管栓塞、胆固醇栓塞等。临床上需要行移植肾超声等影像学检查进一步排除。③肾前性容量因素导致血肌酐升高:移植患者由于需要服用抗排斥药物如MMF、他克莫司等药物,此类药物导致腹泻,此外需要注意询问有无不洁饮食亦可导致腹泻。④钙调磷酸酶抑制剂(calcineurin inhibitor,CNI)药物中毒:由于环孢素A、他克莫司等药物在高浓度时会导致药物肾毒性而引起血肌酐升高。⑤尿路感染:移植后免疫抑制剂的使用使患者的抵抗力下降,外科手术移植肾输尿管膀胱再植可出现输尿管反流均可导致患者容易发生尿路感染,严重者可诱发肾盂肾炎从而血肌酐升高。⑥移植肾排斥反应:由于异体肾脏需要长期免疫抑制剂维持,在免疫抑制剂不足下出现排斥反应。

知识点

急性排斥与CNI肾毒性鉴别诊断的临床线索见表15-1-1。

表15-1-1　急性排斥与钙调磷酸酶抑制剂肾毒性鉴别诊断的临床线索

鉴别点	急性排斥	钙调磷酸酶抑制剂药物中毒
钙调磷酸酶抑制剂药物浓度	正常/低	高
C反应蛋白	升高	正常
发热	可能存在	无
少尿	可能存在	无
血肌酐升高幅度	快	慢
移植肾触诊	增大或伴疼痛	正常

【问题2】门诊见1例肾移植以后血肌酐升高的患者,体格检查要点包括哪些?

思路　包括移植肾局部有无肿胀压痛、双下肢有无水肿、患者闭眼时双手有无震颤(排除有无CNI的神经毒性)。

体格检查结果

血压146/76mmHg,脉搏88次/min,呼吸20次/min,体温37.2℃。慢性病容,眼睑及颜面部无水肿,面部痤疮,颈静脉无怒张,双肺呼吸音清,未闻及干、湿啰音,心律齐,未闻及心包摩擦音,腹软,肝脾肋下未触及肿大,左下腹可见一斜形长约16cm手术切口,切口愈合佳,病理征未引出,全身淋巴结未及肿大,双下肢无水肿,左侧髂窝,移植肾触诊肾脏有轻度压痛。闭眼时双手无震颤,原肾无压痛及叩击痛。

【问题3】该病例目前需要做哪些实验室检查?

思路 复查肾功能、尿常规、移植肾超声、环孢素A血药浓度。

门诊检查结果

环孢素A血药浓度165.1μg/L。麦考酚酸浓度测定2.16μg/L。尿检:红细胞3~5个/HP,白细胞5~8个/HP,蛋白质(+)。血常规:白细胞计数9.3×10⁹/L,中性粒细胞百分比63.4%,血红蛋白113g/L,血小板计数321×10⁹/L。血总蛋白65.4g/L,白蛋白39.3g/L,ALT 18IU/L,总胆红素9μmol/L,肌酐355μmol/L,尿素14.2mmol/L,尿酸470μmol/L,甘油三酯2.33mmol/L,总胆固醇4.98mmol/L。移植肾超声:大小10.5cm×5.0cm×4.8cm,肾动脉阻力指数0.68,段动脉阻力指数0.70,叶间动脉阻力指数0.71,弓形动脉阻力指数0.72。

【问题4】根据目前病史和体格检查及化验结果,该患者门诊初步的诊断是什么?

思路 患者血肌酐进行性升高,移植肾触诊肾脏有轻度压痛,心肺检查阴性,肾移植病史,因此诊断移植肾急性肾损伤(AKI),原因尚不清楚。需要住院诊断和治疗。

住院诊断及治疗经过

患者入院后进行了系统检查,包括血、尿、便常规,肝肾功能、电解质、空腹血糖、血脂测定,胸片,心电图,泌尿系超声检查。为排查肌酐升高的原因,患者还进行了以下检查:病毒指标乙型肝炎病毒、丙型肝炎病毒抗体、多瘤病毒等。为了明确病因,检查凝血功能正常后,进行了肾活检。

实验室检查结果:尿检红细胞0~2个/HP,蛋白质(+),尿葡萄糖阴性,尿pH 5.50,比重1.012。粪便隐血试验阴性。血常规:白细胞计数5.2×10⁹/L,中性粒细胞百分比80.7%,血红蛋白111g/L,血小板计数281×10⁹/L。凝血功能常规检查PT 12.8s。总蛋白61.0g/L,白蛋白35.3g/L,ALT 16IU/L,总胆红素7μmol/L,肌酐366μmol/L,尿素16.3mmol/L,尿酸461μmol/L,甘油三酯0.72mmol/L,总胆固醇4.95mmol/L,钾5.64mmol/L,钠140mmol/L,氯110mmol/L,总钙2.28mmol/L,无机磷1.08mmol/L,空腹血糖8.61mmol/L。尿Decoy细胞阴性。泌尿系彩超:移植肾血流灌注佳。胸部CT:左肺上叶少许炎症。

肾脏病理检查结果(图15-1-1):

光学显微镜:病理穿刺取材皮髓部,肾组织标本2条,肾小球16个,肾血管4条。肾小球:体积肿大,未见分叶,球性硬化19%,节段硬化0个,未见新月体,无细胞增多。系膜区局灶节段性轻度增生,系膜细胞轻度增生,系膜基质轻度增多。肾小管:近曲小管上皮细胞局灶颗粒变性、肿胀,肾小管局灶萎缩(10%),小管基底膜增厚,可见小管炎,1~12单个核细胞/小管切面,累及多个小管。肾血管:细小动脉内皮细胞肿胀,未见透明变性,重度动脉内膜炎,挤压管腔>25%。肾间质:弥漫单个核细胞浸润(>50%),可见水肿,局灶纤维组织增生(10%),管周毛细血管腔内未见炎细胞。特殊染色:磷钨酸乌木精染色(−)、刚果红染色(−)、高锰酸钾消化染色(−),免疫组化:平滑肌肌动蛋白(SMA)(+++)、CD3(++++)、CD8(++++)、CD20(++)、CD68(++++)、叉头状/翅膀状螺旋转录因子(FoxP)38个/HP、颗粒酶B(GB)15个/HP、γ干扰素诱导蛋白10(IP10)(+)、猴空泡病毒40(SV40)(−)、C4d小灶(+)。电子显微镜:小管上皮细胞空泡变性。

病理诊断:(肾穿刺)移植肾急性排斥反应(ⅠA+ⅡB)。

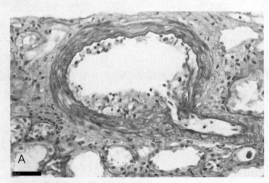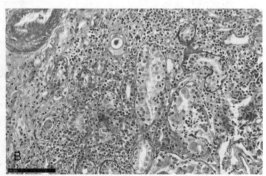

图15-1-1 肾脏病理检查结果

A. 可见细小动脉内皮细胞肿胀,未见透明变性,重度动脉内膜炎,挤压管腔>25%(PAS染色,×400);

B. 可见小管炎,1~12单个核细胞/小管切面,累及多个小管(PAS染色,×200)。

【问题5】根据上述检查结果,该病例最终的诊断是什么?

思路 患者诊断为移植肾急性细胞性排斥反应(ⅠA+ⅡB)。

知识点

Banff 2017 肾移植活检病理学诊断标准(ABMR 及 TCMR 的分类更新)见表 15-1-2。

表 15-1-2 Banff 2017 肾移植活检病理学诊断标准(ABMR 及 TCMR 的分类更新)

类目 1:正常活检或非特异性改变

类目 2:ABMR 改变

(1)活动性 ABMR 诊断要求以下三项特征均具备:

标准 1.急性组织损伤的组织学证据,包括以下一项或多项:

- 微血管炎症(g > 0 和 / 或 ptc > 0),除外复发性或新发性肾小球肾炎。如果存在急性 TCMR、临界性变化或感染,单独的 ptc ≥ 1 不足以诊断微血管炎症,必须肾小球炎计分 g ≥ 1
- 动脉内膜炎或透壁性动脉炎(v > 0)[①]
- 无其他病因的急性血栓性微血管病
- 无其他病因的急性肾小管损伤

标准 2.目前 / 近期抗体作用于血管内皮的证据,包括以下一项或多项:

- 肾小管周毛细血管的线性 C4d 染色阳性(冷冻切片免疫荧光染色计分 C4d 2 或 C4d 3,或石蜡切片免疫组织化学染色计分 C4d > 0)
- 至少有中度的微血管炎[(g+ptc)≥ 2],除外复发性或新发性肾小球肾炎。如果存在急性 TCMR、临界性变化或感染,单独的 ptc ≥ 2 不足以诊断中度微血管炎症,必须肾小球炎症计分 g ≥ 1
- 通过彻底验证,活检组织中提示与 ABMR 强相关的内皮细胞损伤的基因转录 / 分类表达增强

标准 3.DSA 的血清学证据 (抗 HLA 抗原或其他抗原):

- 上述标准 2 中提到的 C4d 染色或经验证的基因转录 / 分类表达增强可以替代 DSA;仍强烈推荐予以全面的 DSA 检测,包括 HLA 抗体和非 HLA 抗体

(2)慢性活动性 ABMR 诊断要求以下三项特征均具备[②]:

标准 1.慢性组织损伤的形态学依据,包括以下一项或多项:

- TG(cg > 0),包括只能电镜观察到的 GBM 双轨 (cg1a),无慢性血栓性微血管病或慢性复发性 / 新发性肾小球肾炎的证据
- 电镜提示的严重的肾小管周毛细血管基膜多层化[③]
- 新近形成的动脉内膜纤维性增厚,除外其他因素;纤维增生的动脉内膜中有炎性细胞浸润支持慢性 ABMR,在无 TCMR 病史及其相应病理学特征的情况下,对诊断慢性 ABMR 有帮助,但不是必需条件

标准 2.与上述活动性 ABMR 的标准 2 相同

标准 3.与上述活动性 ABMR 的标准 3 相同。无论标准 1 和 2 是否符合,均强烈建议进行全面的 DSA 检测

(3)无排斥反应证据的 C4d 染色诊断必须具有以下所有四项特征[④]:

- 肾小管周毛细血管线性 C4d 染色阳性(冷冻切片免疫荧光染色计分 C4d 2 或 C4d 3,或石蜡切片免疫组织化学染色计分 C4d > 0)
- 不满足活动性或慢性活动性 ABMR 中的标准 1
- 活动性或慢性活动性 ABMR 的标准 2 中无 ABMR 的分子学证据
- 无急性或慢性活动性 TCMR 或临界性改变

类目 3:临界性改变 / 疑为(临界性)急性 TCMR

- 局灶性肾小管炎(t>0)伴轻微间质炎症 (i 0/i 1),或中 - 重度间质炎症 (i2/i3) 伴轻微肾小管炎 (t1),允许保留诊断阈值为 i 1、t 0 的临界改变,但在报告或文章中必须明示这一点
- 无动脉内膜炎或透壁性动脉炎(v=0)

类目 4:TCMR

1.急性 TCMR

ⅠA.间质炎症累及 >25% 无硬化的皮质 (i 2 或 i 3) 伴累及 1 个及以上肾小管的中度肾小管炎 (t 2),严重萎缩的肾小管[⑤]除外(与 Banff 2015 相比,明确了肾小管的数量)

续表

IB. 间质炎症累及 >25% 无硬化的皮质 (i 2 或 i 3) 伴累及 1 个及以上肾小管的重度肾小管炎 (t 3),严重萎缩的肾小管⑤除外(与 Banff 2015 相比,明确了小管的数量)

IIA. 轻 - 中度动脉内膜炎 (v 1),伴有或无间质炎和 / 或肾小管炎

IIB. 严重的动脉内膜炎 (v 2),伴有或无间质炎和 / 或肾小管炎

III. 透壁性动脉炎和 / 或动脉中层平滑肌细胞纤维素样坏死伴单个核细胞浸润(v 3),伴有或无间质炎和 / 或肾小管炎

2. 慢性活动性 TCMR(新增分级)

IA 级 . 间质炎症累及 >25% 总皮质区(ti 2 或 ti 3) 及 >25% 纤维化皮质区 (i-IFTA 2 或 i-IFTA 3) 伴累及 1 个及以上肾小管的中度肾小管炎 (t 2),严重萎缩的肾小管⑤除外;除外其他因素引起的 i-IFTA

IB 级 . 间质炎症累及 >25% 总皮质区(ti 2 或 ti 3) 及 >25% 纤维化皮质区 (i-IFTA 2 或 i-IFTA 3) 伴累及 1 个及以上肾小管的重度肾小管炎 (t 3),严重萎缩的肾小管⑤除外;除外其他因素引起的 i-IFTA

II 级 . 慢性移植物血管病 (动脉内膜纤维化伴单个核细胞浸润形成新生内膜)

注:ABMR,抗体介导性排斥反应(antibody-mediated rejection);TCMR,T 细胞介导性排斥反应;(T cell-mediated rejection);g, 肾小球炎评分(glomerulitis score);ptc, 肾小管周毛细血管(peritubular capillary);v, 血管炎评分(vasculitis score);DSA, 供者特异性抗体(donor specific antibody);HLA, 人类白细胞抗原(human leucocyte antigen);cg, 慢性移植肾小球病评分(chronic glomerulopathy score);t, 肾小管炎评分(tubulitis score);i, 肾间质炎评分(interstitial inflammation score);TG, 移植肾小球病(transplant glomerulopathy);GBM, 肾小球基底膜(glomerular basement membrane);i-IFTA, 肾间质纤维化及肾小管萎缩区域中伴有炎症浸润(inflammation of interstitial fibrosis and tubule atrophy)。

①这里需要注意的是该动脉血管损伤病变可以是 ABMR、TCMR 或 ABMR/TCMR 混合性排斥反应;"v"病变及慢性移植物血管病仅适用于 ≥ 2 层平滑肌层的动脉分支计分。

②除了活动性微血管炎症,慢性活动性 ABMR 的损伤涵盖从移植术后早期的电镜观察中即可见到的早期 TG(cg1a),到进展期 TG 及其他慢性病变。对活检组织提示 TG 和 / 或 ptc 基膜膜多层化,之前有活动性或慢性活动性 ABMR 或 DSA 的证据但缺乏当前 / 近期抗体作用于血管内皮细胞的证据时(标准 2),应使用"慢性 ABMR"病变这一称谓。

③肾皮质内单独的一支肾小管周毛细血管基膜 ≥ 7 层或 2 支单独的肾小管周毛细血管基膜 ≥ 5 层,诊断时避开毛细血管的斜切面处。

④对于 ABO 血型不合的移植肾,该病变的临床意义差异显著,有时并不显示移植肾的损伤,并可能提示移植肾的免疫适应(accommodation);但对于具有抗 HLA 移植抗原的抗体者,该病变可以最终进展为慢性 ABMR,但仍需要更多的数据。

⑤(新增)严重萎缩的肾小管定义为以下 3 项特征中的任 1 项:活检中管径小于未受损伤或损伤轻微的肾小管管径的 25%;未分化样,立方或扁平的上皮细胞以及肾小管基膜明显皱缩和 / 增厚。

知识点

移植肾急性排斥反应的分类

根据急性排斥反应的发生机制,可以将急性排斥反应分为细胞介导的急性排斥反应和抗体介导的急性排斥反应(急性体液性排斥反应),但大部分急性排斥反应是由于急性细胞性排斥,但有时体液因素也同时参与。抗体介导的急性排斥反应或是急性体液性排斥反应,其诊断标准除了急性排斥反应的临床表现,组织病理以急性血管炎、内皮细胞损害为主要特征,免疫组化肾小管周围毛细血管 C4d 沉积及血液中抗供者特异性抗体阳性。必须同时符合上述四条标准才能诊断抗体介导的急性排斥反应,如果只具备前三条,只能诊断疑似抗体介导的急性排斥反应。

知识点

移植肾急性排斥的临床诊断

急性排斥反应临床主要表现为尿量减少,体重增加,轻中度发热,血压上升,可伴有移植肾肿胀,并有移植肾压痛,还可以伴有乏力、腹部不适、胃纳减退等症状。近年来随着新型免疫抑制剂的大量运用,

典型的排斥反应已经不多见。发生急性排异时患者血肌酐会显著上升，尿液中蛋白及红细胞也会显著增多，移植肾彩超往往提示移植肾肿大，皮髓质交界不清，移植肾彩超阻力系数升高等，血常规中有时可见中性粒细胞增多、贫血及血小板减少等。

近年来一些诸如血氧水平依赖的功能磁共振成像（blood oxygenation level dependent magneticresonaceimaging，BOLDMRI）也开始应用于无创性急性排斥的诊断。急性排斥反应的病理穿刺提示间质和肾小管上皮细胞单核细胞浸润（小管炎），在较为严重的急性血管性排斥中亦可见单核细胞在血管内皮细胞浸润（血管内膜炎），伴有间质水肿等。1991 年由肾脏病理学家、肾脏病学家和肾移植外科学家在加拿大的 Banff 首次提出了移植肾排斥反应的诊断标准（Banff 标准），为临床诊断、治疗、估计预后提供了重要依据，目前在国际上已被广泛接受，该诊断标准每 2 年更新一次，最新修订的是 Banff 2017 标准。临床上诊断急性排斥反应虽然不是很复杂，但是还需排除急性肾小管坏死、肾后性梗阻、肾动脉狭窄、肾静脉栓塞、环孢素 A 或他克莫司（CNI 药物）中毒、多瘤病毒感染、移植肾肾盂肾炎等情况，尽早行移植肾活检有助于鉴别。

【问题 6】根据临床表现和实验室检查，患者明确诊断为急性细胞性排斥，如何治疗？

思路　免疫抑制治疗和并发症防治。

给予甲泼尼龙针 500mg 静脉滴注，每日 1 次，连用 3d，复查血肌酐下降至 185μmol/L，继续观察 2d 无明显下降，予以抗胸腺细胞球蛋白（antithymocyte globulin，ATG）75mg 静脉滴注，每日 1 次，连用 5d，激素冲击过程改用环孢素为他克莫司作为基础免疫抑制剂。

同时给予奥美拉唑保护胃黏膜，碳酸钙和维生素 D$_3$ 预防骨质疏松。

知识点

移植肾急性排斥的治疗

1. 糖皮质激素　甲泼尼龙冲击治疗，是治疗急性排斥反应首选和最常用的方法，75%~80% 的患者有效，剂量为 6~10mg/(kg·d)，连续 3~5d，同时应注意胃肠道副作用和后期严重感染的发生。

2. 抗体治疗　对于甲泼尼龙冲击治疗无效的急性排斥反应，称为耐激素的急性排斥反应，占 20%~40%。这类排斥往往有抗体因素参与，联合清除或中和抗体也是治疗成功的有效手段。目前常用的单克隆抗体有 ATG、抗淋巴细胞球蛋白（ALG）或抗 CD3 单克隆抗体等，根据严重程度，疗程 5~14d，抗体治疗可以使 75%~90% 耐激素的急性排斥反应逆转。此外近年来 IL-2R 单克隆抗体及 CD20 单克隆抗体也开始应用于临床预防急性排斥的发生。抗体介导的急性排斥反应（急性体液性排斥反应）需同时进行血浆置换或免疫吸附去除抗体，也可联合大剂量丙种球蛋白中和抗体，一般治疗 7~10d；新近有抗 CD20 单克隆抗体成功治疗抗体介导的急性排斥反应的报道。注意预防强化治疗的并发症，包括多 / 单克隆抗体可能产生的过敏反应及强化治疗后易发生感染并发症等。

【问题 7】移植肾急性排斥的预后如何？

思路　对于肾脏移植术后发生的早期（1 年内）的急性排斥反应通过药物完全逆转后，并不影响移植肾的长期存活，该患者经过治疗后肾功能完全恢复正常，因此并不影响移植肾的长期存活。移植后因发生急性排斥反应，需要强化免疫抑制治疗，后期需要预防强化后带来的感染副作用，一般可使用复方新诺明（SMZco）预防卡氏肺孢菌感染，缬更昔洛韦或更昔洛韦预防巨细胞病毒感染。

治疗结果及随访

该患者诊断较为及时，病理明确为急性细胞性排斥反应，首选甲泼尼龙冲击治疗，肌酐有下降但仍比排斥发生前明显偏高，此时加用了多克隆抗体 ATG 继续抗排斥治疗，血肌酐在抗体治疗后第 4 日肌酐下降至 130μmol/L，同时调整他克莫司浓度在 7~9μg/L，出院后门诊每周随访，1 周后肌酐进一步下降至 116μmol/L，同时使用复方新诺明预防卡氏肺孢菌感染。随访 6 个月，肌酐稳定在 110~125μmol/L。

知识点

移植肾急性排斥反应与预后的关系

1. 排斥逆转情况　完全逆转的急性排斥反应对长期预后基本无影响。
2. 排斥次数　排斥次数发生越多则预后越差。
3. 排斥发生时间　越晚发生的排斥预后越差。
4. 病理表现　病理级别越高则预后越差,有动脉内膜炎的预后差。

【移植肾急性排斥反应治疗流程】(图 15-1-2)

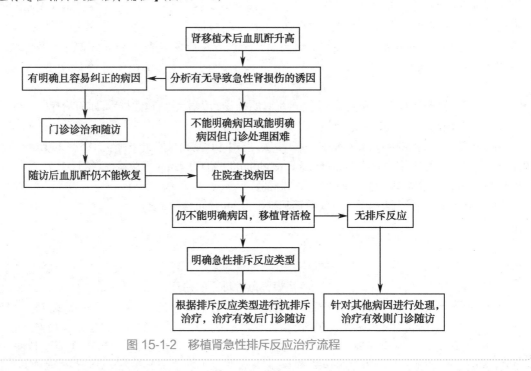

图 15-1-2　移植肾急性排斥反应治疗流程

(陈江华)

推荐阅读文献

［1］BARNETT A N, HADJIANASTASSIOU V G, MAMODE N. Rituximab in renal transplantation. Transpl Int, 2013, 26 (6): 563-575.

［2］BOTERMANS J M, DE KORT H, EIKMANS M, et al. C4d staining in renal allograft biopsies with early acute rejection and subsequent clinical outcome. Clin J Am Soc Nephrol, 2011, 6 (5): 1207-1213.

［3］HAAS M, LOUPY A, LEFAUCHEUR C, et al. The Banff 2017 Kidney Meeting Report: revised diagnostic criteria for chronic active T cell-mediated rejection, antibody-mediated M rejection, and prospects for integrative endpoints fornext-generationclinical trials. Am J Transplant. 2018; 18 (2): 293-307.

［4］HAN F, XIAO W, XU Y, et al. The significance of BOLDMRI in differentiation between renal transplant rejection and acute tubularnecrosis. Nephrol Dial Transplant, 2008, 23 (8): 2666-2672.

［5］HEEMANN U, ABRAMOWICZ D, SPASOVSKI G, et al. Endorsement of the Kidney Disease Improving Global Outcomes (KDIGO) guidelines on kidney transplantation: a European Renal Best Practice (ERBP) position statement. Nephrol Dial Transplant, 2011, 26 (7): 2099-2106.

［6］Kidney Disease: Improving Global Outcomes (KDIGO) Transplant Work Group. KDIGO clinical practice guideline for the care of kidney transplant recipients. Am J Transplant, 2009, 9 (3): 1-155.

［7］LEFAUCHEUR C, NOCHY D, HILL G S, et al. Determinants of poor graft outcome in patients with antibody-mediatedacuterejection. Am J Transplant, 2007, 7 (4): 832-841.

［8］SIS B, HALLORAN P F. Endothelial transcripts uncover a previously unknown phenotype: C4d-negative antibody-mediated rejection. Curr Opin Organ Transplant, 2010, 15 (1): 42-48.

［9］SOLEZ K, COLVIN R B, RACUSEN L C, et al. Banff 07 classification of renal allograft pathology: updates and future directions. Am J Transplant, 2008, 8 (4): 753-760.

第二节　肾移植后肺部感染

肾移植已成为终末期肾病的重要治疗手段。近年发现,术后感染,尤其是肺部感染,严重威胁肾移植后患者的生命。肾移植后由于患者免疫力低,各种机会感染均有可能,且病原体早期确认困难,病情进展快,双重感染和混合感染多,容易发展成为急性呼吸窘迫综合征,如不及时控制病情,后果不堪设想。肺部感染是肾移植患者最主要的并发症与死亡原因之一。研究防治肾移植术后肺部感染(pulmonary infection after renal transplantation),对于提高肾移植术后的长期生存率具有重要意义。

美国胸科协会(AmericaThoracic Society, ATS)把重症肺部感染界定为:呼吸频率增快 ≥ 30 次 /min;低氧血症;氧合指数 ≤ 250;胸片显示双肺叶受累或入院后 48h 内病变范围扩大超过 50%。急性呼吸窘迫综合征诊断标准:肺部原发病;呼吸困难;氧合指数 <200;双肺浸润性改变;排除左心衰竭。

【诊疗要点】

肾移植后肺部感染的诊疗经过通常包括以下环节:

(1)详细询问患者的症状学特征及相关病史。

(2)重点询问肾移植手术时间和此次发热咳嗽的间隔时间、术后是否曾使用预防巨细胞病毒和卡氏肺孢菌的药物及使用的时长。

(3)重点关注有是否干咳,有无发热和发热类型,有无胸闷气促,听诊双肺有无干、湿啰音。针对疑诊的患者进行胸部 X 片等影像学检查,以确定肺炎的临床诊断。

(4)肺部 CT 确诊是否存在肺炎,评估病情严重程度,选择治疗地点(门诊 / 病房 / 监护室)。

(5)进行病原学检查,以及病原学检查的方法。

(6)结合患者的情况选择初始抗感染治疗方案。

(7)在适当的时间段判断初始治疗是否成功,若成功,确定下一步治疗方案和治疗疗程。

(8)对于初始治疗失败的患者,分析可能原因,并进行相应的处理。

(9)确定治疗结束的时间、出院随访日期,以及出院后的注意事项。

【临床关键点】

1. 首先需要明确肺部感染是否存在,通过病史询问和体格检查初步明确。

2. 肺部 CT 是诊断肺部感染不可或缺的条件,同时结合其他临床表现进行诊断。

3. 病原学检查对后续治疗至关重要,尤其是对重症肺炎治疗有重要的指导作用。

4. 细菌性肺炎是肾移植术后最常见的感染类型,临床需要重点关注是否存在特异性感染。

5. 在治疗初期主要为经验性治疗,治疗的主要依据为肺部 CT 影像资料。

6. 肺部重症感染需要尽快明确感染的病原菌并及时采用针对性治疗方案。

7. 肺部重症感染预后与治疗药物的选择和治疗时机密切相关。

8. 评价疗效主要基于药物治疗后 72h 内包括体温及血氧饱和度等在内的临床症状改善情况。

9. 治疗效果不佳应及时采用多种诊断方法和及时调整治疗药物。

10. 抗微生物药物治疗疗程应视感染病原菌种类而定。

门诊病历摘要

患者因"慢性肾小球肾炎、尿毒症、腹膜透析"来院行同种异体肾移植术(尸体供肾)。术后予泼尼松、他克莫司、MMF 三联抗排异治疗,患者肾功能恢复可,血肌酐维持在 100~110μmol/L。3 个月前来院行程序性活检,肾脏穿刺病理报告示移植肾状态偶见小管炎。患者 6d 前无明显诱因下出现活动后气急,伴头晕、乏力、食欲缺乏,并有发热,体温 37.6℃,无咳嗽、咳痰,无恶心、呕吐,无腹痛、腹泻,无移植肾区疼痛、胀痛,无尿频、尿急、尿痛,无肉眼血尿及泡沫尿,无夜尿增多,无下肢水肿等不适。目前免疫抑制剂治疗方案:泼尼松10mg,1 次 /d;他克莫司 1mg,2 次 /d;MMF 0.5g,2 次 /d;盐酸地尔硫革 30mg,2 次 /d。今日患者急诊查血肌酐 140μmol/L,有活动后气急,伴乏力,无咳嗽、咳痰等其他不适,为求进一步诊治,门诊拟"肾移植状态,发热待查"收入住院。

【问题 1】门诊见 1 例肾移植术后发热的患者,问诊要点包括哪些?

思路 问诊要点包括发热的最高体温、热型、持续时间,有无伴随症状如咳嗽、胸闷、气促,尿路刺激症状、消化道症状等,感染发生在移植后多长时间。

知识点

肾移植后肺部感染的主要特点

肾移植后患者的免疫功能相对低下,肺部感染的症状和临床经过与普通人的肺部感染不完全相同。其特点在于临床表现不典型,感染易播散,严重感染发生率高,病情凶险,病死率高等。①感染的病原体种类多、数量多、耐药多:病原体包括细菌、真菌、病毒、卡氏肺孢菌等,且混合感染较多见。②起病大多隐匿,但也有部分患者急骤起病,呈暴发性经过,迅速发展至呼吸衰竭;发热常为首发症状,高热常见,很少寒战;在感染早期,咳嗽咳痰少见多为干咳,咳痰者不足 1/4;肺部体征不明显。③大多数感染发生于移植后 6 个月内。

知识点

移植后不同时间点感染情况见表 15-2-1。

表 15-2-1 移植后不同时间点感染情况

时间点	感染情况
0~1 个月	细菌感染:创口感染、肺部感染、尿路感染、肾盂肾炎、菌血症 病毒:单纯疱疹、肝炎
1~6 个月	病毒:巨细胞病毒、EB 病毒、带状疱疹病毒 真菌:白念珠菌、曲霉菌、隐球菌 细菌:李斯特菌(listeria)、军团菌(legionella)、诺卡菌(nocardia) 原虫:卡氏肺孢菌
6 个月以上	细菌:社区获得性肺炎、结核 病毒:乙型、丙型肝炎病毒,巨细胞病毒

【问题 2】门诊见 1 例肾移植术后发热的患者,体格检查要点包括哪些?

思路 肺部体征、尿路感染体征、腹部体征。

【问题 3】根据目前病史、体格检查及实验室检查结果,该患者可能患哪种疾病?

思路 患者活动后胸闷伴有发热,肾移植后长期应用免疫抑制剂病史,因此考虑肺部感染的可能性较大。

【问题 4】该病例目前需要做哪些实验室检查?

思路 血常规、尿常规、肺部影像学检查及动脉血气分析。

结果:该患者的肺部 CT 提示双肺间质性改变(图 15-2-1)。动脉血气分析提示:pH 7.25、PO_2 70.7mmHg、PCO_2 28mmHg。

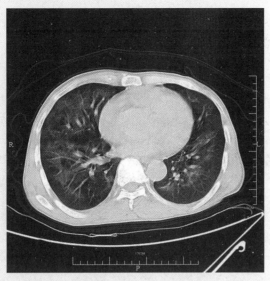

图 15-2-1　肺部 CT 提示双肺弥漫性间质性改变

知识点

肺部影像表现与病原菌关系见表 15-2-2。

表 15-2-2　肺部影像表现与病原菌关系

影像学异常表现	急性起病	慢性起病
结节状肺浸润	细菌	真菌、星形诺卡菌、结核分枝杆菌、卡氏肺孢菌
空洞	细菌、真菌	结核分枝杆菌
支气管血管周围异常	细菌	巨细胞病毒、卡氏肺孢菌、真菌、星形诺卡菌、结核分枝杆菌
肺实变	细菌	真菌、星形诺卡菌、结核分枝杆菌、病毒、卡氏肺孢菌
弥漫性间质浸润	巨细胞病毒、卡氏肺孢菌、真菌(罕见)	

【问题 5】根据患者的临床表现和实验室检查结果,该患者可能诊断是否需要入院进一步诊断及治疗?

思路　该病例符合肺部感染伴有氧合异常,病因尚不清楚。需要住院诊断和治疗。

【问题 6】为明确诊断,该患者还需要做哪些检查?

思路　鉴定病原体除常规进行血、痰、咽拭子和中段尿培养外,血液查 G/GM 实验排除是否有真菌感染,血液查巨细胞病毒 -DNA、pp65 和抗体。必要时经纤维支气管镜进行肺活检和肺泡灌洗液培养,可提高病原菌检出概率,后续抗感染治疗更有针对性。入院后患者持续高热,伴有明显低氧血症,动脉血气分析提示:pH 7.35,PO_2 50.7mmHg,PCO_2 28mmHg。予以面罩 >15L/min 吸氧,血氧饱和度维持在 96%,但活动后会明显下降,嘱床上休息,尽量避免活动。

知识点

不同病原菌感染的临床特点

1. 细菌感染　肾移植后肺部感染多为混合感染。细菌感染率达 86.3%,国内有研究发现,肾移植患者肺部的细菌感染以革兰氏阴性杆菌感染为主,最多见的感染菌株是铜绿假单胞菌,其他菌种如肺炎克雷伯菌、大肠埃希菌、表皮葡萄球菌、金黄色葡萄球菌、阴沟肠杆菌、乙酸钙不动杆菌、粪链球菌、嗜麦芽寡养单胞菌等也常见。肾移植后肺部细菌感染是死亡率较高的感染并发症,国外报道死亡率高达50%。

2. 病毒感染　肾移植后 6 个月内病毒感染发病率最高,病毒的原发感染可以通过供者的移植物或输血传播。常见的有巨细胞病毒、疱疹病毒、单纯疱疹病毒,带状疱疹病毒和 EB 病毒及肝炎病毒、流感病毒等。其中以巨细胞病毒肺炎最常见,人群中巨细胞病毒感染率很高,多呈隐性感染,健康成人血清巨细胞病毒 IgG 抗体阳性率可达 50% 以上。巨细胞病毒病是指症状性巨细胞病毒感染,已成为移植术后最常见和重要的并发症,免疫抑制剂的应用是最重要的诱发因素。实验室检查 CD4/CD8 细胞的比值是反映机体免疫状态的重要指标,巨细胞病毒感染时比值降低提示机体处于过度免疫抑制状态。诊断巨细胞病毒肺炎临床表现缺乏特异性,确诊依赖于肺组织标本中分离到病毒包涵体。因活检标本很难获取,目前检测巨细胞病毒的主要方法有酶联免疫吸附试验检测巨细胞病毒 IgM 抗体、聚合酶链反应定量检测巨细胞病毒 DNA、外周血白细胞巨细胞病毒 pp65 抗原检测。酶联免疫吸附试验检测巨细胞病毒 IgM 抗体被作为活动性巨细胞病毒感染的诊断指标。

3. 真菌感染　肾移植后真菌感染与生活环境较差、免疫抑制剂应用过量、长期使用类固醇激素及广谱抗生素、外周血中性粒细胞减少及高血糖有关。移植后真菌感染主要分为两类:一类为播散性原发感染;另一类为条件致病性真菌感染,表现为侵袭性真菌感染,病原体包括隐球菌、念珠菌、曲霉菌、毛霉菌等。

4. 卡氏肺孢菌感染　20 世纪 80 年代后由于艾滋病的流行,卡氏肺孢菌感染作为其最常见的肺部感染病原体而备受关注。卡氏肺孢菌感染多发生在肾移植后 1~6 个月,与免疫抑制方案有关。卡氏肺孢菌感染是肾移植后严重的感染并发症之一。卡氏肺孢菌广泛存在于自然界,致病力弱,生长缓慢,主要通过呼吸道传播,长期寄生在肺泡内,免疫功能正常时只形成潜在性感染,无任何临床症状。当机体免疫力低下时再次激活而大量繁殖,卡氏肺孢菌必须附着于肺泡上皮细胞进行繁殖,引起 I 型肺泡细胞损伤。镜下发现肺泡上皮细胞损害,肺泡腔内渗出,炎症细胞浸润及肺间质纤维组织增生为其主要特征。血气分析均有不同程度的 PO_2 降低,可伴有呼吸性碱中毒。正确诊断卡氏肺孢菌感染有赖于病原体的检出。支气管肺泡灌洗、肺泡组织活检是诊断本病的理想方法。研究显示,感染早期支气管肺泡灌洗的阳性率较高,病程中后期原虫的检出率明显降低,总检出率不足 70%,因此早期支气管镜检为首选诊疗手段。支气管肺泡灌洗液行改良 Jones 染色,虽有较高的诊断率,但所收集标本的质量及染色的技术可能导致假阳性或假阴性,而电镜只要取材准确,可清晰显示虫体。Jones 染色结合电镜可使卡氏肺孢菌诊断阳性率高达 100%。

5. 西罗莫司诱发肺炎　部分肾移植患者采用西罗莫司抗排斥治疗,可引起一组临床症状,包括咳嗽、乏力、发热和胸闷、气急等表现。CT 提示间质支气管性肺炎,有时出现毛玻璃样改变。肺泡灌洗液发现多量淋巴细胞,少部分出现嗜酸性细胞或肺出血。该病停用西罗莫司 6 个月内完全恢复。西罗莫司诱发性肺炎与感染性肺炎鉴别十分必要,肺泡灌洗液中发现大量淋巴细胞高度提示此病。

【问题7】根据上述检查结果,该病例最终的诊断是什么?

思路　肾移植术后、肺部重症感染、I 型呼吸衰竭。

【问题8】根据临床表现和实验室检查及影像学表现,患者明确诊断为肺部感染,如何治疗?

思路　该患者停用 MMF 及他克莫司,改口服泼尼松为静脉甲泼尼龙 40mg,2 次 /d 治疗;考虑到患者肾移植术后 3 个月,双肺 CT 提示弥漫性渗出改变,部分呈毛玻璃改变,临床首选考虑卡氏肺孢菌重症感染,治疗上加用甲氧苄啶 - 磺胺甲基异噁唑(TMP-SMZ)2 片,3 次 /d 和卡泊芬净 50mg,1 次 /d;哌拉西林钠他唑巴坦钠(特治星)4.5g,每 8h 1 次,抗菌治疗;继续高流量吸氧、化痰和对症支持治疗。

知识点

肾移植后重症肺部感染治疗要点

1. 调整免疫抑制剂　一般来说,患者此时处于免疫损伤状态,及时给予抗感染治疗而继续投以大剂量免疫抑制剂,仍不利于感染的控制和恢复,故应适当减少免疫抑制剂的用量,以不出现排斥反应而损害移植肾功能为限。在感染的初期,免疫抑制剂剂量可维持不变,治疗过程中病情有进展,立即减量或停用 MMF 或 AZA,同时将环孢素 A 或他克莫司维持在低量直至停用,激素剂量以控制体温为尺度。

2. 加强对症及支持治疗　早期氧疗,根据患者临床症状和血气分析的不同,采用不同浓度及不同方式给氧,以使患者呼吸道症状能够快速缓解。如果患者呼吸困难进展快,可及早给予鼻罩式双水平气道正压(BiPAP)呼吸机正压辅助呼吸。纠正水电解质、酸碱平衡紊乱,纠正低蛋白血症。对于低蛋白血症,可给予补充足够的白蛋白或新鲜血浆,一方面改善全身状况,增强抵抗力,一方面减轻组织、器官的水肿,包括肝、肾、肺脏等,特别有利于肺部通气的改善与感染的治疗。必要时可静脉应用免疫球蛋白,以加强免疫重建。

3. 针对病原菌进行特异性治疗。

4. 连续性血液净化　肾移植后患者中,由于有些感染难以控制,严重者常合并急性呼吸窘迫综合征及多器官功能障碍综合征,死亡率可高达 100%。近年来,发现连续性血液净化对清除炎症介质有较大的作用,有助于重建机体免疫内稳状态。肾移植后患者肺部感染合并急性呼吸窘迫综合征的发生率相当高,可能是引起了肺间质病变,造成低氧血症。连续性血液透析滤过可以有效改善急性呼吸窘迫综合征患者的氧合指数和氧代谢状况。

知识点

肾移植后重症肺部感染治疗

1. 卡氏肺孢菌感染的治疗　甲氧苄啶 - 磺胺甲基异噁唑(TMP-SMZ)是目前治疗卡氏肺孢菌的首选药物,也可作为足量疗程结束后的维持治疗和预防复发用药,对于轻中度卡氏肺孢菌感染患者,可以选择门诊治疗。常规剂量:磺胺甲基异噁唑 100~150mg/(kg·d),甲氧苄啶 15~20mg/(kg·d),疗程为 2 周。维持治疗和预防复发可减量。对于不能耐受甲氧苄啶 - 磺胺甲基异噁唑的患者可静脉注射喷他脒,治疗剂量 4mg/kg,1 次 /d,疗程 21d。轻、中度感染的患者,喷他脒可减量至 3mg/kg 静脉注射,1 次 /d,疗程 ≥14d。弥漫性卡氏肺孢菌感染,在应用甲氧苄啶 - 磺胺甲基异噁唑无效的情况下采用卡泊芬净治疗,第 1 日单次给予 70mg,静脉缓慢滴入,随后 50mg/d。

2. 巨细胞病毒感染的治疗　更昔洛韦是目前治疗巨细胞病毒感染的临床一线药物,可使巨细胞病毒性肺炎相关的死亡率从 50% 降低到 20%。它通过抑制病毒 DNA 聚合酶,干扰 DNA 合成,从而阻止病毒复制,但不能完全抑制病毒的复制。标准治疗为静脉注射更昔洛韦 5mg/kg,2 次 /d,疗程 2~3 周。但原发感染复发率高达 60%。静脉治疗后继续服更昔洛韦 3 个月可减少复发。膦甲酸钠以非竞争机制抑制病毒 DNA 多聚酶,不需要磷酸化激活,主要用于治疗对更昔洛韦耐药的巨细胞病毒感染。而缬更昔洛韦生物利用度比更昔洛韦高 10 倍以上。多中心随机双盲研究中口服缬更昔洛韦 900mg 每日单次的剂量量与口服更昔洛韦 0.5g、3 次 /d 防治巨细胞病毒感染效果一样,且在缬更昔洛韦组中无耐药病例的发生。

治疗结果及随访

经综合治疗后 2 周,患者体温下降,低氧血症明显改善,摆脱吸氧后患者好转出院,出院后 1 个月复查肺部 CT 显示,患者病灶基本吸收好转,随访过程无发热,肾功能稳定。

【肾移植后肺部感染的治疗流程】(图 15-2-2)

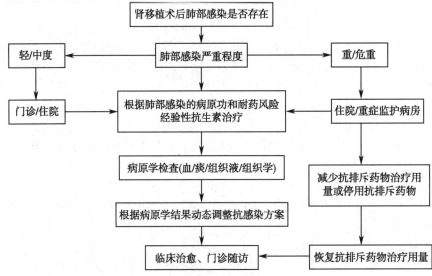

图 15-2-2 肾移植后肺部感染的治疗流程

(陈江华)

推荐阅读文献

[1] CAINELLI F, VENTO S. Infections and solid organ transplant rejection: a cause-and-effect relationship？ Lancet Infect Dis, 2002, 2 (9): 539-549.

[2] HAGERTY J A, ORTIZ J, REICH D, et al. Fungal infections in solid organ transplant patients. Surg Infect (Larchmt), 2003, 4 (3): 263-271.

[3] HUANG H F, ZHOU J Y, XIE W Q, et al. Basiliximab versus rabbit antithymocyte globulin as induction therapy for living-related renal transplantation: a single-center experience. Int Urol Nephrol, 2016, 48 (8): 1363-1370.

[4] KUBAK B M. Infection in kidney transplantation//DANOVITCH G M. Hankbook of kidney transplantation. 4th ed. Philadelphia: Lippincott Williams & Wilkins, 2005: 279-333.

[5] SONG Y, ZHANG L, YANG H, et al. Nontuberculous mycobacterium infection in renal transplant recipients: a systematic review. Infect Dis, 2018, 50 (6): 409-416.

第十六章 肾脏疾病相关临床操作

第一节 尿液标本留取

尿液(urine)是血液经过肾小球滤过、肾小管和集合管重吸收和排泌所产生的终末代谢产物,尿液的组成和性状可反映机体的代谢状况,并受机体各系统功能状态的影响。因此,尿液检测(urine examination)不仅对泌尿系统疾病的诊断、疗效观察有重要意义,而且对其他系统疾病的诊断、预后判断也有重要参考价值。尿液标本的正确收集、留取、保存和尿量的准确记录,对保证检验结果的可靠性十分重要。

1. **尿液标本的收集与留取** 嘱患者晚饭后限制饮水,留尿前 72h 应避免剧烈运动,如赛跑、足球比赛等。女性患者应避免月经期间留尿,留尿前最好先清洁外阴,以避免阴道分泌物污染尿液,对检测结果造成影响。尽量避免感冒、腹泻期间留取尿液标本。需要用清洁干燥容器留取标本。首次晨尿标本比较浓缩、偏酸性,尿中有形成分不易被破坏最适合尿常规检查;随机采集尿标本适于门、急诊患者的尿常规检查;空腹尿标本适于尿糖、尿胆原检查;12h 或 24h 尿标本适于各种定量检查。

(1)晨尿(morning urine):指清晨起床、未进早餐和运动之前第一次排出的尿液。该标本可获得较多信息,如蛋白、细胞和管型,亦可用于早孕检查。

(2)餐后尿(postprandial urine):通常在午餐后 2h 收集尿标本。此标本对病理性糖尿、尿蛋白检测较敏感。

(3)12h 尿(12-hour urine):晚 8 时排空膀胱并弃去此次尿液,采集至次日晨 8 时的全部尿液,可用于 12h 尿有形成分计数,但其检查结果变化较大,已很少应用。

(4)24h 尿(24-hour urine):如果需要测定 24h 期间溶质的排泄总量,如尿蛋白、尿糖、电解质等定量检测,需要留取 24h 尿液,并且记录尿量。标本留取前不宜大量饮水或使用利尿剂,否则可能造成尿液稀释,影响检测结果。留取尿液当日清晨 8 时排空膀胱,弃去此次尿液,此后至次日清晨 8 时期间的尿液均收集于同一清洁容器中,放置在 2~8℃的环境中保存,避免阳光直射,必要时加入防腐剂。标本留取完成后,记录尿量,混匀后取 5ml 送检。

(5)清洁中段尿(clean mid-section urine):女性采样时用肥皂水或碘伏清洗外阴,男性清洗阴茎头后,不间断排尿,弃去前、后时段的尿液,收集中段尿标本 10~20ml 于灭菌尿管中尽快送检。对于厌氧菌的培养采用膀胱穿刺法收集、无菌厌氧小瓶运送。排尿困难者可导尿,一般插入导尿管后将尿弃去 15ml 后再留取培养标本,但应避免多次导尿所致尿路感染。尿液中注意不要加入防腐剂。细菌学检查应在未使用抗生素前或停用抗生素 3~5d,需用灭菌容器,可采用耻骨上膀胱穿刺留取无菌尿标本。肿瘤细胞检查除一般留取尿标本的方法外,可采用膀胱冲洗法、输尿管导尿或吸取法。

2. **尿液标本的保存** 尿液标本留取后应尽快进行检查,若不能在 30~60min 内进行检查应将标本冷藏,以免有形成分溶解、细菌污染。在尿液中加防腐剂后,于 2~8℃冰箱中可保存 6h(用于微生物学检查的标本在 24h 内仍可进行培养),但低温下磷酸盐和尿酸盐容易析出,妨碍标本检查。

常用的防腐剂及其用法用量:

①甲苯:用于尿糖、尿蛋白检测的防腐剂,可在尿液表面形成一薄膜层,以阻止标本与空气接触、用量为每升尿中加甲苯 5ml。②甲醛:能较好地保存细胞和管型,用量为每升尿中加 400g/L 的甲醛 5ml。因甲醛为还原剂,可干扰尿糖测定,所以不能用于尿糖检测的防腐剂。③麝香草酚:用于尿电解质结核分枝杆菌检查,用量为每升尿 1g。过量使用可加加热乙酸法尿蛋白定性出现假阳性结果,以及干扰尿胆色素检测。④盐酸:用于尿 17-羟或 17-酮类固醇、肾上腺素或去甲肾上腺素、儿茶酚胺等化学成分定量检查。用量为每升尿 5~10ml。⑤冰乙酸:用于醛固酮和 5-羟色胺检测的防腐剂,在 24h 尿液中加入 10~25ml。

(焦军东)

推荐阅读文献

［1］彭明婷,谷小林,李臣宾,等.尿液标本的收集及处理指南:WST 348—2011. (2011-09-30)[2012-04-01]. http:// www. nhc. gov. cn/wjw/s9492/201110/53170. shtml.

［2］万学红,卢雪峰,刘成玉,等.诊断学.9版.北京:人民卫生出版社,2018

第二节　肾　活　检

肾穿刺活体组织检查(简称"肾活检",renal biopsy)是目前临床诊断肾脏疾病尤其是肾小球疾病的重要方法,为临床医生提供病理学诊断依据,对明确肾脏疾病的病理变化和病理类型、指导治疗及评估预后均有重要意义。肾活检技术在全世界范围内广泛开展有50多年历史,到目前为止,人们用于获得活体肾组织的方法主要有开放肾活检、腹腔镜肾活检、经皮肾穿刺活检、经静脉活检、经尿道活检等。经皮肾活检是目前应用最广泛的标准肾活检方法。

1. 肾活检的适应证

(1)肾炎综合征。

(2)原发性肾病综合征。

(3)持续性无症状尿检异常(蛋白尿和/或肾小球源性镜下血尿)。

(4)继发性肾小球疾病:临床怀疑但不能确诊或为明确病理诊断、指导治疗、判断预后,如狼疮性肾炎、糖尿病肾病、肾淀粉样变性等。

(5)AKI病因不明或肾功能恢复迟缓。

(6)缓慢进展的肾小管、肾间质疾病。

(7)移植肾疾病:各类非外科因素导致的移植肾功能减退、肾功能延迟恢复、肾小管坏死、药物性肾中毒、慢性排斥反应及怀疑复发或新发的肾小球疾病。

(8)根据病情需要,可以重复肾活检。

2. 肾活检的禁忌证

(1)绝对禁忌证

1)孤立肾。

2)明显的出血倾向者。

3)精神疾病或精神状态改变不能配合者。

4)严重高血压无法控制者。

(2)相对禁忌证

1)泌尿系统感染:活动性肾盂肾炎、肾脓肿、肾盂积水、肾结核、肾周脓肿。

2)肾脏异位或游走。

3)肾脏恶性肿瘤或大动脉瘤。

4)多囊肾或肾多发囊肿。

5)慢性肾衰竭。

6)过度肥胖、大量胸腹水、妊娠或患者病情不允许搬动翻身等情况存在时不宜行肾活检。

7)心力衰竭、严重贫血、休克或高龄。

3. 肾活检术前准备　明确肾活检适应证后,与患者及家属耐心沟通,减轻其顾虑并签署知情同意书。训练患者俯卧位呼吸屏气动作;进行血尿常规、凝血功能检查;超声测定双肾大小、位置及活动度,排除孤立肾多囊肾等;有效控制高血压;术前已用抗凝治疗者应停用抗凝药物,并根据抗凝药物的半衰期考虑停药时间;严重肾衰竭者术前应加强透析。

4. 穿刺方法

(1)穿刺点选择:经皮肾穿刺的穿刺点一般选择在肾下极偏外侧,此处能最大限度地避开

经皮肾穿刺活检
(视频)

肾门附近的大血管及肾盂、肾盏,减少肾穿刺后并发症的发生。另外,此处的肾皮质较多,能保证取材满意。

(2)穿刺的定位和引导:主要包括超声引导肾穿刺和 CT 引导肾穿刺。目前大多采用超声引导肾穿刺。这种方法采用扇形穿刺探头引导,对穿刺针的方向、深度及所到达的位置进行实时超声监控,大大提高了穿刺的成功率和安全性。CT 引导肾穿刺能更准确地定位,是那些位置很深、肥胖或肾囊肿患者的首选。但是,CT 的使用伴随着辐射的暴露。

(3)穿刺针:目前国内常见的主要有两类穿刺针。一类为负压吸引穿刺针,包括 Turkey 和 Menghini 穿刺针,目前多用后者。此种穿刺针,结构简单,造价低廉,对于操作熟练者来说,穿刺成功率较高,安全性也较好,不足之处需要两个人操作。目前国外也有一个人操作的负压吸引针,操作有所简化。另一类为切割针,主要有 Vim-Silverman 分叶针和 Tru-Cut 槽形切割针,目前应用最广泛的是 Tru-Cut 槽形切割针。Tru-Cut 槽形切割针切割肾组织主要分两步进行,第一步是针芯刺入肾实质,第二步是套管切割肾组织。近几年,研制出全自动活检枪,在一瞬间完成两步动作,大大简化了操作过程,提高了成功率,减少了并发症。不论哪种穿刺针,目前国内常用的规格为 16G(或 18G)×(15~20)cm,取出的组织大小能充分满足肾脏病理检查的需要。

(4)穿刺步骤

1)患者一般采用俯卧位(移植肾穿刺取仰卧位),腹部垫一个 10cm 左右长布垫,将肾脏顶向背部并保证背部平坦。

2)常规消毒局部皮肤,术者戴无菌手套,铺无菌巾。

3)无菌超声穿刺探头选择好穿刺的肾脏和进针点,2% 利多卡因沿穿刺针进针方向局麻皮肤及皮下组织。

4)在超声引导下缓慢进针,当看到针尖部分已经快要接触到肾被膜表面时,嘱患者在呼吸的配合下穿刺取材。注意,在患者屏住气并保持肾脏不移动前,一定不要将穿刺针刺入肾被膜或肾实质,以免划伤肾脏。无论用哪种穿刺针,穿刺取材的瞬间要迅速果断,尽量减少穿刺针在肾实质内停留的时间。

5)穿刺取出的组织最好在显微镜下观察判断有无肾小球,若无肾小球时应重复取材,推荐穿刺次数不超过 5 次。目前满足肾脏病理学检查要求需要至少两条组织。

6)穿刺完毕,局部加压、消毒包扎并仰卧休息。

(5)标本的分割与处理:肾脏病理应包括光镜、免疫荧光和电镜检查。对标本分割和保存有不同要求:

电镜:切割至 2mm 大小,用 2%~4% 戊二醛固定,4℃保存;免疫荧光:切割至 4mm 大小,用生理盐水,–20℃保存;光镜:其余全部标本放入 10% 甲醛固定液内用作光镜检查。

5. 肾活检术后观察处理 肾活检术后将患者用平车送回病房,平卧 24h,嘱患者不要用力活动。密切观察血压、心率、尿液颜色和性状。有肉眼血尿时延长卧床时间,多饮水。出现血压下降、持续严重肉眼血尿或尿中有大血块时应卧床,应用止血药,输血等处理;如仍出血不止,可栓塞出血的血管或采用外科手术方法止血。

6. 肾活检术后并发症 ①血尿;②肾周血肿;③大出血导致休克;④动静脉瘘形成;⑤疼痛;⑥感染;⑦肾撕裂伤;⑧误穿其他脏器等。

(焦军东)

推荐阅读文献

[1] 葛均波,徐永健,王辰. 内科学. 9 版. 北京:人民卫生出版社,2018.

[2] 万学红. 诊断学. 9 版. 北京:人民卫生出版社,2018.

[3] 王海燕. 肾脏病学. 3 版. 北京:人民卫生出版社,2008.

[4] HOGAN J J, MOCANU M, BERNS J S. The native kidney biopsy: update and evidence for best practice. Clin J Am Soc Nephrol, 2016, 11 (2): 354-362.

[5] LUCIANO R L, MOECKEL G W. Update on the native kidney biopsy: core curriculum 2019. Am J Kidney Dis, 2019, 73 (3): 404-415.

[6] WALKER P D, CAVALLO T, BONSIB S M. Practice guidelines for the renal biopsy. Mod Pathol, 2004, 17 (12): 1555-1563.

第三节　中心静脉置管

临时中心静脉置管是急诊血液透析患者最多采用的血管通路方式。虽然终末期肾病患者进入血液透析时首选的血管通路是自体动静脉内瘘，但是实际上大多数患者在开始血液透析时未能及时建立自体动静脉内瘘，取而代之的是临时中心静脉置管，所以对肾内科医生来讲，掌握临时中心静脉置管技术是非常有必要的。需要注意的是，中心静脉置管操作伴随着一定的手术风险，不正规的操作会给患者带来难以预料的并发症。超声引导下中心静脉置管具有风险小、并发症少且操作简便等优点，近年来超声介入技术的普及应用使肾内科医生经过培训后短期掌握这项技术成为可能。因此鼓励广大基层医生在规范化培训后，大力发展这项操作技术，使更多的血液透析患者受益。

首次门诊病历摘要

患者，男性，46岁，因为"咳嗽咳痰6d，呼吸困难1d"就诊。该患者6d前因着凉后出现咳嗽咳痰，近1d出现呼吸困难，不能平卧。体格检查：体温38℃，血压165/100mmHg，一般状态差，贫血貌，结膜苍白，双下肢凹陷型水肿，两肺可闻及湿啰音。24h尿量500ml。既往CKD病史8年。

初步病史采集后，患者有CKD病史，有发热、咳嗽、咳痰等呼吸道感染症状，并伴有心功能不全表现。首先考虑为慢性肾脏病急性进展，少尿并心功能不全。对于此类患者，临床上随之需要考虑以下相关问题。

【问题1】该患者呼吸困难，不能平卧的病因可能是什么？

思路　CKD患者常由于肾小球滤过功能的减退，导致少尿，出现水钠潴留，引起心力衰竭。

知识点

急性左心衰竭临床表现

突发严重呼吸困难，呼吸频率常达30~40次/min，强迫坐位、面色灰白、发绀、大汗、烦躁，同时频繁咳嗽，咳粉红色泡沫状痰。听诊时两肺满布湿啰音和哮鸣音。CKD急性加重时常伴有少尿，造成容量负荷过重引起急性左心衰竭。

【问题2】结合上述体格检查结果，为明确诊断应进一步实施哪些检查？

思路　通过上述体格检查结果可以发现患者既往有CKD病史，且伴有少尿、急性左心衰竭的临床表现，所以考虑为CKD急性加重。为进一步明确诊断该患者应进行血常规、肾功能、泌尿系超声检查。

门诊辅助检查

血常规：白细胞计数$13.2×10^9$/L，中性粒细胞百分比81%，杆状核百分比8%，淋巴细胞百分比7%，单核细胞百分比2%，血红蛋白60g/L，血小板计数$180×10^9$/L。肾功能：血肌酐1 000μmol/L，血钾6.8mmol/L。泌尿系超声：双肾萎缩，肾皮质变薄。

【问题3】如何判读该患的检查结果？

思路　患者血常规的特点为"白细胞总数及中性粒细胞比例明显升高，核左移"，提示患者存在细菌感染。血红蛋白低与血肌酐、泌尿系超声结果符合，均为终末期肾病的临床表现。

【问题4】该患者应如何治疗？

思路　该患者存在感染、高钾血症及心功不全，需要入院行急诊血液透析治疗。

知识点

高钾血症的治疗

积极纠正酸中毒，给予袢利尿剂，应用高糖-胰岛素溶液输入，推注葡萄糖酸钙，口服聚磺苯乙烯，对于合并充血性心力衰竭的高钾血症最有效的治疗方式是血液透析治疗。

患者入院后接受了系统检查,行超声引导下右侧颈内静脉中心静脉置管术,为血液透析提供临时血管通路。首次血液透析 2h,超滤 2.0kg。患者呼吸困难有所缓解。透析后查血钾 5.8mmol/L。

【问题 5】该患者入院处理原则是什么?

思路　完善相关检查,建立血管通路准备血液净化治疗。因该患者未建立自体动静脉内瘘,所以需要行临时中心静脉置管。

【问题 6】临时中心静脉置管的应用对象有哪些?

思路　所有需要急诊血液透析而未建立长期血管通路的患者。

知识点

临时中心静脉置管适应证

有透析指征的 AKI、急性药物或毒物中毒需要急诊进行血液净化治疗的患者,有可逆因素的慢性肾衰竭基础上的急性加重,内瘘成熟前需要透析的患者,内瘘栓塞或感染需临时通路过渡,腹膜透析及肾移植患者因病情需要的临时血液透析,其他原因需临时血液透析治疗。

【问题 7】患者不能平卧,临时中心静脉置管需注意那些事项?

思路　临时中心静脉置管首选右侧颈内静脉,但对于不能平卧的患者需评估体位是否能配合操作,根据术者经验选取穿刺部位,必要时可行股静脉置管。

知识点

临时中心静脉置管禁忌证

无绝对禁忌证,相对禁忌证包括意识不清不能配合、穿刺部位存在感染、明显出血倾向、手术部位存在变异或占位。

知识点

临时中心静脉置管的部位选择

置管部位可选择颈内静脉、颈外静脉、锁骨下静脉及股静脉。因右侧颈内静脉与右侧头臂静脉、上腔静脉解剖上呈直线,导管不会产生弯曲贴壁等现象,在保证足够血流量的前提下对血管内膜损伤更小,故首选右侧颈内静脉。因锁骨下静脉置管引起中心静脉狭窄的风险较大,所以应尽量避免锁骨下静脉置管。对于不能平卧患者,可采取股静脉置管,但对于有肾移植意向的患者,需谨慎采用股静脉置管。

知识点

临时中心静脉置管术前评估

评估患者一般状态及既往疾病,确认是否能配合手术。如存在烦躁不安、意识障碍、不能平卧、呼吸困难等危重状态,需考虑操作的安全性。明确既往有无心脏病史、外伤史、手术史,凝血状况,既往中心静脉置管史等。

【问题 8】患者已诊断为 CKD 5 期,临时中心静脉置管与带隧道透析导管应如何选择?

思路　选择临时导管还是带隧道导管取决于患者目前的疾病状态和预计导管使用时间。以下情形不适合置入带隧道式导管：心力衰竭、凝血功能障碍、活动性感染、不能耐受长时间手术等。目前的共识认为如果中心静脉置管需应用 3 个月以上，应选择使用带隧道透析导管。

知识点

带隧道透析导管适应证

　　肾移植前过渡期患者、生命期有限的患者、不能建立其他长期血管通路患者、低血压不能维持内瘘血流量者、反复心力衰竭患者、不能忍受穿刺疼痛患者等。

【问题 9】若患者半卧体位可耐受手术，则导管长度选择多少合适？

　　思路　与带隧道导管相比，临时管的尖端质地偏硬，故尖端位置更倾向于放置在右心房上方至少 3cm 处。根据穿刺部位距尖端远近的不同，选择右侧颈内静脉导管长为 13~16cm，左侧颈内静脉导管长 15~20cm，股静脉导管长度大于 19cm 更为适宜。

知识点

导管尖端位置

　　临时导管尖端距右心房上方至少 3cm，X 线片上显示位于第 2~3 前肋骨间隙水平；带隧道透析导管尖端应置于上腔静脉与右心房交界处，X 线片上显示位于前肋第 3~4 肋间。

【问题 10】该患者应用临时中心静脉置管透析 1h 出现寒战、发热，终止透析后寒战、发热消失，寒战高热的原因可能是什么？

透析导管置入术
（视频）

　　思路　导管相关性血行感染是临时中心静脉置管常见的并发症，典型表现是透析后不久出现寒战、高热，终止透析后症状缓解或消失。

知识点

临时中心静脉置管常见并发症及处理原则

　　常见的并发症包括血肿、气胸、血胸、胸导管损伤、空气栓塞、中心静脉狭窄、中心静脉血栓形成、心律失常、呼吸困难及心脏骤停等。

中心静脉透析导管
上机和回水下机操
作流程（视频）

　　1. 血肿　血肿的发生常见于穿刺到与静脉比邻的动脉后压迫不充分，按压时应确保按压部位为血管穿刺点而非皮肤穿刺点，血管穿刺点视血管深度不同，与皮肤进针处距离为 1~3cm；对于凝血功能异常的患者，反复穿刺也可引起局部血肿，因此避免反复穿刺可降低血肿发生率。

　　2. 气胸和血胸　是中心静脉置管的严重并发症，常见于锁骨下静脉置管。置管术后需常规监测血压及心率，如出现不明原因的心率增快或减慢及血压下降，应高度怀疑出血风险。病情较轻者可采用胸腔闭式引流，严重者需外科处理。凝血功能异常的患者可输注新鲜冰冻血浆。

　　3. 空气栓塞　空气栓塞的发生率较低，但后果严重，常见于中心静脉压较低的患者。吸气时中心静脉压力进一步降低，因此置入导管拔出导丝后要迅速夹闭血管夹，防止空气进入。如患者突然出现低血压、发绀等缺氧症状，嘱患者立即左侧卧位，头低足高位。高压氧治疗有助于气体的吸收。

　　4. 中心静脉狭窄及血栓形成　是中心静脉置管的远期并发症。为预防该并发症的出现，应尽量短时应用临时中心静脉导管，并避免行锁骨下静脉置管，因为一旦出现狭窄及血栓，其不良后果是灾难性的，将失去后期建立内瘘的机会。血管狭窄可通过球囊扩张或支架植入的方法予以解决。

　　另外，置管过程如导丝接触到心脏可引起心律失常，回撤导丝可消除，所以在置管过程中需进行心电监测。胸导管损伤多见于左侧颈内静脉或左侧锁骨下静脉部位置管。

【问题 11】超声引导下颈内静脉置管的注意事项有哪些?

思路　超声引导下颈内静脉置管分实时引导和间接引导两种,可一人单独操作,也可一人穿刺另一人负责超声成像。操作前应熟悉颈部解剖关系,区别动脉和静脉,多数情况颈内静脉位于颈动脉外侧,静脉可以压闭,动脉不能压闭,静脉血流呈连续性,动脉血流则随心脏收缩周期呈喷射状,另可通过彩色多普勒判定血流方向从而区别动静脉。探头方向可采用横向引导和纵行引导,横向引导可确定穿刺针尖位于管腔内,但对于穿刺针皮下走行过程较难观测。纵行引导可清晰观测穿刺针皮下走行过程,但由于部分容积效应存在,确定穿刺针尖是否在血管腔有一定困难。

(焦军东)

推荐阅读文献

[1] 阿西夫.介入肾脏病学.北京:科学出版社,2016.
[2] 陈香美.血液净化标准操作规程.北京:人民军医出版社,2010.
[3] 葛均波,徐永健,王辰.内科学.9版.北京:人民卫生出版社,2018.
[4] 王海燕.肾脏病学.3版.北京:人民卫生出版社,2008.

第十七章　肾脏疾病中相关药物问题

第一节　利尿剂的作用及临床应用

利尿剂(diuretics)是指作用于肾脏,能促进电解质(尤其是 NaCl)和水的排泄,从而使尿量增多的药物。它主要通过影响肾小球滤过、肾小管重吸收和分泌及浓缩功能而实现利尿作用,其中最主要的影响是肾小管重吸收。利尿剂不仅用于治疗水肿性疾病,如充血性心力衰竭、肝硬化伴腹水和水肿、肾病综合征等,还可治疗非水肿性疾病,如急性肾衰竭、高血压、低钠血症和尿崩症等。

一、利尿剂分类

根据作用部位和作用机制不同,利尿剂可分为六大类:

1. 碳酸酐酶抑制剂　又称近端肾小管利尿剂,通过减少近端肾小管 H^+ 生成,减少 Na^+-H^+ 交换继而减少 Na^+ 重吸收而发挥利尿作用。其利尿作用比较弱,且由于碱基的丢失,易造成代谢性酸中毒,现临床上已很少作为利尿剂使用(如乙酰唑胺、醋甲唑胺等)。

2. 渗透性利尿剂　均为小分子物质,能够自由地经肾小球滤过而很少由肾小管重吸收,通过保持肾小管管腔的高渗性阻滞 Na^+ 和水在近曲小管及髓袢降支细段重吸收发挥利尿作用(如甘露醇、山梨醇和甘油等)。

3. 袢利尿剂　作用于髓袢升支粗段的 Na^+-K^+-$2Cl^-$ 共转运泵的 Cl^- 结合部位,阻碍 NaCl 的重吸收而起到利尿作用,为高效利尿剂,以呋塞米、布美他尼和托拉塞米为代表。

4. 噻嗪类利尿剂　又称远端肾小管利尿剂,为中效利尿剂,主要作用于远曲小管和集合管,通过阻断 Na^+-Cl^- 共同转运蛋白,抑制 Na^+ 和 Cl^- 共同重吸收而产生利尿作用,代表性药物是氢氯噻嗪和吲达帕胺。

5. 保钾利尿剂　主要作用于肾皮质集合管、远端小管后段和集合管起始部,为低效利尿剂,包括螺内酯、氨苯蝶啶和阿米洛利,前者通过拮抗醛固酮作用,后两者通过对肾小管上皮细胞 Na^+ 通道的直接作用而抑制 Na^+ 和 K^+、H^+ 交换。除螺内酯外,所有利尿剂必须在肾小管腔内发挥作用。

6. 蛋白或多肽类。

二、利尿剂在水肿性疾病中的应用

1. **充血性心力衰竭**　利尿剂应是有效缓解急性发作症状的首选药物。但缺乏大规模、多中心、随机性临床试验来指导用药、评价疗效及预后等,且越来越多的研究显示利尿剂在心力衰竭治疗中可产生各种不良反应。因此,可以说利尿剂在心力衰竭中的应用是把"双刃剑"。2019 年 1 月,欧洲心脏病学会(ESC)颁布的《2019ESC 立场声明:利尿剂在充血性心力衰竭中的应用》提出:无论射血分数如何,均建议慢性心力衰竭患者使用袢利尿剂以预防充血。利尿剂治疗对患者预后的影响尚不清楚。有淤血风险的患者将受益于袢利尿剂的维持治疗。

2. **肝硬化伴腹水和水肿**　由于醛固酮增多是肝硬化水钠潴留的重要机制之一,因此把螺内酯作为首选药物,但拮抗醛固酮会导致高钾血症,特别是在肾功能不全时更易发生。且利尿剂常常存在应答不佳的不足。2018 年 4 月,欧洲肝脏研究学会(EASL)发布《失代偿肝硬化患者的临床实践指南》,对利尿剂在肝硬化伴腹水中的应用提出了详细建议。

3. **肾病综合征**　肾病综合征水肿治疗主要是降蛋白尿治疗。对症治疗水肿时,首先限制盐的摄入,需要时选择使用利尿剂。袢利尿剂在循环中与白蛋白结合并分泌到小管液中而起作用。严重低白蛋白血症时结合的药物减少,到达肾小管液的药物随之减少,可以同时使用袢利尿剂和白蛋白以提高利尿剂的药效。

三、利尿剂在非水肿性疾病中的应用

1. 急性肾衰竭 急性肾衰竭时肾脏维持容量平衡能力下降和丧失,少尿型的急性肾衰竭易发生容量负荷过多,容量负荷过多和肺水肿是利尿剂最常用的适应证。袢利尿剂在 AKI 中应用广泛,理论上袢利尿剂抑制 Na^+-K^+-$2Cl^-$ 泵,排钠排钾而利尿,并减少肾脏需氧量,及时使用呋塞米能缓解或减轻肾损伤的严重程度,也能缓解容量超负荷,恢复酸碱平衡,为营养支持治疗提供条件。但是临床试验结果却与之背道而驰,目前除了证明可以增加尿量外,是否能预防肾损伤或有助于肾功能恢复还无明确结果。且有研究证明单次静脉内剂量的呋塞米可以增加 AKI 患者的肾氧化应激,这种效应在严重肾损伤的患者中较明显,临床医生在治疗 AKI 患者时需认识到这些发现。

2. 慢性肾衰竭 利尿剂可减轻水钠负荷,防治使用肾素 - 血管紧张素醛固酮阻断剂出现的高钾血症,并且对有残存肾功能的慢性肾脏病(CKD 4~5)患者可减轻其透析超滤负担。

3. 高血压 利尿药主要通过利钠排尿、降低容量负荷而发挥降压作用。用于控制血压的利尿剂主要是噻嗪类利尿剂,分为噻嗪型利尿剂和噻嗪类利尿剂两种,前者包括氢氯噻嗪和苄氟噻嗪等,后者包括氯噻酮和吲达帕胺等。我国最新的高血压防治指南指出小剂量噻嗪类利尿剂对代谢影响很小,与其他降压药(尤其ACEI、ARB)合用可显著增加后者的降压作用,此类药物尤其适用于老年高血压、单纯收缩期高血压或伴心力衰竭患者,也是难治性高血压的基础药物之一。袢利尿剂主要用于伴肾功能不全、充血性心力衰竭、肾病综合征的高血压患者及某些难控制的高血压。保钾利尿剂的降压作用弱,不宜单独使用,常与其他利尿剂合用。醛固酮受体拮抗剂是原发性醛固酮增多症所致高血压首选降压药物,对某些难治性高血压可能有效。

4. 低钠血症 呋塞米与高渗盐水合用对低钠血症有良好疗效,呋塞米可减少袢升支厚壁段氯与钠的吸收,削弱肾脏的浓缩能力,导致利尿和利钠,然后再给予3%氯化钠溶液,其净效应是增加水的排泄,纠正低钠血症,且不增加容量负荷,治疗中要防止低钾血症与低镁血症。

5. 尿崩症 垂体性尿崩症及肾性尿崩症可用噻嗪类利尿剂治疗,可使24h尿量减少50%,同时烦渴症状减轻。

6. pRTA 限制钠的摄入合用噻嗪类减轻酸中毒并减少碳酸氢钠的用量。噻嗪类还可通过对钙代谢的作用,提高血钙,降低血 PTH 水平,从而增加近端肾小管对碳酸氢钠的吸收。

7. Ⅳ型 RTA 应用呋塞米后由于增加向远端肾小管的钠供,故可促进钾和钠的排泄,呋塞米与碳酸氢钠合用效果更好。

门诊病历摘要

患者,男性,20 岁,因"双下肢水肿3周,右下肢水肿加重3d"就诊。患者于入院前3周无明显诱因出现双下肢对称性凹陷性水肿,尿中泡沫增多,伴尿量减少,24h 尿量约900ml,无肉眼血尿、腰痛,无尿频、尿急及尿痛,就诊于当地医院查尿常规提示尿蛋白(+++),血浆白蛋白 20g/L,行肾活检后诊断为"肾病综合征、IgA 肾病(轻度系膜增生性肾小球肾炎)",给予泼尼松 60mg/d、依那普利 10mg/d 及对症治疗,治疗1周后出院。出院后患者继续使用泼尼松治疗,因仍有水肿,自行口服呋塞米 20mg/d 治疗后水肿有所改善。入院前3d患者右下肢水肿加重,伴胀痛不适,遂来就诊。既往史、个人史无特殊。

【问题1】门诊接诊1例肾病综合征患者,出现双下肢不对称性水肿,问诊要点包括哪些?

思路 问诊要点包括起病特点、用药史、水肿的特点及伴随症状。

【问题2】对出现双下肢不对称水肿症状患者的体格检查需注意哪些?

思路 体格检查需注意一般生命体征、水肿的性质、下肢压痛情况、Homans 征、下肢动脉搏动情况及肺部情况等。

体格检查结果

脉搏72 次/min,血压 104/60mmHg,神志清楚,皮肤黏膜无黄染,未见瘀点、瘀斑,心率72 次/min,律齐,各瓣膜区未闻及病理学杂音,双肺呼吸音清,未闻及干、湿啰音,腹软,无压痛,双肾区无叩痛。左下肢轻度凹陷性水肿,右下肢中度水肿,稍有紧韧感,右侧腓肠肌稍压痛,Homans 征阳性,双下肢腘动脉、足背动脉搏动对称存在。

【问题 3】根据目前病史和体格检查,该患者可能患的是哪方面的疾病?

思路　该患者肾病综合征长期应用激素,因水肿应用利尿剂后,出现右下肢水肿加重,双下肢水肿不对称,提示右下肢静脉血栓形成。

知识点

肾病综合征时血液呈高凝状态,长期大量应用激素降低了纤维蛋白溶解及肝素释放,血小板黏附和聚集力增强。在此基础上使用利尿剂,则是促发血栓形成的一个重要因素。下肢静脉血栓其急性过程可表现为患肢肿胀及疼痛、浅静脉怒张、Homans 征阳性等,而慢性过程可表现为患肢皮肤色素沉着、溃疡等。该患者有使用糖皮质激素史,用利尿剂后出现上述症状,符合血栓形成的急性过程。

【问题 4】该患者在门诊最需要的检查有哪些?

思路　尿常规、肾功能、电解质、凝血指标、双下肢血管超声。

门诊检查结果

尿常规:蛋白(++)。电解质:钾 3.5mmol/L,二氧化碳结合力 22.1mmol/L。肾功能:尿素氮 15.19mmol/L,肌酐 98μmol/L,尿酸 435μmol/L。凝血功能:PT 9.3s,APTT 26.8s,INR 0.92,D- 二聚体 35.25μg/L,血浆纤维蛋白原 3.15g/L。双下肢血管彩超示:右胫后静脉、小隐静脉血栓形成,左下肢静脉未见异常,双下肢动脉血流通畅。

【问题 5】根据患者的临床表现和实验室检查结果,该患者可能的诊断是什么? 是否需入院治疗?

思路　该患者符合右下肢静脉血栓形成诊断,需要住院治疗。

住院治疗过程

患者入院后进行了血、尿、便常规检查,凝血功能、肝肾功能、电解质、血脂测定,双下肢血管增强 CT 等检查。

血常规:白细胞计数 $10.36×10^9$/L,中性粒细胞百分比 76%,血红蛋白 136g/L。尿常规:蛋白(+++)。便常规正常。血生化:甘油三酯 1.1mmol/L,胆固醇 9.85mmol/L,ALT 28IU/L,AST 30IU/L,白蛋白 20.5g/L,钾 3.0mmol/L,钠 128mmol/L,氯 86mmol/L。凝血功能:PT 9.5s,APTT 25.6s,INR 0.81,D- 二聚体 39.62μg/L,血浆纤维蛋白原 3.11g/L。双下肢血管增强 CT(图 17-1-1):右小腿静脉血栓形成。

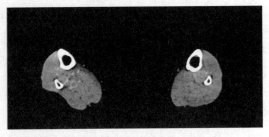

图 17-1-1　右小腿静脉血栓形成

【问题 6】根据上述检查结果,该患者最终的诊断是什么?

思路　该患者诊断为肾病综合征、右下肢静脉血栓形成。

知识点

肾病综合征合并静脉栓塞形成的可能原因

①大量抗凝因子和纤溶酶原从尿中丢失,而肝脏代偿合成凝血因子、纤溶酶抑制因子及脂蛋白增加,血小板功能亢进,vWF 因子(血管性假血友病因子)大量释放,促使血小板黏附在内皮细胞上;

---

②肾脏释放炎性介质,激活补体,促进凝血;③利尿剂的使用造成循环血容量下降,血液浓缩;④糖皮质激素可增加血小板和凝血因子的活性,并使纤溶活性降低,削弱对已活化的凝血因子的吞噬清除作用。

【问题7】患者最终诊断为肾病综合征、右下肢静脉血栓形成,如何利尿消肿治疗?

思路　一般患者在限盐及卧床后即可达到利尿消肿的目的。肾病综合征水肿治疗主要是降蛋白尿治疗,如使用激素、免疫抑制剂及 ACEI、ARB 等。对于利尿剂必须有选择地、适度地应用。使用利尿剂前应先判断患者有效循环容量状态,低容量患者扩容后再使用。

知识点

肾病综合征利尿消肿的主要措施

1. 合理使用利尿剂　肾病综合征患者欲获得良好的利尿效果常需要静脉应用袢利尿剂,如呋塞米、托拉塞米。临床上常使用呋塞米,从小量开始,无效时渐加量,日剂量常用达 80~120mg,最好不超过 200mg。对于应用静脉袢利尿剂有两个观点:①建议将其溶入葡萄糖液中持续缓慢静脉滴注;②建议袢利尿剂与作用于远端肾小管及集合管抑制钠重吸收的利尿药(如氢氯噻嗪)联合使用。

2. 合理输注胶体液　在实施利尿消肿治疗前应认真评估患者的血容量状态。如果患者血红蛋白浓度、血尿素氮/肌酐比值、尿渗透压增高及尿钠排泄分数降低往往提示有效血容量不足,此时需同时输注胶体液扩容,袢利尿剂才能发挥良好利尿效果。临床上常用的胶体液有两种:一种是人体血浆或血浆制品,如白蛋白;另一种是血浆代用品,如右旋糖苷及羟乙基淀粉。在多数情况下,可以用血浆代用品代替血浆制品用于肾病综合征低血容量患者的扩容治疗。

3. 应用血液净化技术超滤脱水　经上述药物治疗无效的肾病综合征患者,还可以短期应用血液净化治疗来超滤脱水消肿。

【问题8】应用利尿剂需要监测哪些指标?

思路　血压、呼吸、脉搏、体重、水肿程度、尿量、血电解质、肾功能、血浆白蛋白、红细胞比容等。

知识点

利尿剂有效的表现:体重下降,水肿减轻,呼吸困难减轻,肺部啰音减少,肝脏回缩,颈静脉怒张减轻,奔马律消失等。

利尿剂过度的表现:尿量明显增多,虚弱无力,血压降低,直立性头晕,脉压下降,静脉充盈不足,四肢末梢温度低,血尿素氮/肌酐比值明显升高等。

【问题9】患者在治疗过程中出现右下肢静脉血栓形成,如何调整治疗方案?

思路

1. **继续原方案治疗**　泼尼松 60mg,每日清晨顿服;依拉普利降尿蛋白;双嘧达莫抗血小板聚集;碳酸钙和维生素 D$_3$ 预防骨质疏松;阿托伐他汀调节血脂。

2. **抗凝治疗**　低分子肝素 5 000IU,皮下注射,每日 2 次。

随　访

治疗 10d 后,患者右下肢水肿、胀痛逐渐减轻,肾功能恢复正常出院。出院 1 个月后随访,患者双下肢无水肿、压痛。复查尿常规:蛋白(+);24h 尿蛋白定量 0.86g。肾功能:尿素氮 5.6mmol/L,肌酐 72μmol/L,尿酸 348μmol/L;白蛋白 30.5g/L。双下肢血管超声:双下肢静脉血流通畅。治疗 6 个月后随访,尿常规:蛋白阴性;24h 尿蛋白定量 0.25g;肝肾功能、血脂正常。

【问题 10】怎样预防利尿剂的不良反应?

思路 利尿剂的不良反应是可以预防的,使用利尿剂注意以下事项有助于降低其不良反应的发生率:①掌握利尿剂使用的适应证;②应及时判断患者有效循环容量状态、凝血功能状态,避免低血容量和高凝血症;③注意有无伴随疾病,如有糖耐量降低或糖尿病,一般不选用氢氯噻嗪利尿;④注意患者是否使用激素等合并用药;⑤密切观察患者的血压、尿量、体重变化,重视对血电解质的观察;⑥注意利尿的强度,利尿消肿应缓慢进行,用量与疗程需根据肾功能和全身情况调整,尽量避免大剂量使用;⑦注意利尿剂对肾病患者高脂血症的影响及其他的可能不良反应。

知识点

利尿剂的不良反应

1. 血容量降低 临床上用利尿剂治疗血容量正常的高血压和水肿状态,可使血容量降低。下列情况使用利尿剂更易发生血容量减低:①利尿剂用量过大;②钠摄入减少或排出增多(食欲减低、恶心呕吐、腹泻、肠瘘);③合用非类固醇抗炎药;④充血性心力衰竭、肾病综合征、肝硬化。如已发生,应停用利尿剂,增加钠的摄入,重者应静脉补给生理盐水。

2. 电解质紊乱 电解质紊乱是利尿剂常见的副作用,包括低钾血症、高钾血症、低钠血症、高钙血症、低镁血症、低氯血症。

3. 酸碱平衡失调 碳酸酐酶抑制剂阻滞近端肾小管碳酸氢根再吸收引起代谢性酸中毒;袢利尿剂和噻嗪类可致低钾低氯性碱中毒;保钾利尿剂则可致高氯性代谢性酸中毒。

4. 高尿酸血症 利尿药可导致血容量减少,从而增加近曲小管对尿酸的重吸收;此外利尿剂和尿酸均通过近曲小管有机酸转运系统分泌排泄,两者有竞争性抑制作用,用药期间可减少尿酸的排出。但不同的利尿剂对肾脏的尿酸处理有不同的影响,导致尿酸升高的水平也不同,高尿酸血症主要与袢利尿剂和噻嗪类有关。

5. 耳毒性 呋塞米、依他尼酸、布美他尼(丁苯氧酸)等袢利尿剂有剂量相关性耳毒性,快速滴注和大剂量用药均会增加耳毒性症状的发生风险。临床表现为耳鸣、听力减退甚至丧失,使用丙磺舒可减轻症状。

6. 肾结石和肾钙沉积 碳酸酐酶抑制剂抑制近端肾小管碳酸氢根再吸收,增加碳酸氢根排泄,尿液呈碱性,尿中磷酸钙溶解度减小而沉积发生肾结石。

7. 对糖代谢、脂代谢的影响 有些研究证明氢氯噻嗪可使空腹血糖增加,使糖耐量下降并增加高血压患者的胰岛素抵抗。此外,许多研究报道氢氯噻嗪长期应用可引起脂肪代谢紊乱,主要是影响脂肪酶的活性,使甘油三酯分解代谢减少,甘油三酯升高,也可引起轻度胆固醇增加。

8. 其他副作用 为少见或个别药物的反应,包括心律失常、AIN、胰腺炎、肺水肿、肌肉骨骼疼痛、性功能减退等。

【问题 11】在肾病性水肿治疗过程中,若出现利尿剂抵抗如何处理?

思路 当利尿剂使用充分剂量之后,水肿仍无改善,称为利尿剂抵抗。引起利尿剂抵抗的原因包括诊断不正确,有效循环血容量不足,氯化钠和水摄入过多,达到肾小管腔药量不足及肾脏对利尿剂作用反应低下等。利尿剂抵抗的治疗措施:①明确水肿是水钠潴留所致,除外静脉、淋巴循环受阻所致局部水肿;②判断循环血容量状态,纠正低血容量不足;③排除患者同时使用非甾体抗炎药等药物情况;④测定24h尿钠,若 >100mmol/d,加强限盐;⑤纠正代谢性酸中毒、代谢性碱中毒、低钠血症;⑥改变给药方式,改口服或静脉注射为持续静脉滴注;⑦联合用药,可加用 ACEI 或作用于其他部位的利尿剂;⑧应用血液净化技术超滤脱水。

(查 艳)

推荐阅读文献

［1］《中国高血压防治指南》修订委员会 . 中国高血压防治指南 2018 年修订版 . 心脑血管病防治 , 2019, 19 (01): 1-44.

［2］BURST V, GRUNDMANN F, KUBACKI T, et al. Thiazide-associated hyponatremia, report of the hyponatremia registry: an observational multicenter international study. Am J Nephrol, 2017, 45 (5): 420-430.

［3］European Association for the Study of the Liver. EASL clinical practice guidelines for the management of patients with decompensated cirrhosis. J Hepatol, 2018, 69 (2): 406-460.

［4］KRUM H, DRISCOLL A. Management of heart failure. Med J Aust, 2013, 199 (5): 334-339.

［5］MAKAM AN, BOSCARDIN WJ, MIAO Y, et al. Risk of thiazide-induced metabolic adverse events in older adults. J Am Geriatr Soc, 2014, 62 (6): 1039-1045.

［6］MULLENS W, DAMMAN K, HARJOLA V P, et al. The use of diuretics in heart failure with congestion-a position statement from the Heart Failure Association of the European Society of Cardiology. Eur J Heart Fail, 2019, 21 (18): 137-155.

［7］POURAFSHAR N, ALSHAHRANI S, KARIMI A, et al. Thiazide therapy in chronic kidney disease: renal and extra renal targets. Curr Drug Metab, 2018, 19 (12): 1012-1020.

［8］PROWLE J R, KIRWAN C J, BELLOMO R. Fluid management for the prevention and attenuation of acute kidney injury. Nat Rev Nephrol, 2014, 10 (1): 37-47.

［9］SICA D A. Diuretic use in renal disease. Nat Rev Nephrol, 2012, 8 (2): 100-109.

［10］SILBERT B I, HO K M, LIPMAN J, et al. Does furosemide increase oxidative stress in acute kidney injury. Antioxid Redox Signal, 2017, 26 (5): 221-226.

第二节　肾功能损害时药物剂量的调整

口服或者注射的药物,到达体内进入血液后,大多数经肝脏、肾脏代谢或者排出,少部分经皮肤或者呼吸道排出。当肾功能受损时,很多药物的代谢会出现药代动力学的改变,用药需要进行调整,避免疗效不佳或者出现药物不良反应,产生药物相关性的不良反应,甚至导致严重后果。

肾功能受损是指:① eGFR<45 ml/(min·1.73m²)(CKD 3b~G5);②急性肾损伤(acute kidney injury,AKI) 2 和 3 期;③如果没有血肌酐的基础值,中青年人血肌酐 >176mmol/L(2mg/dl)或者老年人及肌肉少的成年人 >132 mmol/L(1.5mg/dl);④成人或者儿童血肌酐超过其正常值两倍以上;⑤患者有少尿。以上五种情况均认为是用药时的肾功能受损情况。但 CKD、AKI 和肾脏替代治疗时,药代动力学与肾功能不受损是不同的,见表 17-2-1。

表 17-2-1　肾功能受损的药代动力学改变

药代动力学参数	慢性肾脏病	急性肾损伤	肾脏替代治疗
口服吸收	研究很少,可能增加或减少	研究很少,可能减少	作用有限
分布容积	没有变化或者增加	没有变化或者增加	没有变化或者减少
代谢	部分细胞色素酶(CYP)代谢减弱	研究少,CYP3A4/5 减弱	透析后与透析前比可能会增加,但研究少
排泄	肾脏:减少,相对稳定;非肾脏:研究少,可能减少	肾脏:快速减少;非肾脏:不清	肾脏:没有变化;非肾脏:不清
清除	增加,主要是因为药物被肾脏替代治疗清除,取决于药物特点、肾脏替代治疗方案和时间		

药物的特性也决定了药物在肾功能受损时药代动力学不同。一般情况下,经过肾脏排泄或代谢的药物清除减少,半衰期延长;经过肝脏代谢或排泄的药物代谢受影响不大,其中水溶性、与蛋白结合率不高或者含有重金属的药物一般通过肾脏排泄,脂溶性、与蛋白结合率高者或者作用于中枢的药物一般不经过肾脏排泄

（鲁米钠、碳酸锂等除外）。经过肾脏排泄的药物一般肾脏替代治疗可以清除一部分或者大部分。因此当肾脏功能下降或者肾脏替代治疗时需要进行药物剂量的调整，基本原则见表 17-2-2。

表 17-2-2　肾功能下降时药物剂量调整

剂量调整	慢性肾脏病	急性肾损伤	肾脏替代治疗
首剂或负荷剂量	口服给药生物利用度可能发生改变，可静脉给药替代 一些患者可能需要负荷剂量，特别需要快速见效的亲水性药物，如抗生素，但临床指标定义不明确 清除减少会延长到稳态浓度的时间，这可能会导致负荷剂量的增加	口服生物利用度的潜在变化可以通过静脉注射来替代 对于脓毒症和明显的液体负荷过载的患者，可能需要一个负荷剂量，特别是对需要快速起效的亲水性药物，如抗生素 清除减少会延长到稳态浓度的时间，这可能会导致负荷剂量的增加	除急性肾损伤和慢性肾脏病患者外，很少需要增加额外剂量
维持剂量	肾脏排泄减少 ≥ 50% 时，按比例减少用药剂量或频率 当 <50%，不需要改变 对于肾小管间质病变患者，无论肾小球滤过率如何，主要通过近端小管分泌的药物可能需要减少 当肾小球滤过率 <60ml/(min·1.73m²) 时，以非肾脏清除为主的药物可能需要减少剂量，但数据有限或相互矛盾 治疗性药物监测可协助调整剂量	肾脏排泄减少 ≥ 50% 时，按比例减少用药剂量或频率。应根据肾小球滤过率的变化，经常需要调整剂量 当 <50%，不需要改变 关于以非肾脏排泄为主的药物剂量调整的数据有限 治疗性药物监测可协助调整剂量	间歇血液透析是有效的，但通常持续时间较短。当透析治疗后被使用时，它的影响是最小 连续性肾脏替代治疗通常需要增加剂量，但增加多少取决于药物、连续肾脏替代治疗方案和内源性清除而有所不同 腹膜透析对慢性药物治疗的附加作用很小 治疗性药物监测可协助调整剂量

常用抗菌药或者抗病毒药物调整见表 17-2-3。

表 17-2-3　常用抗菌药或者抗病毒药在肾功能下降时的剂量调整

药物	GFR 10~50ml/(min·1.73m²)	GFR<10ml/(min·1.73m²)	HD	CAPD	CRRT
青霉素 G	1 000 000 ~ 4 000 000IU，每 4~6h 一次	1 000 000~2 500 000IU，每 4~6h 一次	1 000 000~2 500 000IU，每 4~6h 一次	200 000~2 500 000 IU，每 4~6h 一次	2 000 000IU，每 4~6h 一次，首量 4 000 000IU
哌拉西林他唑巴坦	2.25~3.375g，每 6h 一次	2.25g，每 8h 一次	2.25g，每 8h 一次，透析后加 0.75g	2.25g，每 8h 一次或 4.5g 静脉注射，每 12h 一次	2.25~3.375g，每 6h 一次
头孢唑啉	每 12h 一次	每 24~48h 一次	透析后加 0.5~1.0g	加 0.5g，每 12h 一次	透析后加 1~2g，每 12h 一次
头孢唑肟	2g，每 12~24h 一次	2g，每日一次	透析后加 1.0g	加 0.5~1.0g，每日一次	透析后加 2g，每 12~24h 一次
头孢他啶	2g，每 12~24h 一次	2g，每 24~48h 一次	透析后加 1.0g	加 0.5g，每日一次	透析后加 2g，每 12~24h 一次
头孢哌酮/他唑巴坦	2g，每 12h 一次	2g，每 12h 一次	2g，每 12h 一次	2g，每 12h 一次	2g，每 12h 一次

药物	GFR 10~50ml/(min·1.73m²)	GFR<10ml/(min·1.73m²)	HD	CAPD	CRRT
亚胺培南西司他丁钠	0.25g,每 6~12 一次	0.125~0.25g,每 12h 一次	透析后给药	0.125~0.25g,每 12h 一次	0.5~1.0g,每 12h 一次
美罗培南	1g,每 12h 一次	0.5g,每日一次	透析后给药	0.5g,每日一次	1g,每 12h 一次
氨曲南	0.5~1g,每 8~12h 一次	0.5g,每 8h 一次	1g,每 12h 一次	0.5g,每 8h 一次	1~2g,每 12h 一次
环丙沙星	50%~75%	50%	200mg,每 12h 一次	200mg,每 8h 一次	400mg,每日一次
左氧氟沙星	250mg,每 24h 一次	250mg,每 48h 一次	250mg,每日一次	250mg,每 48h 一次	250mg,每 24h 一次
莫西沙星	400mg,每日一次	400mg,每日一次	400mg,每日一次	400mg,每日一次	400mg,每日一次
万古霉素	1g,每 24~96h 一次	1g,每 4~7d 一次	1d 后透析 15 mg/kg,2d 后透析 25mg/kg	1g,每 4~7d 一次	0.5g,每 24~48h 一次
利奈唑胺	600mg,每 12h 一次	600mg,每 12h 一次	600mg,每 12h 一次	600mg,每 12h 一次	600mg,每 12h 一次
替考拉宁	6mg/kg,每 48h 一次	6mg/kg,每 72h 一次	6mg/kg,每 72h 一次	6mg/kg,每 72h 一次	6mg/kg,每 48h 一次
达托霉素	eGFR <30ml/(min·1.73m²) 则,6mg/kg,每 48h 一次	每 48h 一次	6mg/kg,每 48h 一次	6mg/kg,每 48h 一次	8mg/kg,每 48h 一次
替加环素	首量 100mg,维持 50mg,每 12h 一次	首量 100mg,维持 50mg 每 12h 一次	首量 100mg,维持 50mg,每 12h 一次	首量 100mg,维持 50mg,每 12h 一次	首量 100mg,维持 50mg,每 12h 一次
复方新诺明	治疗:GFR 30~50ml/(min·1.73m²) 不调整,10~29ml/(min·1.73m²) 减量 50%;预防:不变	治疗:不推荐;预防:不变	治疗:不推荐;预防:不变	治疗:不推荐;预防:不变	治疗:不推荐;预防:不变
氟康唑	100mg,每日一次	100mg,每日一次	200mg 透析后给药	100mg,每日一次	首量 400mg,后续 200mg,每日一次
伏立康唑	环糊精蓄积,改口服或停药	环糊精蓄积,改口服或停药	环糊精蓄积,改口服或停药	环糊精蓄积,改口服或停药	4mg/kg,口服,每 12h 一次
两性霉素 B	非脂质体 0.4~1.0mg/(kg·d);ABLC:5mg/(kg·d)	非脂质体 0.4~1.0mg/(kg·d);ABLC:5mg/(kg·d)	非脂质体 0.4~1.0mg/(kg·d);ABLC:5mg/(kg·d)	非脂质体 0.4~1.0mg/(kg·d);ABLC:5mg/(kg·d)	非脂质体 0.4~1.0mg/(kg·d);ABLC:5mg/(kg·d)
卡泊芬净	首量 70mg,后面 50mg,每日一次	首量 70mg,后面 50mg,每日一次	首量 70mg,后面 50mg,每日一次	首量 70mg,后面 50mg,每日一次	首量 70mg,后面 50mg,每日一次
多黏菌素 E	2.5mg/kg,每 24h 一次	1.5mg/kg,每 36h 一次	1.5mg/kg,每 36h 一次	1.5mg/kg,每 36h 一次	2.5mg/kg,每 24h 一次
阿昔洛韦	5~10mg/kg,静脉注射,每 12~24h 一次	2.5~5 mg/kg,静脉注射,每 24h 一次	2.5~5mg/kg,静脉注射,每 24h 一次,透后用药	2.5~5mg/kg,静脉注射,每 24h 一次	2.5~7.5 mg/kg,静脉注射,每 24h 一次
更昔洛韦	GFR 25~49ml/(min·1.73m²):2.5mg/kg,每日一次;GFR 10~24ml/(min·1.73 m²):1.25mg/kg,每日一次	1.25mg/kg,每周 3 次	1.25mg/kg,每周 3 次	1.25mg/kg,每周 3 次 透析后给药	2.5mg/kg,每日一次

注:GFR,肾小球滤过率;HD,血液透析;CAPD, 持续性非卧床腹膜透析;CRRT,连续性肾脏替代治疗;eGFR,估算的肾小球滤过率;ABLC,两性霉素 B 脂质复合物。

在用药之前要仔细阅读药物说明书,因为每种药物的特性不同,药代动力学也不尽相同,现在的药物已逐渐开始在 CKD 5 期患者进行药代动力学研究,说明书上也会增加部分内容。另外需要说明的是,随着科学技术的发展,重组的小分子多肽类或者蛋白质类药物越来越多,越来越受到重视,临床应用也越来越多,由于肾小球是选择性地滤过,正常肾小球滤过的是比白蛋白分子量小的蛋白质,不和其他物质结合的蛋白质和多肽类物质均可通过肾小球被滤过,到肾小管后被肾小管上皮细胞分解代谢,当 GFR 下降到一定程度后,这些小分子多肽半衰期延长、作用增强,比如胰岛素、新型治疗继发性甲状旁腺功能亢进症的药物 etelcalcetide,后者为 14 个氨基酸的多肽类钙敏感受体激动剂,可以通过肾小球完全滤过,但不能被透析。当患者进展至 CKD 5 期时,没有残余肾功能,半衰期明显延长,治疗效果最好。在临床用药时,还要注意,对肾脏有毒性的药物,尽量避免使用,如果必须使用要尽量做好药物浓度监测,比如万古霉素。同样,如果药物对肾脏没有毒性,又是通过肾脏排泄,可以减少用量或者延长给药时间,但要注意肾外的副作用,比如头孢类抗生素等。还要注意患者的个体化差异。

临 床 病 例

患者,男性,63 岁,因"发热、咳嗽伴呼吸困难 1d"来急诊。患者 2 年前因糖尿病肾病导致慢性肾衰竭,已经进行血液透析治疗两年。体格检查:体温 39℃,脉搏 102 次 /min,呼吸 26 次 /min,血压 170/80mmHg,贫血貌,两下肺细湿啰音,心界向左扩大,心率 102 次 /min,律齐,可闻及奔马律。腹部无特殊,下肢可凹性水肿。血气分析:PO_2 55mmHg,PCO_2 30mmHg,标准碱剩余 –7mmol/L,碳酸氢根 15mmol/L。

【问题 1】患者需要住院吗?

思路　评估患者病情轻重,然后决定患者是否入院。

该患者病情重危,需要立即住院。

【问题 2】该患者的诊断是什么?

思路　根据患者的临床表现和按照诊断学的诊断思维考虑。该患者有感染的表现:患者发病时间短,病情危重,有发热、咳嗽、肺部湿啰音等。又有心力衰竭的表现如心率快、奔马律和水肿等。再者,患者有糖尿病肾病和血液透析的病史。该患者的诊断是肺部感染、CKD 5 期、心力衰竭Ⅲ级、糖尿病肾病,血气分析示有呼吸衰竭。

【问题 3】该患者需要进一步进行哪些检查?

思路　血常规、血生化、血气分析、感染的指标如细菌培养、G 试验和 GM 试验、病毒检测、降钙素原、C 反应蛋白等检查。还有胸部 CT、心脏超声等。

【问题 4】如何进行感染治疗?

思路　患者有肺部感染的症状和体征,需要进行抗感染治疗,由于还不知晓是何种病原体感染,一般对于重症感染患者采用经验性抗球菌和杆菌药同时治疗。

可以选择用万古霉素和头孢哌酮钠进行治疗,首剂可以按照常规剂量给药,但以后需要减量。万古霉素第 1 日可以给 1.0g,头孢哌酮第 1 日可以给 2~3g,第 2 日减半。万古霉素第 3 日检测血药物浓度,可以不给药,根据药物浓度进行给药,以后一般每 3d 给 0.5g,头孢哌酮可以每日 1.0g。除此之外,患者可以接受普通血液透析,并且要控制血糖,但用胰岛素要特别注意,一定要减量,因为胰岛素 70% 是在肾脏灭活,当 CKD 5 期时容易过量,根据血糖和糖化血红蛋白水平来确定治疗量,一般减量。

【问题 5】患者会出现药物的副作用吗?

思路　要充分了解万古霉素和头孢哌酮的副作用有哪些,尤其在肾功能下降的时候,更容易发生,才能很好地判断两者的相互作用。除了要观察药物疗效外,重点还要观察副作用。

CKD 5 期患者使用万古霉素和头孢类抗生素,容易出现过量。因为肾功能下降时更容易蓄积,前者可以导致听力下降,后者可以导致头孢性脑病。一旦发生,需要立即停药,症状较重者,可以采用血液透析加血液灌流的方法,清除这两种药物。一般需要连续 2d 做 2 次血液灌流。血液透析对水溶性小分子、蛋白结合率较低的药物有效,血液灌流对脂溶性、大分子或者蛋白结合率高的药物有效,而血液透析无效。

(邢昌赢)

推荐阅读文献

［1］CHAIJAMORN W, CHAROENSAREERAT T, SRISAWAT N, et al. Cefepime dosing regimens in critically ill patients receiving continuous renal replacement therapy: a Monte Carlo simulation study. J Intensive Care, 2018, 6: 61.

［2］KIM C O, OH E S, CHOI C, et al. Pharmacokinetics, pharmacodynamics and safety of CKD-519, a CETP inhibitor, in healthy subjects. Drug Des Devel Ther, 2016, 10: 3763-3770.

［3］LADDA M A, GORALSKI K B. The effects of CKD on cytochrome P450-mediated drug metabolism. Adv Chronic Kidney Dis, 2016, 23 (2): 67-75.

［4］MAHMOUD S H. Antiepileptic drug removal by continuous renal replacement therapy: a review of the literature. Clin Drug Investig, 2017, 37 (1): 7-23.

［5］MINERS J O, YANG X, KNIGHTS K M, et al. The role of the kidney in drug elimination: transport, metabolism, and the impact of kidney disease on drug clearance. Clin Pharmacol Ther, 2017, 102 (3): 436-449.

［6］ROBERTS D M, SEVASTOS J, CARLAND J E, et al. Clinical pharmacokinetics in kidney disease application to rational design of dosing regimens. Clin J Am Soc Nephrol, 2018, 13 (8): 1254-1263.

［7］SHAW A R, CHAIJAMORN W, MUELLER B A. We underdose antibiotics in patients on CRRT. Semin Dial, 2016, 29 (4): 278-280.

［8］TIEU A, HOUSE A A, URQUHART B L. Drug disposition issues in CKD: implications for drug discovery and regulatory approval. Adv Chronic Kidney Dis, 2016, 23 (2): 63-66.

缩略词表

缩写	英文	中文
ACEI	angiotensin converting enzyme inhibitors	血管紧张素转化酶抑制剂
ADPKD	autosomal dominant polycystic kidney disease	常染色体显性多囊肾病
AFP	alpha-fetoprotein	甲胎蛋白
AG	anion gap	阴离子间隙
AIN	acute interstitial nephritis	急性间质性肾炎
AKI	acute kidney injury	急性肾损伤
ALT	alanine aminotransferase	丙氨酸转氨酶
ANA	antinuclear antibody	抗核抗体
ANCA	antineutrophil cytoplasmic antibody	抗中性粒细胞胞质抗体
APD	automatic peritoneal dialysis	自动化腹膜透析
APTT	activated partial thromboplastin time	活化部分凝血活酶时间
ARAS	autosomal recessive Alport syndrome	常染色体隐性 Alport 综合征
ARB	angiotensin Ⅱ receptor blocker	血管紧张素 Ⅱ 受体阻滞剂
AS	Alport syndrome	奥尔波特综合征
AST	aspartate aminotransferase	天冬氨酸转氨酶
ATG	antithymocyte globulin	抗胸腺细胞球蛋白
AZA	azathioprine	硫唑嘌呤
CA199	carbohydrate antigen 199	糖类抗原 199
CAPD	continuous ambulatory peritoneal dialysis	持续性非卧床腹膜透析
CEA	carcinoembryonic antigen	癌胚抗原
CI-AKI	contrast-induced acute kidney injury	对比剂诱导的急性肾损伤
CIN	chronic interstitial nephritis	慢性间质性肾炎
CIN	contrast-induced nephropathy	对比剂肾病
CKD	chronic kidney disease	慢性肾脏病
CKD-EPI	chronic kidney disease epidemiology collaboration	慢性肾脏病流行病学协作组
CKD-MBD	chronic kidney disease-mineral and bone disorder	慢性肾脏病 - 矿物质和骨异常
CNI	calcineurin inhibitor	钙调磷酸酶抑制剂
CPFA	coupled plasma filtration absorption	配对血浆滤过吸附
CRRT	continuous renal replacement therapy	连续性肾脏替代治疗
CT	computed tomography	计算机体层成像

缩写	英文	中文
CTX	cyclophosphamide	环磷酰胺
CVVH	continuous veno venous hemofiltration	连续性静脉 - 静脉血液滤过
CVVHD	continuous veno venous hemodialysis	连续性静脉 - 静脉血液透析
CVVHDF	continuous veno venous hemodiafiltration	连续性静脉 - 静脉血液透析滤过
DFPP	double filtration plasmapheresis	双重滤过血浆置换
DPMAS	double plasma molecular absorb system	双重血浆分子吸附系统
dRTA	distal renal tubular acidosis	远端肾小管酸中毒
dsDNA	double-stranded DNA	双链 DNA
DVT	deep venous thrombosis	深静脉血栓形成
eGFR	estimated glomerular filtration rate	估算的肾小球滤过率
ENA	extractable nucler antigen	可提取性核抗原
EPO	erythropoietin	（促）红细胞生成素
ESA	erythropoiesis-stimulating agent	红细胞生成刺激剂
ESRD	end stage renal disease	终末期肾病
FGF-23	fibroblast growth factor-23	成纤维细胞生长因子 -23
FSGS	focal segmental glomerulosclerosis	局灶节段性肾小球硬化
GBM	glomerular basement membrane	肾小球基底膜
GFR	glomerular filtration rate	肾小球滤过率
GPA	granulomatosis with polyangiitis	肉芽肿性多血管炎
HBV	hepatitis B virus	乙型肝炎病毒
HBV-GN	hepatitis B virus associated glomerulonephritis	乙型肝炎病毒相关性肾炎
HCV	hepatitis C virus	丙型肝炎病毒
HE	hematoxylin-eosin	苏木精 - 伊红
HIT	heparin-induced thrombocytopenia	肝素诱导性血小板减少症
HUS	hemolytic uremic syndrome	溶血尿毒症综合征
IHD	intermittent hemodialysis	间歇性血液透析
IL	interleukin	白介素
INR	international normalized ratio	国际标准化比值
ISN	International Society of Nephrology	国际肾脏病学会
IVP	intravenous pyelography	静脉肾盂造影
KDIGO	Kidney Disease Improving Global Outcomes	改善全球肾脏病预后组织
KUB	kidney ureter bladder	腹部平片
MCD	minimal change disease	微小病变型肾病
MHC	major histocompatibility complex	主要组织相容性复合体
MM	multiple myeloma	多发性骨髓瘤
MMF	mycophenolate mofetil	霉酚酸酯
MN	membranous nephropathy	膜性肾病

续表

缩写	英文	中文
MPA	microscopic polyangiitis	显微镜下型多血管炎
MPO	myeloperoxidase	髓过氧化物酶
MRA	magnetic resonance angiography	磁共振血管成像
MRI	magnetic resonance imaging	磁共振成像
Nas	nucleoside(acid) analogue	核苷(酸)类似物
NSE	neuron specific enolase	神经元特异性烯醇化酶
PAS	periodic acid-schiff	过碘酸 - 希夫
PASM	periodic acid-silver-meth-enamine	六胺银
PLA2R	phospholipase A2 receptor	磷脂酶 A2 受体
pRTA	proximal renal tubular acidosis	近端肾小管酸中毒
PSA	prostate specific antigen	前列腺特异性抗原
PT	prothrombin time	凝血酶原时间
PTH	parathyroid hormone	甲状旁腺激素
PTHrP	parathyroid hormone-related protein	甲状旁腺激素相关蛋白
RM	rhabdomyolysis	横纹肌溶解综合征
RPS	Renal Pathology Society	肾脏病理学会
RTA	renal tubular acidosis	肾小管酸中毒
SCC	squamous cancinoma- associated antigen	鳞癌相关抗原
SCUF	slow continuous simple ultrafiltration	缓慢连续单纯超滤
SGLT-2	sodium-dependent glucose transporters 2	钠 - 葡萄糖协同转运蛋白 2
SLED	sustained low-efficiency dialysis	持续缓慢低效血液透析
TBMN	thin basement membrane nephropathy	薄基底膜病
THAM	tris(hydroxymethyl)methyl aminomethane	三羟甲基氨基甲烷
THSD7A	thrombospondin type-1domain-containing 7A	1 型血小板反应蛋白 7A 域
TIN	tubulointerstitial nephritis	间质性肾炎
TINU	tubulointerstitial nephritis-uveitis	肾小管间质性肾炎 - 葡萄膜炎
TMA	thrombotic microangiopathy	血栓性微血管病
TSAT	transferin saturation	转铁蛋白饱和度
TTP	thrombotic thrombocytopenic purpura	血栓性血小板减少性紫癜
UA	undetermined anion	未测定阴离子
UC	undetermined cation	未测定阳离子
UOG	urine osmolal gap	尿渗透间隙
XLAS	X-linked Alport syndrome	X 伴性遗传 Alport 综合征

中英文名词对照索引